名中医治疗肝胆病医案精选

主　编　赵　敏　杨桂桂　严宁娟
副主编　杨元斐　张明琛　陈　强
　　　　　张栓宝　臧建涛

中国纺织出版社有限公司

图书在版编目（CIP）数据

名中医治疗肝胆病医案精选 / 赵敏，杨桂桂，严宁娟主编 . -- 北京：中国纺织出版社有限公司，2023.7
ISBN 978-7-5180-1055-4

Ⅰ . ①名… Ⅱ . ①赵… ②杨… ③严… Ⅲ . ①肝病(中医）—医案—汇编 ②胆道疾病—医案—汇编 Ⅳ . ① R256.4

中国国家版本馆 CIP 数据核字（2023）第 031952 号

责任编辑：樊雅莉　高文雅　责任校对：高　涵　责任印制：王艳丽

中国纺织出版社有限公司出版发行
地址：北京市朝阳区百子湾东里 A407 号楼　邮政编码：100124
销售电话：010—67004422　传真：010—87155801
http://www.c-textilep.com
中国纺织出版社天猫旗舰店
官方微博 http://weibo.com/2119887771
三河市宏盛印务有限公司印刷　各地新华书店经销
2023 年 7 月第 1 版第 1 次印刷
开本：710×1000　1/16　印张：28.5
字数：422 千字　定价：98.00 元

前 言
FOREWORD

一、《名中医治疗肝胆病医案精选》，意在选取现代中医临床名家治疗验案，以资临床借鉴。其遴选标准：一是医案必须出自中医名家；二是医案必须有复诊情况，能够判断治疗效果。

二、文献来源均列入文后，转抄遗漏，间亦有之，于兹恳请见谅。为保持原貌，部分医家处方用药剂量等仍按其处方用名、原剂量两钱分等；具体使用时可转换成国际通用的以克（g）为单位，具体转换为一钱≈3.125克（g），一两≈31克（g）。

三、根据《中华人民共和国野生动物保护法》《中华人民共和国陆生野生动物保护实施条例》《濒危野生动植物种国际贸易公约》和国务院下发的《关于禁止犀牛角和虎骨贸易的通知》精神，犀牛角、虎骨等不能入药。为保持处方原貌，本书中涉及含有犀牛角、虎骨等药的处方，均未删除，若使用此类处方，可根据原卫生部卫药发〔1993〕第59号文件精神执行。

四、个别医案中所用药物，如马兜铃、川乌、草乌等，具有一定的毒副作用，临床上应慎用。

赵　敏

2023 年 4 月

目 录
CONTENTS

第一章
肝炎病毒携带者

一、概述

肝炎病毒携带者是指感染肝炎病毒，主要是乙型、丙型、丁型、庚型等，而丙氨酸转氨酶（ALT）正常，患者处于一种隐性感染状态。患者常常无明显不适，有些表现出肝区不适、乏力、纳差、失眠、多梦等症状。

乙型肝炎病毒（HBV）进入人体后，主要侵犯肝脏，在肝内繁殖复制，但对肝细胞无明显的直接损伤作用。宿主为免疫耐受状态，大量HBV在体内复制，已整合的HBV主要表达为乙型肝炎表面抗原（HBsAg），乙型肝炎核心抗原（HBcAg）较少表达，不引起宿主的免疫反应，即为慢性HBsAg携带状态。

《中国慢性乙型肝炎防治指南》（2019年版）将慢性HBsAg携带状态称为慢性HBV感染，定义为：HBsAg和（或）HBV-DNA阳性6个月以上。目前均将ALT升高作为抗病毒依据，而对于高HBV-DNA水平的肝功能正常的携带者，认为其处于免疫耐受期，不予抗病毒治疗，抗病毒治疗效果不佳。10%～30%的HBV携带者存在中重度的肝细胞炎症，并已经出现早期肝纤维化的表现。所以西医也一直在探讨病毒携带状态的治疗方案，但仍趋向于动态观察。

二、中医学对本病的认识

本病属中医伏气、杂气、肝郁等范畴。

三、医案选粹

1. 湿邪化热，湿浊蕴毒（王文正）

王某，男，29 岁，1989 年 4 月 13 日初诊。

病史：患者于 1989 年 3 月查体时发现乙型肝炎表面抗原（＋）1：256，肝功能正常，素体强壮，无明显不适，患者既往有静脉用药史。后查 e 抗原（＋），e 抗体（－），核心抗体（＋），核心抗体 IgM（－）。查体：一般情况好，无任何病理体征，舌淡红、苔薄白腻，脉弦滑。

辨证：湿邪化热，湿浊，蕴毒。

治法：燥湿解毒。

处方：自拟乙肝转阴汤。

龙胆草 6 g	白矾 1 g	淡黄芩 9 g	青黛（包煎）6 g
白花蛇舌草 15 g	儿茶 6 g	大黄 4.5 g	山豆根 15 g
山楂 15 g	大枣 5 枚	生甘草 3 g	

水煎服，每日 1 剂。

患者连服上方 3 个月后，乙型肝炎表面抗原（－），e 抗原（－），e 抗体（＋），核心抗体（－），核心抗体 IgM（－），乙型肝炎病毒指标基本恢复正常。

［尹常健. 王文正肝病经验选介 [J]. 中医杂志，1991（1）：15-17.］

【按语】　本案患者无明显临床症状，仅据舌脉辨证为脾虚不运、湿浊不化，加之外界湿毒入侵，使湿邪化热、湿浊蕴毒。治疗上以燥湿解毒为大法，方用自拟乙肝转阴汤治之而获效。但其方组成多为清热解毒利湿之品，久服易于伤败胃气，若确非湿热内蕴，或中气素虚者，临证应予慎用。

2. 肝郁气虚，疫毒内蕴（苏礼）

杨某，男，42 岁，1993 年 5 月初诊。

病史：患者既往体质尚健，近 2 个月来渐觉身困乏力，两胁时感不舒，纳便尚调，余无明显异常，脉弦滑尺虚，舌质淡红，苔薄腻略黄。B超：肝斜切径13.5 cm，右叶厚9.6 cm，左叶厚7.0 cm，宽1.5 cm，肝内光点多，分布均匀；胆囊5 cm×2 cm×2 cm，壁毛糙，厚0.3 cm，囊内清晰；脾厚2.8 cm；胰腺形态大小正常。肝功能：黄疸指数4 U，麝香草酚浊度试验（thymol turbity test，TTT）2 U，硫酸锌浊度试验（Zn turbity test，ZnTT）4 U，总胆红素（total bilirubin，TBIL）15.3 mmol/L，结合胆红素5.1 mmol/L，丙氨酸转氨酶（ALT）21 U；总蛋白75.2 g/L，白蛋白50.7 g/L，球蛋白24.5 g/L。蛋白电泳：A 65.2，α 16.0，α 26.0，β 9.2，γ 球蛋白13.6。HBV系列：HBsAg（＋），抗HBs（＋），HBeAg（＋），抗HBc（＋）。

辨证：肝郁气虚，疫毒内蕴。

处方：肝得宁胶囊每次2粒，每日3次，连服2个月。

柴胡 6 g	白芍 10 g	陈皮 10 g	太子参 12 g
白术 10 g	茯苓 10 g	虎杖 10 g	白花蛇舌草 30 g
丹参 12 g	贯众 12 g	炙甘草 6 g	败酱草 15 g
茵陈 15 g			

服药2个月后自觉已无明显不适，1993年7月22日复查HBV系列，HBsAg、HBeAg均为阴性。因不放心本院检查结果，不日又在另一医院复查，除抗HBc（＋）外，余均阴性。随访至今，多次复查，未见异常。

［刘正民. 抗乙肝病毒方治疗慢性乙肝病毒携带者32例 [J]. 实用中医药杂志，1995（4）：14-15.］

【按语】　乙肝病毒携带者通常是指感染了乙肝病毒，而肝功能正常，机体功能状态与健康人无明显区别的人群。把这部分人群全部当作乙肝去治疗，显然是不对的；而顺其自然，任其发展也是太过消极。本案用中医药的方法清除乙肝病毒，初步取得了较为良好的效果。

3. 脾肾两虚，湿热邪毒（佘万祥，季哲生，李国安）

许某，男，20岁。

病史： 1989 年饮食服务行业体检时发现 HBsAg 阳性，平时无任何不适，舌质淡红，苔薄黄微腻，脉滑。肝肋下未及。肝功能正常，HBsAg 滴度 1：128。乙肝五项示，HBsAg、HBeAg、抗 HBcAg 均阳性。

辨证： 脾肾两虚，湿热邪毒。

治法： 益肾健脾为主，佐以清热利湿解毒，养血和血。

处方：

墨旱莲 20 g	党参 15 g	黄芪 15 g	白花蛇舌草 15 g
淫羊藿 10 g	桑寄生 10 g	菟丝子 10 g	白芍 10 g
贯众 10 g	当归 6 g	黄芩 5 g	蚕沙（包煎）6 g
土茯苓 20 g	丹参 20 g		

治疗 2 个月复查 HBsAg，其滴度降至 1：16，继续维持用药 4 个月后 HBsAg、HBeAg 相继转阴，随访 1 年中 3 次复查肝功能均正常，HBsAg、HBeAg 均为阴性。

［佘万祥，季哲生，李国安. 益肾健脾法治疗乙肝病毒携带者 50 例 [J]. 陕西中医，1993（7）：6-7.］

【按语】 中医寻求病因的根据是患者的脉、舌、证，然本病大多无证可审，舌脉不显，似乎难以究诘。若用伏气发病理论加以探析则较易明了。《灵枢·邪气脏腑病形》云："正邪（古释为伏气）之中人也微，先见于色，不知于身；若有若无，若亡若存；有形无形，莫知其情。"即伏气为病不仅久伏则发，还可久伏不发，令众人不觉。这种伏气为病的现象与本病的机体免疫耐受的高复制期有关，其本人虽无症状，但肝内存在 HBV 复制，且其在肝细胞间的复制可能非常活跃。

根据临床观察，乙肝病毒携带者多系脾肾两虚，湿热邪毒为患。在本例患者，治疗上以益肾健脾，清热利湿为主，从而有清除 HBV 之效。益肾健脾法治疗乙肝病毒携带者 50 例。

4. 肝郁脾虚，兼有湿热（张为民，张宇峰）

曾某，女性，27 岁，1993 年 5 月就诊。

病史：主诉乏力，余无明显不适，舌质红，苔微黄腻，脉细弦。查 ALT 30 U，AST 26U，HBsAg（+），HBeAg（+），HBcAb（+）。

辨证：肝郁脾虚，兼有湿热。

治法：健脾疏肝，化湿清热。

处方：

黄芪 15 g	虎杖 15 g	丹参 15 g	郁金 10 g
枸杞子 15 g	土茯苓 15 g	板蓝根 15 g	白花蛇舌草 20 g
半枝莲 15 g	白茅根 15 g	甘草 5 g	车前子（包煎）15 g
茵陈 15 g			

治疗 1 个月自觉乏力消失，守方继服 3 个月后复查，HBeAg（－），HBeAb（+），HBsAg 仍阳性，肝功能无异常，后随访 1 年，HBeAg 一直阴性。

［张为民，张宇峰．"抗原解毒汤"治疗 92 例"乙肝"病毒携带者的疗效观察 [J]．江西中医药，1995（4）：22-23．］

【按语】 伏气在肝内为什么久伏不发？章虚谷描述为："人身脏腑经络虽血气周流，当其邪伏，全然不觉，其理犹匪类匿人间，暂不为恶，莫知其为匪也。"肝内伏气势彰而不发病，与肝气呆钝不灵，不能识别肝内伏气密切相关。反之，肝强盛，灵敏，能够识别肝内伏气，具备斥逐肝内伏气的能力，肝内伏气则可启之外发。

本例乙肝 HBV 携带者无明显不适，有时乏力，证属肝郁脾虚兼湿热，治以疏肝健脾，清利湿热，e 抗原转阴，且一年未复发。

5. 肝郁血瘀（王梧川）

王某，男，37 岁，1997 年 3 月 24 日初诊。

病史：患者因十二指肠球部溃疡、充血性胃炎在某市三医院住院时查出 HBsAg（+）、HBeAg（+）、抗 HBc（+），而来院就诊。未诉明显不适，纳可，二便调。舌红稍黯，苔中根微厚，脉弦。查体余未见异常。

辨证：肝郁血瘀。

治法： 清热解毒，疏肝活血。

处方：

柴胡 30 g	郁金 30 g	香附 30 g	虎杖 30 g
黄精 30 g	茵陈 30 g	川厚朴 10 g	枳壳 10 g
白术 10 g	重楼 10 g	制狼毒 10 g	五灵脂（包煎）20 g
红花 20 g	甘草 6 g		

加减服月余。

二诊： 时腹痛，纳差乏力，二便调，舌淡苔白稍厚，脉细弦。此肝病日久及脾，脾失健运。治肝之病，当先实脾。上方加北五味子、鸡内金各 10 g，炒三仙 30 g，怀山药、白术各 20 g，以健运脾胃。此方又进四十余剂。

三诊： 无腹痛，感腹胀，每于便后减轻。手足心热、午后热甚，身起数十小瘤。此为毒邪稽留阳明不去，外熏蒸于肌肤。当以清热解毒之法。上方：改制狼毒、重楼各 15 g，加当归 30 g，又加减服用 1 月余。

四诊： 无腹胀，无手足心热，身上瘤消退。时胃脘作胀，大便不爽。处方：高良姜、砂仁（后下）、白豆蔻（后下）、枳壳、川厚朴、三棱、莪术、公丁香各 10 g，红花、白芥子、莱菔子各 23 g，延胡索、柴胡、郁金、五灵脂（包煎）、川楝子、香附、炒三仙各 30 g，瓜蒌子 40 g，加减服用近 2 个月。于 1997 年 9 月 27 日在我院查 HBV-M，6 项转阴，抗 HBs（－）。继以疏肝健脾之中药调理月余。

［王大宪. 王梧川先生肝病验案 4 则 [J]. 中西医结合肝病杂志,2002（3）：160-161.］

【按语】 慢性乙型肝炎为临床上常见难治病之一，其病因或为不慎外感邪毒，内入厥阴，久稽不去；或脾胃素虚，气血生化无源，日久肝失所养，而致肝失疏泄之职。肝郁则气滞，气滞则湿阻血瘀。治当以清热解毒疏肝，佐以活血利湿之法。重用柴胡，既取其疏肝理气之功，又可引诸药达病所，使其上通下疏，肝气得以条达；五灵脂、红花、郁金活血行气解郁；香附行气止痛；茵陈、虎杖利湿活血；重楼、狼毒本为有毒之品，此处取制狼毒，去其性取其用，两者共奏清肝解毒之功，体现了王梧川治疗肝病的独特用药经验；柴胡有劫肝阴之弊。诸药苦寒，清利又恐伤阴，以黄精养阴填精，甘草益气和中、调和诸药。综观全方，清疏并用，活血行气，配伍精妙。

6. 肝郁兼湿热蕴结（童光东）

黄某，男，41 岁，2015 年 4 月 5 日初诊。

病史： 患者 2001 年体检发现 HBsAg、HBeAg 及 HBcAb 阳性，既往定期复查肝功能及肝脏彩超均正常，其母亲有慢性乙型肝炎病史。患者平素工作压力大，嗜食辛辣，近 1 个月右胁隐痛不适，疲劳时加重，口苦口干，烦躁易怒，纳可，眠差，小便黄，大便溏结不调，舌红苔黄微腻，脉弦滑。查肝功能：丙氨酸转氨酶 43.6 U/L，天冬氨酸转氨酶 32.3 U/L；HBV-DNA 4.16×10^7 U/mL，HBsAg 6545 U/mL，HBeAg 986 S/CO，HBcAb 6.3 S/CO，考虑为慢性 HBV 携带者。

辨证： 肝郁兼湿热蕴结。

治法： 疏肝透邪，清热利湿。

处方：

柴胡 10 g	菟丝子 10 g	桃仁 10 g	白芍 10 g
枳实 10 g	白术 30 g	淫羊藿 30 g	珍珠草 30 g
虎杖 15 g	女贞子 15 g	墨旱莲 15 g	甘草 5 g

每日 1 剂，水煎服。

嘱清淡饮食，注意休息，调整情绪。

2015 年 4 月 19 日二诊： 右胁隐痛、口苦口干缓解，余症基本同前，守方续服 14 剂。

2015 年 5 月 3 日三诊： 口苦口干明显减轻，但右胁疼痛日间仍有反复，纳眠可，二便调，舌淡红苔薄黄，脉弦滑。原方加僵蚕 15 g，蜂房 10 g，14 剂后再诊。

2015 年 5 月 17 日四诊： 诸症明显缓解，已无反复胁痛，守上方续服，嘱定期门诊随诊监测肝功能、HBV-DNA 和 HBV 标志物。

患者其后每 3 个月来门诊复查肝功能及 HBV 标志物，2016 年 12 月复查时

HBeAg 发生血清学转换，HBV-DNA 2.96 × 10^2 U/mL，肝功能正常。继续巩固治疗至 2017 年 6 月复查 HBsAg 312 U/mL，HBeAb 0.41 S/CO，HBcAb 7.1 S/CO，HBV-DNA 1.75× 10^2 U/mL，肝功能及肝脏彩超未见明显异常。停药半年后复查肝功能等仍正常，HBeAg 阴性，HBV-DNA 1.67 × 10^2 U/mL。

［王宇新，刑宇锋，童光东，等 . 童光东教授治疗慢性乙型肝炎病毒携带者常用药对举隅 [J]. 中西医结合肝病杂志，2020，30（2）：150-151.］

【按语】 本案属"胁痛"范畴，患者感染 HBV 日久，湿热毒邪内伏于肝，患者又嗜好辛辣生湿之物，致使湿热蕴结三焦，肝失疏泄，不通则痛。舌红苔黄微腻，脉弦滑均是湿热蕴结的征象。患者母亲有慢性乙型肝炎，患者因母婴传播可能性大，故其先天不足，肾气亏虚。在治疗上则以四逆散为基本方，疏肝解郁，透发伏邪；珍珠草和虎杖配伍清热利湿解毒；菟丝子、淫羊藿、女贞子、墨旱莲共用以补肾养阴；白术健脾，桃仁活血，全方融透、清、补、活为一体，虚实并治，共奏补肾疏肝、清热透解、利湿活血之功。患者守方治疗 1 年半后实现 HBeAg 血清学转换和 HBV-DNA 载量下降至低值，且随访时未发现 HBV 再活动，证实了中药在治疗慢性 HBV 携带者方面的疗效和优势，值得进一步研究和推广。

第二章
急性肝炎

一、概述

（一）概念

急性肝炎指由肝炎病毒引起的一种以肝脏损害为主的全身性传染病，是常见的肝脏急性炎症病变，以急性肝细胞坏死和炎症反应为其病理特点。

急性肝炎中，北京地坛医院的一项 10 年的病例汇总分析显示，急性病毒性肝炎占 70.44%～85.07%，巨细胞病毒（CMV）、EB 病毒（EBV）、药物性肝损害 <5%，急性丁型及急性丙型肝炎 <1.10%。2002～2011 年北京地坛医院急性肝炎发病人数及构成发生明显变化。10 年间急性甲型肝炎病毒发病人数下降趋势最明显，下降 99.1%，急性乙型肝炎发病人数下降 45.07%，急性戊型肝炎发病人数下降 62.28%。急性肝炎构成比也在发生明显变化。急性甲型肝炎，比 10 年前约低 30 倍。急性乙型肝炎比例上升约 2 倍。急性戊型肝炎上升 1.2 倍左右。

（二）分型与诊断

急性肝炎包括甲、乙、丙、丁、戊等类型。临床表现变异很大，主要分为急性无黄疸性肝炎及急性黄疸性肝炎。乙型肝炎病毒引起的急性乙型肝炎，根据我国北京、上海等地的统计，约占急性病毒性肝炎的 40%。成年人较儿童为多见。潜伏期较长，为 30～130 天或更长。

（1）急性无黄疸性肝炎

急性肝炎以无黄疸型最常见，占90%以上。其中，以儿童及青少年的发病率较高，老年人较少见。

本型的主要诊断依据如下。①流行病学史：如密切接触史和注射史等。密切接触史是指与确诊病毒性肝炎患者（特别是急性期）同吃、同住、同生活或日常接触肝炎病毒污染物（如血液、粪便），或有性接触而未采取防护措施者。注射史是指半年内曾接受输血、血液制品及未严格消毒的器具注射药物、免疫接种和针刺治疗等。②症状：指近期内出现的、连续几天以上但无其他原因解释的症状，如乏力、食欲减退、恶心等。③体征：指肝肿大并且有压痛、肝区叩击痛，部分患者可有轻度脾肿大。④检查：主要指血清ALT升高。⑤病原学检测阳性。

凡检查阳性，且流行病学史、症状和体征3项中有2项阳性，或检查及体征（或检查及症状）均明显阳性，并排除其他疾病者，诊断为急性无黄疸性肝炎。

凡单项血清ALT升高，或仅有症状、体征，或有流行病学史及②、③、④3项中有1项阳性者，均为疑似病例。对疑似病例进行动态观察，或结合其他检查（包括肝组织病理学检查）作出诊断。疑似病例如病原学诊断阳性，且除外其他疾病者，可确诊。

（2）急性黄疸性肝炎

急性黄疸性肝炎按病程分为黄疸前期、黄疸期和恢复期，整个病程2～4个月。本型的主要诊断依据是：凡符合急性肝炎诊断条件，血清胆红素 >17.1 mol/L（1 mg/dL），或尿胆红素阳性，并排除其他原因引起的黄疸者，可诊断为急性黄疸性肝炎。

二、中医学对本病的认识

本病属中医"黄疸""胁痛"等范畴，在病因方面，与以下几点有关。①疫毒传染。《沈氏尊生》论述："有无行疫疠，以致发黄者俗谓之瘟黄，杀人最多，蔓延亦剧。"故中医学认为，黄疸可由传染所得，并可蔓延流行。②饮食。《金匮要略》论述谷疸，其发生与饮食失调有关。③饮酒。《千金翼方》记载，"夫发黄多，是酒客"；《金匮要略》中将黄疸分为五疸，而酒疸为其中之一。④感受外邪。《黄帝内经》记载有"湿热相交，民当病瘅"。⑤劳倦。《诸病源候论》指出："夫虚劳之人，若……则身目发黄。"⑥情志不畅。情志抑郁不畅，肝失疏泄，气机不畅，致使血液运行不利而血瘀，也可致脾胃功能失调，而产生湿热瘀血之变。

本病的发病主要由外感时邪（湿热）疫毒，侵犯脾胃，郁蒸肝胆所致。病机方面，黄疸的形成多归因于湿热，有湿热并重，湿重于热，热重于湿之分。无黄疸型多与肝郁、肝胃不和、血瘀、肝肾阴虚、脾肾阳虚等有关，也有不同程度的湿热象。

（1）急性无黄疸性肝炎

患者正气亏虚，脾胃虚弱，与外邪交争，湿热疫毒阻于中焦，困扰脾胃，表现为急性无黄疸性肝炎，此为其前期。

急性无黄疸性肝炎前期进一步发展，进入中期后，因湿热疫毒之邪蕴郁日久，阻滞气机，脏腑功能失调，可出现多种表现，如肝失疏泄，气机失调，形成肝气郁滞、肝脾不调证，或气郁日久，以及湿从热化，热邪鸱张，而呈化火之证，或火盛之极，以及诸病邪积久不解，使肝经湿热蕴毒较甚，且火热之邪，易于伤及阴分。

患者大多数有轻度的肝炎症状，常见有食欲不振，恶心，腹胀，肝区不适或隐痛，低热，乏力等，少数病例可见高热，可达 39 ℃以上。多数患者有肝脏肿大和压痛，症状及体征与黄疸型表现基本相同，但程度较轻。部分患者无自觉症状，于体检时才被发现，在临床上称为亚临床感染或隐性感染。主要分为肝郁气滞、肝胆湿热、脾胃不和、肝阴不足等证型。

（2）急性黄疸性肝炎

急性黄疸性肝炎根据自然病程，分为黄疸前期、黄疸期、恢复期 3 个阶段，中医认为这 3 个阶段均为疫毒所致，但有各自特点。

黄疸前期：常以卫气分证为主要表现。此期正气尚实，与外邪抗争，正邪交争于表，部分患者表邪未解，郁而未达，湿热蕴结中焦，故起病大多较急，常有畏寒，发热，全身疲倦，软弱无力，食欲不振，恶心呕吐，上腹部不适，肝区疼痛，腹胀，便溏或便秘，小便渐黄。有少数患者起病可类似上呼吸道感染，但食欲减退等消化道症状日益加重。本期病程一般持续为 1 ～ 2 周，但部分患者也可无黄疸前期而直接进入黄疸期。

黄疸期：黄疸前期进一步发展，邪正交争，湿热熏蒸肝胆，使肝胆疏泄失常，胆汁泛溢肌肤，主要症状为巩膜及口腔黏膜黄染，继则周身皮肤黄染，以胸部及肢体内侧最为明显。食欲不振，恶心厌油，呕吐等消化道症状逐渐加重，即为急性黄疸性肝炎黄疸期。本期病程一般为 2 ～ 6 周，少数病例可超过 3 个月。

恢复期：邪去正气恢复之期，体力逐渐复常，黄疸消退，各种临床症状逐渐消失，此期持续 2 周至 4 个月，少数患者在临床症状及肝功能恢复正常后，留有轻度黄疸，但预后良好。

本病湿热火毒弥漫三焦，或湿热伤营入血，迫血妄行，或湿热疫毒逆攻，内陷心包，则属瘟黄、急黄范畴，也可见气虚血脱，而成阴阳离决之证。急性重型乙型肝炎后期和慢性重型乙型肝炎，也可见阴黄，主要为寒湿而黄、因虚夹黄或因虚夹瘀者。

患者如治疗及时得当，可使邪气渐退，正气渐复，脏腑恢复正常功能，病变进入恢复期。此时多以肝郁脾虚，余邪未清为特点。如失治、误治，或身体羸弱，或停药过早，或邪毒顽固，使病程迁延，可转化为慢性肝炎。

中医对本病的治疗，病初多以清热利湿解毒为主，适当加用活血调脾之品。待至恢复期，则应在清热利湿基础上，酌加柔肝、健脾、养肾之品，以达扶正祛邪，使邪去而不伤正。无论是辨证论治、传统古方，还是单方验方，其在抗病毒、退黄降酶、减轻消化道症状、改善患者的体征等方面，都具有明显的效果。另一方面，中医药治疗可阻止急性肝炎的加重或向慢性化发展。

三、医案选粹

1. 湿热蕴结（蒲辅周）

许某，男，56 岁，1963 年 1 月 15 日初诊。

病史： 两个月来腹胀，右肋下隐痛，不思食，不知饥，厌油腻，口苦，口渴思饮，下肢股内外廉时有颤动，睡眠不佳，常服安眠药，大便不成形，每日二三次，小便黄少，一个月前曾在某医院检查肝肿大；肝功能检查示血清丙氨酸转氨酶较高（270 U），昨日复查为 680 U（该院正常范围在 100 U 以下），眼白珠青，微带黄色，面色微黄，舌质红，苔微黄白腻，脉弦细数，素性急，过劳。

辨证：脾胃失调，湿聚热郁，肝失疏泄，三焦不和。

治法：调脾胃，清湿热，疏利三焦。

处方：

茵陈蒿 10 g	茯苓 10 g	猪苓 6 g	滑石（先煎）10 g
焦栀子 4.5 g	豆卷 12 g	大腹皮 6 g	通草 3 g
防己 4.5 g	厚朴 6 g	炒枳实 3 g	郁金 6 g
石斛 12 g	麦芽 9 g		

7 剂，隔日 1 剂。

即日午后入某医院住院，仍服此中药。

1963 年 2 月 5 日二诊：服药后口苦及腹胀减轻，食欲好转，小便仍色黄，大便每日 2 次已成形，经该院进一步检查（胆囊有炎症，丙氨酸转氨酶已降至 125 U），诊断为急性无黄疸性传染性肝炎。脉转弦缓，舌质红稍退，苔薄白黄腻，仍宜和肝胆，调脾胃，原方去防己、大腹皮，加广陈皮 4.5 g、竹茹 6 g、法半夏 6 g，焦栀子改为 6 g。7 剂，隔日 1 剂。

1963 年 2 月 23 日三诊：服药后病情稳定，食欲增强而知饥，口苦见轻，二便同上，血清丙氨酸转氨酶近来检查为 140 U，舌质正常，腻苔见退，脉弦缓，仍宜继续调肝脾、清湿热。

处方：

茯苓 10 g	生白术 4.5 g	泽泻 4.5 g	猪苓 4.5 g
茵陈蒿 9 g	通草 3 g	滑石（先煎）9 g	豆卷 9 g
薏苡仁 15 g	扁豆衣 6 g	海金沙（包煎）9 g	麦芽 6 g

7 剂，隔日 1 剂。

1963 年 3 月 4 日四诊：服药后饮食、二便皆恢复正常，已无口苦及腹胀，稍有疲乏感，近来丙氨酸转氨酶 87 U，舌质正常，苔已退净，脉缓有力，左关微弦数，仍以和脾胃，调肝胆以资稳固。

处方：

党参 4.5 g	白术 4.5 g	茯苓 9 g	炙甘草 15 g
山药 9 g	莲子 9 g	薏苡仁 12 g	石斛 9 g
鸡内金 6 g	炒谷芽 6 g	大枣 9 g	

5 剂，隔日 1 剂。

以后检查，一切正常，遂出院停药，以饮食调理而恢复健康。

[高辉远. 蒲辅周医案 [M]. 北京：人民卫生出版社，2005.]

【按语】　此病例西医诊断为胆囊炎、急性无黄疸性传染性肝炎，中医诊断为湿热病。属脾胃失调，湿聚热郁，因之肝胆疏泄失职，而三焦不利，尚未成疸病。治以调理脾胃，清疏肝胆，分利三焦，除湿清热之法，而症状渐次好转，丙氨酸转氨酶显著下降，继以调和脾胃而善其后。由此观察，深知辨证论治，确有一定的原则，用药也有一定的规律，本例以脾胃失调为重点，始终以调脾胃、疏肝胆、利三焦、清湿热法治之，而收到满意的效果。《黄帝内经》云："必伏其所主，而先其所因"，应为临床工作者所注意。隔日 1 剂，此缓其治也，因病属脾胃失调，消化力弱，若药量过大、过急，则难胜其任，更说明古方治病，或用末药，每煎数钱有其道理。

2. 肝胆郁热，脾为湿困（刘惠民）

刘某，男，4 岁，1957 年 3 月 11 日初诊。

病史：七八天前家长发现患儿性情烦躁，睡眠不安，易惊悸，发热，不愿进饮食，厌油腻，闻油味即恶心欲呕，尿色深黄似茶。赴医院检查：肝肿大至肋下 1 指，有压痛。肝功能：脑磷脂絮状试验（+++），麝香草酚浊度试验 10 U，黄疸指数 30 U。诊断为急性黄疸性肝炎，住院保肝治疗。今邀刘惠民会诊。白睛轻微黄染，舌苔黄而略厚，脉细略数。

辨证：肝胆郁热，脾为湿困。

治法：清热利湿，疏肝健脾。

处方：

柴胡一钱	茵陈三钱	赤小豆二钱	龙胆草五分
苦参一钱	栀子一钱	淡豆豉二钱	钩藤（后下）二钱
橘络二钱	白术二钱	茯苓皮一钱	白豆蔻（后下）一钱
神曲二钱	灯心草五分		

水煎两遍，分两次温服。

1957 年 4 月 5 日二诊：服药十余剂，体温正常，烦躁、惊悸等症消失，恶心、干呕减轻，饮食仍差。近日复查，黄疸已不明显，肝肋下刚触及，脑磷脂絮状试验（++），黄疸指数 10 U。舌苔薄白，脉象细数已减，热象减轻。原方去栀子、淡豆豉、钩藤，加山茱萸二钱、大枣 3 枚，煎服法同前。

1957 年 4 月 17 日三诊：又服药十余剂，饮食睡眠均恢复如常。检查：白睛黄疸已退清，肝肋下已触不到，肝功能也恢复正常。舌苔薄白，脉缓细。原方加党参二钱，继续服数剂，以巩固疗效。

［戴岐，刘振芝，靖玉仲 . 刘惠民医案 [M]. 济南：山东科学技术出版社，2010. ］

【按语】 刘惠民治急性黄疸性肝炎，认为其湿热病邪主要蕴积在肝胆脾胃，故常用柴胡、茵陈、龙胆草、苦参、栀子等清利肝胆湿热，赤小豆、茯苓皮、白豆蔻、白术等利湿健脾，陈皮、橘络、神曲等理气和胃，钩藤、灯心草、淡豆豉、栀子等清热除烦镇惊。以此组方，常收良效。

3. 湿热蕴郁（施今墨）

姜某，男，27 岁。

病史：半个月前曾发热两日，旋即眼球皮肤发黄，在机关诊所治疗，发热虽退，黄疸未除，且现胸胁刺痛，呃逆不思食，小便深黄，大便干结，舌苔黄厚，脉弦数。

辨证：湿热蕴郁。

治法：清热利湿，助消化。

处方：

赤茯苓 12 g	厚朴花 6 g	北柴胡 5 g	赤小豆 20 g
代代花 6 g	杭白芍 10 g	酒黄芩 10 g	川郁金 10 g
薤白 10 g	清半夏 10 g	焦内金 10 g	全瓜蒌 20 g
绿豆芽 30 g	炒枳壳 5 g	甘草梢 5 g	

二诊：服 4 剂，大便通利，呃逆已止，黄疸稍退，食欲渐增，再遵前法增加药力。

处方：

豆卷 30 g	赤小豆 30 g	茵陈蒿 30 g	酒黄芩 6 g
柴胡 5 g	广郁金 10 g	酒黄连 3 g	赤白芍各 6 g
焦内金 10 g	建神曲 6 g	厚朴花 6 g	炒枳壳 5 g
半夏曲 6 g	玫瑰花 6 g	野于术 5 g	扁豆衣 12 g

三诊：前方连服 7 剂，黄疸全退，小便清长，大便通利，唯觉消化力弱，食欲尚未恢复正常。处方：每日早晚各服曲麦枳术丸 10 g，连服 10 日。

［彭建中 . 中医古今医案精粹选评 [M]. 北京：学苑出版社，1998.］

【按语】　本案病程短，施今墨老医师治疗标本兼顾，故疗效显著。

4. 湿热阳黄（时振声）

张某，女，20 岁。

病史：身热、尿黄 2 天住院，发病开始即觉低热，测体温 38 ℃，无畏寒，全身疲乏无力，恶心厌油，不思饮食，小便黄赤，大便干结。查体：巩膜微有黄染，肝肿大右肋下 1.5 cm，剑突下约 3 cm，中等硬度，有叩触痛，脾不大。检查：丙氨酸转氨酶 1250 U。诊断为病毒性肝炎，急性黄疸型。身热目黄，有汗不解，口苦口黏，恶心纳呆，渴喜饮水，脉象弦滑，舌苔黄腻。

辨证：湿热阳黄。

治法：芳化清利。

处方：甘露消毒丹去射干、木通、川贝母，加茯苓、通草。

2天后体温正常，唯目黄不退，尿色黄赤，湿热仍重，继服甘露消毒丹加减，共11剂，眼目黄疸已消，尿色变清，复查丙氨酸转氨酶320 U，已无明显不适，纳食增加，肝区不痛，脉仍弦滑，舌苔净，仍服甘露消毒丹加减，2周后，丙氨酸转氨酶正常而出院，共服甘露消毒丹28剂。

［时振声.时门医述[M].北京：中国医药科技出版社，1994.］

【按语】　黄疸初起发热，《黄帝内经》认为是有表证，由外感风寒引起，以后由肺传于肝，再由肝传于脾而发黄。《伤寒论》有麻黄连翘赤小豆汤为太阳传入阳明发黄之设，《金匮要略》也有："诸病黄家，但利其小便，假令脉浮，当以汗解之，宜桂枝加黄芪汤主之。"一般以无汗表实、湿热内郁，用麻黄连翘赤小豆汤，有汗表虚、湿热不重，用桂枝加黄芪汤，均有解表祛湿之含义。既汗又利，对加速湿热外泄，对病情恢复有一定帮助。

曾观察病毒性肝炎急性黄疸型的患者，起病一开始发热者大约仅占三分之一，均毫无例外地同时伴有消化道症状。因此可以认为急性黄疸性肝炎是经消化道传染的疾病，不是经呼吸道传染的疾病，发热是湿热熏蒸的结果，而不是邪在皮毛，因此即使热退，黄疸并不能消失。单纯解表并不能退黄，故采用芳香化湿与淡渗利湿合用之法，如果热重加入苦寒清热之剂，成芳化清利法，如果湿重加入苦温燥湿之剂，成苦温利法，既能退热，又助黄疸消退。

5. 毒热内陷心包，急性黄疸性传染性肝炎（范春如）

王某，女，36岁。

病史： 患者以急性黄疸性传染性肝炎收住院。入院时尿胆素阳性，凡登白试验直接阳性，丙氨酸转氨酶400 U以上，黄疸指数50 U。2天后，黄疸迅速加深，并出现高热40.5 ℃，烦躁不宁，旋即神昏谵语，西医除补液外，加用激素、维生素C等治疗，于1965年12月13日邀中医会诊。脉弦数，舌质红绛，苔黄而燥。

辨证： 热毒内陷心包，扰乱神明，津液被灼，肝风惊厥。

治法：清热解毒，凉血开窍。

处方：

鲜生地黄 30 g	赤芍 9 g	玄参 30 g	牡丹皮 9 g
连翘心 30 g	紫草 24 g	绵茵陈 30 g	玳瑁（先煎）9 g
鲜石菖蒲 9 g	广郁金 10 g	板蓝根 30 g	羚羊粉（吞服）15 g

安宫牛黄丸 1 粒（研吞）

上方服后，烦躁较定，体温降至 38.8 ℃。3 剂后，热退神清。去鲜石菖蒲、羚羊粉、安宫牛黄丸，加金银花 30 g、大小蓟各 30 g、白毛藤 30 g、白鲜皮 9 g、姜黄 6 g、绛矾丸（包煎）10 g 等出入加减。共服 15 剂，黄疸退清，肝功能正常而出院。

［姜达歧，蔡丽乔.老中医范春如诊疗黄疸的经验 [J].上海中医药杂志，1983（8）：3-5.］

【按语】 《圣济总录》云："患者心胸间闷，烦躁，身热五六日之间，便发热狂走，体金色，起卧不安，此是急黄。"该患者住院两天，即见黄疸加重，高热烦躁，旋即变昏谵，是属急黄。急黄属湿热者居多，大凡湿重者多伤气，热重者多伤营。其辨湿热多少，在气在营最为关键，此案高热昏谵，舌质红绛、苔黄而燥，是热多湿少，毒热入营，灼伤阴津，内陷心包的证候。张景岳云："新暴之病……当以峻剂直攻，其本拔之甚易，若逗留畏缩，养成深固之势，则生死系之。"故医以大剂苦寒以清热解毒，甘寒以凉血滋阴，咸寒以镇潜息风，复以石菖蒲、安宫牛黄丸清心开窍。一剂知，三剂而热退神清。嗣后，继进清热凉血利疸退黄之剂，共服 15 剂而告愈。

6. 血分燥热与湿相搏，郁而发黄（沈仲圭）

赵某，男，50 岁，1962 年 5 月初诊。

主诉：因患急性黄疸性传染性肝炎，住北京某医院。检查：丙氨酸转氨酶 2000 U 以上，黄疸指数 70 U。经西医治疗效果不显。症见目黄，周身亦黄，且发奇痒，尿赤而少，夜寐不宁，右胁作痛，能食便调。脉弦数，舌红苔黄。

辨证：血分燥热与湿相搏，郁而发黄。

治法：清热利湿，滋阴活血。

处方：

茵陈 30 g	生地黄 12 g	车前子（包煎）12 g	黄芩 9 g
当归 6 g	红花 6 g	黄连 6 g	枳壳 6 g
橘红 4.5 g	厚朴 4.5 g	砂仁（后下）2.4 g	

研末冲，水酒各半煎服。

二诊：上方药服 5 剂后，黄退痒止，睡眠酣适，唯目黄、尿黄尚未退净。续服药 10 剂，诸恙消失，复查肝功能均正常，遂停药观察，后未见复发。

［董建华. 中国现代名中医医案精华 [M]. 北京：北京出版社，1990.］

【按语】 本案西医诊断为黄疸性肝炎，沈仲圭辨证为血分燥热与湿相搏，郁而发黄，确为灼见。湿热内蕴而发为黄疸，为常见病证，但病者周身奇痒，且夜寐不宁，则非湿热所致。盖周身之痒，有内外之别。因于外多属风邪，因于内者常是血燥。血燥而有热，则肌肤失于濡润，干涩而作痒。热燥扰动心神，则心神不能宁静，夜寐而不安。故此沈仲圭立法在清热利湿之外，参以滋阴活血，其意正在益其阴血而通其络脉。方中生地黄清热而养阴，黄芩入血而泻火，丹参性寒而活血，于血分燥热自当能清之润之，配伍清热利湿诸品，堪称标本兼治，循流讨原，故获良效。

7. 黄疸阳黄（米伯让）

刘某，男，26 岁。

病史：以"两眼发黄，右肋下压痛"为主诉于 1959 年 6 月 3 日入院。入院后经各种检查，西医诊断为急性黄疸性肝炎，转中医治疗。刻下症见：头晕乏力，皮肤及巩膜发黄、腹胀纳差，恶心欲呕，厌油腻，右肋下胀痛，时感午后发热，大便稀，一日 2 次，小便如茶色，肝肋下 2 指，有触痛感，中等硬度。舌苔黄腻，脉象弦滑。

中医诊断：黄疸阳黄。

治法：清热利湿健脾，疏肝利胆退黄。

处方：茵陈五苓散去桂枝，每日 1 剂，连服 6 剂。

二诊：皮肤及巩膜黄退，便溏，每日 2～3 次，小便色淡，口苦纳差，舌苔白腻略黄，脉象弦濡。继用上方加黄连 10.5 g、广木香 7 g、木通 10.5 g，6 剂，以清热利湿，行气健脾。

三诊：症状完全消失，肝功能检查正常，舌苔薄白，脉象弦细，方以六君子汤 6 剂善后。

［米伯让，米烈 . 中医防治十病纪实 [M]. 北京：世界图书出版公司，1996.］

【按语】 本案患者症见皮肤、巩膜发黄，腹胀纳差，恶心欲呕，厌油腻，右肋下痛等，证属黄疸无疑，其小便如茶色，脉弦滑，舌苔黄腻，则又属阳黄无异。米伯让处以茵陈五苓散加减，前后仅服药十余剂即告痊愈，收效可谓迅捷。

茵陈五苓散为元代名医罗天益根据张仲景的经验而用于阳黄之身热，大便如常，小便不利而发黄者。方中桂枝虽有通阳化气之功，但嫌其性偏辛温，故去而不用。加黄连、广木香、木通者，盖欲以增强其清热利湿之力也。

8. 湿热炽盛，肝胆郁结，腑气不通，营液灼耗，心神被扰，急黄（潘澄濂）

胡某，男，31 岁。

病史：1962 年 6 月 10 日因急性黄疸性传染性肝炎（暴发型）入院，（1962 年 6 月 12 日）除西药治疗外，并邀中医会诊。面目遍身发黄，如橘子色，狂躁不宁，喜怒骂无常，齿衄，口渴引饮，且欲呕恶，纳呆，大便已 3 日未解，小溲黄赤，舌苔黄燥，质红绛，脉弦滑而数。

辨证：湿热炽盛，肝胆郁结，腑气不通，营液灼耗，心神被扰。病起一周，证属急黄。

治法：清热通腑，凉血解毒。

处方：

| 生大黄 12 g | 焦栀子 12 g | 黄柏 9 g | 枳壳 9 g |
| 郁金 9 g | 菖蒲 6 g | 鲜生地黄 24 g | 茵陈 30 g |

鲜白茅根 30 g

先煎汤，去滓取汁代水，放入上述各药浓熬，服 2 剂。

1962 年 6 月 14 日二诊： 大便解过三次，色焦黄，神智略定，黄疸未见加深，呕恶已止，小便黄赤，舌苔略润，质仍红绛，脉象弦滑。前方去菖蒲，加血余炭、地榆炭，2 剂。

1962 年 6 月 16 日三诊： 神志转清，黄疸亦见减轻，但仍懊恼，苔转黄腻，质尚红，脉象弦滑，再以清热养阴疏肝利胆。

处方：

生大黄 6 g	焦栀子 12 g	郁金 9 g	黄柏 9 g
麦冬 9 g	鸡内金 9 g	枳壳 6 g	川石斛 12 g
茵陈 30 g	半枝莲 30 g		

先煎沸，去滓取汁代水，放入其他药再煎，服 4 剂。

1962 年 6 月 20 日四诊： 前方略有加减继服。

1962 年 6 月 25 日五诊： 症状继续好转，湿热虽轻，气营未复，肝郁未舒，再以疏肝利胆，清热化湿。

处方：

黄柏 9 g	焦栀子 12 g	郁金 6 g	茜草 15 g
茯苓 9 g	生地黄 12 g	糯稻根 30 g	茵陈 18 g
首乌藤 12 g	制香附 9 g		

再服 5 剂。

1962 年 6 月 30 日： 前方去首乌藤加太子参继服 7 剂。

1962 年 7 月 10 日： 复查肝功能已近正常，黄疸基本消退，自觉症状消失，继以疏肝利胆，益气生津之剂。

处方：

当归 9 g	生白芍 12 g	焦栀子 12 g	茜草 15 g
郁金 9 g	太子参 18 g	茵陈 15 g	生地黄 12 g
麦冬 9 g	枸杞子 12 g	鸡内金 9 g	

加减继服二十余剂，肝功能恢复正常而出院。

［余瀛鳌，高益民．现代名中医类案选［M］．北京：人民卫生出版社，1983．］

【按语】　急性黄疸性传染性肝炎（暴发型），属中医"急黄"范畴，一般发病急骤，病情发展迅猛，如不及时治疗，常会危及生命。本案证属急黄，患者湿热炽盛，肝胆郁结，腑气不通，营阴耗灼，心神受扰，病情危笃。须泻热去实，急下存阴，治以清热通腑，凉血解毒，方用茵陈蒿汤加味，取其腑气一通，湿热毒邪亦随之而解，药后腑通神清，黄疸渐退，继以疏肝利胆，清热养阴，疏肝和胃，清热化湿，益气生津，诸法次第而用，终获痊愈。

9. 湿热蕴阻，熏蒸肝胆（刘渡舟）

冯某，男，17岁，1995年2月8日初诊。

病史： 因突发黄疸，皮肤及巩膜皆黄，急诊住某传染病医院治疗。肝功能：丙氨酸转氨酶（ALT）2615 U/L，天冬氨酸转氨酶（AST）932 U/L，碱性磷酸酶（ALP）193 U/L，谷氨酰转肽酶（GGT）122 U/L，AIL 8.1 mg/dL，直接胆红素（DBIL）4.6 mg/dL，抗HAV-IgM（+），该院确诊为急性黄疸性传染性肝炎。因黄疸来势凶猛，急请刘渡舟会诊。刻下症见：目睛、皮肤、巩膜皆黄染，黄色鲜明如橘。头晕，口苦，小便黄赤，大便偏干，脘腹胀满满，呕恶纳呆，午后发热（体温在37.2～37.6℃），神疲乏力，倦怠嗜卧。舌体胖，苔白厚腻夹黄，脉弦滑而数。

辨证： 湿热蕴阻，熏蒸肝胆，疏泄不利，逼迫胆汁外溢而成黄疸。

治法： 疏利肝胆气郁，清热利湿解毒。

处方：

柴胡 14 g	黄芩 10 g	栀子 10 g	水红花子 10 g
苍术 10 g	厚朴 15 g	陈皮 10 g	凤尾草 15 g
半夏 12 g	竹茹 15 g	茵陈 30 g	

煎服。

服上方 7 剂，黄疸变浅，脘腹痞满，呕恶不食减轻，午后之低热已退，大便隔日一行，小便黄赤，恶闻腥荤，倦怠乏力，舌苔白腻，脉来弦滑。此乃湿热之毒难于速拔，缠绵不退，如油裹面，蕴郁难分，转方用：

垂盆草 15 g	土茯苓 15 g	凤尾草 15 g	重楼 15 g
大金钱草 30 g	柴胡 15 g	黄芩 10 g	泽兰 10 g
土鳖虫 10 g	炙甘草 4 g	茜草 10 g	茵陈 30 g

白花蛇舌草 15 g

又服上方 7 剂，病情大有好转，食欲大开，体力增加，大便每日一行，小便略黄。视其面、目，黄色已退，肝功能：ALT 141 U/L，AST 42 U/L，ALP 116 U/L，GGT 35 U/L，乳酸脱氢酶（LDH）132 U/L，总蛋白（TP）8.2 g/dL，白蛋白（ALB）4.6 g/dL，DBIL 2.1 mg/dL。药已中鹄，嘱其再服 14 剂。

复查肝功能： ALT 241 U/L，AST 23 U/L，ALP 99 U/L，GGT 21 U/L，LDH 135 U/L，TP 8 g/dL，ALB 4.6 g/dL，DBIL（－）。面、目、身黄皆已退，二便调，食欲增加，余症悉瘳，返校上课。医嘱：注意休息，忌食肥甘厚腻。随访半年，未再复发。

【按语】 本案患者发黄，颜色鲜明，并伴有身热，口苦，溲赤，便干，为"阳黄"范畴。由湿热熏蒸肝胆，气机疏泄不利，胆汁不能正常排泄而外溢所致。湿热黄疸，有湿重于热，热重于湿和湿热俱盛之不同，其论治亦有别。本案证属湿热俱盛型黄疸。湿与热俱盛，缠绵胶结不解，如油裹面，蕴阻于内，必致肝胆气机疏泄不利，进而影响脾胃。治疗首当疏利肝胆，清利湿热，兼理脾胃为法。一诊方药为柴胡茵陈蒿汤合平胃散加减，方中柴胡、黄芩清肝利胆；茵陈蒿清热利湿退黄；栀子清利三焦之湿热，加用平胃散之苦温以化脾胃湿浊之邪。甘草留湿助邪，故去之；半夏，竹茹、凤尾草、水红花子和胃化浊降逆，清解湿热之毒，故加之。临床上，柴胡茵陈蒿汤对急、慢性肝炎出现黄疸而属湿热者，皆可使用，对亚急性肝坏死，黄疸虽隐现黑色，但有尿赤便干，苔腻，脉弦有力者，亦可使用本方。若久服使脾胃虚弱致大便溏泻者，可用栀子柏皮汤代替。

需要指出的是，对湿热俱盛的黄疸性肝炎，配用疏肝解毒之法，则其效更捷。

故二诊时着重于疏、利、清、活四法的综合运用，力使湿热退去之时，肝胆气机疏畅，促病速愈。

10. 苦寒败胃，阴浊上逆，坏病救逆（王辅民）

薛某，女，32 岁。

病史： 1993 年 4 月 26 日，因黄疸，厌油腻，不欲食，倦怠乏力在当地医院诊断为急性黄疸性肝炎（甲型），遂住院治疗。经静脉滴注极化液、能量合剂、维生素等保肝药，同时服用中药。经治 15 日病情不见好转，黄疸不退，食入即吐，饮水亦吐，遂转本市人民医院传染科，诊断同前，每输液后患者就感腹部胀闷，呕吐清水稀涎，饮食俱废。已下"病危"通知，特请会诊，刻下症见：目黄、身黄、尿黄，形体瘦弱，语言低怯，面目虚浮，腹软，肝肿大约肋下 2 cm，质软，轻压痛，脾不大，双下肢轻度水肿，脉缓弱，舌淡嫩白苔水滑，诊断为"阴黄"。查自所服用处方基本以茵陈蒿汤加柴胡、龙胆草、枳实、大青叶、板蓝根、金银花、连翘等清热解毒泻火、疏肝利胆退黄等品。

辨证： 其人形体素弱，脾胃虚寒，中阳不足，更加苦寒败胃，致使寒浊不化，胃气上逆，法当急救胃气，保得一分胃气则有一分生机。

处方： 吴茱萸汤。

人参 10 g　　　　吴茱萸 10 g　　半夏 6 g　　　　大枣 30 g
干姜 5 g

煎汁 200 mL，分次频服。

翌日复诊，呕吐止。又服 3 剂，知饥欲食。后以逍遥散等调理半个月，纳食正常，各项检查均正常。随诊半年无异常。

【按语】　"坏病"首见于《伤寒论》16 条："太阳病三日，已发汗，若吐，若下，若温针，仍不解者，此为坏病，桂枝不中与之也。观其脉证，知犯何逆，随证治之。"统观全文，显然张仲景所谓之"坏病"是因医者治法不当所坏。成无己《注解伤寒论》亦注之曰："言为医者所坏病也。"坏病的另一层意思可理解为"本为顺证，变为逆证"，即柯云伯谓之"坏病者变证也"。

关于黄疸病，自《黄帝内经》以下即当作病来认识，如《黄帝内经·平人气象论》中"溺黄赤安卧者，黄疸……目黄者曰黄疸"。张仲景在他的著作中将黄疸作为专篇论述，当今秉承其义将身、目、尿黄作为黄疸病的主要特征。已确诊的病毒性肝炎之有黄疸者，可冠之为"黄疸坏病"。

黄疸退黄当以行瘀为主，不可过用利胆。关于黄疸的形成，《黄帝内经》有"胆热液泄"之说，可能是对阻塞性黄疸的早期认识。而对"胃疸""谷疸"的认识，似乎更接近认为"肝细胞性黄疸"属"脾色溢于肌肤"。如《黄帝内经·玉机真藏论》所云："肝传之脾，病名脾风，发瘅，腹中热，烦心，出黄。"当然，限于当时的历史条件也只能是天才的思辨，而今对黄疸的形成突出了"胆液不循常道，溢于肌肤"。现代医学认为，直接胆红素进入毛细胆管方可称为胆液（胆汁）。在黄疸形成的复杂过程中，仅以"胆液不循常道，溢于肌肤"而了之，则过于简单。认为黄疸的形成就是"胆液不循常道"，误以为退黄就要利胆，尤其对初学者，对有利胆作用的药物如柴胡、枳壳、枳实、大黄、芒硝等必然滥用过用，而忽视湿困脾气，寒湿、湿热郁而发黄，以致攻伐无辜，败坏脾胃。

黄疸的形成，张仲景认为是"脾色必黄，瘀热以行"，是"但头汗出，剂颈而还，身无汗，小便不利"，是"寒湿在里不解"，寒热湿邪外不得蒸化、内不能渗利，故郁而发黄，瘀热在里"（《伤寒论》236、262条）与"寒湿不解"（《伤寒论》259条）。不错，但是重在"瘀"（同郁）而非热与阳明燥屎搏结，故当清热利湿。在病理上确属湿热内郁自当清利，茵、栀、黄、柴、芩、枳及虎杖、地耳草、珍珠草无不可用。但如不辨证审因，因人而异，审因论治，一派苦寒，急于求成，杂药乱投，药过病所，必致败伤。如大黄能泄热退黄，就大量使用（王辅民经验量过 6 g 便能致泄）。然张仲景治黄疸病以泄瘀热为法，而非荡燥实，且其药后的反应是"小便当利，尿如皂荚汁，色正赤，一宿腹减，黄从小便去也"。使瘀热自小便排去，因此过用大黄必直迫阳明，苦寒败胃。古人的经验不可不知。

如本案即为谷疸（甲肝）"顺证"，误投寒凉，败坏脾胃，竟然成为"病危"重症。治疗予急救胃气，从而出现生机。

11. 早期湿热蕴结，中后期肝肾阴虚（王任之）

张某，男，13 岁，1981 年 11 月 3 日初诊。

病史： 患者因急性黄疸性肝炎 1 月余而住传染科治疗。诊时身黄、纳减、多汗，尿少，肝功能重度损害。1981 年 10 月 27 日查肝功能：丙氨酸转氨酶 317 U，白蛋白 / 球蛋白比值倒置，黄疸指数 50 U，HAA 阴性。

治法： 清肝退黄。

处方：

茵陈 20 g	败酱草 12 g	广郁金 6 g	姜黄 6 g
柴胡 9 g	甘草 4.5 g	龙胆草 3 g	虎杖 15 g
青黛（包煎）3 g	白矾 3 g	枸杞子 10 g	女贞子 10 g
白茅根 15 g	凤尾草 10 g		

1981 年 11 月 10 日二诊： 肌肤发黄稍退，食欲略启，汗出较少，小便见长而欠清，肝功能未复查，舌质较红，苔薄白，脉濡弦，守原方加减。

茵陈 20 g	败酱草 12 g	广郁金 6 g	姜黄 6 g
柴胡 9 g	甘草 4.5 g	龙胆草 3 g	虎杖 15 g
青黛（包煎）3 g	白矾 3 g	萹蓄 6 g	金钱草 30 g
猪苓 10 g			

1981 年 11 月 21 日三诊： 肌肤发黄渐退，食欲见启，小便欠清，脉濡弦，肝功能仍未复查。再守原法出入。

茵陈 20 g	败酱草 12 g	广郁金 6 g	姜黄 6 g
柴胡 9 g	甘草 4.5 g	龙胆草 3 g	虎杖 15 g
青黛（包煎）3 g	白矾 3 g	金钱草 30 g	枸杞子 10 g
女贞子 10 g			

1981 年 11 月 28 日四诊： 进服中药 27 剂，昨日复查肝功能：麝香草酚浊度试验 7.1 U，硫酸锌浊度试验 14.3 U，黄疸指数小于 6 U，丙氨酸转氨酶 69 U，白蛋白 39 g/L，球蛋白 30 g/L，γ 球蛋白 9.68 g/L。诊时出汗减少，纳谷增馨，体力

亦在恢复中，唯左肢活动以后乏力酸楚，苔薄白，脉濡细。拟守原方，参以柔肝。

茵陈 18 g	败酱草 12 g	连翘 10 g	垂盆草 15 g
柴胡 9 g	甘草 4.5 g	白矾 3 g	青黛（包煎）3 g
干地黄 12 g	枸杞子 10 g	制黄精 10 g	女贞子 10 g
北五味子 3 g

1981 年 12 月 8 日五诊：病情稳定，溅然汗出，自己无不适感觉，脉濡弦。再守原意。

茵陈 18 g	败酱草 12 g	垂盆草 15 g	柴胡 9 g
甘草 4.5 g	白矾 3 g	干地黄 12 g	青黛（包煎）3 g
枸杞子 10 g	制黄精 10 g	女贞子 10 g	虎杖 15 g
北五味子 3 g

［王任之，张文康. 中国百年百名中医临床家丛书•王任之 [M]. 北京：中国中医药出版社，2001.］

【按语】 肝病不同阶段各具有独特的病机特性和临床特征，也就是中医讲的"证"有不同。一般地说，肝病病变过程就是由浅入深、由邪实而正虚的演变过程，可以大致分为湿热内蕴、气滞血瘀、肝肾阴虚、肝横侮、阳虚水聚等几个阶段。湿热蕴结主要见于肝病初期。由于饮食不慎，或由其他途径感染病毒，以致脾失健运，湿浊郁而化热，气机升降失调或使胆汁妄行，出现腹胀、胁痛、纳呆、恶心，或有发热、黄疸，检查示肝功能损害。此期若不能有效治疗，使病情得到控制，那么势必影响肝的疏泄功能，气机郁结，血瘀络阻，出现明显的肝区疼痛，肝、脾肿大而为癥瘕，食欲不能恢复，或有便溏，肝功能也持续异常，并见面色苍黄、舌质发紫等瘀血症状。这为气滞血瘀阶段，但它往往也可能与湿热蕴结同时出现。

肝病向中后期发展，一方面，因为湿热化燥，或因为气郁化火，燥火灼损肝阴，由肝及肾，进而出现肝、肾之阴俱亏，这时可有舌红、口干、肝掌、蜘蛛痣、鼻翼部毛细血管扩张出现，检查可见肝功能损害进一步加重，白蛋白 / 球蛋白比值甚至出现倒置；另一方面，因为肝木少肾水之濡养，遂致横逆侮土，出现一系列肝强脾弱和脾虚症状，如胁痛低热，纳少乏力，形瘦面黄，大便溏薄，这也就是肝病传脾的症状了。

12. 胆胃湿浊内壅，气机逆乱（李可）

吴某，男，76 岁，1984 年 4 月 24 日初诊。

病史： 内科诊断为急性黄疸性肝炎，肝功能：黄疸指数 15 U。全身突然发黄 3 日，黄色鲜明如橘子色，右肋下刺痛，肝在肋下 2 横指，质软，压痛，腹胀，吐泻交作，溲若浓茶，泻下物秽臭，舌红苔黄厚腻，脉浮滑。

辨证： 高年嗜酒，胆胃湿浊内壅，气机逆乱，发为黄疸。

治法： 芳香化湿。

处方：

茵陈 45 g	栀子 10 g	柴胡 10 g	枳壳 10 g
桔梗 10 g	藿香 10 g	佩兰 10 g	白豆蔻（后下）6 g
生半夏 15 g	云苓 15 g	苍术 12 g	六一散（包煎）21 g
鲜生姜 10 片	厚朴 10 g	姜汁 1 盅兑入	

3 剂。

1984 年 4 月 27 日二诊： 首方服 1 剂后吐泻即止，纳食如常，小便转为淡黄，高年行动不便，带药 5 剂。

处方：

茵陈 45 g	栀子 10 g	柴胡 10 g	桃仁 10 g
红花 10 g	藿香 10 g	佩兰 10 g	赤芍 15 g
茯苓 30 g	炒麦芽 60 g	猪苓 15 g	六一散（包煎）21 g
泽泻 15 g	生姜 7 片		

1984 年 5 月 5 日来门诊复查，黄疸退净，症状消失，肝功能转阴而愈。1987 年 10 月随访，已 79 岁，红光满面，耳不聋，眼不花，食纳较病前尤好。

［李可 . 李可老中医急危重症疑难病经验专辑 [M]. 太原：山西科学技术出版社，2002.］

【按语】 中医学无"肝炎"病名。中医之"肝病"与"肝炎"亦风马牛不相及。黄疸多因中焦失运，湿热或寒湿停聚，脾主"湿"，故治在脾胃。脾宜升则健，胃宜降则和。故治黄疸性肝炎，茵陈蒿汤除人实、证实、脉实外，不用栀子、大黄，常用茵陈五苓合藿朴夏苓合方化裁。从芳香化湿醒脾、健脾利湿、活血化瘀利水、降逆和胃、调燮三焦气化入手。保护脾胃元气为先，不使苦寒败坏中焦气化。中医懂一点西医知识，西医懂一点中医方药，两者各以自己的一知半解套用中药，于是见"炎"抗炎，治黄疸而加金银花、连翘、板蓝根，甚至茵陈蒿汤一方用到百余剂。结果导致苦寒败坏中焦气化，升降乖乱，湿浊不化，阳证转阴，渐渐毒入血分而转为肝硬化。中西医结合，是一个复杂的课题，当共勉。

13. 劳倦内伤，寒湿浊邪阻塞中焦气化（李可）

武某，33 岁。1983 年 5 月 7 日初诊。

病史：病程 75 天，住院 73 天。服茵陈蒿汤加板蓝根、大腹皮三十余剂，板蓝根注射液 160 支，计用茵陈、板蓝根、大腹皮各 1000 g 多，食纳日见减少，体质日见瘦削，面色黧黑，泛酸作呕，腹胀气急，腰困如折，左肋下隐痛不休，整日怠惰思卧。舌胖淡有齿痕，苔白滑。脉滑细，尺部极弱。日仅进食不足半斤，食入则胀急不堪，恶闻油肉味，吃水果则吐酸水，口中黏腻不爽。追询得病始末，始知患者素体阳虚，平日即觉胃寒膝冷，食少肢软。病后倍感困乏无力，食入则吐，不以为意。后被车间同事看出脸色发青，敦促就医，一查 ALT 已高达 500 U，愈服药愈觉不能支撑。

辨证：劳倦内伤，寒湿浊邪阻塞中焦气化。

治法：以温药治其本，芳化治其标。

处方：

党参 30 g	五灵脂（包煎）15 g	公丁香 10 g	郁金 10 g
吴茱萸 10 g	肉桂（后下）10 g	藿香 10 g	佩兰 10 g
炙甘草 10 g	炒麦芽 60 g	生半夏 20 g	泽泻 18 g

鲜生姜 10 片　　　　大枣 10 枚　　　　　　姜汁（兑入）10 mL

3 剂。

1983 年 5 月 11 日二诊： 药后呕止，胀消，食纳大增，日可进食 1 斤多，开始想吃肉类。唯腰困仍著，予原方加肾四味 120 g，胡桃 4 枚，7 剂。

1983 年 11 月 16 日： 患者从孝义来信，知药后肝功能转阴，体质较病前更好。并寄赠名家医著 3 册，以表寸心云。

［李可 . 李可老中医急危重症疑难病经验专辑 [M]. 太原：山西科学技术出版社，2002.］

【按语】 既无黄疸见症，何所据而用茵陈蒿汤？以阳虚之体，寒湿之邪，复加寒凉攻泻妄施，无怪中阳日困。且脾胃为后天之本，必赖先天肾阳之温煦，始能蒸化水谷。今误投苦寒，先伤脾阳，后及肾阳，阴寒肆虐，永无愈期矣！其面色黧黑，腰困如折，即是明证。

14. 热内阻，气机不畅，阳黄热重（岳美中）

患者，男，40 岁。

病史： 因精神疲乏、食欲减退 12 天，目黄 7 天，于 1963 年 12 月 24 日住院。病初头晕无力，不思饮食，恶心厌油，上腹闷胀，继则尿色深黄如浓茶状，最近 7 天发现身目俱黄，舌干口苦，不欲饮水，大便秘结，既往有高血压。查体：血压 120/80 mmHg，巩膜及皮肤明显黄染，心肺无异常表现，上肝界起自右侧第 6 肋间，下界于右肋下 1 cm、剑突下 3 cm 可触及，中等硬度，有明显叩触痛，脾未触及，检查：总胆红素 9.7 mg/dL，直接胆红素 5.9 mg/dL，丙氨酸转氨酶 4160 U。脉弦缓，舌苔黄腻，质红。口干苦而不欲饮水，尿黄赤，大便秘结，是湿热内阻，气机不畅，为阳黄热重之象，取苦寒泄热、淡渗利湿法，用茵陈蒿汤加陈皮、枳壳、厚朴、茯苓、滑石，服 3 剂后，大便仍干燥不行，脉数苔黄，乃改用茵陈蒿汤合栀子柏皮汤 3 剂后，大便转稀，饮食增加，舌净，脉数亦减，又用茵陈五苓散以通阳利湿，3 剂后，总胆红素下降至 4.25 mg/dL，丙氨酸转氨酶降至 2000 U 左右。继续服用原方 1 月，胆红素定量始终波动在 2 ～ 3 mg/dL，未见继续下降，丙氨酸转氨酶降至 400 U 左右。

住院已达 40 天，仍眼目微黄，身微刺痒，脉象沉数，舌苔薄黄，乃肝胆湿热未清，用龙胆泻肝汤清泄之，5 剂后身痒虽除，却见恶心纳减，上腹不适，舌苔薄白，脉弦，因服苦寒有伤胃腑，改用平淡之剂缓图之，以一味茅根煎汤内服代茶，一周后黄疸仍未见退，食纳不旺，舌净，脉缓带弦，改投香砂六君子汤以健脾开胃，10 剂后，纳谷增旺，黄疸仅略见下降，胆红素减至 1.5 ～ 2.0 mg/dL，丙氨酸转氨酶在 300 U 左右。因脉弦，虑其肝邪未净，立通络活瘀法，方用醋柴胡、当归身、太子参、瓦楞子、橘叶、炙鳖甲、杭白芍、郁金、丝瓜络、桔梗、陈皮、木香，一周后，黄疸终于全消，胆红素定量降至正常范围。但丙氨酸转氨酶仍在 200 U，因患者素有失眠，一向睡眠不好，夜寐易惊，舌苔薄白，舌尖略红，脉象两关浮大，沉取略数，血压最近以来又上升至 140/100 mmHg，因而认为必须从杂病入手，不应执着在肝功能的丙氨酸转氨酶上，于是用《普济本事方》珍珠母丸加减：珍珠母、石决明、生龙齿、龙胆草、白蒺藜、青葙子、首乌藤、合欢皮、石菖蒲、茯神。一周后，不仅睡眠好转，丙氨酸转氨酶也降至正常范围，符合临床治愈标准，于 1964 年 3 月 12 日出院，共住 79 天。

［岳美中. 岳美中辨证治疗急性肝炎经验 [N]. 中国中医药报，2006-11-13.］

【按语】 本例恢复正常较一般急性传染性肝炎为慢，恐与年龄及夹有兼症（高血压）和中期治疗辨证不够严谨有关。在恢复阶段血压又升高，睡眠长期不好兼症互见，以致影响病程，中期用茵陈五苓散治疗达一个月之久，黄疸始终稽留在一定水平上，未能消失，是治疗不够灵活，最后重视辨证治疗，本症兼症互治，才能痊愈出院。肝炎后期仅剩眼目微黄、血中胆红素尚有少许未恢复正常时，似湿热已衰，不宜大剂苦寒清热利湿。否则徒伤胃气，造成恶心纳减，以致又需用甘温香燥之剂扶胃健脾，黄疸久久未清，病久入络，用通络活瘀法，黄疸始清，而丙氨酸转氨酶仍未恢复正常，临床症状有血压升高，睡眠不好，且易惊，故先治睡眠用镇肝安神清热之珍珠母丸加减，睡眠既愈，肝功能亦随之恢复了正常。这一点似乎有探讨的必要。因为凡是急性病一般都有它一定的病程经过，若日久迁延不愈，伴随着体力的困惫，在检查上常有某项功能不能够恢复正常。这时在临床上应当加以缜密的观察，如或是阴伤难复，或是阳虚莫支，或是余毒转化，或是湿停不去，或是久虚似邪，或是宿疾作梗等都应做全面的观察具体分析，不必囿于初发的急性病范围之内，更不必拘于某项检查的结果不正常，只要在辨证施治上，抓住当前客观现实的主要矛盾，给以适当的处理，解决了主要矛盾，次要矛盾亦随之迎刃而解了。

第三章
慢性肝炎

一、概述

（一）概念

慢性肝炎是指急性肝炎迁延不愈、病程持续超过 6 个月的肝脏炎症性病变，或肝炎起病隐匿，待临床发现疾病已成慢性。

（二）发病

引起肝脏炎症慢性化的肝炎病毒主要是乙型肝炎病毒，其次为丙型肝炎病毒、丁型肝炎病毒、庚型肝炎病毒等，致病机制是病原的持续感染及细胞功能缺陷。肝炎病毒侵入机体后，机体的吞噬系统、补体系统、细胞免疫系统、体液免疫系统等均参与免疫反应，但感染后的发展主要取决于机体的免疫反应。肝细胞在与病毒相互作用下发生变性坏死，引起继发的自身免疫过程，产生自身抗体和（或）细胞免疫反应，造成肝细胞反复损害。

此外，伤寒杆菌、疟原虫感染、酒精中毒也可引起慢性肝脏损害。

（三）诊断及临床分度

急性肝炎病程超过半年，或原有乙型、丙型、丁型肝炎或 HBsAg 携带者，本次又因同一病原再次出现肝炎症状、体征及肝功能异常者，可诊断为慢性肝炎，或根据症状、体征、实验室检查及 B 超检查综合分析，也可作出相应诊断。

为反映肝功能损害程度，慢性肝炎临床可分为以下 3 种类型。①轻度：临床症状、体征轻微或缺如，肝功能指标仅 1 或 2 项轻度异常。②中度：症状、体征、实验室检查居于轻度和重度之间。③重度：有明显或持续的肝炎症状，如乏力、纳差、腹胀、尿黄、便溏等，伴有肝病面容、肝掌、蜘蛛痣、脾肿大并排除其他原因，且无门静脉高压者。实验室检查血清 ALT 和（或）AST 反复或持续升高，白蛋白降低或白蛋白／球蛋白比值异常、丙种球蛋白明显升高。除前述条件外，凡白蛋白≤ 32 g/L，血胆红素大于 5 倍正常值上限，凝血酶原活动度 40%～60%，胆碱酯酶 <2500 U/L，4 项检测中有 1 项达上述程度者，即可诊断为重度慢性肝炎。

二、中医学对本病的认识

（1）病因病机特点

慢性肝炎大多由急性期湿热未尽，迁延不愈所致。其病因为外感湿热疫毒，内伤郁怒，饮食不节等导致脏腑功能失调，阴阳气血亏损。湿热未尽，瘀毒留滞，脾胃肝肾等脏腑功能失调，气血亏虚，阴阳两虚，形成正邪相争、正虚邪恋的局面。

邪气盛实为主而正虚不甚者，症状也较重；正虚为主而邪气不甚者，机体处于衰弱状态。病程中如火热耗伤阴液，肝阴不足，累及肾阴亦亏，则成肝肾阴虚证；如木不疏土，肝病传脾，及肝气横逆犯胃，则形成肝脾不调、肝郁脾虚，或肝胃不和证；虽初期湿热之邪侵及气分，但病久正气渐伤，不能胜邪，邪入血分，血行不畅，形成肝经血瘀或肝脾血瘀证。故湿热阻滞是致病主因，毒和瘀交互影响是导致本病迁延和加重的主要病机，而病位主要在肝、胆、脾、胃，也可涉及肾、心。

在临床实践中，也可从以下几个方面把握乙型肝炎的病机特点。

1）杂气：杂气包括疫气、毒气，是指具有传染性的致病因素。古人早已认识到黄疸可由具有传染性的疫疠之气致病。杂气致病，不以年龄、四时及地域为拘，不仅具有传染性，还有一定的致病广泛性、入侵脏腑经络的特异性和危害的严重性。虽然杂气不能等同于乙肝病毒，但其为病与乙肝病毒侵害人体颇多相似之处。因此，可以把乙肝病毒视为一种杂气，它选择性地侵害人体，专嗜肝脏，或使人体处于病毒携带状态，或造成发病。

2）伏邪：瘟疫邪毒侵袭人体后，可在某一部位潜伏，此即明代吴又可所说的"邪伏募原"。在未认识到确切的致病病原微生物的古代，对此阶段往往无证可辨，且难以投药，至发病之后，症状显现，方易于祛除病邪。乙肝病毒表面抗原携带者，可因外感而引发肝炎，或肝炎处于较为稳定的恢复期，复受外感而致复发或加重，这可看作是温病学家所说的"新感引动伏邪"。乙型肝炎病毒感染人体后有一定的潜伏期，在未发病时正是作为一种伏邪潜伏于体内，伏而未发，可无任何临床症状，甚至终身未发，也可在某些特定条件下发为肝炎，这与明清时提出的伏邪致病理论是一致的。

3）湿邪：湿邪为阴邪，致病特点是比较隐蔽且难以祛除，湿易困脾，造成脾虚（脾恶湿）。这是乙型肝炎较多隐匿发病和呈慢性病毒携带状态的缘由之一。其临床症状不明显易转为慢性，慢性肝炎应从脾论治，也符合张仲景的"见肝之病，知肝传脾，当先实脾"之论。而湿邪可化热化火，这是慢性肝炎呈现活动性改变或病情加重的重要病机之一。

4）肝郁：外因湿邪为病，阻遏气机，气机不调则肝气郁；内因七情所伤造成肝郁，郁则生百病。如朱丹溪所说："人身诸病，多先于郁。"肝郁气滞，进而引起瘀血阻络，出现肝脾肿大。肝郁横克脾土，脾胃虚弱，而生内湿。肝气久郁可以化热，湿热蕴结可出现黄疸。

5）瘀血：肝郁气滞，气滞则血瘀，且久病多瘀，故慢性肝炎较多瘀血表现。

6）正气：病邪能否侵入人体，侵入人体后是否发病，往往取决于人体正气的强弱。如人体正气强盛，脏腑功能正常，则外邪不易侵入，即使侵入也不易发病，或发病后易于痊愈。此即"正气存内，邪不可干""邪之所凑，其气必虚"。正气不足，也易使人体气血失调，阴阳失衡。

上述杂气、伏邪及湿热之邪，是致病之外因，正气不足，脏腑功能失调是致病之内因，二者相互影响而导致乙型肝炎发病。由于杂气的特异性不同，体质等内在因素各异，故使发病情况及临床表现多种多样。

结合现代医学认识，还认为本病与免疫功能失调有关，主要因为：①免疫功能低下，造成肝细胞内病毒的持续复制和携带状态；②免疫复合物清除不全，积累于血液循环中，进而沉积于周身各处小血管基底膜，造成肝脏及肝外其他组织破坏；③免疫调控障碍，与"久病多虚"之说相似，可用补益类药物提高细胞免疫功能。

（2）辨证施治要点

乙型肝炎属中医学中胁痛、黄疸、积聚、虚劳等范畴，主要由外感湿热邪毒未清和正虚邪恋所致。从辨证分型来看，一般分为肝郁气滞、肝郁脾虚、肝胆湿热、肝肾阴虚、气滞血瘀、脾肾阳虚等型。

本病临床表现多样，病机复杂，或虚或实，或虚实夹杂。《素问·至真要大论》说："必伏其所主，而先其所因""谨守病机，各司其属"。意思是说，治疗疾病必须根据其主要症状，针对其主要病因，按照其主要病机进行治疗。这是中医治疗疾病之大法，同样也是治疗乙型肝炎的原则。无论有无黄疸，对实证多以清热利湿，活血解毒为治疗大法。祛除湿热的方法，或苦寒，或淡渗，或攻下，或前阴，或后阴，多种多样。对虚证，则应调理脏腑、气血、阴阳，多用补益之法。验诸临床，单一治法常难以奏效，故每采取几种治法联合用药，且结合现代医学抗病毒、提高免疫及改善血液循环的理论，恰当组方。

尽管祛除湿热有很多方法，但是古人十分重视采用"利小便"的方法。张仲景《金匮要略》中说："诸病黄家，但利其小便。"元代《丹溪心法》中说："黄疸者……但利小便为先，小便利白，其黄则自退矣。"李东垣也说："治湿不利小便，非其治也。"清代叶天士论湿温病的治法时说："通阳不在温，而在利小便。"所以，治疗乙型肝炎湿热证用利尿的方法，既能祛湿又能使热从小便而出，给邪以出路。近代名医施今墨的经验也表明："外邪入侵，必使邪有出路，千万不可关门揖盗。其出路有三：为汗，为下，为利小便。过汗则易伤津，过下则易正衰，若导邪由膀胱水道外出，则较为妥帖，药如茅根、芦根、竹叶、滑石、荷梗之属，既不伤津，且可导热下行。"因此，茵陈、金钱草、车前子、车前草、白茅根等清热利尿药和茯苓、猪苓、泽泻、滑石、薏苡仁、通草等淡渗利尿药，是治疗乙型肝炎最常用的药物。

三、医案选粹

1. 黄疸痞满（岳美中）

姬某，男，33 岁，1971 年 6 月 15 日初诊。

病史： 患慢性肝炎，经某医院治疗，已一年余，仍有轻度黄疸不退，丙氨酸转氨酶高达 1570 U，切其左关浮弦，右脉滑大，望其舌中部有干黄苔。自诉胁微痛，心下痞满。

辨证： 少阳阳明并病而阳明证重。

治法： 清少阳蕴热，消阳明痞结，更辅以涤热散结法。

处方： 大柴胡汤合小陷胸汤。

柴胡 9 g	枳实 6 g	清半夏 9 g	白芍 9 g
大黄 6 g	黄芩 9 g	生姜 12 g	大枣 4 枚
瓜蒌 30 g	川黄连 3 g		

水煎服，7 剂。

1971 年 6 月 22 日复诊： 弦滑脉见减，舌苔黄见退，残余黄疸消失，痞满稍舒，丙氨酸转氨酶降至 428 U，是方药已对证，续进 10 剂，丙氨酸转氨酶正常，出院。

[岳美中.岳美中医案集 [M].北京：人民卫生出版社，1978.]

【按语】　大柴胡汤为治"少阳证少，阳明证多"者，能消除严重性胸胁心下郁窒感，舌多干燥有黄苔，易便秘，腹肌紧张。因少阳证少而阳明证多，故去小柴胡中之参、草，以免助阳窒胃。大黄与芍药配合使用，可以治腹中实痛；枳实与芍药配合使用，可以治腹痛烦满不得已。本方有解热、泻实、除烦、缓痛诸作用。关于小陷胸汤，程知云："以半夏之辛散之，黄连之苦泻之，瓜蒌之寒润涤之，皆所以除热散结于胸中也。"何廉臣谓："此汤是苦辛开泄法，治伏火熏蒸津液，液郁为痰者。此法与苦寒清泄有别，清泄是直降，一意肃清伏火；开泄是横开，兼能清化痰浊，最宜斟酌。"叶天士谓："舌白不燥，或黄白相间，或灰白不渴，慎不可乱投苦泄，虽有中脘痞痛，宜从苦辛开泄是也。"

这一病例，按中医辨证，左脉浮弦为柴胡汤证，右脉滑大为陷胸汤证，因岳美中取大柴胡汤小陷胸汤合剂治之，残余黄疸很快消失，自觉脘满也基本解除，同时丙氨酸转氨酶也随之下降正常。由此见到经方若能用之得当，确能取到如效桴鼓的捷效。

2. 肝郁阴虚（章真如）

李某，男，56 岁。

病史：患者在 1960 年有肝炎史，但一贯身体较好，能坚持工作。今年立春以来，精神异常困乏，胁痛，纳呆，乃至某医院检查肝功能：丙氨酸转氨酶 180 U，余正常。HBsAg 阳性，诊断为乙型肝炎。患者平日喜服中药，乃至本院治疗。刻下症见：脉弦细，舌红，少苔，自诉神疲，纳呆，头昏，胁痛，失眠多梦。

辨证：素体阴虚，肾水不足，肝气过旺，阴气受伤。

治法：养阴疏肝。

处方：

生地黄 10 g	枸杞子 10 g	当归 10 g	白芍 10 g
郁金 10 g	川楝子 10 g	沙参 15 g	麦冬 10 g
五味子 6 g	青蒿（后下）10 g	贯众 10 g	山楂 10 g

共 5 剂。

二诊：患者因在鄂城工作，不能常来门诊，自取前方服 20 剂，乃来复诊，自诉精神好转，食欲略强，胁痛减轻，脉弦细，舌黯红，苔薄黄，前方有效，守原方加减。处方：原方去青蒿，加丹参 10 g，嘱服 20 ～ 30 剂。

三诊：时隔月余，乃来复诊，自述各种症状基本消失，要求给成药，以方便服用，告以复查肝功能及乙肝抗原检查，患者以时间短，不欲检查，乃按原方 10 剂量，熬成膏剂。

四诊：3 个月后患者服完膏剂，前来复诊，出示他院肝功能生化检查报告：肝功能正常，HBsAg 阴性，身体无不适感。远期随访，半年内复查肝功能及乙肝抗原，在正常范围。

[刘燕玲，洪慧闻.肝胆病 [M].北京：人民卫生出版社，2002.]

【按语】 章真如在临床治疗数十余例，均按肝郁脾虚，肝郁阴虚辨证论治，先后均已转阴，少数患者在复查时有复发现象，继续治疗，仍然有效。

3. 肝郁脾湿（李斯炽）

李某，男，成年，1960 年 6 月 6 日初诊。

病史：两胁不舒，右边有痛感，胸腹胀痛，夜眠不安，大便溏薄。经西医检查，诊断为无黄疸性肝炎。诊得脉象弦而动数。

辨证：肝郁脾湿。

治法：疏肝行气，燥脾利湿。

处方：

白芍 9 g	青皮 9 g	木香 6 g	厚朴花 9 g
陈皮 6 g	苍术 9 g	茯苓 9 g	法半夏 9 g
薏苡仁 15 g	生谷芽 9 g	甘草 3 g	

3 剂。

服上方 3 剂后，胁痛消失，大便正常，诸症亦缓解。

[成都中医药大学.李斯炽医案 [M].成都：四川人民出版社，1978.]

【按语】 无黄疸性肝炎，多属中医"胁痛"范畴。肝之经脉布于两胁，肝气郁结，气机不畅，则发为胁痛。本案所见胸腹胀痛，大便溏薄，夜眠不安诸症，皆为肝木克脾，脾不健运所致，故治以疏肝行气，燥脾利湿之法。

本案虽见夜眠不安之症，但未用一味安神镇静之品而取效。可见李斯炽深契"胃不和则卧不安"之经旨，专事疏肝健脾，使肝胃和而卧自安。提示临床诊治，一定要掌握"治病必求于本"的原则。

4. 湿热伤津，蕴蒸发黄（刘渡舟）

李某，男，55 岁。

病史：患慢性肝炎，身体倦怠乏力，右胁胀满不适。肝功能：ALT 380 U，TBIL 21.2 mg/dL，DBIL 16 mg/dL，周身色黄如烟熏，皮肤干燥少泽，小便深黄而短，两足发热，伸出被外为快，脘腹微胀，牙龈衄血，口咽发干，脉弦细数，舌绛少苔。

辨证：湿热伤津，蕴蒸发黄。

治法：清热利湿，并养阴液。仿大甘露饮法。

处方：

茵陈 30 g	黄芩 6 g	石斛 15 g	生地黄 12 g
麦冬 10 g	天冬 10 g	枇杷叶 6 g	沙参 10 g
枳壳 6 g			

此方服至 8 剂，TBIL 降至 10 mg/dL，因其衄血不止，又加白茅根 30 g，水牛角 3 g，服 6 剂，TBIL 降至 5.1 mg/dL，后又改用柴胡解毒方。

柴胡 15 g	土茯苓 15 g	凤尾草 15 g	黄芩 10 g
重楼 10 g	炙甘草 10 g	茵陈 15 g	土鳖虫 10 g
茜草 10 g			

服 15 剂，ALT 降至正常，经治半年有余，其病获愈。

［刘渡舟，程昭寰. 肝病证治概要 [M]. 天津：天津科学技术出版社，1985.］

【按语】 本案为湿热壅盛夹阴虚之证。湿热伤阴，邪从燥化，阴津不足，故色黄如烟熏，皮肤干燥少泽。少阴水亏，故见口咽发干，两足发热，舌绛少苔。热邪伤阴，动血伤阴，动血于上，则见齿衄。黄疸兼夹阴虚，临床治疗颇为棘手，欲养阴则恐助其湿热，而清利湿热又恐劫伤其阴。所用之方为《太平惠民和剂局方》"甘露饮"加减，方以天冬、麦冬、生地黄、沙参、石斛滋阴清热，以退湿热之邪；茵陈、黄芩苦寒清热利湿退黄；火热上逆，迫血妄行，故用枳壳、枇杷叶降火下行；白茅根、水牛角凉血止血。本方清阳明而滋少阴，有滋养阴津而不助湿，清利湿热而不伤阴的特点。用于本案，正为适宜，服之果获良效。

5. 肝邪久羁，瘀凝气滞，营阴耗伤（潘澄濂）

陈某，女，34岁。

病史： 1960年8月因纳减乏力、肝痛、肝肿大、肝功能异常，诊为慢性肝炎。经西药治疗有好转，1963年1月开始加用中药。刻下症见：头晕目眩，神疲乏力，两胁胀痛，午后低热，口燥咽干，舌苔根黄腻，前半薄，质红带紫。脉细数。

辨证： 肝邪久羁，瘀凝气滞，营阴耗伤。

治法： 养阴柔肝，调气活血。

处方：

太子参 18 g	麦冬 9 g	生鳖甲（先煎）18 g	生地黄 12 g
生白芍 12 g	当归 9 g	枸杞子 12 g	焦栀子 12 g
制香附 9 g	炙甘草 4.5 g		

以上方加减，持续服用八十余剂，至1961年3月底，复查肝功能正常，症状消失。观察2年，肝功能均在正常范围。

［余瀛鳌，高益民. 现代名中医类案选 [M]. 北京：人民卫生出版社，1983.］

【按语】 本案系慢性肝炎日久，两胁胀痛，午后低热，口燥咽干，肝肿大，肝功能异常，证属肝邪久羁，营阴耗伤，为中医肝阴不足型胁痛。《金匮翼·胁痛统论·肝虚胁痛》云："肝虚者，肝阴虚也。阴虚则脉绌急，肝之脉贯膈布胁肋，阴血燥则经脉失养而痛。"故宜养阴柔肝，调气活血，以一贯煎加减治疗。方中以辛平之制香附代苦燥之川楝子，疏肝理气止痛，又可免其更伤阴，以太子参代北沙参，加强调气之功效，加白芍以养阴柔肝止痛，加生鳖甲以软坚散结，加焦栀子以清热。方药中病，故收效甚佳。

6. 肝脾郁滞（邢子亨）

刘某，女，40岁，1976年8月20日初诊。

病史： 1年多来，全身疲困乏力，食欲不振，肝区不适，时有刺痛，腹胀，消化不良。西医以保肝药治疗无效。舌苔滑腻，脉象沉弦。

辨证： 肝郁气滞，肝胃不和，脾不健运。

治法： 疏肝调中。

处方：

当归 12 g	炒白芍 12 g	柴胡 7 g	牡丹皮 12 g
川楝子 12 g	郁金 10 g	厚朴 10 g	青皮 10 g
枳壳 6 g	广木香 6 g	炒槟榔 10 g	焦三仙各 6 g

8月30日二诊： 病情大有好转，食欲增进，腹胀明显减轻，肝区疼痛不适感消除。前方加丹参 12 g，红花 5 g，继服 6 剂。

以后，遵上方随症加减，治疗 2 个月，病获痊愈。

【按语】 邢子亨认为，慢性肝炎致病之因，多是肝郁气滞，人在思想不遂、心情不舒的情况下，气郁血结，食欲不振，渐致精神抑郁，两胁疼痛。中医谓，木郁克土，因肝性条达，不达则郁而伤脾，肝气郁滞影响内脏气血循环受阻，所以容易引起肝脏郁血而肿大。肝脏气血不和，故胁肋疼痛；气郁不舒，故精神疲倦。根据临床经验，用逍遥散加减治疗慢性肝炎多收良好效果。如因肝脾结热而致肝脾气血郁滞者，用清肝饮以清肝脾结热，也是逍遥散之变法。

本例患者全身疲困乏力，食欲不振，腹胀、消化不良，是肝郁气滞、肝胃不和、脾不健运之征；肝区不适，时有刺痛，是肝脏瘀热；脉象沉弦，是肝郁而邪热不得外达，故拟疏肝调中之剂施治。临床自拟疏肝理脾饮方（当归、赤芍、柴胡、青皮、延胡索、川楝子、焦山楂、鸡内金、茯苓、生薏苡仁、半枝莲、板蓝根、甘草）为主方加减治疗，取得较好疗效。

7. 肝肾阴虚，湿热内蕴（方药中）

陈某，女，42 岁，1977 年 1 月 6 日初诊。

病史： 患者于 1964 年因肝功能异常，并做肝穿刺，确诊为慢性肝炎，持续未愈。近 1 个多月来感疲乏无力，肝区隐痛，腰酸腿软，小便黄，肝功能复查：

TTT 16 U，TFT 试验（++），白蛋白 / 球蛋白比值 =1.33 g，ALT 正常。患者来北京某医院治疗，视其面微赤，唇淡红稍干，脉沉细数，舌红苔薄腻。

辨证： 肝肾阴虚，湿热内蕴。

治法： 滋肾养肝疏肝，佐以清热利湿。

处方： 加味一贯煎合减味三石汤。

2 月 8 日二诊： 前方服 20 剂，肝区痛减，精神渐振，于 2 月 5 日肝功能复查，TTT 试验、TFT 试验及 ALT 均正常。唯近日纳谷不馨，夜眠不酣，脉沉细无力，舌微红，改投滋肾养肝，助脾益气之剂，调理旬余而愈。

【按语】 方药中对任何疾病的治疗，十分强调《黄帝内经》"必伏其所主，而先其所因"的论点。以传染性肝炎而言，其在急性期当以"邪气实"亦即湿热蕴结为主要矛盾，如转为迁延性肝炎、慢性肝炎，病程既久，正气已虚，矛盾已发生了转化。证之临床，多数患者虽湿热犹存，却多伴头晕目眩，疲乏无力，累后肝痛，腰酸腿软，失眠多梦，舌红，脉弦，低热等肝肾阴虚见证。因而方药中认为慢性肝炎在脏腑辨证的定位上大多在肝肾，定性上大多是阴虚。诚然，不少患者在病程中仍有湿热残留不去的问题，但从本质上考虑，治疗应着重扶正，或采取扶正兼以祛邪，亦即标本同治之法。

基于前述，拟定了加味一贯煎作为治疗慢性肝炎的主方。其组成是北沙参五钱，麦冬、当归、柴胡、姜黄、郁金、枸杞子（或用首乌藤一两代）、川楝子各四钱，细生地、丹参、鸡血藤各一两，薄荷一钱。本方即在魏玉璜一贯煎的基础上，加丹参、鸡血藤以养血通络，复入柴胡、郁金、姜黄、薄荷以增强疏肝解郁，养肝中寓疏肝之意，滋而不腻，补而不滞，用于肝阴亏损者，常获良效。此外，还自拟黄精汤（黄精、生地黄、首乌藤各一两，当归、苍术白术、柴胡、郁金各四钱，青、陈皮各三钱，甘草二钱，薄荷一钱），丹鸡黄精汤（即上方加丹参、鸡血藤各一两）和参芪丹鸡黄精汤（即丹鸡黄精汤加党参五钱，黄芪八钱），用于肝脾两虚、气阴两衰者，亦多取效。

在滋养肝肾以解决"阴虚"主要矛盾的前提下，对"湿热"这个次要矛盾，应根据患者的情况，病程的不同阶段，权衡标本缓急，采取扶正而兼祛邪的方法，即在治本的基础上治标，治标不影响治本，提出宜甘寒不宜苦寒的论点。在具体用药上，取法吴鞠通《温病条辨》三石汤，选用石膏、滑石、寒水石（名减味三石汤），作为清利湿热的常用药物，认为此三药性甘寒，利湿而不伤阴，清热而不化燥，不若芩、连、栀、柏之类苦寒而易化燥。屡见其于加味一贯煎中加入石膏、滑石、寒水石各一两，治疗迁延性肝炎、慢性肝炎阴亏伴见湿热者，常获满意的疗效。

本例肝区痛、乏力、腰腿酸软、面赤唇干，伴尿黄，舌红苔薄腻，脉沉细数，显系阴虚有湿热之象，然阴虚是本，湿热是标，故以滋养肝肾的加味一贯煎为主方，配合三石以甘寒清热，淡渗利湿，前后三诊，未用苦寒燥湿之品，旨在顾护阴液，以利柔养肝体，宜乎取效也。

8. 厥阴郁热深藏，肝阴受煎，魂不守舍（朱良春）

潘某，男，42岁。

病史： 慢性肝炎已延三载，肝功能异常，经常通宵难以交睫，眠亦多梦纷纭，周身乏力，焦躁不安，右胁隐痛，口苦而干，小溲色黄，舌尖红，苔薄黄，脉弦微数，迭进养血安神之品乏效。

辨证： 厥阴郁热深藏，肝阴受煎，魂不守舍。

治法： 清肝宁神，交通阴阳。

处方：

| 法半夏 10 g | 夏枯草 12 g | 珍珠母（先煎）30 g | 柏子仁 12 g |
| 丹参 12 g | 川百合 20 g | 琥珀末（吞服）2.5 g | |

连进 5 剂，夜能入寐，口苦，胁痛诸恙均减。仍予原方出入，共服二十余剂，夜能酣寐，诸恙均释，复查肝功能已正常。

［罗云坚，余绍源，黄穗平．专科专病中医临床诊治丛书·消化科专病中医临床诊治 [M]．北京：人民卫生出版社，2005．］

【按语】 朱良春运用半夏治不寐，是受到《灵枢·邪客》用半夏汤治"目不瞑"的启示。凡胃中有邪，阳跷脉盛，卫气行于阳而不交于阴者，此汤诚有佳效，是其有交通阴阳之功的明验。后世医家演绎经旨，治不寐用半夏汤化裁，因而奏效者不知凡几。如《医学秘旨》载一不寐患者，心肾兼补之药遍尝无效，后诊其为"阴阳违和，二气不交"，以半夏 10 g，夏枯草 10 g 浓煎服之，即得安睡。"盖半夏得阴而生，夏枯草得阳而长，是阴阳配合之妙也。"夏枯草既能补养厥阴血脉，又能清泄郁火，则《医学秘旨》此方之适应证，当是郁火内扰，阳不交阴之候也。

9. 脾阳不振，寒湿凝聚，阴黄（关幼波）

毕某，男，26 岁，1963 年 10 月 15 日住院。

主诉：两眼轻度发黄 2 年余。病史：患者于 1961 年 9 月发现面目皮肤发黄，食纳不佳，经医院检查诊断为病毒性黄疸性肝炎，服用中西药，自觉症状好转，但眼睛发黄未完全消退，肝功能异常。1962 年 10 月经肝穿刺活组织检查符合迁延性肝炎诊断。1963 年 10 月 15 日住院，当时自觉疲乏，右胁痛，疲倦后加重。面色无泽，巩膜微黄，肝在右肋下可触及边缘，质软。脾在肋下 1 cm 可触及。检查：黄疸指数 20 U，血胆红素定量 2.2 mg/dL，丙氨酸转氨酶 25 U（正常值 21 U 以下），麝香草酚浊度试验 5 U，麝香草酚絮状试验（－），血浆白蛋白 3.08 g/L，球蛋白 2.02 g/L。舌苔薄白，舌质正常。脉沉缓。

西医诊断：迁延性肝炎。

辨证：脾阳不振，寒湿凝聚，发为阴黄。

治法：温振脾阳，祛湿散寒，活血退黄。

处方：

茵陈 60 g	郁金 10 g	生黄芪 12 g	党参 15 g
干姜 6 g	制附子 10 g	茯苓 15 g	白术 10 g
生甘草 3 g			

服上方 6 剂后，原方加泽兰 15 g，继续服药 14 剂，症状稍有改善，复查肝功能，黄疸指数 9 U，胆红素 0.8 mg/dL，丙氨酸转氨酶 12.5 U。效不更方，继服上方共计 3 月余。其间曾复查肝功能 4 次，均属正常范围。血胆红素均在 1.0 mg/dL

以下，血浆白蛋白 4.25 mg/dL，球蛋白 2.55 mg/dL。体检：肝在肋下仍可触及，脾未触及。症状消失，于 1964 年 1 月 31 日临床痊愈出院。

【按语】 本案从四诊所见，似乎不是典型阴黄。但是，关幼波参考本病例的发展经过，抓住面目微黄而无泽、脉沉缓、无热象这几个主要环节，从阴黄论治，采用温阳散寒、祛湿活血法，收到了较好的效果。若一见黄疸就清热利湿，过用苦寒，势必中伤脾胃，反而使病情加重。另外，方中郁金活血化痰，泽兰活血利水，也都比较明确地反映了治黄特点。

10. 肝胆气郁，痰热阻滞（宋鹭冰）

杨某，女，38 岁，1980 年 11 月 10 日初诊。

病史： 患慢性肝炎并胆囊炎 5 年，服中西药虽多，但右胸胁部位疼痛绵绵，掣引后背作胀，肝功能转氨酶一直偏高，嗳气频作，急躁，稍不遂意即发怒，心烦失眠，脘痞纳差，头昏乏力，口中长期黏腻干苦，大便干，舌红，苔薄腻，脉双手弦滑微数。

辨证： 肝胆气郁，痰热阻滞。

治法： 疏肝清热，涤痰理气。

处方：

柴胡 10 g	黄芩 10 g	黄连 6 g	瓜蒌 12 g
法半夏 6 g	枳壳 10 g	青皮 10 g	桔梗 10 g
天花粉 15 g	甘草 3 g		

11 月 17 日二诊： 药后疼痛稍减，但右胁引痛，胸前痞塞仍甚，且右肋下如掌大灼热疼痛，小便短黄，大便干结，口干苦。前方去桔梗、天花粉，加延胡索、焦栀子、川楝子、郁金各 10 g，增强疏肝利胆之效。

11 月 21 日三诊： 服上方 4 剂，效果仍不明显，口干苦，夜间尤甚，胸痞胁胀，灼热刺痛时作，脉证如前。法当疏泄肝胆，清透邪热。处方：丹皮 10 g，栀子 12 g，柴胡 10 g，白芍 10 g，枳壳 10 g，延胡索 10 g，川芎 4.5 g，郁金 10 g，茵陈 15 g，白茅根 30 g，麦芽 12 g，甘草 6 g。服药后，胸胁及胸背灼热，疼痛消除大半，心烦口苦亦减，小便清长。续服 4 剂，而后适量增入健脾和胃之鸡内金、炒谷芽等调治半个月，痛胀消失，二便恢复正常，眠食均好转，查肝功能各项指数正常，遂停药。

[宋鹭冰.宋鹭冰温病论述及疑难杂证经验集 [M].成都：四川科学技术出版社，1992.]

【按语】　本案中医诊断为胁痛，证属肝胆气郁，痰热阻滞，投柴胡陷胸汤加味而未见大效，说明由于病延日久，疏泄失司，气血郁滞，痰湿化热，伏郁不透，单纯疏肝泄热难以奏效，故三诊改用疏泄肝胆、清透邪热为治法。所用方中，牡丹皮、栀子清肝胆之火，川芎、郁金行气活血，解郁止痛，重用白茅根，清利阴分湿热，使从小便而出，合以茵陈、麦芽，皆能透解伏热。诸药合用，使气血郁热得以清解，肝胆郁结得以畅达，故胁痛得愈。

11. 肝热、气郁、肝瘀，脾胃虚弱（谢海洲）

孟某，女，34 岁。

病史： 患慢性肝炎已 3 年。纳少食后胀闷，打嗝，恶食油腻，胁肋疼痛，腹胀，口苦不欲饮，心烦急躁，大便不畅，头晕，小便黄，疲乏无力。舌边红黄腻，脉沉弦滑。ALT 280 U，TTT 14 U，TFT（++），肝肿大 4 cm，脾（-）。

辨证： 肝热气郁，肝瘀，脾胃虚弱。

治法： 清肝解郁化瘀，培土抑木。

处方：

当归 12 g	生白芍 12 g	云苓 24 g	生白术 9 g
栀子 9 g	牡丹皮 12 g	柴胡 9 g	鳖甲（先煎）30 g
郁金 9 g	龙胆草 9 g	鸡内金 6 g	薄荷（后下）9 g
茵陈 12 g	黄柏 9 g	生甘草 6 g	

守方 58 剂，症状好转，饮食增加，胁痛止，精神振作。舌苔薄白，脉弦细。ALT 180 U，TTT 12 U，TFT（+）。原方去栀子、龙胆草、黄柏，减三棱、莪术用量，加党参、山药。续服 60 剂后，症状消失，肝功能正常，用原方配丸剂

服以善后。

[谢海洲.谢海洲论医集[M].北京：中国医药科技出版社，1993.]

【按语】 谢海洲将此病划分为三个阶段分析：第一阶段是邪气盛正气不衰，以祛邪为主，安正辅之；重点清肝热调肝气，化瘀畅血，使诸症逐渐好转；方以丹栀逍遥散、茵陈栀子柏皮汤加减，邪去则正复。第二阶段邪退而正伤，以实脾制木为主，重在运脾，以四君为主，配合逍遥散，取得显著疗效。第三阶段病后调理，巩固疗效。

12. 肝血瘀阻夹有湿热（时振声）

李某，男，50岁。

病史：患者5年来肝脾肿大，肝功能反复不正常，此次因腹胀1月余住院。腹水征阳性，肝功能检查：丙氨酸转氨酶500 U以上，总胆红素3.0 mg/dL，白蛋白/球蛋白比值：2.4/4.2。会诊之时见患者面色黧黑，目黄唇黯，舌质黯红并有瘀斑，舌苔薄黄而腻，口苦口黏，口干不欲饮水，腹胀不思饮食，下肢肌肤甲错如鱼鳞状。

辨证：肝血瘀阻夹有湿热。

处方：血府逐瘀汤加茵陈、夏枯草、车前草等。

1个月后复诊，黄疸已退，腹水仍有少量，精神转佳，丙氨酸转氨酶降至230 U，仍继续服原方3个多月，终于腹水全消，肝功能完全正常而出院。尤其值得注意的是，患者面色、唇色均变浅，下肢的鱼鳞状肌肤竟然完全消失。

[时振声.时门医述[M].北京：中国医药科技出版社，1994.]

【按语】 慢性肝炎病程缠绵，肝功能反复波动，由于肝郁气滞而肝血瘀阻，故见肝脾肿大，残留湿热未清，故见舌苔薄黄而腻、口苦口黏，但本例瘀血征象突出，以致患者面色黧黑、唇黯舌瘀、肌肤甲错，用血府逐瘀汤加清化湿热之茵陈、夏枯草、车前草等，黄疸逐渐消退，腹水消失，肝功能恢复正常，瘀血征象也明显减轻，肌肤甲错如鱼鳞状也完全消失，说明活血化瘀方剂确有改善瘀血之作用，而使慢性肝炎之肝血瘀阻得以消退。

13. 气阴两虚，兼邪毒留恋（姜春华）

张某，女，45 岁。

病史： 有无黄疸性肝炎病史，HBsAg 反复阳性 1 年半，肝功能正常。饮多尿少，水肿，头晕耳鸣，唇干，烘热汗出，经期紊乱，舌偏红，苔薄，脉细数。

辨证： 气阴两虚，兼有邪毒留恋。

处方：

党参 9 g	黄芪 15 g	五味子 6 g	茯苓 15 g
黑豆 30 g	全瓜蒌 15 g	知母 15 g	黄柏 6 g
羊蹄 15 g			

加减服用 1 个月，肿消，其他症状也明显好转，HBsAg 转阴，后又连续检查数次，随访 2 年，HBsAg 持续阴性。

【按语】 慢性乙型肝炎表面抗原或 e 抗原阳性，现代医学缺乏有效的治疗方法。中医如何辨证论治尚是个难题。临床上多数患者无症状，极少有黄疸出现。其有症状者，如口舌干苦，小便黄赤，胁胀或痛，近于肝热气郁一类，但有些也不是必见之症，很难肯定属于中医何病，因此，姜春华认为必须从辨病与辨证相结合这一思路中进行探索。根据其病迁延不愈的特点，他提出以清热解毒，活血化瘀法祛邪，益气补肾法扶正的原则，用药上选择能增强人体免疫功能的药物，发掘古代治黄疸的药物，吸取现代药理学证明有抗病毒的药物及已被临床证实能治急慢性肝炎的药物。同时针对患者出现的各种症状，选用适当的药物加以纠正。治疗症状，可因症状的消失而增强抗病能力；扶正治人，可以增强患者抗病力，恢复体力；去除病原，可以消除证候，使之不损害病体。主要矛盾在哪一方面就抓哪一方面。

14. 肝强脾弱，湿热瘀滞（颜德馨）

李某，男，40 岁，1989 年 8 月 6 日初诊。

病史： 肝功能检查发现 ALT 382 U，TTT 16 U，HBsAg（＋）。颜面红斑累累，

神萎，头晕，口苦，右胁隐痛不已，溲赤便秘，舌青紫，苔黄腻，左脉弦数，右脉滑数。

辨证：肝强脾弱，湿热瘀滞。

治法：清热解毒，化湿祛瘀。

处方：

泽兰 15 g	败酱草 15 g	土茯苓 30 g	广犀角粉（吞服）3 g
大金钱草 30 g	平地木 30 g	猪赤苓各 15 g	赤茯苓 15 g
郁金 6 g	川楝子 9 g	桃仁 12 g	苍术 9 g
大腹皮 12 g	赤芍 9 g		

因为患者热毒较甚，故另制白花蛇舌草、龙葵、蜀羊泉、半枝莲、重楼等清热解毒药物复方，与上方交替服用。2 个月后复查肝功能，ALT 40 U，TTT 6 U，HBsAg（－）。临床症状基本消失，嘱继续服药 1 个月，以后多次复查肝功能正常。随访多年，疗效巩固。

［颜新．颜德馨治疗肝病经验方二则 [J]. 江苏中医，1998（10）：12-13.］

【按语】 慢性乙型肝炎病久不愈，其病机多为湿热浸淫营血，胶结不化，缠绵腻滞。颜德馨通过多年临床实践，自拟犀泽汤清营泄热，治疗慢性乙型肝炎，取得满意疗效。

颜德馨治疗肝病最喜用广犀角、苍术二味。此二味药对慢性乙型肝炎有特殊作用。《本草纲目》谓："犀角，犀之精灵所聚，足阳明药也。胃为水谷之海，饮食药物必先度之，故犀角能解一切诸毒。"犀角不仅能凉血止血，而且能入胃解毒，对肝病的丙氨酸转氨酶长期不降及乙肝表面抗原阳性多有殊效；苍术能解郁燥湿辟恶，历代诸家对其极为推崇。先贤恽铁樵先生谓："茅术温燥，能发汗，能化温，为湿温要药。"临床将其用于乙型肝炎属湿浊胶结难化者，疗效明显。颜德馨认为：广犀角与苍术同用，燥湿而无助火之弊，凉营而无寒凝之虑，最擅长于搜剔营血分的湿热之邪，对于某些缠绵难愈的慢性乙型肝炎，经辨证为湿热蕴结营血的患者，常可收效。

15. 气阴两虚，兼以肝热（施奠邦）

廖某，男，30 岁，1997 年 7 月 7 日初诊。

病史：患者于一年多前开始患乙型黄疸性肝炎，经治疗后肝功能恢复正常，但乙肝五项呈大三阳。嗣后在 1996 年 6 ～ 12 月用干扰素治疗，1997 年 2 月复查乙肝五项无改变，ALT 升至 104 U/L，TBIL 30.6μmol/L。1997 年 4 月开始用联苯双酯和中药治疗。半个月前复查：ALT 68 U/L，AST 302 U/L，GGT 97 U/L，球蛋白 38.7 g/L。来诊时疲乏无力，右胁隐痛，出汗较多，头昏口干，夜寐多梦，小便短黄，肝脾肋下可触及，舌质红，苔薄黄，脉弦细。

辨证：气阴两虚，兼以肝热。

治法：气阴双补，柔肝清热。

处方：

黄芪 30 g	太子参 12 g	沙参 12 g	当归 12 g
生地黄 15 g	黄精 20 g	白芍 12 g	茯苓 12 g
甘草 6 g	知母 12 g	川楝子 12 g	牡蛎（先煎）20 g
虎杖 15 g	板蓝根 15 g		

12 剂后，疲乏明显减轻，出汗减少，右胁痛基本消失，尿黄减淡。原方略作增减，续服 12 剂，体检肝脾未再触及。复查 ALT 13 U/L，AST 9 U/L，GGT 18 U/L，球蛋白 32.4 g/L，乙肝五项转为小三阳。

【按语】 《金匮翼·胁痛统论·肝虚胁痛》云："肝虚者，肝阴虚也。阴虚则脉绌急，肝之脉贯膈布胁肋，阴血燥则经脉失养而痛。"本案患者右胁隐痛，口干，脉弦细，当为肝阴不足；疲乏无力，头昏汗多，则为气虚所致；阴血虚不能濡养心神，则失眠多梦。而舌红苔薄黄，尿短黄，则为阴虚有热。治疗上宜气阴双补，柔肝清热。方中黄芪、茯苓健脾益气，益卫固表止汗，太子参补气生津，沙参、生地黄养阴生津，当归、白芍养血柔肝，黄精益气滋阴，知母清热滋阴，川楝子行气止痛，虎杖、板蓝根清热解毒，甘草解毒兼调和诸药。方药合拍，故收效较好。

16. 肝郁脾虚，胃失和降（刘献琳）

王某，男，50 岁，1983 年 3 月 12 日初诊。

病史： 患肝病已数年，近 3 个月来，肝功能越治越坏，3 个月后有出国任务，心中非常着急。陪同大夫出示处方一摺，曾以当归、赤芍、川芎、鳖甲、三棱、莪术、桃仁、红花等相杂为方。询其状，则倦怠乏力，肝区胀痛，脘闷纳呆；诊其脉弦细无力；查肝在胁下 2 横指而质韧；察其舌淡胖有齿痕，苔薄白；肝功能丙氨酸转氨酶正常，硫酸锌浊度试验 20 U 以上。

辨证： 肝郁脾虚，胃失和降。

治法： 疏肝健脾，益气和胃。

处方：

当归 15 g	白芍 9 g	柴胡 9 g	云苓 15 g
白术 12 g	香附 12 g	木香 9 g	黄芪 30 g
党参 24 g	陈皮 9 g	焦三仙 9 g	甘草 6 g

嘱服 24 剂，每日 1 剂，连服 6 日，休息 1 日。

服药 1 个月，症状减轻，复查肝功能好转。又按原方继服 1 个月，肝功能完全正常，自觉症状也全部消失，遂按期出国，回国后又来复诊，言在国外非常劳累，回国后工作也十分紧张，复查肝功能，仍属正常。

[单书健，陈子华 . 古今名医临证金鉴·黄疸胁痛鼓胀卷（下）[M]. 北京：中国中医药出版社，1999.]

【按语】 本案说明，这种疏肝健脾，肝脾并治的方法，对于治疗慢性肝炎具有特别重要的意义。黄芪、党参是纠正血白蛋白异常的有效药物。

肝硬化腹水，多为慢性肝炎所转归，除腹水征外，多以血清总蛋白值低及白蛋白/球蛋白比值倒置为特征，纠正方法，仍按上述原则，进退用药，扶正与利水并施，务使其肝功能恢复正常，疗效才能巩固。否则，徒利其水，不扶其正，腹水很难消除，即或腹水得减，亦必不能巩固。多以当归、白芍、柴胡养血疏肝；黄芪、党参、白术、甘草健脾；茯苓、泽泻、猪苓、车前子、玉米须利水；佐陈皮以和胃。黄芪、党参仍宜重用。兼夹阴虚者，重用沙参、麦冬以清肺养阴。

在处理邪正虚实关系上，应十分重视清热解毒，透络化瘀，当迁延性慢性肝炎出现热郁伤阴时，不能仅持滋阴凉血为治。肝病之虚，是因病致虚，非因虚致病。泄其热毒，正为救其阴液，邪去则正复，瘀去则新生，所谓"必伏其所主，而先其所因"。在药物的配伍及剂量加减上，着眼于清泄肝热，透邪化瘀。见热毒旺盛者，重用水牛角、牡丹皮、连翘、金银花、菊花，以清热解毒为先，或加用龟甲以制其炎上之火。如见肝阴耗伤，血瘀络脉，则重用生地黄、丹参、鳖甲、桃仁、赤芍、白芍，以滋肝液，清肝热，活血软坚。如肝郁气滞，络脉痹阻而胁痛显著，则加用川楝子、延胡索、郁金、香附，甚者用失笑散。如兼见脾困湿阻者，去菊花而加用茯苓、薏苡仁、泽泻。

此外要重视中州脾胃之气。应用上述方药时，常配伍党参、木香、佛手、谷芽、麦芽。党参益中气而生津，木香、佛手理气而不香燥，谷芽养胃阴，麦芽助运化。但须注意清泄寒润之药，久服必伤脾胃中州之气，何况迁延性慢性肝炎多体虚标实，治肝病必顾及脾胃之运化，才能收效。

17. 肝郁化火，血分热炽（周昌炎）

吴某，男，38 岁。

病史：于 1992 年初始患乙型肝炎。1 年来，常感神疲乏力，肝功能反复异常波动。1993 年 4 月，因其兄患肝癌死亡而心情郁闷，症状加重，并出现恶心、腹满、纳差。遂多方奔走，辗转求治。服疏肝理气、清热解毒及护肝等中西成药 4 月余，诸症日重，遂于 8 月 5 日住入我科。时心烦易怒，失眠多梦，口苦，厌油腻食物，胸脘痞满，心下胀痛，溲黄便秘。查 ALT 476 U/L；HBsAg（＋）；纤维内窥镜示"十二指肠球部溃疡"。舌红，边尖有瘀点，苔黄燥，脉弦劲有力。

辨证：肝郁化火，血分热炽。

治法：疏肝散结，清热凉血。

处方：化肝煎加味。

青陈皮各 10 g	牡丹皮 10 g	栀子 10 g	浙贝母 10 g
柴胡 10 g	枳实 10 g	法半夏 10 g	赤芍 15 g
白芍 15 g	泽泻 15 g	郁金 15 g	

每日 1 剂，水煎服。

配合心理疏导，2 周后诸症明显好转，恐久用伐肝之品劫伤肝阴，上方加沙参 25 g，玉竹、黄精各 15 g。

至 8 月 24 日，复查肝功能正常，临床症状均消失。后以上方为丸，巩固 2 个月，今年随访，除乙肝五项检查为"小三阳"外，肝功能均正常。

【按语】 慢性病毒性乙型肝炎患者，常因听信不良愈后的夸大宣传，更因辗转求治，疗效欠佳而肝气郁结。"气有余，便是火"，由于肝为藏血之脏，肝郁化火，每致热入血分。此时徒事疏肝理气，清热解毒，往往疗效不佳，致肝功能数月不能复常。故气郁化火，常须虑热入血分。余遇此则参以血药，以化肝煎加味治之，每获良效。

18. 肝郁气滞脾虚（王梧川）

郭某，男，25 岁，1998 年 11 月 5 日初诊。

病史： 腹胀，乏力，肝区胀痛数日，纳差，二便调。在武穴一医院检测 HBV-M 为大三阳，而来我院就诊。

辨证： 肝郁气滞，脾虚不适。

治法： 疏肝健脾，清热解毒。

处方：

柴胡 30 g	郁金 30 g	香附 30 g	五灵脂（包煎）30 g
虎杖 30 g	黄精 30 g	当归 30 g	枳壳 10 g
川厚朴 10 g	重楼 10 g	制狼毒 10 g	北五味子 10 g
桂枝 10 g	川芎 10 g	红花 20 g	

服上方近 2 个月。

二诊： 腹胀消失，脐周痛，纳可，二便调。

处方：

柴胡 30 g	郁金 30 g	香附 30 g	虎杖 30 g
黄精 30 g	枳壳 10 g	川厚朴 10 g	砂仁（后下）10 g
重楼 10 g	制狼毒 10 g	红花 20 g	白豆蔻（后下）10 g
生姜 3 片	大枣 6 枚		

服月余。

三诊： 脐周疼痛消失，肝区轻微阵痛。上方加五灵脂、川楝子、当归、炒三仙各 30 g，川芎 10 g。加强活血行气之功，服上方月余，1999 年 4 月 22 日在武穴复查 HBV-M，全部转阴。

［王大宪. 王梧川先生肝病案例 4 则 [J]. 中西医结合肝病杂志，2002（3）：160-161.］

【按语】 慢性乙型肝炎在临床上可表现多样，而究其病因病机，实则相同。或为邪毒外侵，或脾胃虚弱，或他脏久病及肝，而致肝郁气滞血瘀。治则上以疏肝清解、活血并用，方能直取其本。肝病日久多及脾胃，故在疗程后期王梧川非常注重和中化湿健脾。脾气健运，气血生化有源，气血充旺，肝得其养，利其恢复。这也是王梧川治疗肝病的又一特色所在。

19. 肝胆湿热（吕宜民）

李某，男，48 岁，1999 年 12 月 23 日初诊。

病史： 患者 4 年前发现 HBV 感染，肝功能反复异常，经服用中药、西药及住院治疗，仍经常复发，近年来每年复发 2 次。因劳累 4 天前出现恶心、呕吐、腹胀、食少，复查 ALT 634 U/L，AST 456 U/L，GGT 119 U/L，TBIL 81 μmol/L、总胆汁酸（TBA）204 μmol/L，白蛋白 / 球蛋白比值 0.7，HBsAg（＋）、HBeAg（＋）、HBcAb（＋）、HBV-DNA 阳性，B 超示：肝回声明显粗强，脾厚 4.2 cm，以慢性乙肝重度收入院。

辨证： 肝胆湿热。

治法： 清利肝胆湿热。

处方：茵陈蒿汤加味。

茵陈 30 g	栀子 15 g	枳实 15 g	车前子（包煎）15 g
白术 15 g	郁金 12 g	延胡索 12 g	生大黄 10 g
槟榔 10 g	白芍 10 g	薏苡仁 20 g	赤芍 15 g
麦芽 20 g	生甘草 6 g		

每日 1 剂，水煎，2 次分服。

其中重用且间断应用大黄，通畅大便，荡涤中焦热结，用量以保持每日 2 次大便为准，待 ALT 下降大半而止。基础治疗方面，嘱卧床休息，予高蛋白、高维生素、低脂肪饮食，忌酒。

其他保肝治疗，予 10% 葡萄糖注射液 500 mL 加维生素 C 2 g，维生素 B_6 0.2 g，肌苷 0.2 g，脉安定 20 mL；5% 葡萄糖注射液 200 mL 加茵栀黄 20 mL，均每日 1 次，静脉滴注。ALT 400 U/L 以上重症患者，可用 0.9% 氯化钠 200 mL，加血活素 10 mL，或 5% 葡萄糖注射液 250 mL 加促肝细胞生长素 120 mg，与上方间断应用，隔日 1 次。

10 天后，ALT 降至 276 U/L，其他各项肝功能指标均下降，开始应用拉米夫定抗病毒（每次 100 mg，口服，每日 1 次）治疗，1 个月后肝功能正常出院，继用拉米夫定维持治疗，间断用健脾逍遥汤（赤芍、白芍、当归、陈皮、枳壳、茵陈、山楂、云苓各 15 g，柴胡、牡丹皮各 12 g，白术 20 g，黄芪、六神曲各 30 g，生甘草 6 g，每日 1 剂，水煎，2 次分服），配合麻疹疫苗每周 1 次，2000 年 2 月查 HBV-DNA（－），4 月查 HBeAg（（－），2000 年 9 月查 HBsAg（－），抗 HBsAb（＋），至今未复发。

[吕宜民. 辨证施治配合拉夫定治疗慢性重度乙型肝炎 56 例 [J]. 中西医结合肝病杂志，2002（2）：110-111.]

【按语】 乙肝病毒感染后，进展到慢性肝炎阶段，病情反复发作，迁延不愈，临床治疗效果差，而且易于再次活动复发。慢性重度乙型肝炎多见于慢性肝炎活动期，病情较重，治疗时往往很难短期内取效。标本兼顾，采用中西医结合治疗后，疗效大大提高。该方案充分发挥了中医和西医之长，茵陈蒿汤经一千多年的医疗实践，充分证明了其保肝退黄的卓越疗效，加味配合，更增加其解郁渗湿之功；拉米夫定是抗 HBV 药物，直接作用于乙肝病毒 DNA。

在应用拉米夫定的同时，根据不同发病类型和患者不同发病阶段，按照中医理论，分清患者肝胆湿热、肝郁脾虚、肝气郁结、血瘀肝脉、肝肾阴虚等辨证施治，可用中药汤剂，也可用中成药，或配合外治法、灌肠法，灵活应用，对于提高疗效防止病毒变异有良好作用。拉米夫定治疗的病毒变异率很低，据观察在 2% 左右。总之，拉米夫定与中药辨证论治有协同作用。

20. 脾虚肝郁，慢性丙型肝炎（邓铁涛）

庞某，男，32 岁，1996 年 11 月初诊。

主诉：乏力、纳差 3 个月。病史：患者 3 年前因"胆石症"手术而输血 300 mL。最近神疲倦怠，乏力，少气自汗，食欲不振，胁部不适感，腹胀便溏。查皮肤、巩膜无黄染，未见肝掌及蜘蛛痣，肝肋下未及，肝剑突下 2 cm，无压痛，脾未及，舌淡红胖嫩，边有齿痕，苔薄白，脉弦细。检查：ALT 102 U/L，AST 86 U/L，抗 HCV（+），HCV-RNA（+），白蛋白／球蛋白比值 1.2。

诊断：慢性丙型肝炎。

辨证：脾虚肝郁。

治法：健脾疏肝，佐以活血解毒。

处方：

太子参 20 g	茯苓 15 g	白术 15 g	甘草 5 g
草薢 12 g	楮实子 15 g	黄芪 20 g	丹参 30 g
珍珠草 25 g	白芍 20 g		

每日 1 剂，水煎服。

坚持服上方 4 个月后复查：ALT 26 U/L，AST 18 U/L，抗 HCV（+），HCV-RNA（+）。纳食增加，精神好转，体力明显好转，已无不适症状。

［邓铁涛．中国百年百名中医临床家丛书·邓铁涛 [M]．北京：中国中医药出版社，2011．］

【按语】 从临床上看，慢性丙型肝炎大多表现为倦怠乏力、食欲不振、腹胀、失眠、胁痛、头目眩晕等症状，结合体征、舌脉表现等，属中医胁痛、郁证，出现黄疸者，属黄疸范畴，但大多数病例为无黄疸型，早期症状不明显，不少患者一经诊断却已成慢性，本病例即如此。邓铁涛认为，湿热毒邪内侵是发生丙型肝炎的基本原因。若湿热邪气外袭，内蕴于脾胃与肝胆，则发为急性丙型肝炎；若患者脾气本虚，或邪郁日久伤及脾气，或肝郁日久横逆乘脾，或于治疗急性丙型肝炎的过程中寒凉清利太过而伤及中阳，均可导致脾气虚亏，而转变为慢性丙型肝炎。

本案患者因输血而感染慢性丙型肝炎，以乏力、纳差为主要临床表现，且舌淡红胖嫩有齿痕，脉弦细，显为脾胃虚弱，无力受纳、运化水谷精微所致，兼有肝气郁滞，故而脉弦细。治疗宜健脾益气疏肝，兼以活血解毒，基本方药还是四君子汤加味。太子参（党参）、茯苓、白术、甘草，补气健脾；草薢祛除困郁脾土之湿浊，楮实子疏肝行气解郁；珍珠草清热利湿解毒，可代黄皮树叶；丹参活血化瘀，冀防慢性肝炎出现早期硬化；白芍柔肝养阴，缓解胁肋胀痛；黄芪益气健脾。诸药合用，有健脾疏肝，活血解毒之效。

21. 阴虚血热，肝郁脾虚（叶心清）

林某，36 岁。

病史： 因右上腹疼痛、疲乏无力约 1 年，于 1960 年 6 月 13 日来院诊治。患者自 1959 年以来常感疲劳，继而右上腹作痛，劳累后加重，疼痛常延及右腰及后背，每到午后腹酸矢气，食欲不振，消化欠佳，但无恶心呕吐。午后烦躁，手心发热，夜寐较差，入睡困难，口干欲饮，小便黄少，腑行正常偶不成形。在北京各大医院诊治，一致诊断为慢性肝炎，查肝功能时好时差。曾服西药保肝药和两百余剂中药，疗效均不显著。面色萎黄，但巩膜及皮肤均无黄染，精神较差，腹软，肝在肋下 1 横指，质稍硬有压痛，右腰部轻度叩击痛，苔黄白燥较腻，舌质稍红，脉沉细。

诊断： 慢性肝炎。

辨证： 阴虚血热，肝郁脾虚。

治法： 养阴清热，调肝健脾。

处方：

银柴胡 3 g　　　　白薇 6 g　　　　生地黄 21 g　　　白芍 12 g

蒲公英 12 g　　　天冬 12 g　　　　橘络 3 g　　　　潞党参 12 g

炒麦芽 6 g　　　　炒鸡内金 6 g　　　青皮 6 g　　　保和丸 3 g

针刺足三里，平补平泻，留针 30 分钟，点刺右期门、中脘。两胁下及右腰部叩打梅花针。

上方每日 1 剂水煎分 2 次服，保和丸每次 3 g，午晚饭后即服，针刺隔日 1 次。针药并治 10 天后，手心发热消失，烦躁腹胀减轻。尿黄色变浅，精神好转，入睡困难缓解，但胁痛如旧，无明显减轻，苔转为淡黄而薄，脉沉细而弦，虚热渐清但肝郁未疏，加重调肝理脾之力续进，处方如下。

银柴胡 3 g　　　　蒲公英 12 g　　　青皮 6 g　　　　白芍 12 g

黄芩 9 g　　　　　吴茱萸 6 g　　　　香附 9 g　　　　炒麦芽 12 g

枳壳 4.5 g

上方每日 1 剂，水煎分 2 次服，保和丸仍照前法进服，停针刺。服药 7 剂后胁痛开始减轻，腹胀矢气均缓，已知饥饿，仍有右腰后背痛。再进 7 剂，肝区疼痛已不明显，仅偶有隐痛，胃纳增加。再以前方加潞党参 12 g、川芎 9 g、白术 9 g、夏枯草 9 g、炒鸡内金 9 g，续服 12 剂后，胁痛腹胀矢气均消失，右腰部也无叩击痛，苔薄淡黄，脉沉但有力，复查肝功能已正常，为巩固疗效，上方隔日 1 次再服 1 个月。

［沈绍功．中医百年百名中医临床家丛书·叶心清 [M]．北京：中国中医药出版社，2001.］

【按语】　本例胁痛腹胀，纳差神疲，脉象沉细，舌苔稍腻，均为肝郁脾虚之故。然手心发热，午后烦躁，口干欲饮，入睡困难，舌质稍红乃阴虚血热之因，叶心清抓住阴虚肝热时配清热，最后加重健脾和胃之力收功。立法严谨，用意奇特而疗效卓然，养阴阴，叶心清重用生地黄，再加天冬和白芍。阴虚者必有内热，故养阴时毋忘清热，清热投银柴胡、白薇和蒲公英均属特殊用药。稍佐青皮、橘络调肝，加一味党参健脾，以保和丸、麦芽、鸡内金和胃，全方突出养阴清热又顾及调肝健脾，有重点又全面，可见构思之奇。药后虚热渐清，及时加重调肝理气之力，投香附、枳壳并配吴茱萸、黄芩的辛开苦降，丝丝入扣，疗效显著，最后以健脾和胃收功。

22. 浊毒中阻（李佃贵）

李某，男，38 岁，2018 年 12 月 7 日初诊。

病史： 患者因间断右胁下疼痛 5 年，加重半个月就诊。患者 5 年前无明显诱因出现右胁下疼痛伴有口干口苦。于 2014 年 1 月在河北省邯郸市某医院就诊，经血清学检查，诊断为乙型病毒性肝炎。进行对症治疗未见明显效果，故来我院就诊。现右胁下疼痛，口干口苦，乏力，头晕，面色晦黯，恶心欲呕，纳差，寐欠佳，大便干，小便黄，舌质紫黯，苔黄腻，脉弦滑数。乙肝五项：大三阳。肝功能：丙氨酸转氨酶（ALT）121 U/L，天冬氨酸转氨酶（AST）89 U/L，总胆红素（TBIL）29.9 μmol/L，直接胆红素（DBIL）11.5 μmol/L，球蛋白 33 g/L，白蛋白 / 球蛋白比值 1.5。血常规：白细胞 5.9×10^9/L，红细胞 4.0×10^{12}/L，血红蛋白 110 g/L。B 超：肝实质回声增粗增强，胆胰脾未见异常。

中医诊断： 胁痛。

辨证： 浊毒中阻。

治法： 化浊解毒，疏肝理气。

处方： 化浊解毒 8 号方。

白术 30 g	地耳草 12 g	山甲珠 10 g	鳖甲（先煎）20 g
鸡骨草 15 g	冬葵子 15 g	瓜蒌 15 g	龟甲（先煎）20 g
茵陈 15 g	黄芩 12 g	黄连 12 g	藿香 15 g
龙胆草 15 g	五味子 15 g	垂盆草 15 g	清半夏 9 g
鸡内金 20 g	合欢皮 15 g	延胡索 15 g	白芷 10 g
砂仁（打碎后下）9 g			

2018 年 12 月 21 日二诊： 症状减轻，肝区偶有隐痛，口干口苦减轻，乏力较前减轻，纳差好转，寐欠佳，二便调，舌质黯红，苔薄黄腻，脉弦细。复查肝功能：ALT 77 U/L，AST 54 U/L，TBIL、DBIL、球蛋白均正常。

处方：

生白术 30 g	黄芪 20 g	冬葵子 15 g	龟甲（先煎）15 g
山甲珠 6 g	地耳草 12 g	鸡骨草 15 g	鳖甲（先煎）15 g
黄芩 12 g	茵陈 15 g	藿香 15 g	龙胆草 15 g
五味子 15 g	垂盆草 15 g	清半夏 9 g	薏苡仁 30 g
鸡内金 15 g	延胡索 15 g	白芷 10 g	合欢皮、花各 15 g

砂仁（打碎后下）9 g

随后患者间断口服中药 1 年余，无明显不适。嘱患者清淡饮食，保证充足睡眠，忌劳累。如有不适，随时就诊，并定期复查。

［张金丽，刘小发，娄莹莹，等. 国医大师李佃贵教授辨治乙型肝炎经验[J]. 世界中西医结合杂志，2021，16（4）：644-647.]

【按语】 患者右胁下疼痛，口干口苦，乏力，头晕，面色晦黯，恶心欲呕，纳差，寐欠佳，大便干，小便黄，舌质紫黯，苔黄腻，脉弦滑数。证属浊毒中阻。患者患有慢性乙型病毒性肝炎数年之久，属浊毒致病日久，正气已伤，浊毒为害较重者。张仲景云："见肝之病，知肝传脾，当先实脾。"李佃贵教授在多年临床实践中体会到慢性肝病发展多年已不是"见肝之病，知肝传脾"之时，而多是"肝病已传脾"。故化浊解毒同时多加用生白术、鸡内金、薏苡仁等健脾和胃。补虚未忘调肝，补中兼运，寓补于运，调肝则忌用破气、过于疏泄之品，肝体阴而用阳，柔肝为主，疏肝、滋肝、软肝兼而用之。故常用白术、龟甲、鳖甲、穿山甲等药物。

23. 湿热瘀毒，营血伏热（周仲瑛）

患者，男，40 岁，2008 年 6 月 11 日初诊。

病史：患者于 1990 年体检时发现乙型肝炎，当时肝功能正常。1 个月前因肝区隐痛住院，发现肝功能异常，具体数值不详，经治疗肝功能有所改善，查：丙氨酸转氨酶（ALT）75 U/L，天冬氨酸转氨酶（AST）85 U/L，总胆红素（TBIL）22 μmol/L，谷氨酰转肽酶（GGT）40 U/L。但甲胎蛋白（AFP）居高不下，为930 μg/L。B 超示：肝脏可疑占位，肝脏光点增粗，慢性胆囊炎，胆囊结石。上腹 MRI 示：肝右叶异常信号影，考虑血管瘤可能，胆囊结石。既往有高血压、糖尿病等病史，未用降糖药，血糖不稳定，血压用西药控制尚可。刻下症见：患者形体肥胖，面部潮红，诉肝胆区时有隐痛，面部有烘热感，手足时麻，两下肢冷，大便量少，晨尿色黄。舌苔黄薄腻、质黯红，中有裂纹，脉濡滑。

辨证：湿热瘀毒，营血伏热。

处方：

熟大黄 6 g	茵陈 15 g	栀子 10 g	水牛角（先煎）15 g
赤芍 12 g	牡丹皮 10 g	生地黄 15 g	白花蛇舌草 20 g
石打穿 20 g	半枝莲 20 g	紫草 10 g	垂盆草 30 g
蒲公英 20 g			

14 剂，每日 1 剂，水煎，分 2 次服。

2008 年 9 月 10 日二诊：患者服药后，症情略有缓解，但由于出差久居外地，一直未来复诊，故长期服初诊药方。今诉胆区不舒，但无疼痛，面色晦黯，面部时有烘热感，心悸，疲劳乏力，腿软，寐差，大便不畅。舌苔薄黄腻、质黯紫，中有裂纹，脉濡滑。近查：AFP 34.3 μg/L，AST 50 U/L，ALP 132。中医辨证属湿热瘀结，营血伏毒。处方：茵陈 15 g，栀子 10 g，熟大黄 10 g，水牛角（先煎）15 g，赤芍 10 g，牡丹皮 10 g，生地黄 15 g，白花蛇舌草 20 g，石打穿 20 g，半枝莲 20 g，紫草 10 g，垂盆草 30 g，地骨皮 15 g，酢浆草 20 g，老鹳草 20 g，虎杖 15 g，鸡血藤 15 g。14 剂，每日 1 剂，水煎，分 2 次服。后以本方加减续服近 4 个月，肝功能、AFP、血糖均恢复正常，肝区偶有隐痛，肢麻不显，余无明显不适，仍守方善后。2009 年 4 月 13 日查乙型肝炎病毒 DNA 正常。嘱其继续服汤药善后，随访至 2013 年 2 月，病情稳定。

［苏克雷，郭立中，朱方石．周仲瑛辨治慢性乙型肝炎经验 [J]．中医杂志，2014，55（3）：192-194.］

【按语】　本案患者年纪尚轻，形体壮实，但基础疾病较多。初诊时即表现面部潮红，有烘热感，晨尿色黄，舌苔黄薄腻，脉濡滑。一派湿热之象，且从其舌苔中有裂纹、质黯红判断有轻度的伤阴。肝胆区时有隐痛，手足时麻，乃瘀热阻滞于胁肋，气血运行不畅所致。双下肢冷乃疾病迁延日久损伤肾阳所致，大便量少乃肝脾不调引起。周仲瑛辨其病机属湿热瘀毒，营血伏热，治以清热凉血，利湿解毒，方用犀角地黄汤加减化裁。犀角地黄汤乃周仲瑛治疗瘀热证型营血伏热的首选方剂，该方含水牛角、赤芍、牡丹皮、生地黄，主要清热凉血，另加熟大黄、紫草以加强清热凉血之功。茵陈、栀子、大黄又组成茵陈蒿汤，为清利中焦湿热的首选方剂，白花蛇舌草、石见穿、半枝莲、垂盆草、蒲公英、酢浆草、老鹳草、虎杖、鸡血藤均为清热利湿常用药，其中垂盆草、蒲公英经现代药理学研究可以降转氨酶。因患者面部烘热，考虑阴虚内热，用地骨皮以养阴退热。

24. 肝、脾、肾阳虚，气血耗伤（李可）

高某，女，30岁，1983年6月27日初诊。

病史: 1979年初患急性黄疸性肝炎，经治3个月，服茵陈蒿汤加味方七十余剂，计茵陈3000多克，板蓝根2000多克，栀子、大黄250 g。黄疸虽退，肝功能持续异常，ALT 120 U。食少神疲，畏寒胁痛。又服柴胡疏肝散加味方二十余剂后，变生经闭、厌食、腹胀而呕涎沫，亦已3个多月。面色萎黄无华，肋间刺痛不休。痛作时按腹弯腰，头汗淋漓。近日更增腰困如折，足膝冰冷，小便不禁。脉细，左关特弱，舌淡，苔灰腻。已成迁延性肝炎，病程长达5年。证由过用苦寒攻下，损伤肝、脾、肾三脏之阳。又过用辛散，致气血耗伤。脾胃为后天之本，恶湿又主化湿，此经一伤，气血生化无源，故面色萎黄，食少经闭。肝为人身元气之萌芽，过用辛散攻伐、苦寒解毒等品，致伤肝气。肝寒则络脉滞，故胁痛不休。肝虚则自顾不暇，木不疏土，土气更壅，故见厌食腹胀纳呆。肾为先天之本，人之有生全赖命火之温煦，肾阴之濡养。今苦寒伤损肾阳，肾气怯弱，故见腰困如折，虽在盛夏，瑟缩畏寒，小便失约。故治疗此症之关键，要忘却一切先入为主之偏见，置"肝炎"于脑外，但先温养肝、脾、肾三脏之阳而救药误，治法便在其中矣。

处方:

| 生黄芪 30 g | 当归 30 g | 肾四味 30 g | 红参（另煎）10 g |
| 吴茱萸 10 g | 桂枝尖 10 g | 生麦芽 10 g | 五灵脂（包煎）10 g |

| 细辛 10 g | 炙甘草 10 g | 赤芍 15 g | 干姜 30 g |
| 鲜生姜 10 片 | 大枣 10 枚 | 油桂（后下）2 g | |

上方守服 27 剂，计用干姜、肾四味各 810 g，吴茱萸、细辛各 270 g，服至 10 剂时，呕涎、肋痛得罢，食纳大增，日可进食 1 斤多。服至 20 剂时，面色已见红润，自感乳胀，又服 7 剂，月经来潮。8 月初检查，肝功能转阴，诸症均愈。

［李可．李可老中医急危重症疑难病经验专辑 [M]．太原：山西科学技术出版社，2002．］

【按语】 李可老中医治此败症，受张锡纯之启迪颇深。张锡纯论治肝脾有独特见解。张锡纯论曰："俗谓肝虚无补法，以肝为刚脏，性喜条达，宜疏不宜补，补则滞塞不通。故理肝之法，动曰平肝，而遇肝郁之证，恒用开破肝气之药。"张锡纯提出："……不知人之元气，根基于肾，而萌芽于肝。凡物之萌芽，皆嫩脆易于损伤。肝既为元气萌芽之脏，而开破之若是，独不虑损伤元气之萌芽乎？"此论确有见地。五脏病理，有虚即有实，肝脏何独不然？肝郁，其气固不能条达。肝虚，则其气亦无力条达。凡遇此等证候（左关脉特弱）张锡纯重用生黄芪之性温而升，以之补肝，有同气相求之妙用。重用生黄芪，少佐理气之品，覆杯即见效验。张锡纯升散肝郁，喜用生麦芽，而不用柴胡。他说："升肝之药，柴胡最效。然治肝不升、胃不降之证，则不用柴胡而用麦芽。盖因柴胡不但能升肝，且能提胃气上逆。而生麦芽虽能升肝，实无妨碍胃气之下降。盖其萌芽生发之性，与肝木同气相求，能宣通肝气之郁结，使之开解而自然上升……"肝与脾，有微妙的关系。一人饮食不能消化，服健脾养胃药百剂不效。脉见左关特弱，知是肝气不振，张锡纯投以生黄芪 30 g、桂枝尖 9 g，数剂而愈。独创"补肝气以实脾胃"之论。因"五行之理，木能侮土，木亦能疏土也"。木气郁则过强而侮土，木气虚则太弱而不能疏土。张锡纯的论述，对肝脾郁证的治疗，独辟蹊径，解破临床一大难题。

另注："肾四味"即枸杞子，酒菟丝子，盐补骨脂，淫羊藿，四药入肝肾，药性平和，温而不燥，润而不腻。益肾精，鼓肾气，温阳无桂附之弊，滋阴无熟地之弊。阴中有阳，阳中有阴，合乎张景岳"善补阳者，须从阴中求阳，则阳得阴助而源泉不竭；善补阴者，须从阳中求阴，则阴得阳升，而生化无穷"之妙。

第四章
淤胆型肝炎

一、概述

（一）概念

淤胆型肝炎也称胆汁淤积型肝炎或毛细胆管型肝炎，是急性或慢性病毒性肝炎的一种临床类型，主要表现为肝内胆汁淤积。本病常急性起病，有时较隐匿。前驱期全身、消化道症状与普通黄疸型相似而较轻，发病 1～2 周出现黄疸，一个月达高峰，同时有皮肤瘙痒、大便颜色变浅或灰白等梗阻性黄疸的表现。常有明显的肝肿大，部分患者可有脾脏肿大。

淤胆型肝炎的黄疸是胆汁排泄障碍的结果。由于胆盐的形成和转运不良使胆汁乳化及排入微细胆管内的水分减少，故胆汁不易排出，胆汁在微细胆管内变稠，形成胆栓，并进一步加重了胆汁滞留。

本病以表现为黄疸重而消化道症状轻、黄疸重而 ALT 升高的幅度低、黄疸重而凝血酶原时间无明显延长三者不平行为特征。

实验室检查见血清胆红素明显升高，≥171 μmol/L（10 mg/dL），直接胆红素为主，≥70%；凝血酶原活动度可在正常范围或≥60%，但应用维生素 K 肌内注射后 24 小时明显恢复，1 周后可升至正常。血清胆汁酸浓度（CA）、γ-谷氨酰转肽酶（GGT）、碱性磷酸酶（ALP）、胆固醇（CH）明显升高。B超、CT 等影像学检查均无肝外胆管梗阻的证据。

本病恢复较慢，一般病程为 3～4 个月，个别可迁延半年以上，但预后良好，很少复发。

（二）诊断

起病类似急性黄疸性肝炎，但自觉症状常较轻，皮肤瘙痒，粪便灰白，常有明显的肝脏肿大，肝功能检查血清胆红素明显升高，以直接胆红素为主，凝血酶原活动度 >60% 或应用维生素 K 肌内注射后 1 周可升至 60% 以上，血清胆汁酸、γ－谷氨酰转肽酶、碱性磷酸酶、胆固醇水平可明显升高，黄疸持续 3 周以上，并除外其他原因引起的肝外梗阻性黄疸者，可诊断为淤胆型肝炎。

在慢性肝炎基础上发生上述临床表现者，可诊断为慢性淤胆型肝炎。

急性黄疸性肝炎表现为淤胆型肝炎者，为急性淤胆型肝炎。慢性肝炎和肝炎后肝硬化也可发生胆汁淤积的临床表现，为慢性肝炎的临床表现之一，不应与淤胆型混淆。病因未明的原发性胆汁性肝硬化与病毒性肝炎非同种疾病，应注意概念不能混淆。

二、中医学对本病的认识

淤胆型肝炎是病毒性肝炎的一种临床表现，有急、慢性之分，属中医学"黄疸"范畴。因黄疸多迁延难消，故有称为"瘀黄""黑疸"者。如《医学纲目》说"黄疸日久，变为黑疸"。

中医认为，本病的始发病因基本与急性肝炎和慢性肝炎相同，也是由湿热或湿热疫毒引起。不同阶段病机不尽相同。急性为湿热发黄，甚则疫毒侵袭，毒邪蕴滞，热迫胆汁，溢于肌肤。慢性由于毒热瘀滞，弥漫周身，血热相结，瘀血阻络。湿浊其性阴寒，受毒热之熬煎，始成痰浊，与毒热瘀血凝结，胶着难化，以致黄疸久久不退。若湿浊盛于毒热，使阳气受损，则为阴黄。

中医治疗淤胆型肝炎，多主张退黄与扶正、解毒、化瘀、祛湿等法相结合，重视调理肝肾功能。临床研究证实，在辨证论治的基础上，加用凉血活血之品，可提高本病的治愈率和缩短疗程。某些中药对本病的治疗有独到之处，如大黄有通腑祛瘀作用，可促进胆汁分泌，增加胆酸排泄，赤芍、郁金、当归、桃仁、生地黄、葛根、牡丹皮等对本病的治疗均有较好的作用。有医师主张，对黄疸久治不退者，应加化痰理气之品，或燥湿化痰，或行气化痰。

三、医案选粹

1. 湿热、瘀血、热毒致发黄（关幼波）

孙某，男，3 个月，1971 年 11 月 18 日初诊。

病史：患儿出生半个月后，皮肤及巩膜开始发黄，大便色白，溲黄。一周来吐奶。1971 年 11 月 1 日查黄疸指数 79 U，总胆红素 6.82 mg/dL，直接胆红素 6.6 mg/dL，凡登白试验，直接迅速反应，丙氨酸转氨酶 150 U。诊为黏液性（不全）阻塞性黄疸，治以利胆清热化湿，连服 12 剂，黄疸虽未加重，但也未见消退。1971 年 11 月 18 日转诊，症见一身发黄，吐奶，溲黄，指纹深紫，舌苔白。

处方：

茵陈 6 g	郁金 3 g	酒黄芩 6 g	土茯苓 6 g
藿香 3 g	杏仁 3.5 g	橘红 3 g	赤芍 6 g
藕节 6 g	泽兰 6 g	车前子（包煎）6 g	

以上方为主，间断服药 30 剂，1972 年 4 月 7 日复查丙氨酸转氨酶 193 U，总胆红素小于 0.3 mg/dL，黄疸指数 4 U。黄疸全部退净，食眠二便正常。1972 年 6 月复查丙氨酸转氨酶正常。

［余瀛鳌，高益民. 现代名中医类案选 [M]. 北京：人民卫生出版社，1983.］

【按语】 本案西医诊断为黏液性（不全）阻塞性黄疸，属中医阳黄范畴，治以利胆清热化湿，效不著。关幼波考虑方证尚称符合，但"诸黄虽多湿热，然经脉久病，不无瘀血阻滞也"，且指纹深紫，说明有热毒、血瘀之象，故在清热利胆化湿的同时，加以活血、解毒、化痰之品，服药三十余剂而得以痊愈。本案提示，黄疸虽为湿热壅遏所致，但并非全为湿热，瘀血、热毒等均可致黄疸，临证应予注意。

2. 湿热蕴结肝胆，瘀热互结，阻滞脉络，逼迫胆汁外泄（王英明）

黄某，男，48岁，1990年8月12日初诊。

病史： 1个月来低热，疲乏无力，胸腹胀满，恶心呕吐，厌油，右胁胀痛，尿黄量少，便秘色白，皮肤瘙痒，经治疗后无好转，病情逐渐加重。近5天来纳呆，精神萎靡。刻下症见：面晦神疲，全身皮肤萎黄，有抓痕及散在细小出血点。巩膜深黄，腹胀，舌黯红，苔薄黄，脉弦。肝肋下2 cm，质实边钝，轻叩痛。肝功能：ALT 3083.95 nmol/（s·L），TBIL 202.3 μmol/L。

诊断： 淤胆型肝炎。

辨证： 湿热蕴结肝胆，不得外泄，入于血分，瘀热互结，阻滞脉络，逼迫胆汁外泄，浸渍肌肤。

治法： 活血化瘀，凉血解毒，清肝利胆。

处方： 活血退黄汤。

赤芍 30 g	黄芩 10 g	柴胡 10 g	大黄（后下）10 g
丹参 15 g	虎杖 15 g	郁金 15 g	车前子（包煎）10 g
生黄芪 15 g	茵陈 15 g	生白芍 20 g	生地黄 20 g

西药予保肝及支持疗法。

服药5天后，精神转佳，大便已解，呈灰色，尿量增多，腹胀痛均减。药中病机，原方赤芍改为50 g，随症状减轻程度增减药物或调整剂量。西药改肝太乐、益肝灵、维生素C及维生素B_6等口服。1个疗程后，症状体征消失，肝功能正常。予柴芍参苓白术散善后，嘱忌烟酒，注意生活调摄，随访1年无复发。

［王英明 . 活血退黄汤治疗淤胆型肝炎30例临床观察 [J]. 新中医，1996（3）：47-48.］

【按语】 本病患者病情缠绵，治疗棘手。细究病因，乃由感受湿热毒邪，郁蒸肝胆，以致肝失疏泄，气血瘀滞，阻滞肝络，逼迫胆汁不循常道，发为黄疸。治宜活血化瘀，凉血解毒，清肝利胆。活血退黄汤立方之旨即在于此。

3. 肝经寒湿瘀阻，胆液外溢肌肤（章真如）

刘某，男，23 岁，1991 年 3 月 5 日初诊。

主诉： 身目黄染，皮肤瘙痒 49 天。病史：1991 年 1 月 11 日发病，初起似感冒，身热、胸闷、纳呆、四肢乏力。去市某医院门诊，查肝功能：ALT 3145 U/L，黄疸指数 30 U，总胆红素 58.53 μmol/L，直接胆红素 25.9 μmol/L，TTT 6 U，诊断为急性黄疸性肝炎，收住院治疗。入院三天后，身目俱黄，逐步加深，其后 49 天中，黄疸指数直升至 85 U，全身皮肤瘙痒难忍，经 B 超检查：肝脏形态无异常，脾脏稍大，胆未缩小，确诊为淤胆型肝炎给予护肝退黄治疗，昼夜静脉滴注葡萄糖、茵栀黄、肌苷、干扰素等注射液，输血浆时又发生过敏反应，然身黄不减，反逐日加深，3 月 5 日转请中医治疗。刻下症见：神志清楚，精神尚好，面色晦黯，身目黄染如烟熏，遍身皮肤可见抓痕，自诉头昏，肤痒难忍，右胁下隐痛，腹胀，不思饮食，大便溏薄，色黑如酱，尿黄色深如浓茶。体检：肝脾肋下未扪及，腹软，无明显压痛，未扪及包块，体温 37.5 ℃，血压 90/60 mmHg，舌质淡红，舌苔薄白，脉弦细。

诊断： 阴黄（淤胆型肝炎，非典型）。

辨证： 肝经寒湿瘀阻，胆液外溢肌肤。

治法： 疏肝温通，化瘀退黄。

处方：

茵陈 30 g	白术 10 g	附片 8 g	栀子 10 g
虎杖 30 g	当归 10 g	白芍 10 g	茯苓 10 g
柴胡 10 g	丹参 10 g	红花 8 g	桃仁 6 g

5 剂，水煎服，每日 1 剂，日服 3 次。

二诊： 身黄见退，头昏，腹胀见减，食欲好转，大便溏，便色转黄，肤痒尿黄同前，体温未退。舌黯红，苔薄黄，脉弦细。治以疏肝利湿，方用茵陈五苓散化裁。

处方：

茵陈 40 g	白术 15 g	茯苓 15 g	猪苓 15 g
泽泻 10 g	桂枝 8 g	金钱草 30 g	栀子 10 g
丹参 15 g	红花 8 g	柴胡 8 g	鸡内金 10 g
藿香 10 g	山楂 10 g		

5 剂。

三诊： 精神好，身黄大减，肤痒渐止，复查黄疸指数降至 6 U，ALT 126 U，但头昏时作，大便溏，便色时黄时黑，尿黄渐清。治以益气扶脾，温中化湿。

处方：

茵陈 40 g	白术 15 g	附子 10 g	黄芪 15 g
虎杖 30 g	红花 10 g	桃仁 10 g	栀子 15 g
郁金 10 g	川楝子 10 g	茯苓皮 15 g	熟大黄 8 g

5 剂。

四诊： 病情稳定，精神明显好转，续服上方 10 剂。

五诊： 目黄退净，纳食如常，溲清痒止，但感午后腹胀，大便时稀溏，舌脉同上。治以疏肝理脾，益气化湿。

处方：

柴胡 8 g	茵陈 30 g	附子 8 g	黄芪 20 g
苍白术各 15 g	山药 20 g	薏苡仁 30 g	云苓皮 15 g
当归 10 g	白芍 10 g	栀子 10 g	虎杖 15 g
鸡内金 10 g	山楂 10 g		

10 剂。

嘱其若便溏不止，可继服上方 10 剂。

近期随访，患者续服上方 30 剂，体温正常，腹胀消失，二便调，黄疸未见复发，精神、体力恢复正常。

[章真如. 章真如临床经验辑要 [M]. 北京：中国医药科技出版社，2004.]

【按语】　《金匮要略·黄疸篇》第十一条示："黄疸之病，当以十八日为期，治之十日以上瘥，反剧为难治。"本案黄疸持续七周以上，投药繁多，证不见缓，足见其病情深重，不易速效。湿为阴邪，黏滞缠绵之性，考古今名医，治黄多不离清、利、渗、化等法，章真如临证见阴黄为病，宗"百病皆生于气"之旨，察本证病程绵长，尤虑其气之郁滞，虚羸与悖逆，与湿互结，疾难迅除，必须调其气机，疏其血气，令其畅达，而致和平。气者，人之根本也，流行全身，无处不达。气畅则津行，湿邪得以化，其黄自退矣。故首方拟疏肝温通，化瘀退黄，药中肯綮，效如桴鼓，服药五剂，身黄则退。

《明医指掌·黄疸》曰："瘀血黄者，大便黑、小便利，抵当汤，桃仁承气汤，量人虚实，下尽黑物则愈。"是谓祛瘀生新，而黄自退矣。本案亦见便黑如酱、营阴受损之征，前四诊方于利湿之中先后投以柴胡、郁金、黄芪、川楝子等入气诸药，佐以桃、红、丹参、归、芍等入血之品，取其入血以通瘀，入气以解郁，利湿与调气理血并用，诸法兼备，何愁黄疸不自退耶，五诊见患者腹胀便溏为湿邪滞留之象，故重用益气化湿，疏导之品补中健脾，调理善后，亦遵先辈之训。"假令患者脾衰薄，必以补中"（《医宗必读·黄疸》）。

4. 血瘀血热（汪承柏）

邹某，男，44岁，2008年4月8日入院。

主诉： 间断身目黄染4月余，加重6日。病史：患者于2007年12月出现皮肤、巩膜黄染，12月18日检查肝功能：总胆红素（TBIL）49.5 μmol/L，直接胆红素（DBIL）29.1 μmol/L，丙氨酸转氨酶（ALT）1711 U/L、天冬氨酸转氨酶（AST）708 U/L，给予甘利欣、谷胱甘肽、茵栀黄颗粒等，肝功能反复异常。2008年4月9日查肝功能：白蛋白（ALB）42 g/L，球蛋白（GLB）21 g/L，TBIL 140.2 μmol/，DBIL 112.8 μmol/L、ALT 1410 U/L、AST 710 U/L、血清前白蛋白（PA）114.46%，乙型肝炎病毒血清标志物（HBV-M）：乙型肝炎病毒核心抗体（抗HBc）（+），余皆（-），乙型肝炎病毒基因组（HBV-DNA）（-），甲、丙、戊型肝炎及自身免疫性抗体均（-）。B超：①肝回声增粗，脾厚；②胆囊炎性改变。CT：①脂肪肝；②胆囊炎；③左肾囊肿。

西医诊断：淤胆型肝炎。给予复方甘草酸苷、谷胱甘肽、丁二磺酸腺苷蛋氨酸等，并于 4 月 23 日、4 月 30 日、5 月 20 日 3 次行人工肝血浆置换治疗，肝功能仍反复异常。

5 月 27 日复查 TBIL 277.1 μmol/L。因西药无法控制病情、人工肝血浆置换仅能使患者黄疸短暂下降，后即迅速反弹，故请汪承柏会诊。2008 年 5 月 29 日初诊：患者面色萎黄，皮肤、巩膜重度黄染，乏力，饮食睡眠尚可，口渴不欲饮，大便每日 1 次，小便自利。舌红、苔黄，舌下络脉青紫曲张，脉细弦。

辨证：血瘀血热。

治法：凉血活血，利胆退黄。

处方：

炙黄芪 30 g	茯苓 30 g	葛根 90 g	桑葚 30 g
茜草 30 g	豨莶草 30 g	秦艽 30 g	赤芍 200 g
三棱 200 g	莪术 200 g	桃仁 200 g	红花 200 g
金银花 30 g	穿心莲 30 g	苦参 30 g	牡丹皮 30 g

水煎服，每日 1 剂。

二诊：患者服上方 14 剂，乏力好转，皮肤、巩膜黄染减轻，大便每日 3～5 次，为黄色稀便。复查 TBIL 降至 164 μmol/L，HBV-M：抗 HBs（＋）、抗 HBc（＋）。继用原方。

三诊：服上方 14 剂，无不适，黄疸明显减轻。复查 TBIL 87 μmol/L，将赤芍、三棱、莪术、桃仁、红花均减量至 45 g。

四诊：服上方 25 剂，检查 TBIL 37.9 μmol/L，DBIL 30.3 μmol/L、ALT 41 U /L、AST 63 U/L，碱性磷酸酶（ALP）142 U /L，γ－谷氨酰转肽酶（GGT）58 U/L，带方出院。

1 个月后复查 ALT、AST、TBIL 均正常。

[朱云，汪承柏．汪承柏诊治重症淤胆型肝炎验案 2 则 [J]. 中医杂志，2010，51（7）：590-591.]

【按语】 HBsAg 与抗 HBs 形成的免疫复合物有损伤肝脏及肝外脏器的作

用，但至今尚无详细报道，因此，临床对此类病例未作出正确诊断，均误诊为药物性肝炎、酒精性肝炎或重症淤胆型肝炎病因不明等，由于误治重度黄疸持久不退而发展为肝硬化、液化性或凝固性肝坏死。抗 HBs 和（或）抗 HBc 阳性重症淤胆型肝炎有 3 个特点。① HBsAg、抗 HBs 形成免疫复合物存在可逆性。病例中 HBsAg 抗原过多，免疫复合物不断形成，可将血清中的抗 HBs 消耗完，导致抗 HBs 阴性，仅留下抗 HBc 既往感染的标志，汪承柏以裂解免疫复合物为治，随着 HBsAg/IgM 的裂解，抗 HBs 转为阳性，黄疸亦下降。② HBsAg 与抗 HBs 形成免疫复合物沉积于肝外组织可导致关节、肾脏等病变。汪承柏曾于 1986 年治疗 1 例长期多关节肿痛患者，曾在相关专科均以类风湿关节炎论治，未能见效，抗 HBs、抗 HBc 阳性，汪承柏采用裂解免疫复合物的治疗方法，关节肿痛迅速缓解。③抗 HBs 与 HBsAg 形成免疫复合物继发肝脏炎症，中医证型常表现为血瘀血热，为体受热邪，犯于肝经血络，热灼津液，血热互结发黄，症见身目黄染，尿黄自利，口渴不欲饮，舌下络脉曲张增粗，治以凉血活血。目前对于免疫复合物的裂解，西医大多采用激素，其他西药包括人工肝疗效不佳。汪承柏于 1984 年收治此类病例的第 1 例患者，20 年内反复出现重度黄疸 10 次，前 9 次发病均用激素治疗，起到了暂时退黄的作用，但不能完全控制病情发展，导致黄疸反复发作，并且激素长期使用有较多不良反应。汪承柏联想到类风湿关节炎的发展机制也为血管外免疫复合物沉积于关节等部位而激活机体的炎症反应，中医证型表现为血瘀血热。汪承柏将类风湿关节炎的治疗方法运用到抗 HBs 和（或）抗 HBc 阳性重症淤胆型肝炎中，药用大量祛风湿中药，如茜草、秦艽、豨莶草等，经长期临证、反复探索，形成独特治法，君药用茜草、秦艽、豨莶草清热解毒，有解裂免疫复合物、抑制自身免疫反应的作用，其中《本草纲目》中"茜草，行气活血之要药，主治痹疸……疸，盖指蓄血发黄"；《本草汇言》中云"茜草活血，能行能止"；秦艽"主治痹"（《神农本草经》）"亦治黄"（《药性论》）。抗 HBs 和（或）抗 HBc 阳性重症淤胆型肝炎证型为血瘀血热，三棱、莪术、桃仁、红花等活血化瘀药，有很强的抗炎作用，使胆管炎症介质释放迅速减少，加上赤芍凉血利胆作用，共为退黄之臣药。因重用行气破血药，可能破气伤血，故药用黄芪、桑葚（或当归）

以防止气血亏损，为佐药。血分热明显加牡丹皮凉血，气滞血瘀加川芎，肝郁便干加瓜蒌疏肝通便，皮肤瘙痒者用紫草清热祛风止痒。由于免疫复合物可反复形成，导致病情反复发作、病程留滞，因此汪承柏对于这类病例要求出院后继续服药1年，每3个月复查一次肝功能，若正常则用原方制成丸药或胶囊，长期服用，以防其反复发作。

5. 湿热内蕴，痰瘀热相互胶结，壅塞胆络（康良石）

仇某，男，39岁。

病史：以"身目尿黄，皮肤瘙痒1个半月"为主诉，入院于2007年9月27日。无明显诱因发病。乏力，身目尿黄，解陶土样便，量中，伴皮肤瘙痒，先后求治当地及他院，共已住院治疗48天，而黄疸进行性加深，大便颜色转淡，20天体重下降约7 kg，其间查H（ABCDE）V-M及自身免疫性肝病抗体均阴性。B超提示：胆囊壁增厚，腔消失，肝脾未见异常声像。PT 11.5秒；入我院前6天复查肝功能示：TBIL 966 μmol/L，DBIL 600 μmol/L，ALT 53 U/L，AST 41 U/L，ALP 166 U/L，GGT 79 U/L，GLU 3.1 mmol/L。被告知病情危重，患者及家属极度焦虑而转诊求治厦门某医院，刻下症见：身目尿黄，鲜如橘色，皮肤瘙痒，口略苦，食欲佳，食量正常，精神体力尚好，大便正常，睡眠稍差。查体：皮肤黏膜深度黄染，全身皮肤可见抓痕，散见黯红色丘疹，压之退色，肝右肋下5 cm，剑突下5 cm可及，质中、边钝、表面光滑、无触痛，肝区叩痛（-），舌质红，苔黄腻，舌下青筋显露，脉滑。

诊断：急性淤胆型肝炎。

辨证：湿热内蕴，痰瘀热相互胶结，壅塞胆络。

治法：清热利湿解毒，活血凉血化痰，通腑疏风止痒。

处方：

赤芍 45 g	丹参 30 g	牡丹皮 12 g	茵陈 30 g
栀子根 30 g	杏仁 9 g	陈皮 9 g	牡蛎（先煎）30 g
薏苡仁 30 g	生白术 15 g	大黄 5 g	山楂 12 g

　　白鲜皮 30 g　　　　刺蒺藜 9 g　　　甘草 6 g

　　并续予西药保肝退黄治疗及加用血浆置换治疗（先后共治疗 4 次），告知患者及其家属我院治疗该病的特色及优势，明确告知该病的预后相对好，患者及其家属的焦虑紧张情绪逐渐改善。经上述综合治疗，患者黄疸及皮肤瘙痒明显减轻，住院第 11 日，即血浆置换治疗 3 次后，查看患者，舌转淡红边有齿痕，苔腻稍黄，舌下青筋显露，脉濡。考虑痰瘀热毒减轻，脾阳损伤渐显，湿滞不化而致黄疸减轻而缠绵，治宜在前法的基础上温脾益气化湿。处方：赤芍 45 g，丹参 30 g，牡丹皮 12 g，茵陈 18 g，牡蛎（先煎）30 g，杏仁 9 g，薏苡仁 30 g，炒白术 15 g，黄芪 30 g，桂枝 6 g，山楂 12 g，白豆蔻（后下）6 g，甘草 6 g，干姜 9 g，大黄 5 g。此后继续在该方基础上加减治疗。黄疸逐步减退，住院 41 天时复查肝功能：白蛋白 / 球蛋白比值 1.1，TBIL/DBIL 55.4/26.2 μmol/L，ALT 64 U/L，AST 40 U/L，GGT 506 U/L，ALP 295 U/L，TBA 28.3 mmol/L，CHO 7.84 mmol/L。住院 45 天后带药出院续服。出院 1 个月后复查肝功能正常，随访至今未复发。

　　[阮清发，康旻睿，康素琼. 康良石教授治疗淤胆型肝炎的经验 [J]. 中国中医急症，2014，23（2）：277-278.]

　　【按语】　康良石认为淤胆型肝炎首重清热利湿解毒，如薛生白《湿热病篇》云："热得湿而愈炽，湿得热而愈横，湿热两分，其病轻而缓，湿热两合，其病重而速。"故治宜清热利湿解毒。康良石所创经典方剂如栀子根汤系列方、小芩连汤等加减应用，善用栀子根、白花蛇舌草、黄芩、黄连、茵陈蒿、龙胆草、蒲公英等清热利湿解毒药，特别是栀子根，该药为闽南地方草药，味甘淡，性寒，归肝、三焦经，清利湿热，泄三焦，清肝、利膀胱湿热为其主要功能，重用不伤脾胃，口感较好，故康良石喜用并重用，量多为 30～60 g。其次淤胆型肝炎多病程长，如朱丹溪所言"血受湿热，久必凝浊"，故康良石在清热利湿解毒的基础上，重用凉血化瘀，化痰以退黄，善用加味二丹汤等方。重用赤芍，加牡丹皮、郁金、大黄、三七、琥珀等药凉血活血利胆通腑。其中赤芍，味苦，性微寒，归肝经，主清热凉血，化瘀止痛。赤芍凉血散瘀，退血中瘀热，使热与湿离，湿热胶结得解，湿邪易去。如《萃金裘本草述录》蒋溶云："利湿热，利大小便，散瘀血，解烦热。"《药品化义》贾所学云："赤芍，味苦能泻，带酸入肝，专泻肝火。盖肝藏血，用此清热凉血……以其性禀寒能解热烦，祛内停之湿，利水通便。"最后还要重视扶正，久病补虚，湿热疫毒蕴结，多伤人之阴液，故治疗上在清热利湿凉血解毒的基础上佐用养阴之品；久病迁延则注重健脾利湿以守中气；此皆为常法。而有些患者或因久服苦寒清利之品伤及脾胃阳气，或久病伤正致气虚，益气温阳、温肾回阳以使后天得济、先天得养。淤胆型肝炎之黄疸迁延者，虽有热象，而湿浊更为壅甚，湿重困遏脾阳，湿非温不化，脾阳困遏不解，故则黄疸难退难消。附子、干姜之品，温通脾阳，脾胃健运如常，湿浊得化，明显加强其他利湿退黄药之功能。在清热祛湿活血之药中伍用制附子或干姜 6～10 g 以收温通辛散之效，多在使用 1 周左右即见疗效，淤胆型肝炎之顽固性黄疸得以消减。使用中强调注意观察，一见热象加重，或伤津之象，则须减量或停用。

6. 肝郁脾虚，肝肾阴亏（姜学连）

患者，男，47 岁。

病史： 因"腹胀伴全身皮肤、巩膜黄染 3 个月"于 2019 年 6 月 4 日入住我科。既往无慢性乙型肝炎病史，有长期饮酒史 30 年，每日饮酒折合酒精量约 200 g，未戒酒。刻下症见：全腹胀闷，餐后加重，周身皮肤、巩膜黄染，伴恶心、干呕，伴纳差、乏力，伴腹泻，每日 5～6 次，小便量少、色黄，舌淡，苔薄白，脉细滑数。查体：慢性肝病病容。巩膜及周身皮肤黄染。心肺查体未见明显异常。腹膨隆，腹部移动性浊音阳性，全腹轻度压痛，无反跳痛，可于右锁骨中线肋下 5 cm 及剑突下 6 cm 触及肿大肝脏，左锁骨中线肋下 3 cm 可触及脾脏。双下肢重度水肿。肝功能：丙氨酸转氨酶 26.20 U/L、天冬氨酸转氨酶 182.9 U/L、白蛋白 28.5 g/L、碱性磷酸酶 262.4 U/L、谷氨酰转肽酶 480.9 U/L、总胆红素 549.91 μmol/L、直接胆红素 271.03 μmol/L。腹部彩超：肝肿大、脾肿大；门静脉增宽，主干内径 1.5 cm，脾静脉内径 1.0 cm；腹水。

西医诊断： 重症淤胆型肝炎。

中医诊断： 黄疸。

辨证：肝郁脾虚。

处方：

刘寄奴 10 g	豨莶草 30 g	柴胡 6 g	当归 10 g
赤芍 30 g	白术 20 g	茯苓 20 g	香附 10 g
泽泻 20 g	大腹皮 20 g	白茅根 30 g	鸡内金 20 g
丹参 20 g	葛根 30 g	莪术 10 g	

给予上方加减共 14 剂，水煎服，每日 1 剂，分早晚两次温服，并给予异甘草酸镁、多烯磷脂胆碱保肝利胆，呋塞米、螺内酯利尿等对症治疗。

2019 年 6 月 18 日复诊：周身皮肤及巩膜黄染较前减轻，腹胀、恶心较前缓解，食欲较前恢复，右上腹隐痛，按压后明显，伴口干、乏力，大便质稀，约每日 9 次，小便量少、色黄，舌红苔少，脉弦细。复查肝功能：丙氨酸转氨酶 38.90 U/L，天冬氨酸转氨酶 185.8 U/L，碱性磷酸酶 232.7 U/L，谷氨酰转肽酶 269.8 U/L，总胆红素 397.66 μmol/L，直接胆红素 324.61 μmol/L，总胆汁酸 126.1 μmol/L。患者右上腹隐痛，伴口干、乏力，舌红苔少，脉弦细。

辨证：肝肾阴亏。

处方：加味黄精汤加减。

黄芪 20 g	黄精 15 g	生地黄 20 g	女贞子 10 g
葛根 30 g	苍术 10 g	白术 10 g	郁金 10 g
姜黄 6 g	鸡内金 20 g	豨莶草 30 g	茜草 20 g
仙鹤草 30 g	地榆 10 g	大腹皮 20 g	莪术 10 g
薏苡仁 30 g			

服法同前。

2019 年 6 月 25 日复查肝功能：丙氨酸转氨酶 41.4 U/L，天冬氨酸转氨酶 146.7 U/L，碱性磷酸酶 195.2 U/L，谷氨酰转肽酶 249.1 U/L，总胆红素 315.76 μmol/L，直接胆红素 149.21 μmol/L，总胆汁酸 85.5 μmol/L。考虑患者黄疸减轻，予以办理出院，院外继以此方加减服药。

2019 年 8 月 19 日复查肝功能：丙氨酸转氨酶 21.70 U/L，天冬氨酸转氨酶 27.4 U/L，碱性磷酸酶 150.0 U/L，谷氨酰转肽酶 280.90 U/L，总胆红素 80.67 μmol/L，直接胆红素 37.68 μmol/L，总胆汁酸 86.80 μmol/L。1 个月后电话随访患者，自述黄疸基本消退，无明显不适，可从事农活，未再规律复查肝功能。

［张奕奕，指导，姜学连. 姜学连教授治疗重症淤胆型肝炎辨治经验 [J]. 中国中医急症，2021，30（12）：2214-2216.］

【按语】　姜学连治疗重症淤胆型肝炎，实证倡导清利湿热、凉血解毒化瘀，虚证主张疏肝理气健脾、补益肝肾。而实际临床工作中，随着疾病的进展及治疗的干预，瘀热互结、肝郁脾虚、肝肾不足三证，常相互夹杂或相互转化，难以一证概之。因此，在治疗过程中，姜学连倡导张仲景"观其脉证，随证治之"的辨证论治精神，根据疾病病机证型的变化，抓住疾病的主要矛盾，兼顾正虚邪实的主次、病情轻重的缓急，先后运用不同的方药进行治疗，取得了较好的治疗效果。

第五章
重型肝炎

一、概述

（一）概念

重型肝炎是病毒性肝炎中最为严重的临床类型，以急性发病、黄疸急剧加深、肝脏迅速缩小为其病理特点，以出现肝臭、出血、肝性脑病、脑水肿、肝肾综合征等为其主要临床表现。临床表现及血清酶学、血清胆红素、B 超等检查是本病确诊及分型的最主要依据。

甲、乙、丙、丁、戊 5 种肝炎病毒，都可引起重型肝炎，而我国重型肝炎主要是乙型、戊型肝炎病毒引起的。各种病毒间的同时感染或重叠感染更易诱发重型肝炎发生。少见的单纯疱疹病毒、水痘—带状疱疹病毒和 EB 病毒等，也可引起重型肝炎。

本型患者占全部病例的 0.2%～0.4%，发病率不高，但病死率很高。很多患者可无任何诱因而急性发病，但也有部分患者可发现某些诱因，如急性黄疸性肝炎起病后调理不当、嗜酒、感染、合并其他疾病、营养不良、应用损害肝脏的药物、手术等，都会使肝炎加重。特别值得提出的是，妊娠妇女尤其是妊娠晚期的妇女，患急性黄疸性肝炎后，较易发展为急性重型肝炎，其病死率明显高于非孕妇。凡一切诱发抵抗力降低的损肝因素，都可诱发重型肝炎。

（二）诊断及分型

（1）急性重型肝炎

以急性黄疸性肝炎起病，2 周内出现极度乏力，消化道症状明显，迅速出现Ⅱ度以上（按Ⅳ度划分）肝性脑病，凝血酶原活动度低于 40% 并排除其他原因者，肝浊音界进行性缩小，黄疸急剧加深；或黄疸很浅，甚至尚未出现黄疸，但有上述表现者，均应考虑本病。

（2）亚急性重型肝炎

以急性黄疸性肝炎起病，15 天至 24 周出现极度乏力，消化道症状明显，同时凝血酶原时间明显延长，凝血酶原活动度低于 40% 并排除其他原因者，黄疸迅速加深，每天上升 ≥ 17.1 μmol/L 或血清胆红素大于正常值 10 倍，首先出现Ⅱ度以上肝性脑病，称为脑病型（包括脑水肿、脑疝等）；首先出现腹水及其相关症候（包括胸腔积液等）者，称为腹水型。

（3）慢性重型肝炎

其发病基础有：①有慢性肝炎或肝硬化病史；②慢性乙型肝炎病毒携带史；③无肝病史及无 HBsAg 携带史，但有慢性肝病体征（如肝掌、蜘蛛痣等）、影像学改变（如脾脏增厚等）及生化检测改变者（如丙种球蛋白升高，白蛋白/球蛋白比值下降或倒置）；④肝穿刺检查支持慢性肝炎；⑤慢性乙型或丙型肝炎，或慢性 HBsAg 携带者重叠甲型、戊型或其他型肝炎病毒引起的急性或亚急性重型肝炎，随着病情发展而加重，达到重型肝炎诊断标准（凝血酶原活动度低于40%，血清总胆红素大于正常 10 倍）。

为便于判断疗效及估计预后，亚急性重型及慢性重型肝炎可根据其临床表现分为早、中、晚 3 期。

1）早期：符合重型肝炎的基本条件，如严重乏力及消化道症状、黄疸迅速加重，血清胆红素大于正常 10 倍，凝血酶原活动度 ≤ 40%，＞ 30%，或经病理学证实，但未发生明显的脑病，也未出现腹水。

2）中期：有Ⅱ度肝性脑病或明显腹水、出血倾向（出血点及瘀斑），凝血酶原活动度≤ 30%，> 20%。

3）晚期：有难治性合并症，如肝肾综合征、消化道大出血、严重出血倾向（注射部位瘀斑等）、严重感染、难以纠正的电解质紊乱或Ⅱ度以上肝性脑病、脑水肿、凝血酶原活动度≤ 20%。

二、中医学对本病的认识

重型肝炎病势凶险，预后较差，病死率高，常出现多脏器功能衰竭。中医虽无此病名，但根据其表现，多属"急黄""疸黄""血证""鼓胀""昏迷"等范畴。中医对此早有认识，远在一千年前左右《诸病源候论》即称其"命在顷刻"，清代《医宗金鉴》称为"死人最速"。

目前，我国重型肝炎占住院患者的2%～3%，而且也缺乏特效措施，现代医学以基础支持疗法为主。近年来，由于中西医结合，各取其优势，在改善肝脏微循环，防止肝细胞坏死，控制昏迷、感染及出血方面都有了新的认识，使病死率大大下降。

中医认为，重型肝炎是在慢性肝炎基础上发展的重症化。重型肝炎病机复杂，变化多端，虚实夹杂，病情凶险。其病机一般从湿、热、毒、痰、虚5个方面考虑，尤其重视湿热和毒邪等外邪的致病作用。本病的基础病理为肝胆湿热，病情发展多由卫及气，由气及营，湿热秽浊壅塞，郁闭于内，充斥三焦，化热化火成毒，灼伤津液，由脾胃肝胆迅即内陷营血，侵犯心包，脉络瘀阻，清窍受蒙，此时病情危重难治。

前人治本病有不少方剂。如宋代《妇人良方》卷七，有妇人腹中瘀血方论，附方桃仁承气汤治瘀血小腹急痛，大便不利，或谵语口干，水不欲咽，遍身黄色，小便自利或血结胸中，手不敢近腹，或寒热昏迷，其人如狂，用桃仁、红花或桃仁、大黄、甘草、肉桂，方中大黄独重，观其症状，近似重症肝炎或肝昏迷。此方功用包括两方面，一方面 重用大黄以泄热解毒；另一方面以大黄、桃仁祛瘀攻积。

本病目前尚无特殊的治疗手段，应以中西医并举，采取西医的支持疗法为主，中医辨证以清解毒热之邪为其要，调其阴阳为其辅。其辨证规律可分为以下几种：①湿热毒邪蕴结；②热邪内陷心包；③疫毒火热炽盛；④阳气虚衰；⑤肝风内动。辨证分型治疗，其重点在于祛邪，用药要刚柔相济，勿伤脾胃，注意保护正气，而且要注意黄疸、出血、腹水、昏迷四大症状的处理。

无论是辨证施治，或协定处方或单味制剂，虽然不能单独达到治疗目的，但恰当配合基础疗法，确实能起到提高存活率的作用。同时要注意以下几个方面。

1）早期治疗，迅速退黄：早期治疗是防止肝细胞继续死亡的关键，在发现为重症肝炎时，立即使用大剂量的清热解毒、利湿退黄、通腑攻下药物，荡涤热毒之邪，减少肠道有毒物质的吸收，有利于保肝和促使肝功能的恢复，所以早期治疗和多法联用是治疗中的关键一环。早期运用清热解毒，利湿退黄，或活血凉血、化瘀退黄等法，能迅速顿挫黄势，使湿、热邪毒而解，肝胆脾胃脏腑功能恢复。一般来讲，重型肝炎大多有肝内严重胆汁淤积，肝细胞内胆红素沉积。应用中药清热利胆，疏肝解郁可以改善肝细胞炎症，防止肝细胞坏死，如常用的茵陈、栀子、虎杖、青黛、柴胡、黄连、黄柏等。活血化瘀、凉血解毒可加强胆红素结合作用，常用的有桃仁、红花、三棱、莪术、赤芍、牡丹皮等。所以退黄是治疗重型肝炎的重要一环，对疾病的预后有着重要的意义。

2）改善症状：重型肝炎除常见的黄疸外，最多见的是胃脘胀痛、痞满、恶心欲吐、纳食不佳、胁肋胀痛，时有失眠、烦躁之症。此类患者多有精神抑郁，情绪易变的特点，常使肝胆脾胃乃至心肾功能发生紊乱。所以，中药治疗有利于疏肝解郁、调理脾胃，改善消化道症状，使患者情绪稳定，食欲增加。这样有利于病情的恢复，减少昏迷的发生。常用方药如小陷胸汤、半夏泻心汤、温胆汤、小柴胡汤等。若有昏迷者或有昏迷先兆者配合安宫牛黄丸，每日 1～2 丸口服。

3）改善病理：症状的改善是为治标，但重型肝炎的组织病理变化与存活有着密切的关系。中药治疗除了改善脏腑功能失调外，还能使肝脏病理组织恢复，体现了中医治本的含义。如活血化瘀药物有改善肝脏和周围血液微循环的作用，常用的有丹参、赤芍、大黄、栀子、木瓜等，同时这些药物有着改善重型肝炎三高综合征和预防肝肾衰竭综合征的作用。同时正确运用疏肝健脾、温补脾肾、滋补肝肾等法，对重型肝炎的转归有着一定的治疗作用。

4）内外合治，多途径给药：除内服中药治疗外，还应积极配合针刺、耳针、电针、穴位注射、保留灌肠等多种疗法，使各种中医治疗方法有机结合，充分发挥中医的治疗作用，以期提高临床疗效，降低病死率。中药灌肠给药，如大黄15 g、厚朴15 g、黄连12 g、茵陈30 g、栀子12 g，水煎，每日1～2次，每次200 mL，保留灌肠。

大黄为临床最常用之品。大黄苦寒，功擅通腑泻热、排浊解毒、活血行瘀，可抑制肠道细菌生长，减少肠道游离氨的吸收，改善血液循环，特别是改善脑血液循环，具有防止脑水肿的作用。大黄清热凉血，可治疗血热妄行之出血，因此对于防止消化道出血也有很大好处；大黄还能抑制超敏反应。现代研究提示，重型肝炎之所以造成患者肝组织大块或亚大块坏死，是与免疫反应过分强烈有关。有学者报道，对本阶段患者用生大黄一味30～60 mL/d煎汤频服，即可收到明显效果，从而阻断病情向更危重的方向发展。

吉林市传染病医院提出重症肝炎抢救的四条原则：①抓三早（早发现、早去诱因、早期治疗）；②促三利（利胆、利尿、利便）；③重三防（防出血、防感染、防水电解质及酸碱平衡及糖代谢平衡失调）；④抢三保（保肝、保脑、保肾）。这些措施值得借鉴。

三、医案选粹

1. 疫毒炽盛，内陷心营（陈一鸣）

张某，女，22岁，1974年5月10日初诊。

病史：患者于2天前突然高热恶寒，巩膜及全身皮肤出现黄染，小便如浓茶样。昨天送入某医院传染科住院治疗，诊断为急性黄色肝萎缩。现人事不省，呈昏迷状态。检查肝功能：黄疸指数200 U，丙氨酸转氨酶900 U。病情危重，要求结合中药治疗。

诊断：急黄重证。

辨证：疫毒炽盛，内陷心营。

治法：泻热解毒，通窍除湿。

处方：茵陈蒿汤合黄连解毒汤。

茵陈 60 g	川大黄 12 g	栀子 12 g	川黄连 5 g
川菖蒲 5 g	土大黄 10 g	芒硝 15 g（冲服）	

水煎服，每日 1 剂。

另用羚羊角 3 g，水煎冲服。

服上方后，大便每日 3 ～ 4 次，为黑色黏液便，小便量增多，色黄。服完 3 剂略见清醒，嘱再服 3 剂，加服安宫牛黄丸 2 丸。服至第 5 天，神志完全清醒，病势已减，将原方去芒硝，川大黄减至 6 g，加甘草 5 g，玄参 15 g，再服 6 剂。服完后，诸症明显好转。由于诊治及时，中西医两法并进，病情迅速转危为安，住院前来门诊。刻下症见：巩膜及面色仍微黄，胃纳正常，唇舌粗红，苔白微黄而厚，脉弦细数，肝在右肋下 1 指半，微有压痛。肝阴已伤，宜解毒化瘀，清热养阴。

处方：

茵陈 40 g	川大黄 5 g	栀子 10 g	山药 15 g
土鳖虫 5 g	何首乌 15 g	玄参 15 g	三七 5 g

水煎服，10 剂。

6 月 5 日复诊：自诉精神、胃纳睡眠均正常，大便每天 2 次，肝区仍时有微痛，转用解毒除湿，养肝扶脾之法以善后。

处方：

茵陈 30 g	土鳖虫 3 g	北沙参 15 g	北柴胡 5 g
白芍 15 g	茯苓 15 g	山药 15 g	何首乌 15 g
川大黄 2 g			

每日 1 剂，10 剂。

药毕诸症消除而愈。

［单书健，陈子华. 古今名医临证金鉴·黄疸胁痛鼓胀卷（下）[M]. 北京：中国中医药出版社，1999.］

【按语】 此病初期，病机为湿热疫毒蕴结，瘀阻血脉，困脾犯肝。治疗应以解毒除湿为主，结合活血化瘀，最忌"实实"之误，犯之常致缠绵难愈。在选方用药上，宜用《金匮要略》茵陈蒿汤合下瘀血汤加减治之。其中茵陈、大黄、土鳖虫三味，在一般情况下为自始至终必用之品（脾胃素虚患者除外）。茵陈味微苦辛性凉，有特异香气，能清热利尿，祛湿解毒，净化血液，为退黄之要药，因其药性平和，故宜重用，成人一般可用 30～60 g，黄疸消退后可逐步减量。大黄味苦性寒，泻热通便，解毒祛瘀，使疫毒得以从大便排出，则黄易退；至于用量，须视患者体质之强弱，病情之轻重及病程长短而定，一般以保持大便通畅为度，体强者要求服药后保持每天大便 3～4 次，体弱者则以每天有 1～2 次大便即可，黄疸消退后，大黄用量宜减轻。土鳖虫为化瘀解毒之良药，因其化瘀力强，且有小毒，故用量不宜过大，一般以 5 g 左右为宜（孕妇慎用）。

《金匮要略》指出："黄疸之病，当以十八日为期，治之十日以上瘥，反之为难治。"证之于临床，患此病者，确是以及早治疗效果才好。据临证观察，若能在发病后7天内服用解毒祛湿药，一般10多天可治愈；如果发病3周后才治疗，则效果较差，往往要1个月以上才能治愈。为加速排毒，减轻肝脏损害，缩短疗程，常嘱患者在开始治疗的第 1 周服下 10 剂解毒祛湿药（即 2 天服 3 剂）。对于急黄患者，更应急排毒，及早用中西医二法进行救治。经上述治疗，当黄疸消退后，此病后期常表现为肝阴受损，余毒未净，此时应以化瘀养阴为主，并继续清解余毒。但要注意养阴而不滞邪，热燥补敛之药物当慎用。总之，除强调及早治疗，排毒务净之外，还要根据患者体质之强弱、年龄之老幼、病程之久暂以及气候等情况辨证施治。用药力求做到清热解毒而不伤脾胃，活血化瘀而不伤血，养肝扶脾而不滞邪。

2. 湿热内蕴，湿从火化，热毒攻心，急黄（时振声）

张某，男，31 岁。

病史：起病 9 天，病初有发热纳差、恶心呕吐，继则身目发黄，逐渐加深，今日上午突然神志不清，烦躁不安住院。查体：神志恍惚，答非所问，拒绝检查，皮肤黄染，右背皮肤有密集出血点，巩膜黄染明显，瞳孔对光反射存在，心肺无异常发现。肝浊音界缩小，右肋下肝不能触及，脾未触及，腹部无移动性浊音，膝腱反射亢进。检查：总胆红素 12.8 mg/dL，凝血酶原时间 44.5 秒，活动度 15%，血氨 110 μg/L，麝香草酚浊度试验 7 U，麝香草酚絮状试验（++++），丙氨酸转氨酶 2500 U。诊断为重症肝炎，急性肝坏死。中医辨证属急黄。因湿热内蕴，湿从火化，热毒攻心，脉弦而数，舌苔黄褐质绛。拟清营解毒，初用清宫汤合安宫牛黄丸 1 剂，仍烦躁不安，叫闹打人，改用犀羚镇痉汤加全蝎、地龙、僵蚕，重用大黄，另服安宫牛黄丸，药后神识稍清，较为安静，但反应迟钝，继服原方 3 剂，患者完全清醒，身目仍黄，脉弦不数，舌苔仍黄微腻，改用茵陈、栀子、金银花、连翘、黄芩、黄柏、茯苓、薏苡仁、泽泻、滑石等加减，2 周后病势已衰，正气显虚，黄疸减轻，脉缓舌白，改用扶脾化湿之剂，最后黄疸完全消失，丙氨酸转氨酶正常而出院。

［时振声．时门医述 [M]．北京：中国医药科技出版社，1994.］

【按语】　重症肝炎是指：①总胆红素定量超过 15 mg/dL 或不到 15 mg/dL，但伴有严重的消化道与周身中毒症状者；②肝浊音界明显缩小者；③出现腹水者；④出现肝昏迷或昏迷先兆者。重症肝炎较急性黄疸性肝炎发病急，进展快，病死率高，一般为 50% ～ 80%。

重症肝炎的中医辨证，一般认为是湿热炽盛化火所致，脏腑辨证的定位上除肝胆、脾胃外，还和心肾有关。出现昏迷的病机是，在气分是阳明胃热腑结或热毒炽盛内陷，在血分则是血结瘀阻，瘀热互结，上扰心包。初则神志不清，狂乱号叫，打人骂人或有喜忘及幻觉。渐则由狂躁转为平静，神识模糊，乃至昏睡不醒。热毒扰及肝木，或同时又耗伤津液，可以肝风内动；热毒内壅，三焦气化失常，可少尿、无尿；热毒迫血妄行，则可吐衄便血或身现紫斑，终因气随血脱而死亡。

重症肝炎的治疗，首先要控制黄疸的继续加深，曾以茵陈蒿汤合栀子柏皮汤，再加黄芩、黄连，重用大黄以通腑泻火，甚则再加五味消毒饮，对顿挫黄疸有一定作用。

在治疗昏迷方面，牛黄承气法，即重用大黄，再加安宫牛黄丸，有促使昏迷清醒的作用。笔者观察 25 例重症肝炎中，有 3 例昏迷先兆和 3 例昏迷的患者，均在用泻下药后神志恢复。笔者曾在某医院会诊 1 例重症肝炎有肝昏迷者，用大黄加食醋灌肠，并服安宫牛黄丸，使肠内 pH 降低，减少 NH_3 的吸收，促使有毒物质的排出，也使患者获得苏醒。最近也有用活血化瘀治疗肝昏迷者，用抵当汤治疗，可能有助于提高疗效。

3. 热毒血瘀，急性肝萎缩（姜春华）

张某，住院患者，年轻力壮。诊为急性肝萎缩，诊得嗜睡，黄疸腹胀满，已入肝昏迷前期，自谓不救。舌质红苔黄腻、脉弦数。

处方：

生地黄 30 g	牡丹皮 10 g	连翘 10 g	犀角（先煎）3 g
石斛 10 g	生大黄 15 g	土鳖虫 10 g	桃仁 10 g
大腹皮子各 10 g	枳实 10 g		

7 剂。

二诊： 得下臭秽甚多，腹满减，证虽改善，尚未乐观。原方加人参 30 g，黄芪 50 g，7 剂。

三诊： 以后经 1 个月调理渐瘥。

[张云鹏. 中国百年百名中医临床家丛书·姜春华 [M]. 北京：中国中医药出版社，2002.]

【按语】 重症肝炎主要病变为肝细胞大块坏死致肝脏萎缩。表现为黄疸迅速加深，又较快出现谵语狂躁，急者数周，缓者数月，终因神昏而亡。中医学认为由热毒所致，或天行疫疠造成。

急性及亚急性肝坏死，中西医均无救治良法。先生遍查古代论述及方药，效果多不理想。为此认为必须另辟蹊径，努力探索。终于在《妇人良方》卷七附方中发现有 "瘀血小腹急痛，大便不利，或谵语口干，水不欲咽，遍身黄色，小便自利或血结胸中，手不敢近腹，或寒热昏迷，其人如狂"这样一段描述，用桃仁、大黄、甘草、肉桂。方中大黄独重，认为此处的描写颇似重症肝炎，且所用主药与所创截断扭转学说相符，遂广其制，立下瘀血合犀角地黄汤加减以治本病。下瘀血汤出自《金匮要略》，为活血化瘀之良方。犀角地黄汤出自《备急千金要方》，专治热入营血，神昏谵语，吐衄发斑。二方合用，则增强了清营解毒凉血散瘀之功。

下瘀血合犀角地黄加减汤组成：广犀角 9 g，桃仁 9 g，生地黄 30 g，土鳖虫 9 g，生大黄 24 g，牡丹皮 12 g，连翘 12 g，黑豆 30 g，金钱草 30 g，黄连 6 g，龙胆草 9 g，栀子 9 g，地耳草 30 g，茵陈 30 g，白茅根 30 g，功能清热解毒化湿，清营凉血散瘀，主治重型肝炎表现为急黄、发热、腹胀满、胁痛、厌食等症者。

对重型肝炎，治疗须以猛药重剂直接截断病邪入侵，迅速扭转病势，不能再守卫气营血之划分，而径将清热解毒、清营凉血散瘀合于一方，即下瘀血合犀角地黄加减汤。方中犀角《神农本草》云"治百毒、瘴气"；《本草纲目》云"治吐血、衄血、下血及伤寒蓄血发狂谵语，发黄发斑"。其清热解毒，凉血散瘀力甚强。生大黄清热解毒，攻下泄热，亦具凉血散瘀之功。黄连、龙胆草、栀子、连翘皆清热解毒利湿之药，大清心、肝、肾三焦之火邪。生地黄凉血、养阴、清热，经临床验证治疗传染性肝炎特别是降低丙氨酸转氨酶有较显著的效果。牡丹皮、白茅根有清热凉血作用。土鳖虫，《神农本草经》说能"治血积癥瘕，破坚，下血闭"。桃仁，《神农本草经》说"主瘀血，血闭癥瘕"。药理学证明具有抗凝血作用及溶血作用。金钱草，清热利湿，治黄疸消结石，药理学证明有促进黄疸排泄的作用。茵陈、地耳草经临床证实对急性肝炎有很好的退黄除湿作用，黑豆《名医别录》说"主逐水胀，除胃中热痹，伤中淋露，下瘀血"。全方既以清热解毒凉血祛除病毒，又以凉血散血改善肝脏的病理变化，力求挽救危急重症。

4. 湿热内陷，阴竭气脱（关幼波）

刘某，女，27 岁。

病史：患者于 1962 年 2 月 4 日晚，突然上腹部疼痛，伴有恶心呕吐，吐出物为食物残渣。当晚来门诊治疗未见好转。7 日下午腹痛加重，剧痛时在床上翻滚，曾服舒肝丸稍有好转，8 日解水样稀便数次，腹痛持续不愈。12 日神志欠清，全身发热，巩膜发黄，右上腹部有压痛，肝大在肋缘下 2 cm，脾未触及。即入某医院诊断为胆道蛔虫病合并胆道感染。入院后腹痛持续，黄疸加重，黄疸指数 100 U，总胆红素 13 mg/dL，体温 40 ℃，白细胞 28 000，乃于 2 月 15 日手术，但术中发现胆囊、胆管无异常，也未见胆道有结石及蛔虫，但见肝脏高度肿胀充血，肾脏也肿胀充血，脾不大，肝活体组织检查，诊断为急性传染性肝炎。全身有散在性大小不等的出血点及瘀斑，阴道大量流血，大便下血。血液检查：黄疸指数 125 U，总胆红素 13.5 mg/dL，丙氨酸转氨酶 320 U，凝血酶原时间 27 分钟，非蛋白氮 150 mg/dL，二氧化碳结合力 69.4 mL%，氯化物 250 mmol/L，血培养有类大肠杆菌。初步诊断为急性黄疸性传染性肝炎，败血症，急性肝肾功能衰竭（肝昏迷？尿毒症）。当即给予金霉素、四环素、青霉素、链霉素、凝血质、维生素 K、葡萄糖、胆碱、丙酸睾酮等抗感染和保肝治疗，并用过一般剂量的氢化可的松 2 天，但病情未见起色。仍继续恶化，曾一度出现呼吸微弱，血压下降，脉搏几乎不能触及，经西医抢救及灌服独参汤后，稍有好转，乃于 2 月 17 日请中医会诊。

刻下症见：患者周身发黄，神志半昏，鼻衄大作，高热不退，全身紫斑，阴道下血，大便漆黑，四肢水肿，小便微黄，舌红苔黄厚垢腻，脉微细如丝。

辨证：肝胆湿热，蕴结于内，弥漫三焦，蒙蔽心包，同时，邪热迫血妄行，血去过多，阴血虚绝，阳气失附，脉微欲绝，已露元气欲脱之象。

治法：扶正固脱，滋阴回阳，清热止血，清宫开窍。

处方：

西洋参三钱	麦冬五钱	杭白芍一两	当归四钱
生地黄五钱	生甘草钱半	金银花一两	肉桂（后下）三分
阿胶珠三钱	侧柏炭三钱	地榆炭三钱	川连炭钱半
胆草炭钱半	茵陈五钱	茯苓五钱	藿香一钱
菖蒲三钱	远志三钱		

水煎，童便一小杯兑服。先用高丽人参五钱，煎汤频频小量灌服。

2 月 19 日复诊：服 2 剂后，神清衄消，出血渐止，身黄见退，但仍口干唇裂，舌绛无苔，脉沉细，病情未脱险境。拟前方加党参五钱，灶心土二两（煎水去滓，用此水煎上药）。

2月23日复诊： 服上方2剂后，身黄大退，出血已止，唯言语不利，反应迟钝。血液检查：黄疸指数25 U，胆红素18 mg/dL，非蛋白氮29 mg/dL，氯化物5499 mmol/L。病情明显见好转，邪热渐退，而正气仍虚，治宜扶正祛邪并重。

处方：

西洋参钱半	天麦冬各三钱	杭白芍一两	石斛五钱
天花粉三钱	于白术各三钱	茯苓五钱	川贝母四钱
金银花一两	茵陈一两	牡丹皮三钱	紫花地丁五钱
藿香钱半	僵蚕一钱	菖蒲三钱	钩藤（后下）钱半
橘红三钱	羚羊角粉（兑服）二分		

2月28日复诊： 续服上方5剂后，病情已基本恢复。后去西洋参和羚羊角粉，作善后调理，至3月5日各种检查均基本正常。

［关幼波，危北海．医案选录（抢救急性黄疸型传染性肝炎昏迷一例）[J]．中医杂志，1962（5）：25-26．］

【按语】 患者初诊见症，是属湿热内蕴，弥漫三焦，迫血妄行蒙蔽心包无疑。诸症皆实，唯脉独虚。经谓："七诊虽见，九候皆从者不死。"九候不从者难治。此案邪实正虚，颇难筹措，因其元气将脱，故急用独参汤以固无形之气，摄纳阴血，扶正固脱，主强则客邪易逐。然血不止则气随之而脱，阴不复则气无归舍，邪不除则正虚难复，故用独参汤稍事好转后，即用甘寒、苦寒之剂，滋阴清热、凉血止血，复以甘淡芳化，以清利湿热，如是扶正固脱，清热利湿，开窍逐邪，药服2剂即神清鼽消，出血止面身黄见退，病见生机。经谓："能合色脉，可以万全。"学者于此案当有所获。

5. 瘀血阻滞（喻森山）

卜某，男，22岁。

病史： 患者于1973年3月12日以急性黄疸性肝炎住院。皮肤巩膜明显黄染，血清胆红素12.3/8.7 mg/dL，ALT 2144 U，TTT 14 U，TFT（+++），HAA（+）。

经 4 天保肝、输液等治疗，血清胆红素上升到 8.2/12.3 mg/dL。经中西医综合治疗，病情逐渐好转，且肝功能一度复常。但疗效不巩固，病情反复波动，1974年 1 月 17 日第二次出现黄疸，血清总胆红素 4.4 mg/dL，并缓慢上升，至 1974年 4 月 15 日血清胆红素上升到 14.75/9.95 mg/dL，乃在原治疗的基础上加用激素，黄疸呈下降趋势，遂将激素逐渐减量，到 5 月 16 日血清胆红素下降到 5.15/3.5 mg/dL，此后激素即以小剂量（15 ～ 7.5 mg/（dL·d））维持达三年半之久，但症状及肝功能不见好转，黄疸一直不退，血清总胆红素徘徊在 2 ～ 5 mg/dL，并先后出现肝掌、蜘蛛痣、乳房增大、腹水、食管静脉曲张等体征。至 1977 年8 月 19 日血清胆红素又上升到 10.1/5.9 mg/dL，血氨 166 μg/L，A/G 比值 1.9/4.75，凝血酶原时间 39 秒，活动度 14.6%，血小板 29×10⁹/L。诊断为坏死后肝硬化、亚急性肝坏死。此时患者拒绝西药治疗，仅接受中医药治疗。其面目一身深黄晦黯，有肝臭味，肝区剧烈疼痛，全身烦痛，舌质紫黯，赤缕红斑，肌肤甲错。

辨证：瘀血发黄。

治法：活血化瘀。

处方：

桃仁 10 g	红花 10 g	当归 15 g	生地黄 15 g
赤芍 6 g	川芎 6 g	柴胡 10 g	枳壳 10 g
桔梗 10 g	怀牛膝 15 g	甘草 6 g	茵陈 24 g
郁金 10 g			

一周后，黄疸逐渐减轻，肝区剧烈疼痛明显缓解，全身烦痛基本消失，但心悸气短，烦闷急躁，夜寐不安，脉虚大数疾。原方去茵陈、郁金，加太子参15 g，麦冬 12 g，五味子 9 g。一周后诸症悉减，肝功能开始好转。此后一直守方治疗约 8 个月，黄疸消退，黄疸指数 6 U 以下，ALT 130 U 以下，TTT 6 U，A/G 比值 4.25/2.89，凝血酶原时间 18.5 秒，活动度 54%，HBsAg（－），HBeAg（－），抗 HBc（－），血红蛋白 13.7 g，白细胞 4410，血小板 57×10⁹/L。于 1978 年 8月 18 日临床治愈出院，出院后随访 5 年，健康状况良好，可以正常参加农业劳动。

【按语】 本案患者初起患急性黄疸性肝炎，后逐渐演变成慢性活动性肝炎、肝硬化，经过四年余时间，最后发展成坏死后肝硬化、亚急性肝坏死。据患者面目一身深黄晦黯，肝臭味，肝区剧烈疼痛，全身烦痛，舌紫黯，赤缕红斑，肌肤甲错，患病时间较长，此乃久病入络，瘀血所致。正如《张氏医通》所说："诸黄虽多湿热，然经脉久病，不无瘀血阻滞也。"由于瘀血阻滞，络道滞塞，不通则痛，故肝区剧烈疼痛，全身烦痛，赤缕红斑，肌肤甲错，舌紫黯；胆汁运行受阻，溢于皮肤，故面目一身尽黄。

本案属于瘀血发黄，以活血化瘀之血府逐瘀汤加味治疗。随着黄疸渐退，原方去茵陈、郁金，加入益气生津之太子参及宁心安神之五味子、清心除烦之麦冬以治疗心悸气短、夜寐不安。药合病证，坚持服药，终使瘀血去，黄疸退，肝功能恢复，病获痊愈。

6. 湿热弥漫三焦（谌宁生）

莫某，男，30 岁。

病史： 患者素有肝炎病史。近一周来，自觉全身无力，腹胀不适，纳差恶心，身目发黄，小便深黄，大便结。于 1981 年 1 月 19 日来我院门诊检查：黄疸指数 50 U，转氨酶 161 U，HBsAg（＋）。1 月 22 日以慢性活动性乙型肝炎收入住院，诸症如前。视诊：皮肤巩膜深度黄染，舌苔薄黄，脉弦缓有力。辨证为湿热阳黄，拟以清热解毒，利湿退黄之剂。服药旬日后，病情未见好转，黄疸持续上升，诸症反见加剧，于 2 月 2 日复查：转氨酶 170 U，黄疸指数 120 U。西医诊断为重症肝炎，亚急性肝坏死。按《金匮要略》论："黄疸之病，当以十八日为期，治十日以上不瘥，反剧为难治。"考虑湿热黄疸，住院治疗旬日，未效而反剧者，是为湿热之邪夹毒深入，侵犯肝胆脾胃，弥漫三焦而成"急黄"之候，故改用甘露消毒丹加减。

处方：

白豆蔻（后下）	藿香	栀子	茵陈
滑石	木通	菖蒲	苍术
郁金	枳实	大黄（后下）	

服药 3 剂后，2 月 5 日，患者自述药后较舒适，腹胀减轻，无恶心呕吐，早餐能进食二两，唯小便深黄，余症脉同前。仍照原方再进，连服 9 剂，病情渐有好转趋势，仍宗前法进服三十余剂，病情日益好转。于 1981 年 5 月 22 日痊愈出院，患者未用任何特殊西药，如蛋白制剂、免疫制剂、胰岛素、激素之类均未使用。

【按语】 患者一周来纳差腹胀，呕恶，身目皆黄，溲赤便结，是黄疸属于湿热者。黄疸因热而作，治用清利之法，正理也。然服药旬日而反剧，是因病重药轻，药不敌病之故。徐灵胎尝谓："天下有治法不误，而始终无效者，此乃病气深痼，非泛然之方药所能愈。"本案湿热邪毒深入，其治贵在变通。吴鞠通云："湿热气蒸……内蕴水谷，必也以通气分为要。"故医以甘露消毒丹治之，方中苦温芳化之藿、蔻、苍术，宣化湿浊于中，栀子大黄汤，清泄湿热于下，茵陈、滑石、木通等清渗湿热于前。全方可使湿热邪毒芳化解散，前后分消，邪去脾健，三焦气机输转，则湿热内蕴之证自愈。

徐灵胎谓："患大病以大药制之，则病气无余。"此甘露消毒丹之用也，"患小病以小方处之，则正气不伤"。故患者病减势缓之后，医行舒肝健脾益气之治。

7. 水热互阻，疸水并见（韩哲仙）

关某，男，34 岁。1983 年 12 月 14 日就诊。

病史： 1983 年 11 月 1 日急性肝炎住院。入院后 ALT 下降，黄疸加深，腹水渗出，出现肝昏迷先兆。11 月 23 日请韩哲仙会诊后，神经症状消失，而黄疸、腹水未退。胆红素 33 mg/dL，硫酸锌浊度试验 20 U 以上，麝香草酚浊度试验 20 U 以上。A/G 倒置 0.63，腹水征（＋）。腹围 85 cm。B 超示：肝脏炎症变化，大量腹水，脾肿大 12 cm。胆囊及胆总管感染，胰腺肿大，主胰管扩张。刻下症见：遍身面目色黄，脘腹鼓胀，小便色赤，大便不畅，苔黄腻，脉弦滑数。

西医诊断： 急性肝炎（极重型）。

辨证： 温邪疫毒传里，水湿热瘀停蓄。

治法： 清热利疸，逐水消胀。

处方：

金钱草 60 g	茵陈 60 g	焦栀子 9 g	生大黄 9 g
川厚朴 9 g	青皮 9 g	陈皮 9 g	枳实 9 g
郁李仁 24 g	葫芦 60 g	白茅根 30 g	车前子（包煎）60 g

腹水丸（包煎）4.5 g

服药 7 剂，全日尿量为 4500 mL，水入量为 2500 mL，腹水迅速消退，腹围减为 80 cm，去腹水丸，再调理 2 个月，黄疸退尽。出院后继续在我科门诊调理。月前肝功能复查：仅硫酸锌浊度试验 8 U，其余均基本恢复正常。B 超检查：肝脏慢性炎症改变，慢性胆囊炎，结石？脾轻度肿大，主胰管及胰腺明显好转，腹水不能提示。症状、体征均见明显改善。

［莫锦明. 危、急、重、迁"黄疸"治验录（四则）[J]. 辽宁中医杂志, 1984（8）：38-39.］

【按语】 原按：《医学传心录》："凡疸病腹满脐突……皆不可治。"然由疫毒黄疸而初致鼓胀者，虽为难治之症，若治之得法，或有可生之望。韩哲仙对鼓胀的证治，有数十年临床经验，以擅用"峻下逐水"，在上海中医界别树一帜，其自制腹水丸（含制甘遂、牵牛子、大黄、槟榔、猪牙皂等），专为气血、痰浊、热毒、水湿停蓄之鼓胀重症而设。

以初起腹水，形体尚实者为宜。故本方 7 剂后，腹水退，为消除黄疸，恢复肝功能创造有利条件。

此案病发未及一个月，黄疸即迅速加深，腹水渗出伴肝昏迷前兆，证属急黄。参其脉证，乃系水、湿、热、瘀停蓄，三焦气化不利所致。实邪内结，攻不可缓，然攻邪之法，"必须精一不杂，斯为至善"。故医以大剂茵陈蒿汤加金钱草、车前子等清利湿热于前，复用小承气加郁李仁、青陈皮等，调理三焦气机，承顺腑气泄；浊于后，更加腹水丸以逐水消胀。药量大力长，前后分消，故仅七剂即令便畅溲通，腹水迅速消退。

尤在泾谓："攻邪如逐外寇，攻其客而无伤及其主。"故待腹水大减之后，即去腹水丸不用，而改行调理之法，诚为善治。

8. 热毒内陷营阴（邢锡波）

耿某，男，43 岁。

病史：3 日来身体倦呆，精神疲惫，目睛发黄、腹胀、右胁胀痛，食欲不振，恶心呕吐，在某医院检查，诊为黄疸性传染性肝炎。5 日后病势加重，面目及周身皮肤呈橘皮色。高热 39.8 ℃，持续 13 日未退，神昏谵语。肝肋缘下 2 横指，剑突下 3 指半。肝功能：血浆蛋白（白蛋白 2.1 g/dL，球蛋白 3.9 g/dL），转氨酶 288 U。脉弦数。舌红绛，苔黄腻。

辨证：毒热深陷，胆汁外溢。

治法：凉血解毒，清热利胆。

处方：

金银花 30 g	墨旱莲 24 g	连翘 24 g	滑石 24 g
栀子 15 g	茵陈 15 g	生大黄 15 g	木通 15 g
牡丹皮 12 g	桃仁 12 g	三棱 12 g	黄连 9 g
青黛 3 g	犀角 1.5 g	朱砂 1.5 g	冰片 0.3 g

后四味同研冲服。

二诊：前方连服 3 剂，大便溏泻每日 2～3 次，腹胀减轻，精神好转，小便通畅，烦躁稍宁。体温 39.5 ℃。脉弦数略软。舌红苔黄腻。是毒热未得外宣，湿毒仍然郁闭，欲退其热，必先解其毒，仍以凉血解毒退热为主。

处方：

板蓝根 30 g	重楼 30 g	金银花 24 g	丹参 24 g
山慈菇 18 g	茵陈 15 g	生大黄 15 g	赤芍 15 g
三棱 9 g	郁金 9 g	青黛 3 g	玳瑁 0.15 g
犀角 0.9 g	朱砂 0.9 g	冰片 0.6 g	

后五味同研冲服。

连服 7 剂，身热已退，体温正常，面目及皮肤不黄，食欲恢复，能下地活动。肝脏缩至肋缘下 1 横指，胁已不痛，脉沉敛不数，舌质淡。后以清热解毒，疏肝化郁，健脾和胃，调理得当，诸症消失。复查肝功能接近正常。唯身倦无力，有时腹胀失眠。脉弦虚。舌淡红无苔。以健脾和胃，疏肝补气，调理半个月出院。

［邢锡波．邢锡波医案选［M］．天津：天津科学技术出版社，1980．］

【按语】 原按：重型肝炎，中医属于急黄，多由外邪诱发。系湿热郁结，蕴热酿毒，内扰于胆，不得外泄。胆液泛溢周身，致全身发黄，热灼伤津，故出现高热，毒热炽盛，上扰心包，蒙蔽清窍，故神烦躁。是邪热内陷营血之重症。

在治法上宜速给大剂清热解毒，以扫荡肝胆之毒热，使之向外宣解，以分散其内攻之势，方能转危为安。方中以金银花、连翘、大黄、重楼、黄连等清热解毒为主药。以茵陈清热除湿，利胆退黄。墨旱莲、栀子、牡丹皮清热凉血。三棱、桃仁破血行瘀。滑石清热渗湿，通利小便，使毒热从小便排出。犀角、青黛凉血解毒。冰片开窍醒神，散热止痛。朱砂、玳瑁镇心安神解毒。方能清除毒邪对肝胆之损害。

《医宗金鉴》云：“天行疫疠发黄，名曰瘟黄，死人最暴也。”此案病起5日即见身黄如金，高热昏谵，是属瘟黄重证。似此毒热炽盛，内陷营血之证，治宜解毒为先，分利次之。毒陷营阴，解毒主以辛甘寒，而少用苦寒者，以辛可透邪，甘能益阴，故一方主以金银花、连翘之属，方用犀角、墨旱莲、桃仁、牡丹皮之类，是取叶天士入血只须凉血散血之意，因“黄家所得，从湿得之”，故又用茵陈蒿汤加滑石、木通渗湿于热下，令湿不与热合，则热毒易解。因邢锡波立法处方主次分明，虽瘟黄重症，药仅7剂，即热退神清，身黄俱消，病愈十之八九，可谓回春妙手。

9. 湿多热少，致成疸胀（潘澄濂）

丁某，男，33岁。

病史：患者1962年10月间患急性黄疸性肝炎，经治疗好转。于1964年4月初，又觉乏力，纳差，出现黄疸入院。虽经治疗，十余日来，黄疸加深，伴现腹水。肝功能：黄疸指数85 U。总胆红素10 mg/dL，ALT 640 U，碱性磷酸酶12

U，总蛋白 6.4 g，A/G=1.13。于 5 月 2 日邀中医会诊，面目遍身发黄，色泽不鲜，脘腹胀满，动摇有水声，纳减，口干不欲饮，小溲短赤，大便干，日一行。神疲懒言，舌苔白腻，边尖质略红，脉滑数。

西医诊断：慢性肝炎，亚急性肝坏死。

辨证：湿热壅滞，肝气郁结，脾失健运，酿成疸胀。

治法：疏肝理脾，清化湿热。

处方：秦艽汤合茵陈蒿汤加减。

茵陈一两	焦栀子四钱	黄柏三钱	川厚朴一钱半
制大黄二钱	秦艽三钱	云苓三钱	旋覆花（包煎）三钱
郁金二钱	枳壳三钱	泽泻四钱	金钱草一两
牛乳二两			

2 剂。

5 月 4 日二诊：面目及身仍黄，腹胀如鼓，上气微咳，小便短赤，大便略软，日仍一次，足跗微肿，舌苔薄黄而腻，脉弦细带数。

辨证：湿气阻滞，脾运困顿，症势尚在进展，守原方加减。

处方：

紫苏叶三钱	茯苓三钱	川厚朴钱半	枳壳三钱
制大黄二钱	大腹皮四钱	广木香钱半	黄柏二钱
栀子四钱	秦艽三钱	泽泻四钱	旋覆花（包煎）三钱
茵陈一两	牛乳二两		

3 剂。

5 月 7 日三诊：面目黄染稍淡，腹胀未减，小便黄赤，已稍多，大便日行二次，微溏，微咳，足跗肿，神疲乏力。舌苔薄腻，脉濡缓。昨日查黄疸指数 35 U，ALT 160 U。再以理脾疏肝，调气分消。

紫苏叶二钱	焦白术三钱	茯苓三钱	砂仁（后下）钱半
秦艽三钱	焦栀子四钱	广木香钱半	旋覆花（包煎）三钱
郁金三钱	黄柏三钱	茵陈六钱	泽泻四钱

大腹皮四钱 　　　牛乳二两

2 剂。

5月10日四诊：黄疸已轻，腹胀已减，尿量增加（1600～1700 mL），精神好转，胃纳略增，唯足跗尚肿（轻度），舌苔薄腻，质微红，脉濡缓。病势已见转机，再以原方加减，前方去大腹皮，加冬瓜皮二两煎汤代水。3 剂。

五、六诊：原方加减再进。

5月20日七诊：黄疸虽轻未净（黄疸指数 25 U），腹水已消（腹围由78 cm 减至 62 cm），精神好转，胃纳已增，苔薄白，脉濡缓。再于原方减紫苏叶、大腹皮，加当归、丹参等活血之品，连服 7 剂。后经调理以巩固疗效。至 7 月16 日检查：总蛋白 6.7 g，A/G 比值 1.68，黄疸指数 6 U，ALT 20 U。症状消失，腹皮软，无移动性浊音。肝肋下 1 cm，质软而出院。

［潘澄濂. 传染性肝炎辨证和治疗的体会 [J]. 新医药学杂志，1978（1）：10-13.］

【按语】　黄疸本乎湿热，但有寒化、热化之分，湿热多少之异。其"湿盛则但黄而不亮""热盛则鲜明如橘子"。患者面目一身皆黄而色泽不鲜，脘腹胀满，身疲纳减。参诸脉症，乃湿多热少之疸胀也。元·孙允贤有云："治法各当穷其所因，分利当先，解毒次之。"此法于湿多热少之疸尤为适宜。因湿运于脾而化于气，故欲分消内蕴之湿热，必清利通降，健脾理气，而气之调达又全赖肝之疏泄轮转，故欲理其气必以调肝。潘澄濂数诊悉遵其法，主以茵陈蒿汤清利内蕴之湿热，合以秦艽汤加味，健脾渗湿，理气调肝，其间据症情变化而稍事加减，终使难治之顽症几近全安。

10. 湿热久羁，正虚血瘀（印会河）

郝某，男，58 岁，1973 年 6 月 13 日入院。

病史：患进行性黄疸已 2 个半月。初起感乏力，食欲减退，恶心，尿色黄，半个月后出现黄疸，经北京某传染病院诊为黄疸性传染性肝炎。住院 40 天，经中药、保肝药及激素治疗，病情日渐加重，黄疸进行性加深，中等度发热（体温

38 ℃左右），体重明显减轻，经会诊于 1973 年 6 月 1 日转某医院外科，诊为阻塞性黄疸，胰头癌？胆管癌？准备做剖腹探查手术。查总胆红素 31.5 mg/dL（直接胆红素 16.9 mg/dL），碱性磷酸酶 76 U，丙氨酸转氨酶 800 U 以上。经抗生素、维生素治疗，黄疸继续加深，体温在 38 ～ 39℃，因家属拒绝手术，于 6 月 13 日转院。刻下症见：重度黄疸，发热、纳差、消瘦乏力、腹胀，恶心、便色灰白，溲黄，体温 38 ℃，脉搏 84 次 / 分，血压 104/66 mmHg。慢性重病容，一般情况差，神清合作，舌面平滑无苔，色晦黯如猪肝，脉虚细，全身皮肤深度黄染，色黧黑，心肺无特殊，腹软稍胀，肝在肋下 3 cm，剑突下 4 cm，质较硬，无明显压痛，脾未触及，剑突下似有肿块，腹水征（－），下肢稍水肿，神经系无特殊。检查：血红蛋白 100 g/L，红细胞 350 万，白细胞 11 200，中性粒细胞比例 84％，红细胞沉降率 70 mm/h，尿蛋白微量，大便潜血（－）。入院后西医诊断为阻塞性黄疸，胰头或胆道肿瘤？给予抗生素、维生素等治疗。

中医诊断： 黑疸女劳疸。

治法： 益气软坚，清热燥湿。

处方：

太子参 15 g	麦冬 9 g	玉竹 9 g	生牡蛎（先煎）30 g
丹参 30 g	茵陈 30 g	栀子 9 g	黄柏 9 g
夏枯草 15 g	海浮石（先煎）15 g		

6 月 19 日二诊： 服上药 6 剂，自觉精神好转，舌根苔起，尿色转淡，大便转黄，但仍腹胀明显。上方加紫菀 9 g，桔梗 9 g，泽兰 15 g，莪术 9 g。

6 月 25 日三诊： 服上药 5 剂后，体温 37℃，身黄减退，胃纳好转，唯腹渐胀大出现腹水，尿少，舌紫黯，脉沉弦。改用化瘀软坚，开利三焦之法。

处方：

青皮 9 g	莪术 9 g	丹参 30 g	鳖甲（先煎）30 g
泽兰 15 g	夏枯草 15 g	海藻 15 g	昆布 15 g
茵陈 30 g	栀子 9 g	黄柏 9 g	生牡蛎（先煎）30 g
太子参 15 g	麦冬 9 g	紫菀 9 g	蚕沙（包煎）30 g

桔梗 9 g

7月16日四诊：服上药15剂，尿量增加，腹水回退，腹胀已不明显，全身黄疸明显减轻，但近两日来出现神志模糊，舌红，脉弦细数。检查：丙氨酸转氨酶584 U，黄疸指数36 U，胆红素33 mg/dL。改用凉血化瘀，佐以开窍之法。

处方：

生地黄 15 g	赤芍 15 g	牡丹皮 9 g	柴胡 9 g
黄芩 9 g	太子参 15 g	当归 15 g	赤小豆 30 g
广郁金 9 g	菖蒲 9 g	麦冬 9 g	生牡蛎（先煎）30 g
紫菀 9 g	桔梗 9 g		

另局方至宝丹一九，温开水送下。

8月10日五诊：服上药20剂后，神志模糊基本消失，巩膜黄染明显消退，食欲增加，能食瘦肉及蛋类，主食每天能进5～6两，精神体力有所恢复，能自己起床活动。检查：丙氨酸转氨酶158 U，黄疸指数14 U，A/G比值0.61。治疗仍以活血软坚为主。

处方：

生地黄 15 g	赤芍 15 g	牡丹皮 9 g	柴胡 9 g
当归 15 g	赤小豆 30 g	丹参 15 g	生牡蛎（先煎）30 g
麦冬 9 g	沙参 15 g	川贝母 9 g	广郁金 9 g
川楝子 12 g	首乌藤 15 g		

9月3日六诊：经服上方20剂，神志全清，能下床活动并自理生活，唯尚有轻度黄疸和腹水。根据病者胃纳情况，隔一日或两日服上药1剂。自此病情日见好转，体重明显增加，一般情况良好，腹水（－），脾肋下15 cm，肝肋下1 cm，质较软。检查：丙氨酸转氨酶正常，胆红素0.6 g，黄疸指数8 U，A/G比值0.56。

于1974年12月15日出院。患者在住院期间，一直拒服西药，维生素类、保肝药物均未服用，坚持服中药治疗。

1974年10月10日随访：腹软，肝肋下1 cm，脾肋下1 cm。丙氨酸转氨酶正常。

［印会河．重症肝炎一例治验 [J]．广西中医药，1984（1）：30-31.］

【按语】 病起两月余，症见恶心腹胀，皮肤深黄色黑，身热萎黄，消瘦乏力，舌净无苔，色如猪肝，脉虚而细，是病久虚瘀并见之征。湿热久羁，其正必虚，郁而生瘀，虚而复瘀，遂成是证。

张景岳云："久远之病，治从乎缓。"似此邪盛正虚之候，攻不可峻，补不宜急，故印会河以参、冬、玉竹益气阴以扶正，复以茵陈、栀子、黄柏、丹参、牡蛎等，清利湿热，祛瘀散结以逐邪，主强则邪退正安，故药后热退苔起，精神胃纳均见好转。

至于腹水的出现，由余邪未解，血瘀气滞，三焦气化不利所成。三焦乃元气之别使，水液之道路。然三焦通畅有赖肺主之气，三焦之滞由乎湿郁血瘀，故医用活血化瘀、开利肺气之法，而获水去胀消，黄疸大减之效。

嗣后，水去津伤，血热神昏，而用凉血开窍，化瘀浊清余邪及善后调理诸法，亦均属不易之治。

11. 阳气衰微，寒湿内盛（吕承全）

倪某，男，33 岁。

主诉：目黄胁痛 4 个月。病史：1971 年患急性黄疸性肝炎，经治疗已愈。于 4 个月前因工作劳累，饮食不当，引起恶心腹胀，厌油腻，体倦乏力，间断低热。巩膜黄染。当地医院按急性黄疸性肝炎治疗，但疗效不佳，黄疸指数持续上升，病情加重，邀余会诊。刻下症见：不思食，口干不欲饮，身困乏力，胁痛肢冷，腹满胀，辗转不适，便溏尿赤。检查：巩膜及皮肤均黄染，色晦黯，腹部叩诊有移动性浊音，肝区浊音界明显减少，脾可触及。肝功能检查：黄疸指数 90 U，血清丙氨酸转氨酶 500 U。大便潜血（++），血小板 60×10^9/L。脉弦细，舌淡红，苔白腻。

诊断：阴黄，鼓胀（亚急性肝坏死）。

辨证：肝郁气滞，经脉瘀血，阳气衰微，湿从寒化。

治法：温化寒湿，理气活瘀。

处方：

制附子 9 g	干姜 9 g	茵陈 4.5 g	肉桂（后下）3 g
白术 9 g	甘草 6 g	巴戟天 9 g	肉苁蓉 9 g
陈皮 9 g	半夏 9 g	茯苓 30 g	砂仁（后下）9 g
郁金 9 g	田三七粉（冲服）3 g		

上方服 10 剂，饮食增加，黄疸消退，肝区痛减，下肢转温，仍胃满尿少。宗上方去砂仁、田三七，加白芍 18 g、川厚朴 9 g、焦山楂、焦麦芽、焦神曲各 9 g、泽泻 15 g。

服 15 剂，黄疸退净，余症悉减，小便量增多，但身困乏力，精神不振，仍宗上方加黄芪 18 g，去焦三仙。连服两个月，肝功能检查均正常。随访一年，身体健康，并坚持工作。

［河南省卫生厅. 河南省名老中医经验集锦 [M]. 郑州：河南科学技术出版社，1983.］

【按语】 本案重在培土补肾，实着眼于肝。肝主春生之气，其德敷和，其政舒启。肝之春生之气升，则脾阳升，一身之气方能勃勃生机。惜俗囿于"肝无补法"，泻肝伐肝者多，补肝益肝者寡，而明补肝阳、补肝气之理者更寥若晨星。昧者见胁痛、腹胀、纳呆、懈怠、脉弦者，动辄疏肝理气，清热泻肝，执以为常，初生之气何堪戕伐？致轻者重，重者殆。欲春生之气升，必赖肾阳之温煦，脾阳之荣荫，故方中补肾培土实着眼于肝之清阳升发。

肝阳虚的特点，常见有头晕、腹胀、倦怠、纳呆、畏寒肢冷等，脉弦而不任重按。诸症之中，以脉为关键，明彻此理，则不蹈徒执开破之覆辙。此案道理当细心揣摩。

12. 湿热疫毒，侵入营血，内陷心包，损伤肝肾（朱良春）

杨某，男，47 岁，1988 年 8 月 27 日初诊。

病史： 患者因乏力、食少、尿黄、肝功能异常，拟诊急性肝炎，于 8 月 1 日住某医院传染病房。入院后，予退黄、护肝、能量合剂、胰岛素、白蛋白及清热化湿解毒等中西药物近一个月，病情无好转，且黄疸日渐加深，肚腹胀大，并出现糖尿，因邀朱、陈二老会诊。刻下症见：巩膜及全身肤色深黄，神志清楚，但声音嘶哑，有时恶心，精神欠佳，呼吸稍快，肝肋下 2 cm，质中，脾肋下未扪及，腹胀膨大，腹部有明显积气伴移动性浊音，下肢轻度水肿，舌色淡红带紫，舌苔少，脉虚弦。肝功能检查：黄疸指数 160 U，丙氨酸转氨酶 110 U，乙肝表面抗原阳性，空腹血糖 347 mg/dL，尿糖（++++）。虑有昏迷出血及厥脱之变，除仍用能量合剂、护肝，静脉滴注 20％白蛋白 20 mL 和食前肌内注射胰岛素 12 U 外，加服中药，观其动静。

处方：

茵陈 30 g	郁金 30 g	楮实子 30 g	虎杖 20 g
石见穿 20 g	蒲公英 30 g	槟榔 10 g	熟大黄 10 g
丹参 20 g	生白术 30 g	益母草 120 g	

煎汤代水，每日 1 剂。

嘱呕吐时加玉枢丹，出血时加服紫雪丹。

9 月 3 日复诊：服第三剂药后两小时许，肠鸣，腹中隐痛，继解黄浊臭秽大便约 3000 mL，顿觉腹部轻快。仍予原方。

9 月 7 日复诊：白蛋白改为一周静脉注射 2 次，每次 20 mL，胰岛素减为每次食前肌内注射 4 U，现声嘶已除，巩膜与皮肤黄染逐日见轻，食欲已好，腹中无明显积气及腹水，脐腹平坦，尿糖已少，舌苔舌色如前。仍予原方。

10 月 28 日复诊：自觉症状消失，叠次尿检及血糖检查正常，肝功能检查：黄疸指数 5 U，胆红素 0.4 mg/dL，丙氨酸转氨酶 40 U 以下，白蛋白 3.7 g，球蛋白 2.6 g，HBsAg（＋）。当日出院，配西药有维生素 C、复合维生素 B、肌醇，中药以柴芍六君子汤加枸杞子、合欢皮、当归、大枣。

1989 年 1 月 30 日复诊：精神、食欲、面色均可，体重较病前增加 3 kg。复查血糖、尿糖正常，肝功能检查除 HBsAg（＋）外，其余在正常范围。以柴芍六君合一贯煎加减及朱良春经验方复肝丸，嘱安心休息。

月后随访得知，患者有间歇性寒热情况，测体温不高，食欲精神好，复查血糖、尿糖、肝功能，除 HBsAg（＋）外，其余均正常。仍予柴芍六君合一贯煎加减，以巩固疗效。

［吴汉民，朱良春，陈笑天．亚急性重症肝炎伴发糖尿病治验 [J]．中医杂志，1989（12）：21.］

【按语】 《诸病源候论·黄疸诸候》《圣济总录·黄疸门》均将黄疸的危重证候称为"急黄"。《沈氏尊生书·黄疸》篇指出："又有天行疫疠，以致发黄者，俗称之瘟黄，杀人最急。"本案亚急性重症肝炎黄疸日渐加深，巩膜及全身肤色深黄，属于中医学"急黄""瘟黄"范畴，病性较为严重。分析其病因病机，为外感湿热夹时邪疫毒，热毒强盛，侵入营血，内陷心包，并损伤肝肾所致，故治疗时应泄去湿毒及瘀热，配以活血祛瘀退黄，健脾利水之法治之。方中所用石见穿为唇形科植物紫参的全草，性味苦辛、平，主治噎膈、痰喘、肝炎等。有报道用此药单味加糯米稻草煎服，治疗急、慢性肝炎两百余例，收效良好，可资参考。

13. 肝胆湿热，肝脾瘀血（钱英）

患者，男，59 岁。

病史： 肝病史 18 年，乏力尿黄伴关节疼痛 2 年，加重 1 个月。患者于 18 年前体检时发现 HBsAg 阳性，肝功能正常，无明显不适故未予治疗。2 年前出现乏力，尿黄伴四肢肿大、关节疼痛、肝功能异常，持续服中药治疗，病情稳定。近 1 个月上述症状加重。入院后实验室检查：ALT 364.5 U /L，AST 170 U /L，TBIL 88.2 μmol/L，PLT 50×10^9/L，尿胆原阳性，胆红素阳性，HBV-DNA 4.38×10^4 copies/m。B 超示：肝硬化，少量腹水，脾肿大，胆囊炎。2004 年 4 月 30 日患者诉腹胀、口苦、大便干、牙龈出血。舌黯红，苔薄白，脉滑数。

西医诊断： 病毒性肝炎，乙型，慢性重型；腹水，脾肿大，脾功能亢进。

中医诊断： 黄疸，鼓胀，癥积。

辨证： 肝胆湿热发黄，兼有肝脾瘀血。

治法：清利肝胆湿热，佐以活血化瘀。

处方：

茵陈 80 g	栀子 6 g	生熟大黄各 3 g	牡丹皮 15 g
丹参 15 g	赤芍 15 g	白芍 15 g	苦参 15 g
郁金 12 g	莪蔚子 12 g	水红花子 10 g	猪苓 30 g
半边莲 20 g			

7 剂，每日 1 剂，每次 150 mL，每日 2 次。

2004 年 5 月 9 日二诊：腹胀、口苦、便干等症状缓解，乏力较前明显。面色晦黯，舌质淡，苔薄白，脉弦细。化验结果：ALT 115 U /L，AST 46 U/L，TBIL 89.2 μmol/L，DBIL 54.7 μmol/L，ALB 22.9 g/L，CHE 292U/L，WBC 9.2×10^9/L，Hb 106 g/L，PLT 50×10^9/L，PTA 27.3%。改拟益气健脾兼以清利湿热之法，以黄芪六君子汤加味。上方加薏苡仁 20 g、滑石 30 g，砂仁（后下）5 g，苍术 10 g。7 剂，每日 1 剂，每次 150 mL，每日 2 次。

2004 年 5 月 18 日三诊：患者无明显不适，尿量可，腹水消退，食欲、睡眠均可，无腹胀，巩膜轻度黄染，面色萎黄，舌淡红、苔薄白，脉沉细。证属阴黄，辨证为脾虚兼有湿热，治疗宜健脾兼以清利湿热。

处方：

党参 10 g	法半夏 10 g	当归 10 g	赤芍 10 g
白芍 10 g	五味子 10 g	栀子 10 g	白术 15 g
茯苓 15 g	炙甘草 15 g	麦冬 15 g	陈皮 5 g
黄连 5 g	龙胆草 5 g	薏苡仁 30 g	滑石 30 g
生黄芪 30 g			

7 剂，每日 1 剂，每次 150 mL，每日 2 次。

2004 年 5 月 24 日四诊：下肢凉，夜尿频，舌质淡，苔薄白，脉沉细，检查结果明显好转（2004 年 5 月 21 日检查示：ALT 51 U /L，AST 30 U/L，TBIL 86.6 μmol/L，ALB 32.4 g/L，WBC 2.9×10^9/L，Hb 92 g/L，PLT 31×10^9/L，PTA 67.3%）。中医辨证属肾气虚衰，兼有瘀血。改拟温肾阳助气化，以暖肝阳

法为主。宗桂附八味汤加味。

处方：

熟地黄 40 g	山药 20 g	山茱萸 20 g	菊花 20 g
牡丹皮 15 g	茯苓 15 g	泽泻 15 g	枸杞子 15 g
菟丝子 15 g	怀牛膝 15 g	附子 5 g	肉桂（后下）5 g
五味子 10 g	牡蛎（先煎）10 g		

10 剂，每日 1 剂，每次 150 mL，每日 2 次。

2004 年 6 月 4 日五诊： 患者自觉体力恢复，无明显不适，舌淡，脉沉，仍有虚寒之象，上方加当归、干姜各 10 g，三七 3 g，附子、肉桂改为 10 g。10 剂，每日 1 剂，每次 150 mL，每日 2 次。加减善后。

2004 年 6 月 18 日检查： ALT 29 U/L，AST 24 U/L，TBIL 30.7 μmol/L，CHE 2974 U/L，PTA 72%，WBC $2.8×10^9$/L，PLT $37×10^9$/L，Hb104 g/L。肝功能接近正常，患者临床初愈，出院继续调理 1 个月后复查肝功能正常。

［李秀惠，杨华升. 钱英"截断逆挽法"治疗慢性重型肝炎的经验 [J]. 中西医结合肝病杂志，2006（6）：362–365.］

【按语】 本例患者年龄较大、病史长，虽开始未达到重型肝炎诊断标准，为了尽早扭转欲成急黄之势，治疗宜用快速截断法，开始投以清热凉血化瘀解毒之剂。但是事与愿违，二诊时黄疸不退而 PTA 下降至 27.3%，已经发展为重型肝炎，病情急转直下，十分凶险。二诊再辨证，钱英抓住脉细、舌淡，认定患者虚证显露，立即改拟益气健脾兼以清利，以防过伤脾阳、转为阴黄，使治疗更加棘手。此仿"逆流挽舟"法，补气健脾以顾中州而护肝体。三诊时 PTA 升至 67.3%，治疗明显见效。最后以温肾阳以暖肝阳而善后收功。共治疗 48 天，终获疗效。观察患者发病初期虽有热象，但仍兼中焦虚寒，若一见黄疸就一味清热，则患者乏力更加明显，可能转为阴黄，使治疗更加棘手，因此及早顾护中州，清热健脾并行。3 次诊治经历了由清泻法→补泻兼施法→温阳法，法随证变的过程。而截断逆挽之法为治疗的主法，间或配用截断法，两法并施并行不悖。既补肝体又益肝用，通过"体用同调" 而防止"急黄"（坏病）的发生。

14. 肝胆湿热，热入营血（陈崑山）

患者，男，63 岁。

病史： 患者腹胀、尿黄、目黄，二便不畅，在南昌某附院住院，诊断为亚急性重型肝炎。经各种西药治疗二十多天，仍 TBIL 430 μmol /L，DBIL 224.3 μmol/L，AFP >400，各项转氨酶均升高。1998 年 10 月 9 日请陈崑山会诊：脉滑略数，舌红苔黄，诊断为肝瘟。

辨证： 肝胆湿热化毒。

治法： 清热化湿，凉血活血，通利二便。

处方：

茵陈 50 g	栀子 12 g	大黄 15 g	芒硝 10 g
金钱草 30 g	半边莲 30 g	牡丹皮 12 g	海金沙（包煎）30 g
赤芍 30 g	白茅根 30 g	丹参 30 g	白豆蔻（后下）10 g
郁金 10 g	菖蒲 8 g		

服完 5 剂后二便通畅，人适，原方赤芍改为 50 g，服至 10 月 17 日查 TBIL 255.8 μmol/L。服至 10 月 26 日上方去芒硝，加茜草 15 g，生地黄 15 g。10 月 28 日查 TBIL 116 μmol/L，11 月 11 日查肝功能 TBIL 54 μmol/L，余均正常，上方服至 11 月 12 日。后经减药调理，12 月 5 日查肝功能 TBIL 24.8 μmol/L、AFP 96 μmol /L，最后经轻量茵陈蒿汤加健脾疏肝药二十多天停药，治愈出院。随访两年多，一直无明显不适，肝功能正常。

［戴琦，陈智军，陈崑山 . 陈崑山治疗重症肝炎的经验 [J]. 时珍国医国药，2012，23（12）：3140-3141.］

【按语】 该患者从中医会诊后，西医只用了一些常用保肝药配合，患者反映用中药疏通二便后人特别舒服，胆红素也随之不断下降。陈崑山认为茵陈蒿汤加芒硝、赤芍对疗效起了重要作用。

第六章
肝硬化

一、概述

（一）概念

肝硬化是指各种原因作用于肝脏，引起肝脏的弥漫性损害，使肝细胞变性坏死，残存肝细胞形成再生结节，网状蛋白支撑结构塌陷，结缔组织增生形成纤维隔，最终导致原有的肝小叶结构破坏，形成假小叶，在此基础上出现一系列肝功能损害与门静脉高压的临床表现。

各种有害因素（包括肝炎病毒、酒精、某些寄生虫及原虫感染、化学毒物等）长期或反复作用于肝脏，导致程度不一的损害。根据其临床表现，肝硬化常分为静止性和活动性，代偿期和失代偿期。

（二）诊断

肝炎肝硬化是慢性肝炎的发展结果，肝组织病理学表现为弥漫性肝纤维化及结节形成，两者必须同时具备，才能诊断。

（1）代偿性肝硬化

指早期肝硬化，一般属 Child-PUghA 级。虽可有轻度乏力、食欲减少或腹胀症状，但无明显肝功能衰竭表现。血清白蛋白降低，但仍 ≥ 35 g，胆红素 < 35 μmol/L，凝血酶原活动度多大于 60%。血清 ALT 及 AST 轻度升高，AST 可高于 ALT，γ - 谷氨酰转肽酶可轻度升高。可有门静脉高压，如轻度食管静脉曲

张，但无腹水、肝性脑病或上消化道出血。

（2）失代偿性肝硬化

指中晚期肝硬化，一般属 Child-PUgh B、C 级。有明显肝功能异常及失代偿征象，如血清白蛋白 <35 g/L，A/G<1.0，明显黄疸，胆红素 >35 μmol/L，ALT 和 AST 升高，凝血酶原活动度 <60%。患者可出现腹水、肝性脑病及门静脉高压引起的食管—胃底静脉曲张或破裂出血。

根据肝脏炎症活动程度，可将肝硬化区分为：①活动性肝硬化，慢性肝炎的临床表现依然存在，特别是 ALT 升高；黄疸、白蛋白水平下降，肝质地变硬，脾进行性增大，并伴有门静脉高压；②静止性肝硬化，ALT 正常，无明显黄疸，肝质地硬，脾肿大，伴有门静脉高压，血清白蛋白水平低。

肝硬化的影像学诊断：B 超见肝脏缩小，肝表面明显凹凸不平，锯齿状或波浪状，肝边缘变钝，肝实质回声不均、增强，呈结节状，门静脉和脾门静脉内径增宽，肝静脉变细、扭曲、粗细不均，腹腔内可见液性暗区。

二、中医学对本病的认识

肝硬化相当于中医学积聚、鼓胀等病范畴。《灵枢·百病始生》指出："卒然外中于寒，若内伤于忧怒，则气上逆，气上逆则六输不通，温气不行，凝血蕴里而不散，津液涩渗，著而不去，而积皆成矣。"历代医家论述颇丰，一般认为，七情、饮食、邪毒及黄疸、胁痛迁延不愈等因素，使肝、脾、肾受病，三脏功能失调，气滞、湿阻、血瘀、痰凝、水蓄而成积聚、鼓胀。

肝硬化静止期早期或者肝功能代偿期临床症状较轻，仅有乏力，腹胀，两胁不适，大便时干时稀等表现，或者不出现症状，体格检查时发现脾肿大、食管—胃底静脉曲张等门静脉高压表现，属中医学"积聚"范畴。一般认为与感受湿热疫毒、饮酒过度、情绪不畅有关。由于这些因素导致气血运行不畅，肝脾受损，血瘀胁下而成。对肝硬化早期的治疗，首先要治疗病因，而目前抗病毒药物对乙肝等病毒作用不理想，调节免疫也缺乏特效药物。因此，当前主要研究是中药抗纤维化。活血化瘀类药物可以降解胶原纤维并使其发生逆转，如丹参、当归、赤芍、桃仁及其复方制剂，并能改善肝功能，调节机体整体状况，增强机体防御能力，改善肝内血流及微循环，促进肝细胞功能状态，从而有利于本病的好转和恢复。

肝硬化活动期主要表现为腹水，常常合并上消化道出血、肝性脑病等并发症。所以中医治疗主要按"鼓胀""昏迷"辨证施治。

鼓胀以腹部胀大、皮色苍黄，甚至青筋显露、下肢水肿为特征，类似于肝硬化腹水，多由饮食不节，情志所伤，感染虫毒，劳欲过度，以及黄疸、积聚失治，使肝脾肾功能失调，气血水瘀积于腹内而成。肝硬化腹水的治疗，可归纳为攻、补及攻补兼施三种方法。由于本病是本虚标实，纯实与纯虚证为少见。因此，寓攻于补，寓补于攻，常根据患者具体情况灵活运用攻补兼施之法。尤其是肝脾肿大，不只是采用内科保守治疗，还应把握时机，必要时行外科治疗，以减少并发症的出现。

肝硬化引起的昏迷称肝昏迷，又称肝性脑病，临床主要特征为神志障碍，意识不清，躁动，昏睡，昏迷不醒，是危急症候，相当于中医学所述的昏迷、神昏等，主要由热毒内攻，阴阳气血逆乱，湿浊上扰，闭塞清窍，神明失守而成。本书下篇第七章有专门论述。

总之，人体气血津液代谢异常则产生肝郁气滞、血脉瘀阻、水湿内停等病理变化。因此，治疗上常采用疏肝理气、活血通络、消积化瘀、利湿退黄、通利小便、攻下逐水、调理脾胃、扶正固本等方法。虽然古人认为见肝之病当先实脾，但应始终重视肝血瘀滞为诸证候之本，治以活血化瘀之法，解决了这个主要矛盾，其余问题可随之好转。在此基础上，虚者加入补药，实者加入泻药，热者加入清药，寒者加入温药。

肝硬化患者在整个病程中，也应结合临床症状体征施治，针对整体情况加以处理。其中较为关键的是要照顾脾胃运化。肝硬化的形成，由于迁延日久，渐积而来，与脾胃怯弱有很大关系。朱丹溪云："脾胃怯弱，气血两虚，四时有感，皆能成积。"脾胃为后天之本，职司运化，脾胃怯弱则健运受碍，清阳不升则水谷之精微不能赖布奉养气血脏腑，瘀邪易于郁结，浊阴不降则水湿不能转输以排泄于体外，积聚腹中。清浊相混，隧道壅塞，加上肝有郁血，于是水浊血瘀遏阻泛滥，由积而成鼓胀，因此肝硬化的预后，要看脾胃之气的恢复程度，如脾运健则化生气血津液，正气得充，有利于抗病消癥化瘀，如脾胃衰败，则土崩水决而不可收拾。若能注意益气健脾，俾后天资生有源，中气斡旋得复，顽疾总有转机。

若已见腹水形成，多属气血凝滞，阻于肝脾之脉络，水湿停滞不化，而呈本虚标实；至其末期，多累积于肾，而有脾肾阳虚和肝肾阴亏的分别。肝硬化腹水在治疗时用攻还是用补，前人争论很大。从《备急千金要方》《外台秘要》至《儒门事亲》，皆以攻为主，而朱丹溪等则认为当以补为主。证之临床，邪正虚实错综复杂，应根据实际情况来确定何者为主，不能忘记全面兼顾。本病常见虚而兼实，实中夹虚。如实证而大便溏泻，虚而大便干结，体肥而声音低微，体羸而声音高朗。病程长短亦非虚实依据，一般以初病属实，久病属虚，本症有起病即虚，久病尚实，更有"至虚有盛候，大实似羸状"者，当从患者整个精神体质证候做精密的观察，仔细分析鉴别。

在药物的运用上，鉴于肝硬变的早期多见血瘀肝郁、气虚脾弱，故在大量的疏肝活血化瘀药之外，重用益气健脾之药，以求虚实同治，常用药物有黄芪、白术、党参、茯苓、薏苡仁、白扁豆、谷芽、麦芽、山药、神曲、黄精、柴胡、白芍、丹参、当归、郁金、赤芍、泽兰、陈皮、生山楂、厚朴、益母草、大黄、莪术、路路通、楮实子、鳖甲、炮甲珠、龟甲、阿胶、鹿角胶、炮山甲、炙土鳖虫、桃仁、昆布、海藻、半枝莲、白花蛇舌草、马鞭草、蝼蛄、水蛭等。中期多为气血同病，治疗以活血散瘀消积配合疏肝理气之品，选用延胡索、木香、五灵脂、柴胡、鳖甲、三棱、牡蛎、土鳖虫、当归、穿山甲、丹参、赤芍、白芍、桃仁、红花、甘草、路路通等。后期常为气、血、津液三者同病，故在治疗用药上须十分慎重，除疏肝理气健脾之外，酌加行血利水之剂，如肿势严重，利水不应，腹部胀急难忍，患者身体壮实者，可予开泄大肠逐水治标之法，使水从大便排出，如《黄帝内经》所云："中满者，泻之于内""下之则胀已"，可用十枣汤、舟车丸、鼓胀丸等达到急则治其标的目的。若体质尚可或腹水严重者，只暂投数剂，以缓其急，必须"衰其大半而止"，决不可过用峻剂，以防损伤脾胃，虚败元气。总之，在治疗肝硬变时，应根据其辨证要点，随证施治，斟酌正邪关系，抓住轻重缓急，当补则补，当攻则攻，攻补之间又当互为照应。

三、医案选粹

1. 肝脾血瘀，湿热停聚（孔伯华）

关某，男。

病史： 肝郁已久，邪气内逆，气运闭塞，使脾土受湿而不能制水，小溲极少而赤，大便溏秘不匀，肤色黯黑，目白睛浑黄，唇紫而焦、舌苔白腻，形冷，痞满鼓胀，下肢微肿，气机不畅，俯时尤甚，右侧胸膺胁际环引腰肢均感刺痛。西医诊断为肝硬化、脾脏肿大，治之数月未效。近呈鼓胀之象，腹隆起而腰挺直不能俯偻，脉弦滑而数。

治法： 柔肝化瘀，和中利水，化湿清热以建中央，而兼顾肾气治之。

处方：

炒牵牛子 9 g	荆三棱 15 g	蓬莪术 15 g	赤小豆（包煎）30 g
川椒目 1.5 g	生桃仁 9 g	北细辛 1.5 g	旋覆花（包煎）12 g
萹蓄 12 g	云苓皮 9 g	瞿麦 12 g	犀黄丸（冲服）9 g
川萆薢 12 g	知母 9 g	黄柏 9 g	禹余粮丸（冲服）9 g
汉防己 9 g	煨木香 4.5 g	金匮肾气丸（包煎）3 g	
代赭石（先煎）12 g	百合 15 g（紫苏叶 2.1 g 同水煨）		

水煎温服，早晚各一次。

共诊三十余次，服药 114 次，所患基本痊愈，后经医院检查，脾肿大已消，肝脏功能恢复正常。

［余瀛鳌，高益民. 现代名中医类案选 [M]. 北京：人民卫生出版社，1983.］

【按语】 对于肝硬化的形成机制和治疗要点，孔伯华曾云："西医所谓肝硬化病之后期者，即中医之鼓胀病属也……乃肝郁恚怒不节，气逆伤肝，渐蚀及脾，损于胆胃是其因也，至于瘀滞久而肝硬化者，是其果也。盖肝伤则脾伤，气机滞阻，郁而为热，热留为湿，久之脾阴大伤而运化失司，运化失司则血行乖戾而络塞，络塞则'肝可硬化'……渐至肝失所藏，脾失所统，水气泛滥遂成鼓胀，若以疏肝化瘀、理脾调气、和脉达络、通调水道，则可清热化湿、逐瘀从新，使腹鼓消失，肝硬变软。"

《金匮要略·水气病》篇曰："血不利则为水。"本例患者，肝郁气滞既久，导致血瘀，肝脾络脉不通而致水气停蓄，酿成湿热，出现湿、热、瘀、虚错杂交织的局面。治疗时抓住了调整气血以治"瘀"这一关键环节，瘀去则水去胀消，方中用金匮肾气丸者，意在补肾气以利水，补命火以生土，具有直接治肾，间接治脾的双重作用。同时攻补兼施，泄实不忘虚，补虚不忘实，调理肝、脾、肾三脏，使其功能恢复正常而获得基本痊愈。

2. 瘀血阻络，隧道不通，气、血、水互结（肖希三）

陈某，男，40岁。1959年12月10日初诊。

刻下症见： 腹胀，腹大坚硬如石，青筋暴露，曲结满腹，皮肤现红丝青缕，有蜘蛛痣，面色红赤如绛。脉弦数，苔白黄，舌黯红。

辨证： 血鼓，因瘀血阻络，隧道不通，气、血、水互结而成。

治法： 通瘀活络，行气利水。

处方： 通窍活血汤加减。

当归 9 g	赤芍 9 g	川芎 6 g	桃仁 9 g
红花 6 g	丹参 12 g	郁金 6 g	木香 9 g
血竭 9 g	牛膝 9 g	三棱 6 g	蓬莪术 6 g
车前草 15 g			

二诊： 服上方药2剂后，腹胀有减，腹部稍软，腹围缩小。症情好转，守方继进。

三诊： 经治半个月，腹部及全身症状逐步缓解稳定，患者要求归家调理，给香砂六君子汤稍佐化瘀之方，带回坚持服药巩固，未再就诊。

［米伯让，米烈. 中国现代名医医案精华［M］. 北京：世界图书出版公司，1996.］

【按语】　鼓胀之病多为病在肝脾，以水停气滞为主要病变，故行气利水为其常用治则。本病者虽属鼓胀，但腹硬如石，其余诸症亦多是瘀血阻络之象。瘀血内阻，必致气滞不畅，进而因气滞而水停，故腹胀而大。以标本言之，瘀血阻络为其本，气滞水停为其标。肖希三立方以活血通瘀为主，兼以行气利水，意在求其本而顾其标。方中当归、赤芍、川芎、桃仁、红花、丹参、血竭、牛膝、蓬莪术、三棱活血通络，郁金、木香行气解郁，车前草去湿行水，共奏通瘀活络、行气利水之功。

3. 阳虚气滞，血瘀水停（刘渡舟）

丁某，男，43 岁。

病史：胁痛 3 年，腹鼓胀而满 3 个月，经检查诊为肝硬化腹水，屡用利水诸法不效。刻下症见：腹大如鼓，短气撑急，肠鸣漉漉，肢冷便溏，小便短少。舌质淡，苔薄白，脉沉细。

辨证：阳虚气滞，血瘀水停。

处方：

桂枝 10 g	生麻黄 6 g	生姜 10 g	甘草 6 g
大枣 6 枚	细辛 6 g	熟附子 10 g	丹参 30 g
白术 10 g	三棱 6 g		

服药 30 剂，腹水消退，诸症随之而减，后以疏肝健脾之法，做丸善后。

［陈明 . 刘渡舟临证验案精选 [M]. 北京：学苑出版社，1996.］

【按语】　《素问·腹中论》说："有病心腹满，旦食则不能暮食……名为鼓胀……治之以鸡矢醴，一剂知，二剂已。"鼓胀治疗方法繁多，本案所用方药为张仲景"桂枝去芍药加麻辛附子汤"加味。《金匮要略·水气病脉证并治》说："气分，心下坚大如盘，边如旋杯，水饮所作，桂枝去芍药加麻辛附子汤主之。"所谓"气分"病，巢元方认为是"由水饮搏于气，结聚所成"。陈修园则潜心临证，颇有所悟道：此证"略露出其鼓胀机倪，令人寻绎其旨于言外"。刘渡舟治腹水，凡是大便溏薄下利，若脉弦或脉沉，腹满以"心下"为界的，则用本方；

腹胀而两胁痞坚的，则用柴胡桂枝干姜汤；腹胀居中而且利亦甚的，用理中汤，服至腹中热时，则胀立消；若小腹胀甚，尿少而欲出不能，则用真武汤，附子可制大其服，则尿出胀消。此上、中、下消胀之法为刘渡舟治肝硬化腹水独到之经验，可供同道参考。

4. 脾肾阳虚（米伯让）

魏某，27岁，女。

病史： 以"产后腹胀18日"为主诉于1959年10月12日入院。入院后西医诊断为肝硬化腹水，转中医治疗。刻下症见：神疲乏力，形体消瘦，面色苍白，头晕气短，腹胀脐外凸，两下肢水肿，双足发凉，口苦，便溏，有恶露。舌质淡苔白，脉细弱。

中医诊断： 鼓胀。

辨证： 脾肾阳虚。

治法： 温肾健脾，化气行水。

处方： 济生肾气汤，每日1剂，连服6剂。

二诊： 腹胀减轻，尿量增多，无恶露，大便每日1次，舌脉同前。继服上方3剂。

三诊： 腹胀消退，腹变平坦，面色较前红润，下肢水肿消失，饮食增加，但食后腹稍胀，舌淡苔薄白，脉象虚细。治宜健脾益气，温阳利水。方用六君子汤加附子10.5 g。车前子35 g，6剂。

四诊： 诸症消失，无不适，苔薄白，脉象缓细。痊愈出院。注意休息，内服舒肝丸调理。

［米伯让，米烈.中医防治十病纪实[M].北京：世界图书出版公司，1996.］

【按语】 本案中医诊断为鼓胀，脾肾阳虚证，先后用济生肾气汤、六君子汤加味，并以舒肝丸调理而愈。济生肾气汤系金匮肾气汤加牛膝、车前子而成，为温阳利水的代表方。米伯让所用之济生肾气汤，与前人济生肾气汤组成虽然无异，但用量却大不相同。其方药为：熟地黄 28 g，山药 14 g，山茱萸 14 g，茯苓 35 g，牡丹皮 10.5 g，泽泻 17.5 g，肉桂 10.5 g，附子 10.5 g，牛膝 10.5 g，车前子 35 g。上药加水煎出 600 mL，一日 3 次分服。

在一般情况下，鼓胀腹水较重者，宜先以舟车神佑丸等峻下逐水，待腹水消其大半后再服济生肾气汤或六君子汤加味调治。而本案系产后并发鼓胀，其脾肾阳气之虚已不堪再行攻逐，故直接采用温肾健脾利水之法。

5. 肝胆湿热郁滞（赵绍琴）

卢某，男，46 岁，1990 年 3 月 11 日初诊。

病史： 自 20 岁时患肝炎，经治疗后，一直尚好。两年前因贫血去某医院就诊，经检查发现肝脾肿大，中等硬度，结合超声、同位素检查确诊为肝硬化。现面色㿠白，牙龈经常出血，全身乏力，头晕心烦，失眠梦多，脘腹胀满，皮肤甲错，时有低热，大便干结，小便黄赤，舌红苔腻且黄厚，脉沉弦细且滑数。

辨证： 湿热郁滞于肝胆。

治法： 先调气机、解郁结，升清降浊。

处方：

柴胡 6 g	黄芩 6 g	川楝子 6 g	杏仁 10 g
藿香 10 g	佩兰 10 g	蝉蜕 6 g	僵蚕 10 g
片姜黄 6 g	大腹皮 10 g	大黄 2 g	焦三仙各 10 g

服药 10 剂后，诸症见轻，二便正常，食欲渐增。仍以前法，佐以凉血化瘀。处方：柴胡 10 g，黄芩 6 g，赤芍 10 g，丹参 10 g，香附 10 g，郁金 10 g，茜草 10 g，杏仁 10 g，旋覆花（先煎）10 g，白头翁 10 g，焦三仙各 10 g，水红花子 10 g。

又服 10 剂，饮食二便正常，精神较佳，唯肝脾肿大不消，继以疏调气机，凉血化瘀，佐以软坚散结。处方：当归 10 g，赤芍 10 g，丹参 10 g，川芎 10 g，郁金 10 g，旋覆花（先煎）10 g，益母草 10 g，茜草 10 g，炙鳖甲（先煎）20 g，生牡蛎（先煎）30 g，大腹皮 10 g，槟榔 10 g，焦三仙各 10 g。服药 30 剂后，以此方加减改制成丸药，又服药 3 个月，再去医院复查，生化指标均属正常范围，肝脾均有较大幅度回缩，质地变软，并可以做轻工作。

[彭建中，杨连柱. 赵绍琴临证验案精选 [M]. 北京：学苑出版社，1996.]

【按语】 肝硬化是一种常见病，相当于中医的"鼓胀""癥瘕""积聚"等症，其证情变化复杂多端。究其病机，目前多数医家认为本病的关键是正虚，治疗多以补正为主，或兼加活血、逐水、清热等。而赵绍琴认为，肝硬化临床见证虽然繁多，细析之，其关键是气、火、湿、食之郁，病由此而生，又由此而变甚；至于出现阴阳失调或瘀血结聚，则是由诸郁所伤或诸郁不解发展而来。因此在临床治疗上采取以疏肝解郁为主，配合活血化瘀，咸寒软坚，调整阴阳的方法。有步骤、分阶段地进行调治，再配合饮食调养、走路锻炼，常可收到满意的疗效。

6. 肝肾阴虚，水湿停聚（关幼波）

史某，男，22 岁。

病史： 患者 3 个月前发现肝脾肿大，肝硬化，脾功能亢进而行脾切除术。近一个月来腹部胀大，有腹水，恶心，鼻衄，牙龈出血，胸闷，腹胀，饭后胀甚，午后低热，37.5 ~ 38.5 ℃，夜间烦躁不眠，大便稀，日行 4 ~ 6 次，小便黄少。腹部膨隆，腹围 86 cm；腹水征明显，下肢不肿。实验室检查：黄疸指数 6 U，胆红素 0.3 mg/dL，球蛋白 2.545 g/dL，舌质红，脉弦数。

辨证： 阴虚血热，肝郁抑脾，运化无权，中焦水停，以致腹满便泄。

治法： 养阴凉血，柔肝理脾，行水利湿。

处方：

银柴胡 3 g	秦艽 12 g	白薇 10 g	赤白芍各 10 g
地骨皮 10 g	牡丹皮 10 g	生知柏各 10 g	青蒿（后下）4.5 g
白茅根 30 g	连翘 15 g	白僵蚕 10 g	鳖甲（先煎）10 g
蝉蜕 10 g	炒枳壳 6 g	川厚朴 4.5 g	生牡蛎（先煎）18 g
泽泻 10 g	茯苓皮 20 g	猪苓 10 g	冬瓜皮子各 15 g
葫芦 18 g	鲜水葱 24 g		

以上方为主，随症略有加减，共服药54剂，患者腹泻渐止，鼻衄明显好转，食欲正常，体温平稳，查腹水消失，腹围65 cm，肝未触及，复查黄疸指数5 U，胆红素0.7 mg/dL，麝香草酚浊度试验8 U，脑磷脂絮状试验（－），高田氏反应（－），白蛋白2.89 g/dL，球蛋白1.70 g/dL，出院门诊继续观察。

[北京中医医院. 关幼波临床经验选 [M]. 北京：人民卫生出版社，1979.]

【按语】 本例为肝硬化行脾切除术后，由于内热久蕴，又因手术伤阴耗血，而致阴虚血热，故见低热、衄血、烦躁不眠、舌红等，又由于运化失常，水湿停聚而为鼓胀。在这种阴虚与水湿并存的情况下，医者取清骨散合青蒿鳖甲汤之意，旨在养阴透泄阴分之伏热，加用既能清虚热，又不伤阴的利水药物以渗利水湿，较好地处理了阴虚与水湿的关系，使阴复热退，水利胀消。

7. 脾肾阳虚，肝气郁滞，湿热内蕴（刘惠民）

张姓，男，30岁，1961年1月30日初诊。

病史：患者两年来常有口苦、食欲不振、饭后腹胀、右胁胀痛等症状，大便溏稀，每日1～5次，有时午后低热，且伴有头晕，眼花，两耳失聪，失眠，乏力等。近日来，腹胀加剧，尿量减少，下肢水肿，食纳大减。到医院检查，肝肿大至肋下3 cm，质硬，腹水征阳性，两下肢凹陷性水肿，黄疸指数12 U，诊断为肝硬化合并腹水。十三年前曾患急性传染性肝炎，经住院治疗后好转，但十多年来常有肝区不适，消化不良，饭后腹胀，有时低热。三年前曾经做十二指肠引流、胆道造影及肝穿刺等检查，诊断为肝硬化、慢性胆囊炎。刻下症见：身体消瘦，面色黯黄无华，舌质红，苔薄黄，脉弦涩。

辨证：脾肾阳虚，肝气郁滞，湿热内蕴。

治法：补肾健脾，疏肝理气，清热利湿。

处方：

炒酸枣仁一两	山药六钱	青皮三钱	生菟丝子八钱
山茱萸三钱	香附三钱	仙鹤草三钱	生鳖甲（先煎）五钱
鸡骨草三钱	地耳草三钱	生杜仲三钱	砂仁（后下）三钱

| 生白术四钱 | 龙胆草一钱 | 橘核三钱 | 补骨脂三钱 |
| 茯苓皮四钱 | 延胡索三钱 | 银柴胡三钱 | |

水煎两遍，分 2 次温服。

2 月 5 日二诊：服药 4 剂，小便明显增多，腹胀、水肿均减轻，食欲好转，肝区痛较前轻，睡眠正常，大便每日 1 次，已不稀。舌苔薄白，脉细弱，原方加鸡内金三钱，继服。

3 月 1 日三诊：服药十余剂，腹水已消，体温正常。唯稍感腹胀，右胁隐痛，余无不适。舌苔脉象同前。原方加郁金四钱，生黄芪四钱。煎服法同前。

12 月 2 日来函称：服药数十剂，病情日渐好转，未再发生腹水，已恢复工作半年多。

［戴岐，刘振芝，靖玉仲. 刘惠民医案 [M]. 济南：山东科学技术出版社，2010.］

【按语】 刘惠民认为，肝硬化腹水多为虚中夹实证，治疗应遵循补益为主，佐以疏利通导的原则。具体多采用补益肝肾、益气健脾法为主，并酌情佐以疏肝理气、活血化瘀、清利湿热、软坚通络、养心安神等为辅。本案正是体现了这一精神，所以使顽疾得以好转。

8. 虚实夹杂，补脾开塞，理气化瘀消癥（顾丕荣）

钱某，男，54 岁，1984 年 5 月 6 日初诊。

病史：腹部膨大 2 个月。B 超示：肝硬化，肝肋下 2.5 cm，脾肿大，肋下 3 cm，腹围 105 cm。施以针药，腹鼓有增无减，近来小便不利，腹部青筋毕露，状如抱瓮。舌质淡黯，苔薄腻少津，脉沉细弦。肝病既久，脾胃必虚，虚处留邪，其病则实。叶天士谓："气分不效，宜治血络，所谓络瘀则胀。"《金匮要略》有云："血不利者为水。"

治法：健脾疏肝，化瘀行水，佐之理气。

处方：

| 党参 20 g | 焦白术 40 g | 茯苓 30 g | 花蕊石（先煎）15 g |

土鳖虫 12 g　　　炒鸡内金 12 g　制香附 12 g　　炙鳖甲（先煎）12 g

当归 15 g　　　　石见穿 30 g　　水红花子 15 g　炒赤白芍各 9 g

商陆 10 g　　　　木通 6 g

上方加减，连服 30 剂，腹鼓递消，胃纳日增。前哲谓："只要精神复得一分，便减一分病象。"遂授自定十补汤（十全大补汤去肉桂、川芎，加山药、山茱萸）以益其虚，佐之消癥化积，以荄其根，长服善后，越年随访，旧恙未萌。

〔汤叔梁. 顾丕荣治疗肝腹水经验撮要 [J]. 江苏中医，1990（9）：1-3.〕

【按语】　肝硬化的形成，由于迁延日久，渐积而来，与正气不足有密切关系。在正虚之中，尤以"脾胃怯弱"为主要关键，所谓"足太阴虚则鼓胀"。因为肝病既久，必传脾胃，脾胃怯弱则健运失司，清阳不升，浊阴不降。清阳不升则水谷之精微不能输布奉养气血脏腑，瘀血易于郁结；浊阴不降则水湿不能转输排泄于体外，积聚腹中。清浊相混，隧道壅塞，加上肝有瘀血，于是水浊血瘀遏阻泛溢，由积而成鼓胀。

本案肝病既久，必传脾胃，肝郁失于疏泄，脾虚不能制水，则脘腹鼓大，小便不利，纳谷难化；气滞、血瘀、水湿互结，故舌质淡黯，苔薄腻少津，脉沉细弦。正气不足，邪水猖獗，虚难任补，实不堪攻，欲匡正逐邪，计维补脾运中，此不仅能制水消鼓，亦即所以荣木疏肝。顾丕荣侧重使用补脾开塞之法，参合疏肝理气，佐之化瘀以消癥，逐水以除菀。组方奉朱丹溪治鼓胀"必用大剂参术"为圭臬，重用党参、白术健脾益气，以补开塞为主药；茯苓药性平和，既能健脾，又能利水而不伤气，为臣药；商陆与木通同用，利水有殊功；香附疏肝理气，气行则水行，当归、白芍养血柔肝，补血活血；赤芍、水红花子、土鳖虫活血行滞，消瘀破积；石见穿、鳖甲软坚散结，加花蕊石于化瘀方中，既能消瘀又能防止内脏出血，瘀凝成积，用之更验。全方补而不滞，利而不伐，相辅相成，故获良效。

9. 阳虚、气血瘀滞（谢海洲）

张某，女，70 岁。

病史：患肝硬化腹水半年余，经中西医治疗效果不显，于 1984 年 2 月 8 日来我院内一科门诊。患者慢性病容，消瘦乏力，腹部胀大，腹围 86 cm，双下肢水肿过膝，可凹性（Ⅲ度），体弱畏风寒，食欲少，睡眠差，手足凉，暮后发热至夜半恢复，经常在 37.8～38.2 ℃，大便干燥，五六日一行，小便短赤，周身皮疹痒甚，有脱屑及抓痕，舌质黯红，苔白腻，脉滑细，两尺尤弱。

辨证：阳虚，气血瘀滞。

治法：温阳行水，活血化瘀，本急则治标，兼顾其本原则进行。

处方：真武汤加减。

茯苓 30 g	白术 15 g	白芍 12 g	附子 6 g
三棱 6 g	莪术 6 g	益母草 15 g	西洋参 6 g
龙葵 15 g	黄芪 18 g	茜草 12 g	人工牛黄（冲服）1 g
草薢 12 g	地肤子 30 g	羚羊角粉（分冲）0.8 g	

此方连续应用 35 剂（随证稍有变动）后，水肿见消，全身刺痒亦止，唯午后仍觉发热，食纳仍少，夜眠差，余症同前，腹围 84 cm。

患者曾于 1983 年 10 月 28 日复查，结果：①肝右叶不除外占位性病变；②进一步检查胆道系统；③动态观察。于 1984 年 2 月 22 日经服药 2 周后，B 超探查肝、胆、胰、脾。肝脏外形略小，被膜回声是细波纹状，左叶大小约 5.1 cm×5.7 cm，边缘变钝，正常角度变大，右叶厚 12.3 cm，肝内回声呈点状增强，并有大小不等的结节回声，门静脉直径 1.1 cm。血管反射回声减弱，肝静脉变细。胆囊呈梨形，正常大小，壁呈双边，毛糙。脾厚 3.5 cm，胰形态大小正常。腹水，平卧可见无回声暗区直径 4.2 cm（位于肝后间隙）。提示：①肝硬化；②腹水（中等量）。

1984 年 3 月 12 日二诊：仍宗前法。

处方：

茯苓 30 g	白术 15 g	附子 6 g	生姜 6 g
大腹皮 9 g	桑白皮 9 g	地骨皮 9 g	木瓜 12 g
木香 9 g	草豆蔻 6 g	厚朴 6 g	龙葵 15 g
莪术 6 g	益母草 15 g		

另西洋参 15 g，每取少量沏水代茶饮。

1986 年 4 月 12 日三诊：上方连续服用 28 剂后，症状明显改善，畏风寒已减，四肢转温，两胁痞块已较前变软，小腹肿胀变软有消意，腹围 80 cm，睡时以卧位较舒，左侧不能卧，仍纳呆，腿肿见消，下肢皮色显黑紫，触之时热，气短、乏力、健忘，午后发热 37.5 ～ 38.5 ℃，腹部时痛，夜寐差，二便调，舌质黯红，光滑少苔，脉沉细小弦。拟益气养阴，清热软坚消肿，兼养心安神。

处方：

三棱 6 g	炮山甲 9 g	地骨皮 12 g	炙鳖甲（先煎）24 g
银柴胡 12 g	西洋参 6 g	莪术 6 g	青蒿（后下）15 g
益母草 15 g	仙鹤草 30 g	远志 9 g	天麦冬各 9 g
乌药 9 g	菖蒲 9 g	琥珀粉（分冲）3 g	

1984 年 5 月 31 日四诊：上方连续服用 48 剂后，腹部痛止，腹胀减轻，腹围 75 cm，体温 37.5 ℃（午后 3、9 时），晚 10 时后体温正常，食物稍增，夜寐较前好转，仍有神疲、乏力、咽干，大便调，舌光黯少苔，脉沉细弦。拟益气养阴，健脾开胃，清虚热法。

处方：

生黄芪 18 g	当归 15 g	太子参 30 g	天花粉 15 g
天麦冬各 9 g	银柴胡 12 g	地骨皮 12 g	炙鳖甲（先煎）18 g
石斛 12 g	芦根 15 g	鸡内金 6 g	竹叶 6 g
枳壳 6 g	厚朴 6 g		

另西洋参 20 g，每用少量，沏水代茶饮。

1984 年 8 月 3 日复查：蛋白电泳总蛋白 50.5，白蛋白 19.7，γ 球蛋白 29.8。火箭电泳 25 mg/mL，血红蛋白 9.3 g，白细胞 5300，血小板 55 000。

1984 年 8 月 8 日五诊：上方连续服 60 剂（随证稍有变动）腹部胀大明显减轻，变软，腹围 72 cm，有时仍有不适感，食纳增多，每日可进食 4 两，精神较前好转，仍有乏力、腰酸、腿软，夜寐尚可，大便干，每四五日一行。舌黯红，微有薄白苔，脉沉虚弦。拟益气养阴，消癥利水。

处方：

太子参 30 g	炙黄芪 20 g	地骨皮 15 g	炙鳖甲（先煎）18 g
白薇 15 g	红花 15 g	枳实 10 g	大黄（后下）6 g
益母草 20 g	当归 15 g	石斛 10 g	玄参 15 g

大腹皮 6 g（如大便通畅，则停用大黄）

1984 年 8 月 16 日复查 B 超：肝硬化，门静脉稍粗，脾肿大，腹水较前明显好转。

1984 年 9 月 14 日六诊：服上方 30 剂后，腹部胀痛减轻，腹围 70 cm，自觉腹中硬满不适，午后发热已退，大便不畅，二日一行，量少，小便量亦少，口渴，但不欲多饮，晨起咳吐黏稠痰，量不多，下腹部可触及胎头大小的肿块，质中等度硬，边缘清楚，脉弦小滑，舌质黯红，有薄白苔。拟益气开胃，软坚消癥。

处方：

三棱 6 g	莪术 6 g	香附 9 g	益母草 15 g
山慈菇 9 g	土贝母 9 g	浙贝母 9 g	龙葵 15 g
石见穿 9 g	火麻仁 15 g	延胡索粉 6 g	鸡内金 9 g
莱菔子 12 g	连翘 12 g		

另犀黄丸 30 g，每日 1 次，每次 1 g。又罂粟壳 6 g，延胡索 6 g，研末分服。外用：阿魏化痞膏两帖，生甘遂末 0.5 g，生大黄末 0.8 g 敷膏药上贴脐，一周后更换一次。

1984 年 9 月 27 日七诊：上方服用 14 剂，患者仍以大便难为苦，恒五六日一行，状如羊屎，脘部不痛，食纳减少，每日二三两，小便畅，舌质红绛略瘦，少苔，稍有裂纹，脉弦细。治以滋阴养血，润燥通腑，软坚散结。

处方：

石斛 15 g	天花粉 15 g	生地黄 15 g	北沙参 15 g
天冬 10 g	瓜蒌 18 g	枳壳 9 g	生牡蛎（先煎）20 g
浙贝母 10 g	玄参 15 g	三棱 6 g	莪术 5 g

桃仁 12 g

1984 年 10 月 27 日八诊：上方服用 30 剂后，大便通畅，气短，走路时自觉乏力，目干涩而觉疲倦，每日至暮腹部胀气，晨起痰中带血丝，双下肢及面部有时微肿，食纳增加，夜寐稍差。拟益气养阴清金，和胃消胀。

处方：

黄芪 18 g	黄芩 9 g	地骨皮 12 g	女贞子 12 g
射干 6 g	防己 12 g	桑白皮 12 g	沙苑子 10 g
薏苡仁 30 g	龙葵 15 g	茯苓 30 g	芦根 15 g
枸杞子 15 g	大腹皮 10 g		

另：西洋参 15 g，每日 2 g，沏水代茶饮；犀黄丸 30 g，每次 1 g，每日 2 次。

1984 年 12 月 27 日九诊：上方服用 50 剂，局部肿块见软见小，痰中仍有血丝，精神好转，但仍乏力，口干不欲饮，食纳增加，每日四五两，大便略干，二三日一行，舌质黯，有瘀斑，少苔，脉弦。拟软坚散结，益气养阴。

处方：

玄参 15 g	浙贝母 10 g	黄芪 18 g	生牡蛎（先煎）24 g
百合 12 g	乌药 10 g	山慈菇 9 g	炙鳖甲（先煎）18 g
夏枯草 12 g	当归 15 g	肉苁蓉 30 g	仙鹤草 30 g
北沙参 15 g			

另：西洋参 15 g，每取少量，沏水代茶饮；犀黄丸 30 g，每次 1 g，每日 2 次；扶正冲剂，每次 1 袋，每日 2 次。连续服用 42 剂，症状明显好转。

1985 年 3 月 25 日复查 B 超：①肝内病变及门静脉高压表现明显好转；②上腹部正中囊性肿物性质待定；③右侧胸腔积液减少。

1985 年 3 月 21 日复查：血小板 111 000，血红蛋白 11.5 g/dL，白细胞 6600，蛋白电泳：总蛋白 7.4 g，白蛋白 3.6 g，球蛋白 3.8 g。

[谢海洲 . 谢海洲论医集 [M]. 北京：中国医药科技出版社，1993.]

【按语】 患者年已七旬，由于肝病迁延日久，导致肝、脾、肾三脏受病，气、血、水等瘀积于腹内，以致腹部日渐胀大，而鼓胀成矣。一方面，肝为藏血之脏，性喜疏泄，因患肝病后，肝失条达，气机不利，则血液流行不畅，致肝气脉络郁阻，而累及肝体；另一方面，肝气郁结不舒，则横逆乘脾，脾胃受制，则运化失常，水湿停留与血瘀互结，日久不化，痞塞中焦，肝脾同病，久而渐侵及肾，气、血、水三者每互相牵连为患，则三脏俱病而成鼓胀。此正如《医门法律·胀病论》所说："胀病亦不外水裹、气结、血瘀。"一方面，病延稍久，肝脾日虚，进而累及肾脏亦虚，肾而不足，无以温养脾胃，肾阴亏虚，肝本亦少滋荣，而使肝脾益惫，虚者愈虚；另一方面，肾与膀胱互为表里，肾阳虚则膀胱气化不利，水浊血瘀，壅结更甚，故实者愈实，久病虚实寒热错杂，病情危重。

患者初诊以肾阳虚为主，故以温阳行水，佐以活血化瘀法，用真武汤加减服用 60 剂，症状明显好转，畏风寒已减，四肢转温，腹水渐消变软，双腿肿已消，但虚热偏甚。三诊改用益气养阴清热，软坚散结，兼养心安神，以青蒿鳖甲汤加减，服用 40 剂，虚热症大减。四诊仍宗前法，加健脾开胃之品，因脾胃为后天之本，病邪渐退，兼顾脾胃，脾胃为生化之源，培补中焦，以达到扶正祛邪的目的。上方连服两个月，腹胀症状明显消退，食纳亦增，精神好转，仍以扶正祛邪，益气养阴，软坚消癥利水为主，采取了先补后攻，攻补兼施等法，使患者转危为安。现仍处于恢复期，必须坚持服药，注意休息，预防感冒，生活规律，调节饮食，使其康复。

10. 脾阳虚弱，瘀热湿阻，温阳通泄（姜春华）

曾某，男，46 岁，1978 年 2 月 30 日初诊。

病史：患者有肝硬化史 6 年，1977 年底觉腹胀，西医诊断为肝硬化腹水。两次住院，先用利尿剂，继则放腹水。刻下症见：腹大如箕，脐眼突出，青筋暴露，畏寒肢冷，头颈胸臂等处有蜘蛛痣，低热口渴欲饮，饮后更胀，便秘，尿少而赤，每日小便量 500 mL 左右。舌质淡胖，舌苔黄糙腻，脉沉弦。实验室检查：硫酸锌浊度试验 20 U，麝香草酚浊度试验 20.6 U，总蛋白 6.3 g/dL，白蛋白 1.65 g/dL，球蛋白 4.65 g/dL，γ 球蛋白 25 g/dL，腹围 106 cm。此系脾阳虚衰，水湿困聚于中，隧络阻塞，瘀势与水互壅。欲攻其壅，恐元阳暴脱，峻补其虚，虑难缓标急。治唯温阳通泄一法，攻补兼施，标本同治。

处方：

黄芪 60 g	白术 30 g	炮附子 9 g	红参（另煎代茶）6 g
干姜 3 g	陈葫芦 30 g	生大黄 9 g	大腹皮子各 9 g
枳实 9 g	冬笋 30 g	土鳖虫 9 g	泽泻 15 g
赤芍 12 g	茯苓皮 15 g	白茅根 30 g	

服药 7 剂，小便量从每天 500 mL 增至 1500 mL，大便日泻 3 次，腹胀顿松，腹水渐退，知饥能食，又服 7 剂，大便每日 2 次，小便正常，腹围减至 80 cm，诸症好转，改用补中益气活血法调理。肝功能复查硫酸锌浊度试验 8 U，麝香草酚浊度试验 10 U，总蛋白 6.3 g/dL，球蛋白 2.3 g/dL，γ 球蛋白 20 g/dL，3 年后随访，情况良好。

［贝润浦 . 姜春华治疗肝硬化的经验 [J]. 中医杂志，1983（2）：12-14.］

【按语】 此例肝硬化腹水脾阳虚惫，中气内衰，这是病理的一方面；而瘀热壅结与水湿互阻，这是病理的另一方面。采用温扶脾阳、大补气元与清热泄水、活血化瘀同用，将人参、附子、黄芪、干姜、白术与大黄、土鳖虫、冬笋、赤芍、白茅根配合，寒热同炉，补泻兼施，取效卓著。这是取张仲景寒热补泻并用之法而治现代错杂之病，古为今用，证明中医的理论能经得起实践检验。

晚期肝硬化腹水，起初主用攻法，以巴漆丸为主，辅以各种汤药扶正或调理。以后，随着西医利尿药物的更新，中医治疗的侧重点转向从根本治疗疾病，改善体质，而不在于短期消除腹水，摸索了以滋肝和营，健脾利水，软坚消积的基本治法，疗效进一步提高。1970 年以后，姜春华钻研活血化瘀治法，他认为肝血瘀滞是肝炎肝硬化的最主要的病机，其余均由此而产生，对肝病的治疗原则有根本的改变。

对于肝硬化腹水，瘀血郁肝是病原，气虚脾弱是病体，病实体虚，虚实互间，治疗时须病体兼顾，揆度邪正，化瘀扶正利水，肝脾肾同治，诚如沈金鳌所说："惟有补益攻伐相间而进，方为正治"。

11. 肝郁脾虚，阴虚水阻（刘献琳）

张某，男，42 岁，1984 年秋会诊。

刻下症见： 腹如抱瓮，小便短少，肝区疼痛，疲倦乏力，脐突如拳，阴囊肿大如茄，明亮如水晶，腿脚水肿，足心已平，缺盆亦平。唇部色黑，脉象弦细，沉取稍滑，舌质红少苔。肝功能检查，丙氨酸转氨酶正常，硫酸锌浊度试验 20 U 以上，白蛋白 18 g/L（1.8 g/dL），球蛋白 32 g/L（3.2 g/dL），选用活血利水剂，病情不减，而越来越重。水肿病以唇黑、脐突、阴囊腐、足心平、缺盆平、脊背平为六绝。今六绝已占其四，证属难治，预后较差。但尚有两个有利条件，一为年龄正当壮盛；二为第一次腹水。据此尚冀一弋。

辨证： 肝郁脾虚，阴虚水阻。

治法： 疏肝健脾，养阴逐水。

处方：

当归 15 g	白芍 9 g	柴胡 9 g	白术 15 g
茯苓 30 g	茯苓皮 30 g	泽泻 18 g	猪苓 18 g
玉米须 30 g	黄芪 40 g	党参 30 g	北沙参 30 g
麦冬 15 g	陈皮 9 g	甘草 3 g	

水煎第一汁开锅后再煎 40 分钟，第二汁开锅后再煎 30 分钟，每日 1 剂，连服 6 日，休息 1 日。嘱服 1 个月复查，腹水消去大半，肝功能好转。又嘱其按原方继服 1 个月。

患者来信云：腹水全消。肝功能检查结果：1 年多来蛋白倒置第 1 次转为正常，唯硫酸锌浊度试验为 16 U，遂去淡渗利水之品，仍按上述治慢性肝炎法处理。月余后患者登门复诊，面色红润，饮食行动如常，肝功能完全恢复正常，遂调理以善其后。

［单书健，陈子华. 古今名医临证金鉴·黄疸胁痛鼓胀卷（下）[M]. 北京：中国中医药出版社，1999.］

【按语】 肝硬化腹水之兼阴虚者，临床多见。一般医者，多以肾论治，或滋阴利水，多用六味地黄汤或猪苓汤加减。治疗中感到滋肾不如润肺，因肺为水之上源，肺之清肃功能恢复，则通调水道的功能自然增强，每重用北沙参 30 g，麦冬 15 g 以养肺阴，确能提高疗效。

12. 肝郁脾虚（潘澄濂）

林某，男，41 岁，1973 年 11 月初诊。

刻下症见： 面色苍黄，肝肋下 1.5 cm，质硬，脾肋下 2 cm，肝区疼痛，掌心红缕赤痕，两腿酸软乏力，足跗微肿，腹胀不舒，但无移动性浊音，脉象濡细。肝功能检查：白蛋白 3.0 g，球蛋白 3.2 g，硫酸锌浊度试验 18 U，丙氨酸转氨酶 65 U。西医诊为肝炎肝硬化。发现肝炎病史已 6 年，纳食不香，大便多先硬后溏，舌质淡红，苔白腻。

辨证： 肝气郁结，脾失健运。

治法： 健脾化湿，疏肝理气。

处方： 自拟方。

党参 12 g	大腹皮 12 g	茯苓 12 g	焦白术 15 g
厚朴 4.5 g	柴胡 6 g	紫苏叶 6 g	莪术 9 g
黄芩 9 g	木瓜 9 g	赤小豆 18 g	

上方加减服三十余剂后，腹胀减轻，胃纳略增，肝功能检查：硫酸锌浊度试验 14 U，白蛋白 / 球蛋白比值未改善。前方去紫苏叶、大腹皮，加当归、白芍、丹参。

续服六十余剂，肝区疼痛基本缓解，足跗水肿消失；复查肝功能：白蛋白 3.5 g，球蛋白 3.0 g，硫酸锌浊度试验 12 U，丙氨酸转氨酶 40 U；再拟上方去木瓜、赤小豆，加鳖甲（先煎）。

续服四十余剂后，肝质较前转软，脾肋下 0.5 cm，观察至 1975 年 4 月，病情稳定。

［潘澄濂 . 潘澄濂医论集 [M]. 北京：人民卫生出版社，1981.］

【按语】　本例证属肝郁脾虚，肝郁则气血易滞，脾虚则湿浊易生。故治以健脾化湿，疏肝理气活血之法。方以党参、白术、茯苓、赤小豆健脾祛湿；柴胡、当归、白芍、木瓜疏肝养肝；紫苏叶、枳壳、厚朴理气宽中；莪术、丹参活血祛瘀；更入黄芩清肝之郁热，鳖甲软坚散结，方药稳妥。

13. 肝脾俱坏，血枯水停，坏病救逆案（王辅民）

韩某，女，43 岁。

主诉： 反复乏力、纳差 2 年，伴黄疸持续性不退、加重 50 天。于 1999 年 10 月 18 日收入院。患者慢性乙型肝炎病史已 2 年多，且有明确家庭内传播史。实验室检查：TBIL 213 μmol/L，TP 70 g/L，A/G 比值 0.49，Hb 7.6 g/L，ESR 60 mm/h，ALT 440 U/L，AST 460 U/L，PTA 35%，HBsAg（＋），抗 HBe（＋），抗 HBc（＋）。腹部 B 超检查：肝脏缩小，被膜不整，回声光点较粗，血管纹理不清，门静脉 1.5 cm，脾厚 4.7 cm，腹腔内探及大量腹水。诊断：①慢性乙型重型肝炎；②肝炎肝硬化（失代偿期）腹水形成；③弥漫性腹膜炎。入院后予抗感染，补充能量，输注人血白蛋白、复合氨基酸、维生素及口服氢氯噻嗪、螺内酯，静脉注射呋塞米等药物，中药每日 1 剂。治疗 3 周后未见好转，且呕恶不能食，遂于 11 月 1 日请外院专家会诊。同意本院的西医诊断，处理方案略做调整。但患者仍每日食纳极少，脘腹胀满，倦怠乏力，静脉滴注后腹胀、恶心尤重，因此于 11 月 21 日要求出院，于门诊服中药治疗。查其形体瘦弱，语声低怯，腹部胀大，乏力，恶心纳差，其脉细弱，舌淡红无苔。

辨证： 肝气虚竭，脾胃败坏，元气大伤。脾不能运化，肝无力疏泄，精不能化气，气血化源几近竭绝，又血结水停，虚实夹杂。

治法： 标本兼顾。

处方：

人参 10 g	当归 15 g	麦芽 20 g	枸杞子 15 g
茯苓 20 g	薏苡仁 6 g		

水煎 3 遍，共取汁 300 mL，频饮少服，务在必得。

不期翌日则少思饮食，同时服常规利尿药。3 剂尽，恶心、呕吐已止，知饥思食，腹胀稍减，尿量略有增加，大便二三日一行，量少，无所苦。后每 2 日 1 剂中药，基本方为逍遥散增减，到 2001 年 7 月改为每 3 日 1 剂中药，至 2002 年 3 月 8 日复查，各项检查均正常。

［王辅民．黄疸坏病救逆案及反思 [J]．中西医结合肝病杂志，2002（3）：173-175.］

【按语】 如果病毒性肝炎按卫气营血辨证施治的话，当属于温疫之类，在治疗过程中应遵叶天士之法，"到血方可凉血散血"。温热病的极期或后期，是由卫入气由营及血的过程。邪毒必至血分方可用凉血散血。如果按现代医学的观察与研究去硬套中医理论，则有悖传统中医学术思想。固然肝炎病毒有"嗜肝性"，尤其是乙、丙两型是血液传播，直入血分，但如果牵强附会，凉血早用、过用，必致延缓病程，冰遏冷伏。

本案韩姓女之肝炎肝硬化，为早用、过用赤芍、牡丹皮、丹参、泽兰等凉血活血药，不仅寒邪直中、脾胃败伤，而且寒凝血滞、水湿不化，终成鼓胀，治疗历经两年方渐趋康复。近几年各地均有治疗淤胆型肝炎，尤其是用赤芍治疗淤胆型肝炎的经验报道。于是对黄疸较深者，不管是否属淤胆所致，宁取不舍，宁多勿少，几乎是每方必见，且用量较大，多在 20～30 g。赤芍功能凉血化瘀，缓急止痛，但其性寒凉，味酸敛，如药不对证，用量过大，必使毒邪不能透达，气机不得宣发，正邪搏结，久久不愈。

14. 肝经湿热壅阻，气机失调，疏泄失司（张镜人）

薛某，男，24 岁，1981 年 2 月 9 日初诊。

主诉：脘腹胀满，黄疸进行性加深半个月。病史：慢性肝炎、肝硬化病史多年，近半个月来出现腹水，黄疸进行性加深，腹部胀满，进一步出现肝昏迷而入院，经抢救，现神志虽清，面目全身发黄，脘腹胀满疼痛，小溲欠利，腹部膨隆，形体消瘦，口唇干燥。舌脉：舌质红，苔黄，脉弦数。检查：巩膜、肌肤黄染，腹部膨满，有移动性浊音。

诊断：肝硬化腹水，黄疸，脾亢。鼓胀，黄疸。

辨证：肝经湿热壅阻，气机失调，疏泄失司。

治法：清肝泄热，理气行水。

处方：

茵陈 15 g	金钱草 30 g	鸡骨草 30 g	炒赤芍 15 g
炒牡丹皮 9 g	大腹皮 9 g	炒枳壳 9 g	赤猪苓各 9 g
广郁金 9 g	炙远志 5 g	八月札 15 g	腹水草 15 g

10 剂。

另：陈葫芦 30 g、陈麦柴 30 g、冬瓜皮 15 g 三味煎汤代水煎药。

2 月 19 日二诊：黄疸未见加深，左胁疼痛，面色晦黯，腹胀溲少，大便泄泻稀水，脉细滑数，苔薄黄腻。肝肾阴虚，三焦气化失调，仍拟清泄调肝，而化水湿。

处方：

茵陈 30 g	金钱草 30 g	海金沙藤 30 g	生牡蛎（先煎）30 g
八月札 15 g	广郁金 9 g	平地木 15 g	大腹皮 9 g
广木香 9 g	生白术 9 g	泽泻 15 g	赤猪苓各 9 g
谷芽 12 g	炒楂曲各 9 g		

20 剂。

另：陈葫芦 30 g、陈麦柴 30 g、萱草 30 g 三味煎汤代水煎药。

3 月 12 日三诊：神志尚清，鼻衄较少，但黄疸未见减退，萎靡无力，上肢震颤，腹胀膨满，两胁隐痛，溲便均少，脉弦滑数，苔黄腻，边红，湿热熏蒸，肝胆络脉瘀滞，三焦气化不利，正虚邪实，再拟清泄湿热，利水退黄，仍防昏迷之变。

处方：

茵陈 30 g	金钱草 30 g	八月札 15 g	生蒲黄（包煎）9 g
炒牡丹皮 9 g	炒赤芍 15 g	广木香 9 g	葶苈子（包煎）9 g
广郁金 9 g	炒黄芩 9 g	水炙远志 3 g	大腹皮子各 9 g
赤猪苓各 9 g	泽泻 15 g	荷叶 9 g	绛矾丸（包煎）9 g

牛黄清心丸（吞服）一粒

7 剂。

另：陈葫芦 30 g、陈麦柴 30 g、半枝莲 15 g 三味煎汤代水煎药。

随访：住院治疗一月余，病情好转，神志清晰，黄疸、腹水有所改善，但尚未稳定，三月下旬自动出院。

［张镜人. 中国百年百名中医临床家丛书·张镜人 [M]. 北京：中国中医药出版社，2001.］

【按语】 鼓胀属中医内科"风、痨、鼓、膈"四大难治痼疾之一。此时湿、热、毒、气、血、水胶结在一起，而肝、脾、肾俱损。本虚标实，症情错杂。治疗时宜参照病因，结合症情、病程及体质之异而分别对待。本案已是肝脏损害晚期，随时有生命之虞。从理气行水化瘀解毒着手，使病情暂时获得缓解。尚须修身养性，注意生活宜忌，或可带病延年。

15. 脾虚不运，肝肾俱虚兼有血瘀，早期肝硬化兼喘悸（邓铁涛）

黎某，男，66 岁，1995 年 2 月 2 日初诊。

病史：消瘦，倦怠乏力，腹部肿胀，足肿，20 多天，体重减轻 9 kg。患者于 1994 年冬，吃禾花雀后，腹泻三天三夜，身体突然消瘦，严重脱水，虚弱，疲倦，气喘，卧床十多天，入香港某医院留医，经输血、抗生素及白蛋白治疗，病无好转，反而加重，于 1995 年 1 月 30 日出院。出院诊断：①心动过速；②慢性气道阻塞性疾病；③早期肝硬化及贫血。患者已失去求生信心，经介绍来诊。刻下症见：形瘦骨立，面目黧黑，唇黯，腹胀足肿，时咳，心悸，气短而喘，口干缺津，舌嫩苔少，中有裂纹，脉细数涩。

诊断：早期肝硬化，鼓胀兼喘悸。

辨证：脾虚不运，肝肾俱虚兼血瘀。

治法：健脾养肝肾。

处方：

太子参 30 g　　　云苓 15 g　　　白术 15 g　　　鳖甲（先煎）30 g

川萆薢 12 g	菟丝子 10 g	怀山药 24 g	土鳖虫（打碎）6 g
楮实子 10 g	何首乌 12 g	紫苏子 10 g	白芥子 10 g
甘草 3 g	云苓皮 24 g		

二诊： 服药 3 剂后，口舌生津，食欲渐佳，胃纳好转，精神、体力有所好转，增强了治病的信心。舌脉同前，治守前法。

处方：

太子参 30 g	云苓 15 g	白术 15 g	鳖甲（先煎）30 g
川萆薢 12 g	菟丝子 10 g	怀山药 45 g	土鳖虫（打碎）6 g
楮实子 10 g	紫苏子 10 g	白芥子 10 g	薏苡仁 15 g
甘草 3 g			

服上药 20 多剂，体重增加 4.5 kg，上方继服。患者先后请加拿大的肝病专家诊查，均认为肝功能基本正常。

5 月 18 日三诊： 患者面色有所好转，额部及下颌部仍色黯，舌嫩苔白，脉虚大数。仍守前法治之。

处方一：

太子参 30 g	云苓 15 g	白术 15 g	鳖甲（先煎）30 g
川萆薢 12 g	楮实子 10 g	怀山药 30 g	紫苏子 10 g
白芥子 10 g	菟丝子 10 g	鸡内金 10 g	甘草 5 g

针对其 10 多年之心悸，拟处方二如下：西洋参 12 g，麦冬 10 g，炙甘草 6 g，大枣 4 枚，云苓 12 g，白术 12 g，法半夏 10 g，竹茹 10 g。处方一，每日 1 剂，连服 5 剂，接服处方二 1 剂，交替服。

7 月 20 日四诊： 患者已无任何症状，但面还有黯滞之色，舌嫩苔薄，脉虚。嘱其不可停药，治守前法。

处方： 仍予前诊之处方一去鸡内金，改用麦芽 30 g，此方一直服至 1995 年 9 月。对心脏病药，患者愿服其已服用多年之西药，故处方二不用。

9 月 26 日五诊： 无任何症状，已全天工作，舌嫩胖，苔薄，脉细缓。治守前法。

处方：

太子参 30 g	云苓 15 g	白术 15 g	白芥子 10 g
紫苏子 10 g	菟丝子 10 g	麦芽 30 g	甘草 5 g
怀山药 24 g	大枣 4 枚	楮实子 12 g	

［邓铁涛.中国百年百名中医临床家丛书·邓铁涛 [M].北京：中国中医药出版社，2011.］

【按语】 本病西医诊断为早期肝硬化，腹大而形瘦骨立，更兼心肺同病，病属危重。根据"见肝之病，知肝传脾，当先实脾"之论，再加上心与脾、肺与脾为母与子、子与母的关系，故论治始终以健脾为主，脾得健运则四脏俱安。用紫苏子、白芥子以降气除痰而治其喘悸；鳖甲、土鳖虫以软坚化结，活血养阴；肝肾同源，故以鳖甲、怀山药、楮实子、何首乌等以养肝肾。患者口津缺少，饮食不思，当其服第一剂药后，口舌津生，饮食渐增，足见方已对证。第一诊之处方即邓铁涛所拟的专治早期肝硬化的软肝煎加味。

通过几十年的摸索，邓铁涛发现舌底静脉充盈曲张常与 X 线检查的食道静脉曲张吻合，并对早期肝硬化逐步拟出一条有效方软肝煎，方药为：太子参 30 g，白术 15 g，云苓 15 g，川萆薢 10 g，楮实子 12 g，菟丝子 12 g，鳖甲（先煎）30 g，土鳖虫（研末冲服）3 g，丹参 18 g，甘草 6 g。此方以健脾养肝肾为主，软坚化瘀为辅，对肝炎所致的肝硬化及酒精中毒性肝硬化都有一定的效果。早期肝硬化，病久伤及肝肾，故以楮实子、菟丝子、鳖甲以养肝肾，病已及血分，故用土鳖虫、丹参以祛瘀活血。此方辨证加减耐心久服，一则以减慢其硬化进程，再则冀其软化。治疗效果与病之浅深成正比。因此，早期发现、早期治疗最为重要。

16. 脾虚正败，兼瘀血内停（王文正）

付某，男，49 岁，1987 年 12 月 10 日初诊。

病史： 患者曾于 1969 年患急性肝炎，经治疗恢复。后曾因劳累等原因反复数次，近一个月时感上腹痞胀，肝区钝痛，气短乏力，纳呆，皮肤干燥，时有鼻衄齿衄。查肝功能，硫酸锌浊度试验 14 U，转氨酶 62 U，谷氨酰转肽酶

90 U，白蛋白/球蛋白比值为 5.1/2.4，甲胎蛋白阴性，白细胞 3.6×10⁹/L，血小
板 6.8×10⁹/L。B 超示：肝体积增大，形态尚可，光点粗大有实感性，血管走行
尚清晰，胆囊 6.4 cm×2.3 cm，壁厚毛糙，脾厚 5.7 cm。查体：一般情况差，形体消瘦。
面色萎黄无华，胸部及左手背分别见一蜘蛛痣，双手见轻度肝掌，腹软，稍膨隆，
肝上界于右第 6 肋间，肋下约 3 cm，剑突下 6 cm，质硬，压痛（－），墨菲征（＋），
脾于左肋下 3.5 cm，腹水征（－），双下肢静脉曲张。舌淡，苔薄白，脉沉细涩。

辨证： 正败邪实。

治法： 扶正为主，健脾磨积。

处方：

生黄芪 15 g	台党参 15 g	生白术 15 g	海蛤粉（包煎）15 g
薏苡仁 30 g	怀山药 15 g	白扁豆 15 g	煅瓦楞子（先煎）30 g
胡黄连 9 g	白茯苓 15 g	鸡内金 12 g	三七粉（冲服）3 g

水煎服，每日 1 剂。

自述肝区痛减轻，纳食稍增，精神及体力较前为佳，余症同前。上方加炮山
甲（先煎）9 g，更入生姜 6 g，大枣 5 枚为引，水煎继服。

患者前后共服用三十余剂后，诸症悉减，上腹痞胀已消，鼻衄已止，面色转
佳。查肝功能（－），谷氨酰转酞酶 60 U，白细胞 4.5×10⁹/L，血小板 96×10⁹/L。
查体见胸部蜘蛛痣已不明显，肝掌亦变浅，腹软，肝于右肋下约 1 cm，剑突下
3.5 cm，质软，压痛（±），脾于肋下可及。舌淡红，苔薄白，脉沉弦细。效不
更方，上方继服，并配以人参健脾丸、人参归脾丸间日交替服之。

患者如此汤丸并进治疗 5 月余，自感除肝区时有隐痛、背胀外，已无明显不
适，谷氨酰转酞酶 60 U，仍稍高于正常值，余均正常。B 超示：肝大小形态尚可，
光点粗大，血管走行清晰，胆囊 6.3 cm×2.3 cm，壁厚毛糙，脾厚 4.2 cm。查体
除肝于肋下可及，剑突下 2.5 cm，双下肢静脉曲张外，余无异常可见。以上方五
倍量为末，米泔水泛丸，久久服之，以善其后。

[尹常健.王文正肝病经验选介 [J]. 中医杂志，1991（1）：15-17.]

【按语】 肝脾肿大、肝掌、蜘蛛痣是肝硬化的重要体征，而常见的症状有

食欲减退、腹胀、消瘦及肝区不适。就肝脾肿大而言属于中医学癥积范畴，多因瘀血内停所致，故治疗上常以破血消癥为治。本案患者患肝炎反复发作数次，病情迁延十八年未愈，已表现出气短乏力、纳呆、皮肤干燥、鼻衄、齿衄等正气亏虚之象，同时也出现了肝脾肿大、赤痕纹缕外现等瘀血内停之症状。病机上正虚邪实，虚实夹杂，治疗上若单纯施行破血行气消癥则正气更加虚弱，故应以扶正为主，在健脾益气磨积的同时，佐以活血祛瘀软坚之品。方中所用鸡内金有健脾磨积之功，正如《医学衷中参西录》云："鸡内金，鸡之脾胃也。中有瓷石、铜、铁皆能消化，其善化瘀积可知……（脾胃）居中焦以升降气化，若有瘀积，气化不能升降，是以易致胀满，用鸡内金为脏器疗法。若再与白术等分并用，为消化瘀积之要药，更为健补脾胃之妙品，脾胃健壮，益能运化药力以消积也。"

17. 肝失条达，气血郁滞，络脉瘀阻，水气停聚（胡建华）

秦某，女，39岁，1976年2月12日初诊。

病史：发现肝病已有3年，1975年11月水肿加剧，并出现腹水，在山东省某县诊治，诊断为肝硬化腹水。当时曾用氢氯噻嗪等西药治疗，腹水一度消退。刻下症见：胸脘痞塞不舒，腹胀满疼痛，胁痛，嗳气，纳食甚少，烦躁，下肢水肿，按之凹陷，小便短赤，大便干燥，月经量多，晚上肌肤灼热，脉沉细带弦，舌麻痛，质青紫。11日在某医院做超声检查：腹部侧卧位见液平面，最宽2.5格。

辨证：情志怫逆，以致肝失条达，气血郁滞，络脉瘀阻，水气停聚。

治法：化瘀利尿，清热通腑。

处方：

防己9g	椒目6g	制大黄9g	葶苈子（包煎）15g
莪术9g	枳实9g	丹参12g	失笑散（包煎）15g

6剂。

2月19日二诊：服上方后腹泻2天，腹部松动，胀痛减轻，尿量增多，水肿亦退。仍有轻度胸闷，晚上自觉发热。舌质紫已减，脉沉细，再守原法治疗。

处方：

防己 9 g	椒目 9 g	制大黄 12 g	葶苈子（包煎）15 g
莪术 9 g	枳实 9 g	延胡索 12 g	失笑散（包煎）15 g

7 剂。

2月26日三诊：每天排出两次黑色大便，颇觉舒适，腹胀续减，胸胁偏右隐痛，月经来临且量多，精神较前振作。守上方制大黄改为 9 g，加郁金 9 g。7 剂。

3月4日四诊：尿量续增，水肿全退，大便每天 1 次，色黄不黑，胸胁仍觉隐痛，嗳气则舒。胃纳明显增加，初诊时每日仅食 3 两，最近每日食 1 斤 2 两，脉沉细，舌质青紫，苔根腻。今日本院做超声检查：肝肋下及剑突下均 2.5 cm，脾肋下刚触及，肝较密微小波，无腹水。单用中药治疗二十余天，气血流行渐畅，水气得以下行，病势已有起色。再予疏肝理气化瘀法。

处方：

防己 9 g	制大黄 9 g	延胡索 12 g	葶苈子（包煎）15 g
川楝子 9 g	丹参 9 g	制香附 9 g	煅瓦楞子（先煎）30 g
失笑散（包煎）12 g			

7 剂。

医嘱：胃纳虽增，但须控制食量，每天以不超过九两为宜。

［单书健，陈子华．古今名医临证金鉴·黄疸胁痛鼓胀卷（下）[M]．北京：中国中医药出版社，1999.］

【按语】 本病例患肝病已 3 年，再度出现腹水，中医属"鼓胀"范畴。所见各症，均为血瘀阻络，水气停聚，兼有气郁化火之象。与先师黄文东教授共同诊治，乃治以化瘀利水，清热通腑为主，用《金匮要略》己椒苈黄丸加味。方用防己、椒目、葶苈子利尿，制大黄逐瘀通腑，莪术、枳实、丹参、失笑散化瘀消痞，使气血畅行，脉络疏通，则水道得以通利。治疗本病时，如单纯用利尿剂，初则尚有小效，久则作用不大。只有从化瘀着眼，才能充分发挥利尿剂作用，利尿剂还须与通腑药配合，使水分从二便下行，则腹部痞满之症，自能渐渐消退。由于本例患者月经过多，不宜桃仁、红花之类，故选用既化瘀，又止血的失笑散，活血养血的丹参，取其祛邪而不伤正，因而获得满意的疗效。

慢性肝病，往往属本虚标实。治疗必须寓攻于补，攻中有补。病例中虽出现邪实之症，但久病肝体亏虚，仍须匡持用养血柔肝之法。在临床须根据不同情况，选用当归、白芍、丹参、生地黄、墨旱莲、女贞子、桑葚、枸杞子、山茱萸等药治疗。此法不仅可使肝体柔和，且可发挥配用的祛邪药物的作用，有较好效果。《先醒斋医学广笔记》指出："宜补肝不宜伐肝"，虽对吐血而言，但对本症也有一定指导意义。

《金匮要略》己椒苈黄丸，治疗肝硬化腹水确有一定疗效。药虽仅有4味，如能配合利尿、化瘀、通腑于一方，则其效更宏。防己、椒目均有较强的利尿作用，葶苈子泻肺降气，使水道通调而下行，大黄兼化瘀通腑之功。诸药相配，使水气从二便分消，有利于腹水的消退。故使用本方时，或配当归、白芍、丹参等以养血柔肝；或伍莪术、失笑散等以祛瘀消痞；或加黄芪、牵牛子粉（吞服）、车前、茯苓以加强益气行水之力，疗效尚可。

18. 虚瘀交错，血瘀肝硬，脾肾两虚，水津不化（周信有）

张某，男，33岁，1988年4月25日来诊。

病史：患者2年前诊断为乙肝，早期肝硬化。曾2次因病情恶化，出现腹水及吐血住院抢救。1998年1月又因大量吐血和腹水住兰州某医院治疗3个月，不见好转，患者精神负担沉重，遂要求出院。出院时检查，HBsAg 1∶128，TTT 21.4 U，ALT 5417.75 μmol/L，TP 62 g/L，白蛋白26 g/L，球蛋白36 g/L，PLT $38×10^9$/L。刻下症见：两胁疼痛，胁下癥块（肝脾肿大），触痛明显，腹大如鼓，小便不利，舌质黯淡，脉弦涩。

西医诊断：肝硬化失代偿期。

辨证：虚瘀交错，血瘀肝硬，脾肾两虚，水津不化。

治法：培补脾肾，祛瘀化癥，利水消肿。

处方：

白茅根 30 g	淫羊藿 20 g	仙茅 20 g	鳖甲（先煎）30 g
女贞子 20 g	黄芪 20 g	丹参 20 g	大腹皮 20 g
猪苓 20 g	茯苓 20 g	泽泻 20 g	莪术 9 g

每日 1 剂，水煎服。

并加服舒肝消积丸，每日 3 次，每次 1 丸。

连续服药 3 个月，腹胀腹水消失，诸症悉减，肝功能已接近正常。后以此方加减持续服药半年，于 1989 年 3 月 6 日复查，除 HBsAg 为弱阳性外，皆恢复正常，肝脾回缩，诸症悉除，患者亦无任何不适，并能坚持上班。随访 2 年，患者仍断续服用中药，但病情稳定。

［何建成．周信有教授治疗肝炎后肝硬化经验介绍 [J]．新中医，1996（12）：3-4.］

【按语】 本例为肝硬化腹水伴消化道出血，中医病机为脾肾阳虚，血瘀水停。治疗以淫羊藿、仙茅、黄芪等温补脾肾，丹参、莪术、茯参、猪苓、泽泻等活血利水，治疗 2 个月，腹水退，出血止，且 2 年未复发，取得了较好的疗效。

19. 肝经郁热（徐景藩）

杨某，女，66 岁，2009 年 2 月 25 日初诊。

病史： 曾肝穿刺诊断当肝硬化，乙型病毒性肝炎。刻下症见：右胁胀痛，痛及肩背，得嗳气、矢气则舒。检查提示：小三阳，转氨酶升高。舌质淡红，苔薄白，左脉弦，右脉细弦。

西医诊断： 早期肝硬化。

辨证： 肝经郁热。

治法： 疏肝和中，兼清郁热。

处方：

炙柴胡 10 g	紫苏梗 10 g	枳壳 10 g	芍药 20 g

甘草 5 g	制香附 10 g	鸡内金 15 g	海金沙（包煎）15 g
焦白术 10 g	茯苓 15 g	夏枯草 10 g	半枝莲 15 g
丝瓜络 10 g	酒大黄 5 g		

2009 年 3 月 11 日二诊：经治后胁痛明显缓解，复查肝功能正常，舌淡苔薄白，诊脉细弦，拟方疏肝健脾。

处方：

炙柴胡 10 g	紫苏梗 10 g	枳壳 10 g	芍药 20 g
甘草 5 g	制香附 10 g	鸡内金 15 g	海金沙（包煎）15 g
焦白术 10 g	茯苓 15 g	夏枯草 10 g	半枝莲 15 g
丝瓜络 10 g			

［叶柏，陈静．国医大师徐景藩诊治肝硬化经验撷要 [J]．辽宁中医杂志，2013，40（6）：1093-1094．］

【按语】 该患者慢性乙型肝炎病史，早期肝硬化，肝病传脾，木侮中土，肝脾不调，临床表现为右胁胀痛，引及肩背，得嗳气、矢气则舒，治疗不仅要疏肝清热，而且要实脾。方选《景岳全书》柴胡疏肝散合二金汤加减，紫苏梗功擅疏肝、理气、解郁，凡肝郁证或肝胃气滞证表现为胸脘痞闷，隐痛及胁，口不干苦，舌苔薄白等症可选紫苏梗、柴胡同用。肝郁气滞，病久入络者可以配用通络法，如丝瓜络、路路通、当归须、炙乳香等，所以方中加入丝瓜络活血通络。

20. 肝胃不和兼有阴虚（刘渡舟）

李某，男，35 岁。

病史： 患慢性肝炎肝硬化，肝脾肿大且痛，胃脘发胀，嗳气后稍觉舒适，口干咽燥，饮食日渐减少，自述服中药两百余剂，迄无功效，索视其方，厚约一寸，用药皆香燥理气一辙。其脉左弦细，右弦滑，舌光红无苔。

辨证： 肝胃不和，兼有阴虚。

治法： 软坚活络，柔肝滋胃。

处方：

柴胡 5 g	川楝子 10 g	玉竹 12 g	生牡蛎（先煎）15 g
红花 6 g	茜草 10 g	麦冬 12 g	鳖甲（先煎）20 g
生地黄 15 g	牡丹皮 9 g	白芍 9 g	土鳖虫 6 g

此方加减进退，服至三十余剂，胃开能食，腹胀与痛皆除，面色转红润，逐渐康复。

［闫军堂，刘晓倩，赵宇明，等.刘渡舟治疗肝炎后肝硬化证治经验 [J].辽宁中医杂志，2013，40（8）：1545-1547.］

【按语】 综观本案脉证，其肝脾之积为阴虚内热，气血凝滞所致，治当滋阴软坚，活血化瘀，柔肝养胃，所用药物为刘渡舟自拟方"柴胡鳖甲汤"，方用柴胡、川楝子疏肝理气；鳖甲、牡蛎软坚散结；麦冬、玉竹、生地黄滋养肝胃之阴；牡丹皮、白芍凉肝柔肝；红花、茜草、土鳖虫活血化瘀。据刘渡舟经验体会，本方治疗慢性肝炎晚期、肝硬化，出现白蛋白/球蛋白比值倒置，或乙型肝炎，或亚急性肝坏死而出现上述脉证者，多有较好功效。

21. 脾气不足，湿热不化（董建华）

患者，女，65 岁。

病史： 2006 年 11 月 8 日因"肝功能异常 4 年，乏力、腹胀 1 年余"就诊。2002 年体检发现肝功能异常，多项病毒性肝炎指标均为阴性。近 1 年乏力、腹胀明显，本院检查肝功能丙氨酸转氨酶（ALT）72 U/L，天冬氨酸转氨酶（AST）78 U/L；谷氨酰转肽酶（GGT）549 U/L；碱性磷酸酶（ALP）284 U/L。抗核抗体（ANA）1∶160，抗线粒体抗体（AMA）（+）1∶640，抗线粒体抗体 M2 亚型 > 300 RU/mL。B 超：肝实质回声欠均，胆囊多发结石。诊断：胆汁淤积型肝硬化（PBC）。刻下症见：乏力，头晕，口干思饮，腹胀，大便不成形，2 ～ 3 次/日。舌淡黯苔白，胖大有齿痕，脉沉细无力。

辨证： 脾气不足，湿热不化。

治法： 健脾益气，化湿清热。

处方：补中益气汤加减。生黄芪 30 g，威灵仙 20 g，茵陈、赤芍各 15 g，党参、白术、柴胡、当归、陈皮、菖蒲、郁金各 10 g，升麻、炙甘草各 6 g。熊去氧胆酸（优思佛）250 mg，每日 3 次。

服用 1 月余，乏力头晕减轻，仍感口干、腹胀、大便不成形。复查 ALT 41 U/L，AST 47 U/L，GGT 294 U/L，ALP 218 U/L。守方加炒薏苡仁 30 g，枳壳、紫苏梗、香附各 10 g。服药 1 个月，乏力明显改善，腹胀减轻，熊去氧胆酸减为 250 mg，每日 2 次。以前方加减治疗至今，多次检查肝功能正常，病情稳定。

【按语】 湿热蕴结中焦，熏蒸肝胆，肝胆疏泄失职，气郁日久化火，亦可灼伤肝肾之阴形成既有肝郁气滞，又有肝肾阴虚之证。脾胃气虚，推动无力，或气机阻滞，可致血瘀。瘀血结于肋下，则成肝脾肿大，日久进一步耗伤气血；晚期，气、血、水互结于腹内，终成鼓胀。患者表现为单腹胀大而四肢枯瘦，皮色苍黄，黄为脾土之本色外露，脾虚气血不充养肌肉，而见四肢消瘦。脾不统血，气虚不摄，血溢脉外或阴虚血热，迫血妄行，血液不循常道，而成血证。PBC 病位主要在肝、脾，累及肾，病机关键总以脾胃病变为中心，脾胃气虚贯穿疾病始终。此案患者病久伤及脾胃肝胆，气虚证著，故以补中益气汤补益脾胃之气，培后天之本，再以茵陈、菖蒲清利肝胆湿热，方简效著，值得借鉴。

22. 脾肾阳虚，气滞水停（杜健民）

患者，男，42 岁，2013 年 4 月 21 日初诊。

病史：病毒性乙型肝炎病史多年，3 年前出现腹胀，伴有胁肋部胀满刺痛，间断护肝、降酶治疗，3 个月前劳累后出现腹胀、尿少。刻下症见：腹胀持续，进行性加重，伴胸闷气短，便溏，胁下积块，舌质淡红、苔白腻，脉沉细弦。查体：面色白。腹部触诊脾肿大，移动性浊音（＋）。检查：ALT 141 U/L，AST 247 U/L，GGT 294 U/L，ALP 218 U/L。血小板减少、贫血。肝胆脾超声示：肝硬化，腹水，脾肿大。

西医诊断：乙型肝炎肝硬化失代偿期，腹水，脾功能亢进。

中医诊断：鼓胀，脾肾阳虚，气滞水停。

处方：附子理中丸合五等散加减。

炮附子 6 g	干姜 6 g	党参 15 g	白术 15 g
炙甘草 6 g	泽泻 10 g	桂枝 6 g	猪茯苓各 15 g
姜半夏 15 g	焦山楂 10 g	焦神曲 10 g	焦麦芽 10 g
玉米须 20 g	薏苡仁 30 g		

10 剂，每日 1 剂，水煎服。

二诊：腹胀减轻，尿量增加，两胁肋胀满缓解，食量增加。原方去泽泻、猪苓，加当归、白芍 10 g 养血柔肝，穿山甲（先煎）5 g，鳖甲（先煎）15 g 活血祛瘀，软坚散结。15 剂，每日 1 剂，水煎服。

三诊：腹胀，两胁部胀满较二诊明显减轻，尿量较前无明显变化，舌质淡红、苔薄白，脉弦细。标实已去，给予附子理中丸、香砂六君子汤和半夏白术天麻散加减调服，以温中健脾治本。三诊方药基础上辨证加减用药，6 个月后复查 ALT 31 U/L，AST 27 U/L，GGT 194 U/L，ALP 118 U/L。肝、胆、脾超声示：肝脏表面欠光滑，脾稍大。

[杨家耀，陶冬青，贾学平 . 杜健民温法诊疗肝硬化腹水临证经验 [J]. 中医杂志，2015，56（13）：1093-1095.]

【按语】　脾为制水之脏，肾为治水之脏，肝硬化至腹水形成阶段时，病已累及脾、肾。病久耗气伤阳，脾阳虚无以运化水湿，水湿停聚为患；脾阳久虚不能充养肾阳，气化不行则小便不利，脘腹胀满；肾阳衰微不能温运脾阳，终则脾肾阳气俱伤。本案从脾肾阳虚论治，方中附子、干姜温中散寒，党参、白术、炙甘草补气健脾除湿，猪苓、茯苓、泽泻淡渗利尿，白术苦温健脾燥湿；桂枝辛温通阳化气，配以健脾和中的姜半夏、焦三仙，随症给予玉米须、薏苡仁。正所谓"肾寒则脾胃亦寒，水畏热而不畏寒，此寒土之所以难制水也"。

第七章
肝性脑病

一、概述

（一）概念

肝性脑病（hepatic encephalopathy，HE）是由急、慢性肝功能严重障碍或各种门静脉—体循环分流异常所致的、以代谢紊乱为基础、轻重程度不同的神经精神异常综合征。

（二）病因及诊断

肝硬化门静脉高压时，肝细胞功能障碍对氨等毒性物质的解毒功能降低，同时门静脉—体循环分流（即门静脉与腔静脉间侧支循环形成），使大量肠道吸收入血的氨等有毒性物质经门静脉，绕过肝脏直接流入体循环并进入脑组织，这是肝硬化 HE 的主要病理生理特点。HE 的发病机制至今尚未完全阐明，目前仍以氨中毒学说为核心，同时炎症介质学说及其他毒性物质的作用也日益受到重视。

HE 最常见的诱发因素是感染，包括：腹腔、肠道、尿路和呼吸道等感染，尤以腹腔感染最为重要。其次是消化道出血、电解质和酸碱平衡紊乱、大量放腹水、高蛋白饮食、低血容量、利尿、腹泻、呕吐、便秘，以及使用苯二氮䓬类药物和麻醉剂等。TIPS 后 HE 的发生率增加，TIPS 后 HE 的发生与术前肝功储备状态、有无 HE 病史及支架类型及直径等因素有关。研究发现，质子泵抑制剂（PPI）可能导致小肠细菌过度生长，从而增加肝硬化患者发生 HE 的风险，且风险随使用药量和疗程增加而增加。在肝硬化患者存在高血氨的状态下，如果出现以上诱因，可进一步加重脑水肿和氧化应激，导致认知功能的快速恶化。

肝性脑病临床表现为精神神经异常症状，常见昼夜睡眠颠倒，性格和行为改变，表情欣快或沉默寡言，思维迟钝，智力衰退，定向障碍，行为异常，言语不清，昏睡，神志恍惚，幻觉，谵语，扑翼样震颤，狂躁，抽搐，反射亢进，最后进入完全昏迷。一般根据意识障碍程度、精神神经系统表现及脑电图改变，将肝性脑病分为四期，即前驱期（Ⅰ期）、昏迷前期（Ⅱ期）、昏睡期（Ⅲ期）及昏迷期（Ⅳ期）。

肝性脑病的诊断，应结合充分的病史和体格检查。目前还缺少特异性好、敏感度较高的"金标准"。2014年AASLD/EASL指南推荐用2种或2种以上检测方法辅助诊断，临床应首先明确有肝硬化、急性肝功能衰竭或无内在肝脏疾病的门静脉分流病史，然后排除其他神经损伤，辅以实验室检查诊断。具体方法包括生化分析、神经心理学诊断、神经生理学诊断、神经影像学诊断等。

HE须与以下疾病鉴别：① 精神障碍；②颅内病变，包括蛛网膜下腔、硬膜外或脑内出血、脑梗死、脑肿瘤、颅内感染、癫痫等；③其他代谢性脑病；④韦尼克脑病；⑤中毒性脑病；⑥肝硬化相关帕金森病；⑦肝性脊髓病；⑧获得性肝脑变性。

肝性脑病的预后取决于肝细胞衰竭的程度，特别是肝坏死、变性的程度和发展速度，残余有功能细胞的数量及是否早期发现和及时有效的治疗。西医目前主要采用内科综合治疗，加强护理，纠正引起昏迷的原因，限制蛋白质摄入，维持水电解质、酸碱平衡，口服新霉素或乳果糖，静脉滴注氨基酸和左旋多巴，慎用镇静剂和麻醉剂，防止脑水肿和消化道出血。虽然能够起到一定效果，但仍不能改变病死率高这一状况。

二、中医学对本病的认识

本病属中医急黄、瘟黄、昏愦、昏迷、暴不知人等病范畴。认为发病原因是外感时邪、饮食失节、脏腑内伤。由于心主神明，脑为元神之府，故病变部位在肝、心、脑。其病机一般多从以下几方面考虑，即热毒炽盛，内陷心包；湿热蕴蒸，上扰神明；痰火内盛，上蒙清窍；湿浊蒙蔽，清窍不利；气阴两竭，昏迷不醒，亦即湿、热、火、痰、瘀、虚交互影响而发病。

若由急性、亚急性肝衰竭所致，则病势急骤、变化多端，病情深重，因为湿热疫毒迅速内窜，热毒化火，毒热弥漫三焦，毒火攻心以致内闭。古人说："疫疠瘟黄，杀人最急。"至于慢性肝衰竭，多因久病自虚，气血不足，阴阳俱损。肝阴不足，血不养肝，以致虚风内动；湿热毒邪潜扰血分，进一步发展则鼓动虚风，邪正交争，以致时而意识昏蒙，且多由郁忿或过劳而致痰迷窍闭，以致神昏。

肝性脑病病情变化迅速，虚实错杂，其病多以邪实为主，呈现一派急症危候，同时正气不足，因此治疗应全面权衡标本缓急，邪势急者先治其标，邪势退则图其本。中医在治疗本病中发挥本身特长，全面兼顾，突出重点，积累了一定经验，取得了一定疗效，与现代医学相结合，提高了存活率。由于本疾病的严重性，中医药治疗本病也存在许多问题，如忽视早期诊断、样本数量较小、辨证分型较零乱等。

肝昏迷多危急险恶，传统的抢救中成药物有安宫牛黄丸、苏合香丸、至宝丹、紫雪丹等，其中安宫牛黄丸对神昏烦躁效果较好，苏合香丸对痰湿内闭有效，至宝丹促进苏醒，紫雪丹对神昏抽搐作用好。中药针剂如清开灵注射液，是由安宫牛黄丸改制，静脉滴注后可起到清醒神志、保肝退黄的作用；参脉针、参附针，静脉滴注后对回升血压维持生命体征有效。尤其对肝肾阴虚患者，使用生脉注射液静脉注射，对改善肝功能和恢复体力有着明显作用。茵栀黄注射液由茵陈蒿汤变化而来，有清热利湿、保肝降酶退黄的作用，对于湿热俱重的患者可用，静脉滴注，可视病情变化连用 10 ～ 20 天。

三、医案选粹

1. 肝胆湿热，弥漫三焦，蒙蔽心包（关幼波）

刘某，女，27 岁，1962 年 2 月 17 日初诊。

主诉：腹部探查术后神昏，高热，黄疸加重伴出血2天。病史：患者于1962年12月4日起突然上腹部剧痛，继而发热，体温38.8 ℃。巩膜发黄，右上腹压痛，腹泻，以胆道蛔虫合并感染收某院治疗。入院查体温40 ℃，白细胞$2.8×10^9$/L，腹痛及黄疸加重，胆红素13 mg/dL，黄疸指数100 U，又于2月15日剖腹探查，术中胆囊正常，无结石及蛔虫，胆总管无扩大，唯肝脏高度充血肿胀，病理诊断为急性传染性肝炎。术后即神志不清，高热，全身有大小不等的出血点、瘀斑，柏油样大便多次。检查：黄疸指数125 U，胆红素13 mg/dL，丙氨酸转氨酶320 U。凝血酶原时间27分钟，非蛋白氮150 mg/dL，白细胞$16.6×10^9$/L。经大量抗生素、维生素、氢化可的松及凝血素治疗未见好转，且进行性加重，遂于2月17日请中医会诊，刻下症见：神志昏迷，鼻衄大作，高热不退，周身发黄，全身紫斑，四肢水肿，大便色灰，小溲微黄。舌苔黄厚腻，舌质淡，脉极细。

西医诊断：肝性脑病。

辨证：肝胆湿热，弥漫三焦，蒙蔽心包。

治法：滋阴回阳，扶正固脱，止血化瘀。

处方：

西洋参9 g	侧柏炭9 g	阿胶珠9 g	地榆炭9 g
茵陈15 g	川黄连炭5 g	白芍30 g	紫肉桂（后下）1.5 g
生地黄9 g	麦冬9 g	藕节9 g	羚羊角粉（兑服）0.6 g
当归12 g	藿香3 g	龙胆草炭9 g	童便（兑服）1杯

服2剂后神志已清，出血渐止，继服3剂。

2月23日，神清，身黄退，出血已止，唯言语不利，反应迟钝。治以扶正祛邪并重。

处方：

西洋参5 g	茵陈30 g	白芍30 g	白术9 g
橘红9 g	石斛15 g	僵蚕3 g	钩藤（后下）7.5 g
石菖蒲9 g	川贝母12 g	黄芪9 g	紫花地丁15 g
藿香4.5 g	羚羊角粉（兑服）0.6 g		

再服 5 剂后，病情已基本恢复，原方去西洋参、羚羊角粉，继服以巩固疗效，痊愈出院。

［赵伯智. 关幼波肝病杂病论 [M]. 北京：中国医药科技出版社，2013.］

【按语】　本例原系急性黄疸性肝炎，因临床表现极似胆道阻塞合并感染而误行手术，促使病情恶化，出现肝昏迷、尿毒症，中医认为系肝胆湿热弥漫三焦，蒙闭心包，迫血妄行，以致气血双亏，元气已脱之象，治以扶正固脱为主，从而挽救了患者的生命。

2. 气血两虚，湿痰蒙窍，肝胆余热未清（俞尚德）

王某，男，37 岁，1975 年 5 月 30 日初诊。

病史： 患者因肝硬化于 1972 年行脾切除术，术后逐渐发现失眠，甚则通宵不寐，重时连续十几昼夜不得安睡，渐至夜间发作性舌謇，上唇麻木，两臂不能抬高，每次历时十几分钟，以后曾出现无意识动作，以及说胡话，白天则头晕头痛，记忆力很差，急躁易怒，鼻衄，视物不清。经中西医治疗 2 年余，仍不能控制。1975 年 5 月 30 日来我院门诊，刻下症见：右手及面部发麻，午后双上肢不能高抬，失眠，夜间盗汗，有时发作性意识模糊，口干鼻燥，大便 3 ～ 4 日一行。检查：丙氨酸转氨酶 180 U，血氨 0.18 mg/dL。舌苔黄，脉细弦。

西医诊断： 肝性脑病（慢性肝昏迷）。

辨证： 气血两虚，湿痰蒙窍，肝胆余热未清。

治法： 调补气血，芳化痰湿，清肝开窍。

处方：

黄芪 15 g	当归 10 g	赤芍 15 g	白芍 15 g
茵陈 15 g	藿香 10 g	佩兰 10 g	苦杏仁（后下）10 g
橘红 10 g	郁金 10 g	远志 10 g	琥珀粉（分冲）1.2 g
石菖蒲 10 g	黄连 4.5 g	羚羊角粉（分冲）0.6 g	

以上方为主，因睡眠不实而加酸枣仁 15 g，百合 12 g，合欢花 12 g，共服药百剂左右，睡眠渐渐好转，头痛头晕，急躁易怒等症状基本消失，视物清楚，记

忆力和思考力有所恢复，肝功能正常，血氨 0.1 mg/dL，随访 3 年未再发作。

［俞尚德 . 俞氏中医消化病学 [M]. 杭州：浙江大学出版社，2016.］

【按语】 患者久病，又经脾切除，气血大伤。气虚不能养肝，则视物模糊；肝胆湿热内蕴则烦躁易怒，头痛，脉弦，苔黄；痰随火升，蒙闭清窍，则神志模糊。治疗从调养气血入手以治其本，清肝宁心、开窍化痰治其标，标本兼顾，从而使肝功能恢复，神志不清得以治愈。

3. 肝风夹湿热瘟毒，气营两燔，神明被蒙（俞伯阳）

🍅 **案 1**

张某，男，62 岁。

病史： 1965 年 5 月 11 日因巩膜皮肤黄染加深伴恶心呕吐 1 周，进而昏迷 2 天入院。体检：体温 38.5 ℃，神志迷糊，巩膜黄染（++），有肝臭，肝浊音界缩小，腹部胀满，移动浊音（±），肝脾未及。实验室检查：黄疸指数 60 U，丙氨酸转氨酶 500 U，血白细胞 15.6×10^9/L，尿三胆强阳性。诊断：急性重症肝炎、肝性昏迷。刻下症见：患者神识昏愦，狂谵阵作，肤色黄染，腹胀，大便秘结 5 日未解，尿色如酱，闻及尸臭，齿鼻衄血，口干唇燥，舌质红绛、苔焦黄厚燥，两脉洪数。

辨证： 肝风夹湿热瘟毒化火动血，气营两燔，清窍失灵，神明被蒙。

治法： 清热解毒，平肝息风，凉血化瘀，通腑导滞。

处方：

鲜生地黄 15 g	芒硝 12 g	牡丹皮 15 g	羚羊角尖（先煎）3 g
大青叶 30 g	生大黄 15 g	丹参 15 g	水牛角（先煎）30 g
栀子 12 g	茵陈 50 g	连翘 15 g	石膏（先煎）30 g
黄芩 12 g	茜草 15 g		

另以紫雪丹、神犀丹各 2 粒，分 4 次灌服。

上方连投 2 剂，排出大量黑褐色粪块，夹少量血性黏液，秽臭难闻，两日后谵止神清，衄血得止。继进祛黄、平肝、凉血养阴之剂，调治 3 月余，痊愈出院。

案2

朱某，男，46岁。

病史： 1969年5月25日因罹患肝硬化5年，黄疸、腹水出现一周收住入院。经用西药保肝、利尿疗法1月余，黄疸、腹水有增无减，肝功能呈胆酶分离，于6月27日先后呕血2次，共约500 mL，随即出现神昏谵语。西医诊断：亚急性重症肝炎、门脉性肝硬化、上消化道出血并发肝性昏迷。急插入三腔管止血，先后输血800 cc，并按抢救常规处理。继邀笔者会诊。体检：神志昏迷，肤色黧黄，巩膜黄染（++），腹围88 cm，移动性浊音（+++），肝脾扪不满意。实验室检查：黄疸指数150 U，麝香草酚浊度试验10 U，硫酸锌浊度试验16 U，丙氨酸转氨酶80 U，总蛋白4.2 g，白蛋白2 g，蛋白电泳 γ 球蛋白44%，血红蛋白5 g，白细胞 $3.3×10^9$/L，血小板 $55×10^9$/L，大便潜血强阳性。刻下症见：患者神昏不清，偶现谵妄，时有四肢瘛疭，肤色黧黄，齿衄盈口，闻及尸臭，腹部膨隆，大便溏黑，尿短少深黄如酱，舌质红绛、边现瘀斑、舌苔中剥、边浮黄，脉沉细数。

辨证： 肝脾积聚，久病及肾，疏泄开阖失司，气化无权，湿热瘟毒、气、血、水搏结，致成疸胀；大失血之后，气血两亏，肝失所养，虚阳夹邪毒上扰清窍，神明失用。本虚标实，虚实互呈，病机错杂，治颇棘手。

治法： 益气凉血，宁络止血，滋阴潜阳，化湿消黄。

处方：

茵陈30 g	栀子30 g	茜草炭12 g	生地黄15 g
生白芍15 g	麦冬12 g	玄参15 g	龙牡（先煎）各15 g
牡丹皮12 g	白及30 g	鲜茅根30 g	龟板（先煎）20 g
半边莲30 g	参三七3 g	西洋参9 g	阿胶（烊化）15 g

神犀丹2粒灌服。

守上方连服3天，神志转清，瘛疭亦止。去神犀丹，减西洋参为6 g，加腹水草、马鞭草、车前子（包煎）、地耳草，迭进12剂，腹水、黄疸日渐消退，出血亦止，继以参苓白术散、六味地黄汤、茵陈栀子柏皮汤等组方加减出入，住院 4 月余，肝功能恢复正常，腹水全消出院。

［俞伯阳．重症肝炎肝性昏迷治验举隅 [J]. 中医杂志，1993（8）：467-468.］

【按语】 临床实践证明，运用中西医结合疗法救治重症肝炎肝性昏迷，有助于提高存活率，降低病死率。

中医辨证施治过程中，治法可概括为清热解毒、清营凉血、平肝息风、化瘀泄浊、豁痰开窍、通腑导滞、温阳化浊、回阳救逆诸法，其中通腑导滞法务在祛邪，勿拘有无结粪。该法有利于排除患者肠胃积滞，使大脑功能紊乱的一系列中枢神经症状和毒血症状得以缓解；并减少合并感染，改善血运，减轻颅内高压，也有助于血氨下降、胆红素的排除和腹水的消退。

中成药"三宝"临床应有选择地使用，安宫牛黄丸具有清热解毒、豁痰开窍之功，可偿用于热毒炽盛型肝昏迷的各期，紫雪丹以息风、镇痉、开窍见长，适用于昏迷谵狂期，至宝丹化浊开窍之力较优，适用于湿热胶滞、痰浊壅盛、痰迷心窍之深度昏迷期，另有神犀丹清热凉血解毒之效颇佳，而开闭之力较逊，凡证见邪入营血，热深毒重，耗液伤阴者可配合使用。

4. 湿热蕴蒸，湿重于热，上扰神明（陈沛坚）

何某，男，40 岁，1984 年 2 月 16 日入院留观室。

病史：患者于 1976 年因患胆结石症合并胆道感染而行手术治疗，术后并发肝脓肿、心包积脓，虽然经过多方面治疗，仍遗下胆汁性肝硬化。两天前开始出现发热，面目肌肤黄染加深，鼻衄，恶心呕吐，不进饮食，腹部胀满，烦躁不安，呻吟谵语，小便少而黄，每天解黑色柏油样大便一次，每次量约 200 mL。望诊：神志时昏时醒，醒时答非所问，慢性病容，消瘦，面色晦黯，白睛、肌肤黄染，双侧瞳孔等大等圆，对光反射迟缓，双侧鼻孔有血迹残留，胸腹各有一手术疤痕，腹部胀满，胆壁青筋露，双下肢凹陷性水肿。舌质绛，有瘀斑，苔浊腻微黄。闻诊：呼吸声粗且较促，偶可闻低声呻吟，可闻肝臭气味。切诊：肌肤较为干凉，弹性差，脉弦细无力，略数。体检：体温 37.8 ℃，呼吸 30 次 / 分，脉搏 96 次 / 分，血压 100/60 mmHg。呈浅昏迷，心尖部可闻 Ⅱ 级收缩期杂音，腹水征（＋），肝脏于肋下未触及，脾肿大于肋下 5 cm，肠鸣较活跃，生理反射尚存在，右侧巴宾斯基征（±），余无特殊发现。检查：血红蛋白 6.4 g/dL，红细胞 2.2×10^{12}/L，白细胞 6.85×10^9/L，血小板计数 46×10^9/L，大便潜血试验阳性（＋＋＋＋）；肝功能试验：黄疸指数 34 U；麝香草酚浊度试验 14 U，麝香草酚絮状试验（＋＋＋），硫酸锌浊度试验 16 U，丙氨酸转氨酶 147 U，A/G=2.18/1.86，甲胎蛋白阴性，碱性磷酸酶 32 U；血尿素氮 51 mg/dL，二氧化碳结合力 38.1 vol%。

诊断：肝性脑病。

辨证分析：因湿热交蒸，胆汁外溢于肌肤，而出现身目黄疸，湿热内盛，以湿邪偏重，故见低热，湿热熏蒸，胃浊上逆而引起恶心呕吐，肝脾长期受病而及肾，肾阳虚损，膀胱气化无权，水湿不行而致鼓胀，肝肾阴虚，虚火上炎，而耗血、动血，故证见鼻衄、便血，湿热上蒸，上扰神明，而致神昏谵语。

治法：利湿泄热，醒脑开窍。

处方：化浊柔肝汤加减。

党参 30 g	茯苓 30 g	茵陈 20 g	金钱草 20 g
丹参 20 g	赤芍 15 g	柴胡 10 g	大腹皮 12 g
郁金 12 g	鸡内金 12 g	石菖蒲 6 g	陈皮 6 g
甘草 6 g	田七末（冲服）3 g		

每日 2 剂，鼻饲。

另用醒脑静注射液 8 mL 加 10% 葡萄糖注射液 500 mL 静脉滴注，每日 1 次。

二诊：热已退，黄疸亦见减退，神清，觉视物模糊不清，恶心呕吐止，可进流质饮食，腹胀稍减，尿多，未解大便，苔微黄仍浊，脉弦细。按上方去柴胡、菖蒲，易养肝肾之品：桑葚 30 g，枸杞子 15 g。每日 2 剂，口服。继续用醒脑静针静脉滴注。

三诊：无发热，精神胃纳好转，视物已清楚，黄疸、腹胀明显减退，小便多、微黄，解一次芝麻糊状浅黑色大便。苔厚微黄，脉弦细较前有力。

守上法治疗至 2 月 22 日，患者精神好，能下床活动，可进食半流质饮食，解一次大便，已转为黄色（潜血试验阴性）。复查血尿素氮及二氧化碳结合力属正常范围。查体温、呼吸、脉搏、血压正常，故嘱其出院后并继续门诊巩固治疗以善后。

随访两个月，患者一般情况良好，生活能自理，肝功能有改善，未见再发肝性脑病。

［陈沛坚. 肝性脑病的证治 [J]. 新中医，1985（6）：50–52.］

【按语】 肝性脑病为危重病症，务必早期发现并及早治疗。在病者未进入昏迷时，即应按辨证施治投以汤药及丸散，如进入昏迷，牙关紧闭，则服药途径可改为鼻饲或灌肠，目前已开展应用的中草药针剂，如清热解毒，开窍醒脑的清开灵注射液及清肝注射液、醒脑静注射液等，常可配合使用，不但对原发病有一定的治疗作用，而且可促使昏迷患者苏醒，并有简便、快捷、能肌内注射及静脉注射的优点。如单纯采用中医药治疗效果不佳，则应改用中西医结合的抢救措施，这可提高治疗本病的疗效。待患者肝性脑病解除后，又当积极治疗其原发病症，庶可挽救病者生命。

5. 湿热疫毒，弥漫三焦，流窜营血，而阴液耗竭（周嘉善）

钟某，男，6 岁。

病史： 患儿于 1982 年 11 月 12 日起病，初起即高热、恶心、粒米不进，次日目黄、尿黄。曾在院外做黄疸治疗，无效，乃于 16 日入院求治。刻下症见：高热（39.6 ℃）、恶心，时时欲呕，粒米不进，小便少如浓茶，大便燥结。查体：目深黄如橘色，肝在肋下 2 指，腹部明显胀气。舌红，苔黄稍腻。经中药茵陈蒿汤加味、西药大剂量维生素 C 及能量合剂静脉滴注三天，仍高热不退，且黄疸进行性加深。11 月 9 日，白天 12 小时小便仅 100 mL 左右，呕吐不止，持续高热，终日昏睡。查体：肝在肋下一指。当日下午检查：血常规：白细胞 21 000，中性粒细胞比例 82%，有中毒颗粒，红细胞 280 万；肝功能：黄疸指数 100 U 以上，麝香草酚浊度试验 12 U、硫酸锌浊度试验 18 U、ALT 112 U（正常值 30 U）。

诊断： 急性重型肝炎，肝昏迷前期。立即采用综合治疗，多途径给药。

处方： ①大黄、煅牡蛎、蒲公英、黄柏各 30 g，煎成 100 mL 药液，微温时做高位保留灌肠（肛门插入 20 cm）。②维生素 B_1、维生素 B_6 各 1 支，双侧足三里穴位注射。③抗热牛黄散 2 支，每 4 小时 1 次，开水冲服（一日夜连服 12 支）。④新鲜金钱草、车前草各 500 g，榨汁，煮开后冲服。⑤内服中药拟大剂清热解毒、凉血救阴、泄热通便，方选清瘟败毒饮合调胃承气汤加减。生石膏（先煎）30 g，生地黄 15 g，黄连 6 g，犀角（另煎冲服）6 g，黄芩 10 g，牡丹皮 6 g，栀子 10 g，大黄（后下）10 g，玄参 15 g，连翘 15 g，甘草 10 g，芒硝（冲服）15 g，茵陈（后下）30 g。急煎，频频灌服。⑥板蓝根注射液 40 mL，加入 10% 葡萄糖注射液 500 mL 中静脉滴注。⑦654-2（40 mg）加入葡萄糖注射液中静脉滴注。⑧其他西药：注意液体量及电解质平衡，每日静脉给予维生素 C 3 g。

此后，每日用以上方法，体温于 2 日内降至正常，小便甚多，神志转清。至第 4 天已能进食稀粥，黄疸亦明显减退。继用清热解毒，养阴活血法治疗，住院 42 天，临床痊愈出院。1984 年 5 月随访时，患儿已活泼健康如常人。

［周嘉善．中医治疗重症肝炎若干问题探讨（附 20 例病例分析）[J]．江西中医药，1985（6）：14-16．］

【按语】 重症肝炎起病急迫，来势凶猛，变化迅速。及时发现任何普通型肝炎转为重症肝炎的早期迹象，迅速、果断、大剂量、多途径给药，以"截断病势""先安来受邪之地"，是提高重症肝炎存活率的关键之一。

几十年来，在重症肝炎的中医病机研究上，相沿成习地认为是"湿热疫毒炽盛""湿热疫毒弥漫三焦""流窜营血""毒火攻心"。根据这一理论，治疗上习惯于应用大剂量清热解毒、凉血息风之品。它对昏迷前期患者的治疗，有一定效果，但对昏迷期患者的治疗，则基本上失败。这应该引起我们的深思。它说明，现有的中医有关重症肝炎的病机理论，不能完全指导临床治疗，因而是不完善的。

笔者认为，重症肝炎是昏迷期主要病机，是心、肝、肾诸脏阴液耗竭，以津亏正虚气竭为主要矛盾。治疗应大剂养阴津、益心气，顾护正气为主，只可适当配合清热解毒，醒神开窍之品，切忌一味苦寒，戕害正气。关键是通过养阴津、益心气、顾护正气，延续患者生命，帮助患者度过气阴两竭、阴阳离决的难关。

大部分重症肝炎在肝昏迷早期阶段，即湿热疫毒尚停留于气、营分，甚至气分时，用大剂清热凉营解毒，活血生津救阴，乃至通里攻下，中药、草药、针刺、灌肠、三宝等多途径迅速给药，以截断病势，终至获救。"截断病势"在重症肝炎的治疗上，打破了温病理论上"卫之后，方言气""营之后，方言血"的常规。它已经被重症肝炎的实践证明是有实际意义的，应该引起我们的重视。

对重症肝炎患者，除传统的口服或鼻饲中药外，还采用静脉滴注中药、针刺疗法、中药保留灌肠、草药榨汁、外敷、发泡、熏蒸等多种办法，大大丰富了中医治疗手段。尤其是中药保留灌肠，充分利用了肠壁所具有的选择性吸收与排泄功能的半透膜作用，当灌肠液与大便排出体外时，往往带出体内大量有害物质，降低体内尿素氮及肌酐含量。多数患者在中药保留灌肠后，小便增多，黄疸消退，水肿减轻，已经衰竭的肾功能，因此而得以恢复，因而是中医治疗重症肝炎的重要手段。

6. 痰湿蒙窍，阴虚血热，痰热生风，心神被扰（吕宜民）

党某，男，59岁。

病史： 于1999年8月11日下午2时许，家人发现其仍未起床，呼之不应，经乡医院治疗无效，遂于下午4时送至某医院抢救，收入内二科病房。据病历记载：患者血压160/95 mmHg（1 mmHg ＝ 0.133 kPa），体温39 ℃，瞳孔对光反射迟钝，心率108次/分，心律尚齐整，未闻及杂音，有潮式呼吸，呕吐，上肢不自主抽动。患者昏迷不醒，压眶反射存在，大便柏油色，小便失禁。全身皮肤湿润黯黄，体表淋巴结无肿大。实验室检查：血白细胞 12.0×10^9/L，中性粒细胞0.94，淋巴细胞0.05。血氨145 μg/dL，丙氨酸转氨酶（ALT）1200 U/L，白蛋白 <30 g/L，尿素氮8.0 mmol/L，总胆红素30 μmol/L，结合胆红素13 μmol/L，二氧化碳分压25.4 kPa，血糖9.87 mmol/L，血清钠129 mmol/L；钾2.88 mmol/L，氯99 mmol/L。小便常规：尿胆原（+++）。心电图大致正常，B超检查脂肪肝、

肝内粗强超声波波形，提示急性肝损伤。脑电图显示 γ 波每秒 3 次，颅脑 CT 未见阳性体征。患者原有脂肪肝 9 年。有饮酒嗜好，昏迷前一天曾饮酒五百余毫升。综合诊断为急性肝细胞衰竭肝性脑病，Ⅳ级昏迷。治疗用静脉滴注醒脑静、大剂量清开灵，鼻饲安宫牛黄丸。西药静脉滴注支链氨基酸、谷氨酸钠、ATP、辅酶A、维生素 C、青霉素、甘露醇等，置导尿管，特级护理。8 月 13 日，患者意识有所清醒，可被唤醒，体温恢复正常，血压 145/90 mmHg，停用醒脑静、甘露醇。

8 月 14 日病情发生反复，患者进入昏睡状态，出现神志不清，唤醒后答非所问，痛觉迟钝。虽经中西药救治，浅昏迷持续至 8 月 24 日无好转，因治疗无望，患者自动出院，经人介绍转入本医院中医科治疗。

当时患者意识不清，闭目昏睡，口中有烂苹果味，舌瘦、苔黄厚、舌干少津，脉滑实。

处方：

黄连 10 g	石菖蒲 20 g	胆南星 12 g	水牛角丝（先煎）40 g
茯苓 20 g	陈皮 10 g	生地黄 30 g	天竺黄（后下）10 g
麦冬 20 g	黄柏 10 g	知母 10 g	车前子（包煎）30 g
龙胆草 15 g	茵陈 30 g	人工牛黄（分 2 次冲服）3 g	

水煎，分 2 次服。

嘱禁食鸡蛋、鱼、奶制品，停用一切西药。

8 月 25 日复诊：患者神志稍清，不再昏睡，有痛觉，足能活动。舌瘦苔黄，脉弦滑。血压 145/95 mmHg。为了泻下湿热，釜底抽薪，原方加生大黄 15 g，胆南星、黄连减量，水煎分 2 次服。

8 月 26 日复诊：患者神志清，四肢能动，可倚坐于床上。询问服上药后无肠鸣腹泻，虑其湿热不去，恐病有反复，故倍用大黄。

处方：

石菖蒲 15 g	茯苓 15 g	陈皮 10 g	水牛角丝（先煎）30 g
胆南星 8 g	生地黄 30 g	麦冬 20 g	天竺黄（后下）10 g
枸杞子 20 g	黄柏 10 g	龙胆草 15 g	垂盆草 30 g

茵陈 30 g　　　　　人工牛黄（分 2 次冲服）2 g

生大黄 30 g（其中 15 g 研细粉，分 2 次用水冲服，粗渣入上药）

　　　　　　　　　　　　　　　　　　　　　　　水煎服。

患者服药后泻下 3 次，乃用西洋参 10 g，水煎 1 次服用。

8 月 27 日复诊： 患者能自己活动四肢，翻身时周身有疼痛感。上药去大黄，继续服用，每日 1 剂。加用 ATP、辅酶 A、维生素 C 静脉滴注。

8 月 28 日复诊： 患者浑身发痒，能自己翻身。原方去人工牛黄、天竺黄，加蝉蜕 10 g，防风 15 g，每日 1 剂。嘱可以逐步增加蛋、奶食品。

9 月 1 日复诊： 血压 140/90 mmHg，患者能精确进行口算，双手肌力正常，腿肌肉萎缩，肌力 II 级。舌质红、苔薄黄，脉洪滑。

处方：

石菖蒲 10 g	麦冬 15 g	胆南星 8 g	天竺黄（后下）6 g
茯苓 15 g	陈皮 10 g	生地黄 20 g	水牛角（先煎）30 g
枸杞子 20 g	黄柏 10 g	龙胆草 15 g	茵陈 20 g
垂盆草 20 g	车前子（包煎）10 g		

　　　　　　　　　　　　　　　　　每日 1 剂，水煎分 2 次服。

加用口服药维生素 E、维生素 B$_1$，嘱可二人扶持下地活动，逐步增加活动量。

9 月 8 日复诊： 患者能拄拐棍下地走动，复查肝功能正常，唯小便失控，腰腿软弱无力，踝部水肿。自此患者进入恢复期，带药出院，治用养肝肾、缩小便、补气健脾、渗利水湿。

处方：

龙胆草 15 g	黄柏 10 g	生地黄 15 g	枸杞子 15 g
山茱萸 10 g	杜仲 20 g	菟丝子 10 g	桑螵蛸 10 g
黄芪 30 g	白术 20 g	鸡内金 15 g	薏苡仁 30 g
茯苓皮 20 g	木通 10 g	鸡血藤 20 g	

　　　　　　　　　　　　　　　　　　　　　　7 剂。

嘱继续口服维生素 E、维生素 B$_1$，加服 ATP 片。1999 年 10 月 12 日随访，患者诸症基本消失，智力正常，生活自理。

[吕宜民，吕政金.急性肝细胞衰竭肝性脑病病案[J].中医杂志，2000（8）：488-489.]

【按语】 本案西医诊断为急性肝细胞衰竭肝性脑病，Ⅳ级昏迷，即肝昏迷，是肝脏疾病中最严重的一种并发症，属中医昏迷范畴。本例病位在心、肝、脾三脏，患者原有脂肪肝病史，又因过度饮酒而导致肝细胞损伤，肝木乘脾，脾运失司，水液代谢失常，凝滞而内生湿痰。痰郁化热，阻滞经络，上扰心神，蒙蔽清窍而出现神志不清；痰热化火，热盛生风而出现肢体抽动；加之过度饮酒而助火动血，熏灼血络，迫血妄行而引起便血；舌瘦苔黄厚，舌干少津，为火热伤及阴血、阴虚热盛；脉滑实，为痰热邪实之症。辨证为阴虚血热、痰热生风、扰乱心神。在治疗上，分三阶段：一是昏迷期，以清心豁痰开窍为主，如人工牛黄、黄连、水牛角、石菖蒲、胆南星、天竺黄、茯苓、陈皮；佐以养阴，如生地黄、麦冬、黄柏、知母，配以淡渗利湿、泻下之味，如龙胆草、茵陈、车前子，使邪有所出，且不伤正；二是神志清醒后，为了防止病情反复，倍用大黄、茵陈、龙胆草、垂盆草等泻下湿热，祛除隐患；三是恢复期，以养肝肾，补气健脾为主，治疗其后遗症，如尿失禁，腰腿无力等。

本案提示，中医在治疗肝脏危重症方面上有潜力可挖，不到万不得已，绝不能轻言放弃。

7. 肝肾亏虚，痰瘀阻络（钱英）

患者，男，38岁，2017年10月12日初诊。

主诉：肝病史30年，反应迟钝3个月。30年前诊断为慢性乙型肝炎未治疗，2017年6月3日出现上消化道出血。2017年6月20日，行经颈静脉肝内门静脉分流术。2017年7月患者自觉反应迟钝，对答正确，可正常交流及进行日常生活。查体：神志清，精神可，反应稍迟钝，计算力、定向力正确，扑翼样震颤阴性，数字连接试验（NCT-A）：91秒，数字符号试验（DSA）：21分。舌质淡红，苔薄白，脉弦细。

西医诊断：轻微肝性脑病。

中医诊断：神昏。

辨证：肝肾亏虚，痰瘀阻络。

治法：滋补肝肾，养血通络。

处方：

生地黄 30 g	熟地黄 30 g	山茱萸 20 g	麦冬 30 g
五味子 6 g	远志 6 g	茯苓 15 g	肉苁蓉 30 g
黑附片 10 g	赤芍 15 g	白芍 15 g	肉桂（后下）3 g
巴戟天 10 g	鸡血藤 15 g		

14 剂，每日 1 剂，水煎服，每日 2 次。

2017 年 10 月 26 日二诊：患者神志清，精神可，反应正常，NCT-A 71 秒，DSA 32 分，继守上方每日 1 次，水煎服，2 日 1 剂继服 3 个月，3 个月后随访 NCT-A 65 秒，DSA 38 分，自觉无特殊不适停药。1 年后随诊患者无反应迟钝，无显性肝性脑病发生。

[李晶滢，辛喜艳，杨华升. 钱英辨治轻微肝性脑病经验 [J]. 中华中医药杂志，2021，36（7）：4022-4024.]

【按语】 患者久病及肾，肝肾亏虚，肾不能主骨生髓，兼有痰瘀阻塞心窍，脑为元神之府，故机窍不灵，导致反应迟钝，以虚为主，治以扶正为主，祛邪为辅，选用地黄饮子，方中以生地黄、熟地黄滋补真阴为君；山茱萸滋养肝阴为臣；地黄、山茱萸填补肝肾亏虚，乃乙癸同源治法。本病乃肝肾阴阳俱虚之证，肉苁蓉、巴戟天、黑附片、肉桂四味药意在鼓舞肾阳，俾命门元阳上通于督脉，并有引火归原之意，其中肉苁蓉兼能润燥通便，与本病颇为相符。麦冬、五味子取金能生水之意，兼能制约肉桂、黑附片之热。远志交通心肾，茯苓健脾利湿为佐。白芍、赤芍养血柔肝，鸡血藤养血通络，乃针对肝硬化阴血亏虚、脉络不通之本而设，治下元虚衰之本，痰瘀阻窍之标，为标本兼顾，上下并调，而以治下治本为主，切中病机，故效如桴鼓，随诊 1 年无复发，说明已中病本。

8. 肝肾阴虚（赵文霞）

马某，男，62岁。

病史： 因"反应迟钝伴乏力11小时，加重2小时"为主诉于2019年7月12日入院。患者2小时前无明显诱因出现反应迟钝伴乏力，后出现昏迷，呼之不应，家属给予白醋灌肠后无明显改善，为正规治疗急来我院。门诊以"肝炎后肝硬化乙型失代偿期、肝性脑病"收入我科。入院症见：神志不清，呼之不应，精神差，纳差，尿黄，腹胀，大便色黄干结，2～3日一次。既往史：既往有乙肝后肝硬化多年，平素口服恩替卡韦片抗病毒治疗，既往有糖尿病史，现皮下注射胰岛素，2018年8月行肝内门体分流术，术后反复发作肝性脑病。查体：舌红，苔少，脉弦细；神志不清，精神差，呼之不应，双下肢肌力高，肌张力亢进，右侧巴宾斯基征阳性，腹部平软，腹壁静脉无曲张，腹部无压痛及反跳痛，肝脾肋下未触及，肠鸣音正常，双下肢无水肿。辅助检查：上腹部CT平扫＋增强结果示肝右后叶占位性病变，考虑肝癌可能性大，肝硬化，脾肿大，肝内多发小囊肿，胆囊未见显示，脾门区及腹主动脉旁可见金属致密影及放射状伪影存在，下腔静脉走形区高密度影，考虑TIPS术后改变，肝内钙化灶。2019年7月12日查血常规：白细胞2.28×10^9/L，红细胞3.64×10^{12}/L，血红蛋白90 g/L，血小板99×10^9/L；凝血功能：凝血酶原时间14.8秒，国际标准化比值：1：261、凝血酶原百分比活动度64.1%，血氨498 μmol/L，血糖16.2 mmol/L，钠132.8 mmol/L，肝功能：总蛋白54.4 g/L，白蛋白30.6 g/L，总胆红素22.3 μmol/L，直接胆红素10.7 μmol/L，甲胎蛋白532.11 ng/mL。

西医诊断： ①肝性脑病IV期；②肝炎后肝硬化乙型失代偿期，活动性Child分级B级；③肝性脊髓病；④原发性肝癌；⑤肝内门体分流术后。西医治疗给予门冬氨酸鸟氨酸针降血氨，乳果糖口服及白醋灌肠。

辨证： 肝厥，肝肾阴虚证。

治法： 滋补肝肾，醒脑开窍。

处方：

桑寄生 15 g	牛膝 15 g	杜仲 15 g	女贞子 15 g
墨旱莲 15 g	泽兰 15 g	鸡血藤 20 g	垂盆草 20 g
柴胡 6 g	当归 12 g	白芍 15 g	茯神 15 g
石菖蒲 15 g	乌梅 10 g	枳实 15 g	大黄 6 g
郁金 15 g	木瓜 15 g	甘草 9 g	

水煎服，每日 1 剂。

并配合中药保留灌肠，方用大黄 15 g，芒硝 20 g，枳实 20 g，厚朴 20 g，石菖蒲 15 g，郁金 15 g。以通腑开窍治疗，后患者意识转清，计算力及定向力可，复查血氨下降，双下肢肌力较前好转。9 月 2 日复查血氨 38.1 μmol /L；复查肝功能：总蛋白 62.1 g/L，白蛋白 36.1 g/L，总胆红素 25.9 μmol/L，直接胆红素 10.6 μmol/L。出院后仍续服本方。后患者意识清楚，未再反复发作肝性脑病。

［张小瑞，赵文霞. 全国名老中医赵文霞教授诊治肝性脑病的经验总结 [J]. 光明中医，2020，35（13）：1979-1982.］

【按语】　本患者 TIPS 术后，血氨不经过肝脏解毒，直接进入血脑屏障，导致肝性脑病发生，肝病日久，导致肝阴不足，肝肾同源，肝肾阴虚，阴虚火旺，上扰心神，而致昏迷。治疗重视滋补肝肾，醒脑开窍，方中应用桑寄生、杜仲、女贞子、墨旱莲以滋补肝肾，大黄、枳实、当归通腑泄浊，加石菖蒲、郁金以醒脑开窍，牛膝补肝肾、强腰膝，为防止滋阴药物滋腻肝气，加柴胡、白芍以疏肝理气，患者下肢活动不利，加鸡血藤以补血、活血通络治疗，久病多瘀，加泽兰以活血化瘀，木瓜舒筋活络，配合中药保留灌肠以通腑开窍，能有效降低血氨水平，改善患者肝性脑病症状。

9.肝气郁结，湿热秽浊之气壅塞中焦（施维群）

王某，男，65 岁，2017 年 10 月 15 日初诊。

病史： 2 年前诊断为酒精性肝硬化并发肝性脑病，曾反复住院 8 次，神志不清，大便偶有潜血（ ++ ），门冬氨酸鸟氨酸治疗后多次复发。刻下症见：患者面色青黑，神志不清，胡言乱语，大便干，2天1次，脉弦缓，苔黄腻。

辨证： 肝气郁结，湿热秽浊之气壅塞中焦。

治法： 透解郁热，清热利湿，升清降浊。

处方： 升降散合四逆散加减。

僵蚕 15 g	蝉蜕 6 g	制大黄 10 g	柴胡 9 g
白芍 9 g	枳实 15 g	桂枝 6 g	菖蒲 20 g
川芎 9 g	葛根 15 g	牛膝 9 g	甘草 6 g

7剂，水煎服，每日1剂，分2次温服。

10月22日二诊： 患者胡言乱语减少，情志较前改善，大便稍干，舌红，黄腻苔渐化，脉弦，施维群认为此时肝郁得解，湿热秽浊渐退，由于患者患病日久，正气亏虚，于前方基础上加入黄芪 20 g，制大黄减量为 6 g。

11月5日三诊： 患者神志较清晰，偶可见胡言乱语，病情好转，舌脉同前，仍按前方出入，加炒鸡内金 9 g，沉香曲 8 g。后按此方随症加减 3 个月，患者症状明显改善。

［李峰，来杰锋，傅燕燕，等. 施维群运用"辛开苦降法"诊疗肝性脑病经验 [J]. 浙江中西医结合杂志，2019，29（11）：875-876.］

【按语】 患者肝病日久，正气亏虚，致肝气郁结，损及脾肾，脾气不升，秽浊之气壅塞，出现肝郁化热，浊邪内阻，清阳不升的证候表现。方中用辛开苦降之法，取升降散之意，四逆散透解郁热，上升药用桂枝、川芎、葛根、蝉蜕等，重用菖蒲，下降药用牛膝、枳实等，重用制大黄，升降相因，调畅气机，开化中焦秽浊之气，气机逆乱得以调顺，则患者神明自清。

10. 痰蒙心窍（卢秉久）

王某，男，47岁，2015 年 5 月 22 日初诊。

主诉： 患者神志不清，意志模糊半年，加重一周。两年前于当地医院就诊，诊断为乙肝肝硬化、肝性脑病，平素口服"恩替卡韦分散片"抗病毒治疗，配合利加隆、谷胱甘肽保肝、思美泰降血氨、利尿药至今。现因神昏谵语于本院检查提示：尿常规：PRO（＋）；大便常规：潜血（＋）；彩超：腹水 8.0 cm；血常规：PLT 63×10⁹/L；肝功能：ALT 61 U/L，AST 72 U/L，TBA 78 μmol/L，CHE 2438，TBIL 78.8 μmol/L，DBIL 44.8 μmol/L，ALB 30.2 g/L，GLO 38 g/L；AMON 160 μmol/L。刻下症见：神昏谵语，躁狂不宁，面色黯黑，双目黄染，腹胀恶心，无食欲，牙龈出血，小便尚可，大便黏腻，色偏黑，五六日一行，舌红，苔黄腻，脉沉。

中医诊断： 癫狂（痰蒙心窍证）。

西医诊断： 乙肝肝硬化失代偿期，肝性脑病。除思美泰降血氨药物及利加隆、谷胱甘肽等保肝药物外，另予中药汤剂。

处方：

陈皮 15 g	大腹皮 15 g	茵陈 50 g	白术 20 g
苍术 15 g	木香 15 g	厚朴 15 g	牡蛎（先煎）30 g
地榆炭 20 g	侧柏炭 20 g	海螵蛸 30 g	大黄（后下）10 g
鸡内金 20 g	黄连 10 g		

每日 1 剂，水煎 900 mL，早中晚温服，10 剂。

2015 年 6 月 2 日二诊： 患者诉服药后大便每日 4～5 次，精神转佳，神志清楚，稍有食欲，腹胀恶心减轻，现已出院，舌红偏黯，苔黄腻，脉弦滑。上方继服 15 剂，神志清楚，测血氨正常。后守此方加减治疗半年余，未曾出现意识障碍，病情稳定，诸症悉减。

［苏文涛，卢秉久．卢秉久教授诊疗肝硬化肝性脑病的临床经验 [J]．云南中医中药杂志，2019，40（5）：12-14.］

【按语】 病案中症见神昏谵语，躁狂不宁，为痰热扰心，蒙蔽心窍；双目黄染，腹胀恶心，大便黏腻，舌红，苔黄腻，为肝失疏泄，横逆犯脾，脾失健运，湿热弥漫。故用大黄涤荡肠胃，攻积泻下，使邪去正安，配合陈皮、大腹皮、苍术、厚朴、白术、茵陈、木香、黄连等健脾行气燥湿退黄，地榆炭、侧柏炭止血，海螵蛸、牡蛎、鸡内金保护胃黏膜，防止消化道出血。

第八章
肝 癌

一、概述

原发性肝癌是指发生于肝细胞或肝内胆管细胞的癌肿，其中肝细胞癌占原发性肝癌中的绝大多数，胆管细胞癌不足 5%。本病恶性程度高，浸润和转移性强，远期疗效取决于能否早期诊断及早期治疗，甲胎蛋白和影像学检查相结合是早期诊断的主要辅助手段。

近年来原发性肝癌的发病率在全球范围内均有增加趋势，居恶性肿瘤的第 5位，死亡率位居恶性肿瘤的第 3 位。肝癌的发病率在不同地域间具有明显差异。东亚的发病率最高，然后依次为非洲撒哈拉地区、东南亚和南欧，而北欧及美洲的发病率最低。肝癌的发病率在性别间差异较大，男女比例为 2.7 ∶ 1。我国是肝癌的高发国家，肝癌病例约占全球的 55%，死亡率仅次于肺癌，位居第二。

原发性肝癌的病因尚不完全清楚，可能是多因素协同作用的结果。根据流行病学的调查，多认为与肝硬化、病毒性肝炎、酒精性肝病、非酒精性脂肪性肝病、家族史及遗传因素、黄曲霉毒素 B_1 和某些化学物质等有关。原发性肝癌起病隐匿，早期症状常不明显，故也称亚临床期。出现典型的临床症状和体征时一般已属中晚期。一般临床症状有肝区疼痛、消化道症状、恶性肿瘤全身表现和伴癌综合征等。

肝癌分期是为了有利于选择治疗方案和估计预后。肝癌的分期方法很多，主要包括 NCCN 的 TNM 分期和巴塞罗那临床肝癌（BCLC）分期。BCLC 分期是目前将肿瘤分期治疗方案和预期生存相结合的唯一分期系统，目前被广泛应用。

继发性肝癌系由其他脏器的癌瘤转移到肝脏，尤以腹部内脏的癌肿如胃癌、结肠癌、胆囊癌、胰腺癌、子宫癌和卵巢癌较为多见。

二、中医学对本病的认识

在中医学文献中，虽无"肝癌"之称，但早已有类似肝癌表现的记载，属"癥瘕""积聚""肝积""肝著""胁痛""鼓胀""癖黄""肥气""坚癥"等范畴。如《难经》载："脾之积，名曰痞气。在胃脘，腹大如盘，久不愈。令人四肢不及，发黄疸，饮食不为肌肤。"宋代《圣济总录》云："积气在腹中，久不差，牢固推之不移者……按之其状如杯盘牢结，久不已，令人身瘦而腹大，至死不消。"其所描述的症状与肝癌近似，对肝癌不易早期诊断、临床进展迅速晚期的恶病质、预后较差等都做了较为细致的观察。

中医认为，本病以脏腑气血亏虚为本，气、血、湿、热、瘀、毒互结为标，主病在肝，渐为癥积而成。其病因病机一般多从"气滞血瘀""湿热蕴结"正气虚衰"三个方面考虑。脏腑气血亏虚，气血湿热瘀毒互结于肝，主症为两胁疼痛，上腹部肿块，纳呆乏力，腹胀消瘦，肝区痛而剧烈，向肩背部放射，肿块呈进行性增大，质地坚硬而拒按。兼症以发热、腹泻、腹痛、鼻衄、肌衄为多，晚期出现黄疸、腹水、昏迷。初期舌苔多见白或腻，脉弦滑或滑数；后期见舌绛或紫黯，脉沉细。

原发性肝癌由于恶性程度高，自然生存期极短，为目前最险恶的癌肿之一。其中临床上中晚期患者占90％以上，多数患者合并有腹水、黄疸征象，手术机会多已错过，所能采用的现代综合治疗方法常限制在放、化疗和免疫治疗上，而放、化疗对本病的治疗不良反应极大，适应证则减少，疗效也差，大都在短期内死亡。因此，中晚期肝癌成为临床上最为棘手的问题。据报告，采用中医或中西医结合治疗的肝癌占患者总数的30％～70％，是当前多数中晚期患者常用的治疗手段之一，故中医药对本病的预防和治疗在当今有重要意义。1970年以来，我国采用中医药治疗肝癌积累了不少经验，疗效已有较显著的提高。

针对肝癌发病的不同阶段，《医学心悟》中早已提出了初、中、末三法，"邪气初客，积聚未坚，宜直消亡，而后和之；若积日久，邪盛正虚，法从中治，须以补消相兼为用；若块消及半，便从末治，即住攻击之药，但和中养胃达经脉，俾荣卫流通，面块自消矣。理会有虚人患积者，必先补其虚，理其脾，增其饮食，然后用药攻其积，斯为善治，此先攻后补之法也。"这精辟地阐明了肝癌治疗中攻与补的辨证关系，可见治肝癌既要注意抗癌，又要注意护肝，既要攻邪，又要补正，针对不同的病变类型，病期和不同阶段而灵活运用攻与补。

辨证论治是中医治病的主要特色，以此指导对肝癌的治疗有一定的效果，可以缓解临床症状，提高生存质量，延长生存期。目前，多数人都采用辨证与辨病相结合的方法，即采用现代医学检查的方法以明确肝癌诊断，再进行辨证分型治疗。由于肝癌的发病部位，病期的不同阶段，其临床症状表现各异，对于辨证分型的标准，国内尚无统一的意见，但多数倾向于分气滞血瘀、肝胆湿热、脾虚湿困和肝肾阴虚四型。或从湿热瘀毒论治，或从癥瘕积聚论治，或从脏腑虚损论治，对证拟定基本方药，再随症加减，也取得了一定疗效。

临床所见肝癌患者大多是中晚期，一般以中西医结合治疗为主，即使Ⅰ期患者，虽然治疗以手术切除为首选，但无论手术切除彻底与否，术前术后用中医药治疗，对改善手术创伤，提高手术适应证，减少术后血氨增高及其他并发症，防止复发，提高5年以上生存率都是重要的。对于不能手术治疗的Ⅱ、Ⅲ期肝癌，中药与放疗、化疗相配合，可减轻放疗、化疗的不良反应，某些中药还可增强放疗的敏感性，有些抗癌中药如半枝莲、重楼、白花蛇舌草等可起到与化疗协同的作用，从而提高其疗效，提高生存质量，延长生存期。手术、放疗、化疗等手段，是采用迅猛的摧毁手段，无疑会给人体带来伤害，按中医学观点，当属于"攻法"的范畴，因此，中医药治疗宜以扶正为主，特别是健脾和胃、补益肝肾之法，中西结合，攻补兼施。

中医药治疗肝癌有一定疗效，可适用于各型、各期的患者，特别是对不适合手术切除和放疗、化疗的患者。对于中晚期肝癌可作为首选方法，有报道中医药治疗优于放疗、化疗的疗效。对于中晚期肝癌常见的并发症，如癌性发热、癌性疼痛，中医药治疗有独到的疗效，并可避免西药治疗所导致的依赖性和不良反应。

中医药治疗肝癌，有主攻者，也有主补者，多数主张攻补兼施；有辨证施治，有单方、复方，有固定一方随症加减的；还有中药敷贴、针灸及穴位注射等疗法。通过中医药治疗，可望改善临床症状和体征，提高患者生存质量，延长生存期。目前治疗肝癌的单味中药以斑蝥、喜树、甜瓜蒂、蟑螂、蟾蜍、冬凌草、肿节风、断肠草（钩吻）、靛玉红、泽漆、地耳草、鹿仙草等疗效较好。辨证论治体系归纳起来大致分为癥瘕积聚类、湿热瘀毒类和脏腑虚损类三大类。常用治法有扶正固本、活血化瘀、清热解毒、软坚散结等法，尤以前两种治法最为常用。一般来说，早期以祛邪为主兼顾扶正，中期宜攻补兼施，晚期以扶正为要。

　　总之，中医药治疗肝癌，宜采用辨病与辨证、扶正与祛邪、治本与治标对症相结合，尤应注意保护胃气，守方常服，并适当加用引经药物。辨证施治的同时，与外治法、饮食疗法、针灸疗法等联合应用，可望提高疗效。

三、医案选粹

1. 肝失疏泄，湿热阻滞（钱伯文）

张某，男，72岁。

病史： 因乏力、纳呆，继则肝区疼痛，B超提示肝内占位就诊，经CT证实，肝右叶后段癌8 mm×30 mm。因年老未行手术，改用中药治疗。刻下症见：肝区疼痛，乏力，脘胀，烦热，失眠，苔黄腻质偏红，脉弦细。

治法： 肝失疏泄，湿热阻滞。

处方：

香附 12 g	郁金 12 g	八月札 12 g	绿萼梅 6 g
枳实 12 g	地耳草 15 g	平地木 24 g	水线草 30 g
土茯苓 30 g	猪苓 15 g	白扁豆 15 g	杭白芍 24 g
天花粉 24 g	石斛 12 g	合欢皮 12 g	

上方辨证加减服用1个月后，胁痛缓和，乏力等症减轻，苔腻化，AFP与CEA开始下降。然后更方以益气养阴、疏肝解郁为主，佐以清热利湿之品，连

续治疗至今一年半，病灶稳定。

［钱心兰．钱伯文运用攻补兼施治疗肿瘤的经验 [J]. 上海中医药杂志，1993（6）：1-3.］

【按语】　肝癌的形成与肝炎、肝硬化、寄生虫病及某些致癌因素如黄曲霉素、亚硝胺、饮水污染、营养及遗传等有关系。中医学则认为肝癌多由情志抑郁，肝气郁结及脾失健运，湿毒内聚等因素所导致。本案患者因肝失条达，疏泄不利，气阻络痹，故而出现肝区疼痛，烦热，脉弦细。因脾虚失运，湿热阻滞，故而乏力、脘胀、舌红苔黄腻，证属肝失疏泄，湿热阻滞。故治疗时选用香附、八月札、郁金疏肝理气活血止痛，绿萼梅、枳实疏肝和胃止痛；合欢皮解郁止痛，再用地耳草清热利湿，消肿，解毒；平地木活血解毒；水线草清热解毒；土茯苓、猪苓解毒利水渗湿；白扁豆健脾化湿；杭白芍养血柔肝，缓中止痛；加入天花粉、石斛以养阴生津、扶助正气。全方共奏疏肝理气、活血、利湿解毒、止痛养阴之功，从而使病情趋于稳定。

2. 病久正虚，邪毒内蕴，气滞血瘀（叶景华）

患者，男，65 岁。

病史：有肝炎史已二十余年，肝功能一直不正常，但经常间断服中药治疗能坚持工作。1986 年 12 月测定甲胎蛋白（AFP）>1000 U，后至某医院剖腹探查，证实为肝癌，已不能切除，只做了动脉插管化疗。1 个疗程后出院休养，甲胎蛋白已降低，但肝功能仍异常，麝香草酚浊度试验 20 U，硫酸锌浊度试验 20 U，丙氨酸转氨酶 62 U。蛋白电泳：白蛋白 45.8%，α_1 球蛋白 5.5%，α_2 球蛋白 6.9%，β 球蛋白 9.7%，γ 球蛋白 32.1%。请中医诊治。患者一般情况尚可，但感乏力，稍有咳嗽少痰，肝区无明显疼痛，纳可，大小便正常，舌苔薄质黯红，脉弦。

辨证：虚中夹实。

治法：扶正为主，佐以活血化瘀消癥。

处方：

太子参 15 g　　北沙参 15 g　　黄芪 30 g　　黄精 15 g

三棱 10 g	莪术 10 g	猫人参 30 g	生薏苡仁 30 g
桃仁 10 g	丹参 30 g	铁树叶 30 g	石见穿 30 g
平地木 10 g	广郁金 10 g	枳壳 10 g	

并服葫芦素片。

长期服药至 1989 年，口干引饮。血糖偏高。加生地黄 30 g、天花粉 30 g。

至 1989 年 12 月 28 日，复查肝功能有所好转，甲胎蛋白不高，麝香草酚浊度试验 6 U，硫酸锌浊度试验 20 U，碱性磷酸酶 14 U，丙氨酸转氨酶 40 U 以下。蛋白电泳：白蛋白 58.8%，α_1 球蛋白 19%，α_2 球蛋白 24%，β 球蛋白 8.2%，γ 球蛋白 26.3%。肝脏触诊有肿块扪及，一般情况尚好。继续服上方治疗。

至 1991 年 1 月患者诉乏力，一般情况如前。后来患者至他处诊治 3 个月后出现黄疸、腹水，继而呕血，便血，昏迷，经抢救无效于 1991 年 5 月 30 日死亡。

［叶进，朱雪萍，王莉珍，等. 叶景华医技精选 [M]. 上海：上海中医药大学出版社，1997. ］

【按语】 该病例经剖腹探查，明确诊断为肝癌晚期，无法手术切除，仅做动脉插管化疗，一个疗程后即以中医药治疗，存活 4 年。

患者慢性肝炎已二十余年，病久正虚，且又手术创伤，气血亏耗，虽脉症表现虚象不明显，但正气不足是存在的。邪毒内蕴，气滞血瘀，形成癥积是病变的主要矛盾。癥积致气血更为亏耗，正虚不能抗邪，则病势进一步发展。对该病的治疗考虑再三，虽然癥积是病变的主要矛盾，但要消除癥积是不容易的，手术不能切除，化疗也未能使其缩小。因此，采取扶正为主，佐以破瘀消积的治法。重用参、芪、黄精以扶正，用三棱、莪术、桃仁、丹参等以活血破瘀。坚持长期服药调理，虽未能使肿块缩小，但对延长生存期有一定的效用。

3. 肝热阴伤，气机阻滞，络脉失和（赵绍琴）

周某，男，40 岁，1985 年 5 月 20 日初诊。

病史：患者因胃脘部肿块伴疼痛呕吐于 1984 年 11 月经某省医学院附属医院检查确诊为胃癌，并行胃全切术。1985 年因肝区疼痛来北京某医院检查，B 超提示肝内有占位性病变，诊断为转移性肝癌。1985 年 3 月 14 日超声所见：左肝外段及内缘均见低回声区，分别为 2.0 cm×2.1 cm；3.0 cm×2.9 cm 大小，边界尚清楚。右肝回声均匀，未见明显异常区。提示：左肝内多发实性占位性病变。患者自觉右胁下胀满不适，阵阵作痛，心烦急躁，夜寐梦多，口干咽燥，舌红瘦，苔白而干，右脉弦细滑，左脉弦细。

辨证：肝热阴伤气机阻滞，络脉失和。良由情志不遂，肝郁日久，化火伤阴所致。

治法：疏调气机以解肝郁。

处方：

蝉蜕 6 g	僵蚕 10 g	片姜黄 6 g	旋覆花（包煎）10 g
香附 10 g	木香 6 g	丹参 10 g	焦三仙各 10 g

20 剂。

并嘱其注意忌食辛辣厚味，只吃清淡素食，并每日坚持散步运动，不可间断。

1985 年 6 月 10 日二诊：胁下渐舒适，疼痛大为减轻，脉仍弦细，舌红苔白且干，心烦梦多。气机渐调，郁热未清，继用疏调气机方法。

处方：

蝉蜕 6 g	片姜黄 6 g	僵蚕 10 g	香附 10 g
杏仁 10 g	枇杷叶 10 g	焦三仙各 10 g	

6 剂。

1985 年 6 月 17 日三诊：脉弦细而数，夜寐欠安，仍属肝经郁热未清络脉失和之象，再以疏调，参以凉血化瘀。

处方：

半枝莲 10 g	白头翁 10 g	蝉蜕 6 g	僵蚕 10 g
片姜黄 6 g	竹茹 6 g	枳壳 6 g	焦三仙各 10 g

6 剂。

1985 年 6 月 24 日四诊：夜寐渐安，心烦亦减，右脉弦细而滑，左脉濡软，郁热渐轻，仍用前法进退。

处方：

半枝莲 10 g	赤芍 10 g	茜草 10 g	半夏 10 g
陈皮 6 g	蝉蜕 6 g	片姜黄 6 g	僵蚕 10 g
焦三仙各 10 g			

6 剂。

1985 年 7 月 1 日五诊：脉象滑软，舌红苔白，嗳气不舒，再以清血化瘀通络方法。

处方：

半枝莲 10 g	赤芍 10 g	茜草 10 g	陈皮 6 g
片姜黄 6 g	蝉蜕 6 g	僵蚕 10 g	焦麦芽 10 g

6 剂。

1985 年 7 月 8 日六诊：脉象濡软且滑，舌白腻润，诸症皆减，仍用凉血化瘀方法。

处方：

半夏 10 g	陈皮 6 g	半枝莲 10 g	半边莲 10 g
蝉蜕 6 g	僵蚕 10 g	片姜黄 6 g	焦三仙各 10 g

12 剂。

1985 年 7 月 22 日七诊：脉象濡软，舌红且绛，肝区不舒，用益气化瘀方法。

处方：

沙参 10 g	茯苓 10 g	赤芍 10 g	生黄芪 10 g
茜草 10 g	蝉蜕 6 g	僵蚕 10 g	片姜黄 6 g

6 剂。

1985 年 7 月 29 日八诊：1985 年 7 月 27 日超声所见：肝左内叶见 1.3cm×1.2 cm 低回声团，边界清晰规则。余回声可。超声提示：左肝内叶窦性占位性病变。脉弦细滑数，夜寐梦多，仍属郁热未清在阴分，继用凉血化瘀，益气活络法。

处方：

生黄芪 20 g	沙参 10 g	麦冬 10 g	蝉蜕 6 g

五味子 10 g	赤芍 10 g	茜草 10 g	焦三仙各 10 g
半边莲 10 g	僵蚕 10 g	片姜黄 6 g	水红花子 10 g

30 剂。

患者携上方返回山东老家，续服 3 个月，一切症状消失，身体日渐强壮。于 1985 年 11 月来京复查，结果如下。1985 年 11 月 9 日超声所见：肝内回声均匀，未见明显异常回声团，血管清晰。胰腺显示不清。超声提示：肝内未见明显异常。

1986 年 8 月患者再次返京复查，结果仍未有异常发现。

［彭建中，杨连柱 . 赵绍琴临证验案精选 [M] . 北京：学苑出版社，1996.］

【按语】　本案为胃癌术后转移肝癌，恶性程度很高。综观本例治疗全过程，大致可分为三个阶段。

第一个阶段包括初诊、二诊，以疏调气机以解肝郁为主。虽然患者因癌肿消耗，手术及术后脾胃运化失司日久而致气阴两伤，但其病机的主要矛盾仍然是肝郁热。因为患者得知自己患了癌症，术后复发转移，自以为无法可治，将不久于世，故而心情沉重，情绪低落，终日闷闷不乐。这是造成肝郁，气机失调的主要因素之一。肝郁日久必然化热，故表现为肝郁热，如心急烦躁，夜寐梦多。郁热在里必然伤阴，故又有口干、脉细、舌瘦等表现。比较起来，肝郁是主要的、第一位的。故治疗以疏调气机以解肝郁热，方用升降散为基础，蝉蜕、僵蚕秉清化之气而升阳上达，合旋覆花、杏仁、枇杷叶宣肺下气而降浊，用片姜黄疏利气血之瘀滞。以丹参助其活血化瘀，木香助其调气，焦三仙消积滞而通三焦。并教患者素食以保运化，锻炼以运气血，忌食辛辣厚味则六腑清净，郁热不生。如此综合调理则肝经郁热得以解散，虽不治癌，而直拨致癌之本矣。

治疗的第二阶段从三诊到六诊，经过第一阶段的治疗之后，气机渐畅，症状渐减，患者心情较前平静，也增强了治疗的信心。此时的治疗重点逐渐转移到凉血化瘀方面。因为肝为藏血之脏，肝郁热日久，必然造成热入血分而致瘀滞，故单纯疏调气机虽属必要。但针对性不强，必须和凉血化瘀结合起来，气血双调，故在升降散疏调气机的基础上，增入半枝莲清热解毒，白头翁、赤芍、茜草凉血化瘀。经过一个多月的调治，患者自觉各种症状逐渐减轻，精神状态也越来越好，信心十足，积极配合治疗，经 B 超复查，提示肝内原有的两处癌肿，一处消失，一处明显缩小。

治疗的第三个阶段从七诊开始在原来疏调气机、凉血化瘀的基础上，增入益气扶正之品，因为本病之初就存在气阴两伤，属正虚邪实之病，经过前两个阶段的治疗之后，郁热邪气得以渐渐消散，此时再考虑扶正即无恋邪之虑，况诊其脉象濡软，气分已显不足，若一味专以清化方法并非上策，此时选用扶正祛邪法最为恰当时机。故用药在疏调气机，凉血化瘀的基础上加生黄芪益气扶正，生脉散益气养阴。患者返里前携带方中又增入焦三仙、水红花子，因其返里后须长期服用，故增入焦三仙、水红花子以助消化，如此则配伍全面，方可长期服用。患者以此方坚持服用 3 个月，肝内肿物全消，收到了满意的治疗效果。

4. 脾虚肝瘀，积阻滞运化之机（高辉远）

李某，男，45 岁，1988 年 2 月 12 日会诊。

病史： 患者于 1986 年 9 月发现右上腹包块，伴全身乏力，消瘦，包块进行性增大，经某医院确诊为肝癌，2 年来一直延请高师诊治，症情趋于稳定。近因白睛轻度黄染，左锁骨下淋巴结肿大而再次入院。刻下症见：腹部胀满，右上腹可触及肿大肝脏，右胁下 10 cm，剑突下 12 cm，表面不平，质硬，活动度差，无明显触痛。纳减，尿黄，口干不喜饮。舌质黯红，苔白腻，脉弦数。

辨证： 脾虚肝瘀，癥积阻滞运化之机。

治法： 健脾益气，消癥化积。

处方： 异功散加味。

太子参 10 g	白术 10 g	茯苓 10 g	陈皮 8 g
炙甘草 5 g	赤芍 10 g	柴胡 10 g	三棱 10 g
莪术 10 g	薏苡仁 15 g	天冬 10 g	白花蛇舌草 15 g
土茯苓 15 g	肉苁蓉 10 g	生黄芪 10 g	

服 6 剂药后，腹胀满稍缓，仍口乏味而欲食，B 超复查示：多发性肝癌。治

守上方加建神曲 10 g，和胃消食。又进 6 剂药，患者白睛黄染消退，胃纳渐增，苔白腻渐化，上方继服 6 剂。患者腹胀好转，纳谷、睡眠已复常，舌苔薄白，守上法重拟方药：

黄芪 15 g	太子参 10 g	白术 10 g	陈皮 8 g
炙甘草 5 g	茯苓 15 g	菟丝子 15 g	天冬 15 g
薏苡仁 15 g	三棱 10 g	莪术 10 g	鸡血藤 10 g
建神曲 10 g	阿胶（烊化）10 g		

守此方化裁调治，患者延长生命至 1989 年夏季。

［王发谓，于有山，薛长连 . 高辉远临证验案精选 [M]. 北京：学苑出版社，1995. ］

【按语】 晚期癌症患者的临床表现多为虚实夹杂，其存活期的长短往往取决于正气衰败的程度，倘若一味峻攻病邪，不但徒劳无益，反而损伤正气，加速病情恶化。病至极地，正气的维系则取决于胃气的强弱，可谓"健一分胃气便增一分生机"。因而癌症患者的治疗，健脾益气通常是大法，在此基础上消癥化积亦是遏制病势发展的招数，这种攻补兼施的方略常可使患者减少痛苦，延长生命。

5. 热毒熏肝，阴虚津耗，干呕（胡安邦）

案 1

陆某，男，1975 年 9 月 13 日初诊。

刻下症见：一般情况很差，肝区胀，两周来咽干便闭，舌苔黄糙，脉象弦细，干呕不思进食，神疲力衰。

治法：养阴和胃。

处方：

川石斛 9 g	北沙参 12 g	佛手 9 g	生熟谷芽各 12 g
焦麦芽 12 g	绿萼梅 6 g	竹叶 9 g	竹茹 9 g
芦根 30 g	白茅根 30 g		

7 剂。

9月19日复诊，呕恶止，大便润通，腹胀减。舌苔已化，食欲好转，精神渐振。原方5剂。

【按语】 叶天士《临证指南医案·木乘土》云："肝为起病之因，胃为传病之所。"而肝癌患者常热毒熏肝，以致阴虚津耗，舌光绛起燥。上则干呕不思食，下则大便干结不能行。若此者，最忌苦温止呕，苦寒通便。而宜甘凉之，石斛、沙参、麦冬以濡养胃阴为主。纳呆者，可加芳香之绿萼梅、野蔷薇花瓣以醒胃，焦香之谷麦芽以化食。干呕者可加芦根、竹茹以润燥和胃。

🍅 案2

徐某，男，40岁，1974年4月8日初诊。

刻下症见： 盗汗不止已3周，肝区胀痛灼热，口渴。舌紫黯，脉细弦劲有力。

处方：

知母18 g	枳实24 g	川楝子15 g	生石膏（先煎）90 g
延胡索15 g	白茅根30 g	芦根30 g	

7剂。

药后盗汗止，热退，舌转红润，肝区胀热大减。复诊仍守原方7剂。

【按语】 上腹胀痛，身热，汗自出；白天微似有汗，夜寐盗汗淋漓；以致舌苔干燥，口渴喜凉饮。此为晚期肝癌患者的常见症状。初以阴虚盗汗论治，予青蒿鳖甲汤、当归六黄汤或清骨散等，结果汗出依然。亦有从温病热邪损伤胃阴论治，予益胃汤、增液汤或石斛、天花粉等，然热亦不退。

对于本案，考《黄帝内经·藏气法时论》有"肝欲散，急食辛以散之。肾苦燥，急食辛以润之"之说。本症既由肝郁化火起燥，是宜辛以散之，辛以润之。而白虎汤乃是辛凉重剂，既可散郁火润肾燥，又可解肌止汗，正适于此症。但其脉象弦细，而不是滑大，此则因肝郁气滞而脉弦，肝脏受损而脉细。今肝区胀痛既甚，所以脉亦弦劲有力。是可不必囿于《温病条辨》所谓"若其人脉浮弦而细者，不可与（白虎汤）也"之戒。而况又见"身热，汗自出，不恶寒，反恶热"之阳明外证。于是放手加大剂量用之而获效。

🍅 **案 3**

李某，男，28 岁，1983 年 3 月 25 日初诊。

病史：患肝癌，X 线胸部摄片"右侧胸腔积液至第 4 前肋"。刻下症见：胸闷，心悸，气短。右胸背冷甚，左胸痞闷烦热。脉左浮细右滑。此合乎《金匮要略》所谓"脉浮细滑，伤饮""心下有留饮，其人背寒冷"之说。

处方：

桑白皮 9 g	黄连 3 g	制半夏 9 g	葶苈子（包煎）9 g
全瓜蒌 12 g	淡豆豉 9 g	栀子 9 g	炙甘草 6 g
泽泻 15 g			

5 剂。

服上方 10 剂，胸闷、气短明显好转，左侧胸部灼热感消失。至 4 月 8 日共服 15 剂。胸闷、气短、心悸亦消失。再守原方 7 剂。

[胡安邦 . 肝癌随证施治四案 [J]. 中医杂志，1986（12）：20-21.]

【按语】　肝癌一旦发生肺转移，往往胸部有转移灶，一侧常留饮不化而发冷，另侧则闷郁发热。其病机正如邹润安阐述小结胸证云："此其机缘气与饮相阻，寒与热相纠。"故本病宜主以小陷胸汤。取黄连之苦寒清热以降浊，半夏之辛温化饮以升清，瓜蒌之润滑通痹以宽中。同时可复入栀子豉汤以治"发烦热，胸中窒者"，葶苈大枣汤以泻肺而逐饮。一再试用，疗效满意。

🍅 **案 4**

刘某，男，58 岁，1978 年 12 月 30 日初诊。

刻下症见：同位素示肝二叶大片占位性病变，超声波示肝二叶癌，伴腹水少量。下肢水肿，上延至腰，畏寒，喜热饮，大便稀溏，每日 7 ～ 8 次，小便短少，脉细，舌淡。

处方：附子鸡鸣散。

附子 9 g	紫苏叶 9 g	陈皮 9 g	瓜蒌皮 9 g
木瓜 9 g	桔梗 4.5 g	吴茱萸 4.5 g	槟榔 15 g

生姜 3 片

7 剂后下肢水肿全消，大便实，日 2 次，已不恶寒。原方减轻剂量，又 7 剂，以巩固疗效。

【按语】　《金匮要略·水气病》云："肺水者，其身肿，小便难，时时鸭溏。"治用桂枝去芍药合麻黄附子细辛汤。本例腹水水肿，尿少便溏，与其相合，为何不作肺水论治，而作脚气水肿论治？又既见腹水便溏，何以反用瓜蒌、槟榔？盖因本例属肺水范畴，但水肿先起于脚下，逐渐上升至腰腹，且脉细、身凉，病机有似于脚气冲心之证，故即以脚气冲心例治之，法宜降气逐水，附子鸡鸣散主之。方中诸药，据《本草纲目》记载："附子刚燥，善通心阳，治风湿麻痹，肿满脚气"；瓜蒌皮润滑涤痰，主治"胸痹肿毒"，两药刚柔相济，能治胸痹心痛；槟榔"破胸中气，下水肿，治心痛积聚"，两药相合能坠诸浊气至于下极。

本病若用治肺水之桂枝去芍药合麻黄附子细辛汤，必须去细辛加木瓜、槟榔。因"细辛之辛以行水气而润燥，散水气以去，内寒"，升散之力极猛，若误用之，反助脚气冲心，致有心悸、气喘、肢厥、亡阳之变。

案 5

华某，男，59 岁，1976 年 10 月 8 日初诊。

病史：患者因肝癌伴轻度黄疸、腹水而入院。9 月 27 日起"老慢支"发作，咳嗽气喘痰多，继而全身水肿，腹水少量，面目萎黄，体温 37.8 ℃，形热恶寒，口渴喜热饮，溺少色赤，神疲，四肢痿软，脉细，舌苔淡黄厚腻而浮。

处方：麻黄附子细辛汤合五皮饮加减。

麻黄、附子、陈皮、桑白皮、大腹皮各 9 g，细辛 3 g，茯苓皮 30 g，生姜 3 片。

3 剂后体温正常，小便畅，面浮脚肿已退，咳嗽见轻，仍守原方出入，至 17 日除肝区略痛外，其余良好。

【按语】　本例黄疸尿赤、舌苔黄腻，不用清热利湿之茵陈蒿汤，而反用温阳利湿之麻黄附子细辛汤合五皮饮加减。须知黄苔有深淡之分。舌苔淡黄是黄白相兼之色。叶天士《外感温热篇》云："舌苔白不燥，或黄白相兼，或灰白不渴，概不可乱投苦泄。"可见舌苔淡黄厚腻，不一定是湿热见证。况且兼有神疲，脉细，渴喜热饮等阳虚表现，岂可妄投苦泄，故不宜用茵陈蒿汤。本例既有肝癌黄疸腹水的宿疾，又新感秋凉，致肺失宣降，不能通调水道，下达膀胱，从而引起水肿。方中麻黄、桑白皮宣降肺气以通调水道，陈皮、茯苓理气健脾以运化水湿，附子、生姜温阳散寒以蒸腾水气，再配以大腹皮降气、细辛升散以助三焦的气化运行，方药对症，故获效迅速。

 案 6

姜某，男，43 岁，1975 年 9 月 13 日初诊。

刻下症见：肝癌，肝区胀痛剧烈，腹水肿胀，腹围 78 cm，两足轻度水肿，小便灼热而少，大便次数多，发热，上身烘热，下肢冷，脉弦紧而数，舌干绛，苔花剥。

处方：拟犀角地黄汤合通关丸加减。

广犀角（先煎）4.5 g，生地黄、车前子（包煎）、仙鹤草、白茅根、芦根各 30 g，牡丹皮、肉桂（后下）各 6 g，知母、黄柏各 15 g，木香、大腹皮各 9 g。

3 剂后肝区胀痛减轻，尿量增多，两足较温、水肿减。守原方 7 剂，体温、大便已正常，脉转缓软，舌色赤绛渐淡，肝区胀痛大减，两足水肿消退。又 4 剂，小便亦正常，腹水退，腹围 70 cm，精神好转。

［胡安升. 肝病治验二则 [J]. 中医杂志，1984（5）：48.］

【按语】 肝区疼痛、发热，一般的治法是，阴虚者宜一贯煎，肝火上炎者宜龙胆泻肝汤，本例却选用犀角地黄汤，且与通关丸合方。一贯煎是治肝阴不足而肝气横逆之方，龙胆泻肝汤是泻肝火而清利湿热之方。本例因系热毒燔盛于血分，非上两方所适应。且发热不退，脉弦紧而数，随时有迫血妄行之变，故急予犀角地黄汤及仙鹤草、白茅根以防治之。至于通关丸，主治热在血分而不渴的癃闭症，本例水肿、小便灼热而少，正相适合。今上身烘热而下肢冷，显然是上下水火失济所致，予犀角地黄汤、白茅根、车前子清心导热，配合通关丸滋肾，以达水火既济的疗效。

　　肝区胀痛，发热，舌绛，脉弦紧数，随时有迫血妄行之变，方中又用肉桂，而且超过常用量一倍以上。一般而言，肉桂辛甘火热，一般忌用于口干、舌绛、津液枯少者。而今敢于加倍剂量使用，是鉴于本例腹水两脚冰冷之故。腹水是阴邪，肉桂是阳药，寒水逢温阳之品则蒸化上腾，浮火得水气济助而下降，属引火归原法。既然肉桂为要药，而且在大队犀角、地黄、知母、黄柏、茅根、芦根等寒凉药中，不加倍用之，将何以蒸气化水？这是仿仲景白通加猪胆汁汤而设，仲景为引导阳气达于下焦，在大剂温阳药中加入咸寒的人尿，本例用肉桂是一寒一热之异。

6. 先为脾肾阳虚，瘀热交阻，后为正虚邪陷，胃失降和（林宗广）

🍅 案 1

　　李某，男，56 岁，1972 年 11 月 6 日入院。

　　病史：患者于 1970 年 8 月因肝痛、乏力、食欲减退、怕冷；消瘦、肝脾肿大，做同位素肝扫描，发现右叶占位性病变，某肿瘤医院诊断为肝癌。1971 年 10 月甲胎蛋白（AFP）对流免疫电泳法阳性。患病后应用活血、清热解毒、健脾等中草药及 5-FU 静脉注射等治疗，病情一度稳定，后因肝脏进行性肿大，病情进展而入院。检查：恶病质，面色萎黄，巩膜无黄染，心肺（−），肝上界第 5 肋间，肋下 15 cm，剑突下 21 cm，质坚硬，压痛（＋）、肝表面可触及结节，大者有 2 cm×2 cm，脾肋下 4.5 cm，质硬，腹水征（−）。肝功能：白蛋白 / 球蛋白比值为 0.78/1，蛋白电泳：清蛋白 40.54%，γ 球蛋白 34.13%，红细胞沉降率 130 mm/h，LDH 950 U，ALP 及 LIDFI 同工酶（＋），AFP 对流免疫电泳法（−），超声波检测肝脏束状波（＋），胸部 X 线透视右膈抬高，并见两个弧形抬起，运动受限。

　　诊断：原发性肝癌，硬化型，Ⅱ期。

　　辨证：脾肾阳虚，瘀热交阻。

　　治法：温补脾肾，佐以活血清热。

处方：

制附子、党参、白术、白芍、茯苓、广郁金、炮山甲各 9 g，生牡蛎（先煎）、白花蛇舌草、藤梨根各 30 g 等加减。每日 1 剂。同时用三棱、莪术、穿山甲、胆南星、昆布、重楼、海浮石各等量，研粉，用温水调成糊状，外敷肝区，每日 1 次。

经上述方法治疗一个月后，自觉症状开始改善，胃纳增加，肝痛消失，其他症状逐渐减轻，但肝脏大小如前。为了加强攻击癌灶，乃于入院 4 个月后每日加 5-FU 250 mg，静脉滴注 ×7 次，继用 250 mg，隔日静脉滴注 ×4 次，总剂量用至 2.75 g 时，出现较明显恶心、胃纳减退、神倦乏力，继则卧床不起等不良反应，乃改为 250 mg，静脉滴注，一周 2 次，患者仍不能适应，同时肝脏迅速增大，肋下 17 cm、剑突下 24 cm，两侧乳房女性化，白蛋白／球蛋白比值由 0.78/1 降至 0.46/1。于是停用 5-FU，专以中医药治疗，据上述见症，结合脉细，舌苔薄白，为正虚（脾肾重损）邪陷，胃失降和，急拟扶正祛邪，和胃降逆。

处方：

制附子、女贞子、党参、白术、白芍、当归、制半夏、茯苓、丹参各 9 g，陈皮 6 g，生牡蛎（先煎）30 g，藤梨根 15 g 等加减。同时再用入院时中草药外敷肝脏，以活血软坚，并加丙酸睾酮 25 mg，隔日肌内注射。

一周后，上述症状迅速改善，体力又渐回复，可下床活动，胃纳增加，2 个半月后两侧乳房发育明显好转。病情缓解达一年两个月之久。至 1974 年 1 月 13 日因肝破裂出血而死亡。治后生存期为三年五个多月，取得较好的近期效果。

【按语】　本案患者病程长，邪气久霸，脾胃受损，不能运化水谷，则纳差腹胀，饭后胀甚；脾主四肢肌肉，脾虚则四肢肌肉失养而神倦消瘦，面色萎黄；脾虚及肾，阳气衰微，则形寒肢冷，尿清长，脉象细软；肾阳衰微不能温养脾土，脾运更损，则湿浊不化，壅而化热，湿热内阻，则苔黄腻，纳差乏力更甚。按八纲辨证，以虚证为主，虚中兼实，故用制附子、党参、白术、茯苓等温补脾肾，佐以白花蛇舌草、藤梨根清热化湿。肝脏肿大、肝痛，兼有脾脏肿大，此为气机郁滞，瘀血内停之证，故用三棱、莪术、穿山甲、广郁金、枳壳等以理气、祛瘀、软坚，着重外敷肝区。

患者入院前 AFP 一度阳性，入院后复查转阴，并非疾病好转，是病情进展、癌体恶性增殖的结果，所以复查 AFP 阴性，不影响肝癌的诊断。即使 AFP 阴性，根据肝肿大质硬，加上同位素扫描、超声波、X 线横膈症阳性也可诊断。

本案为晚期肝癌，正虚是主要矛盾，虽经中医扶正培本，病情有所改善，但正虚未复，仍不能胜任 5-FU 对正常细胞的损伤，结果体质日趋低下，病灶得以发展。可见，不问癌症病程的早晚，体质强弱与否，见癌就用化疗，是只见癌灶局部，不见整体的形而上学思想的反映。《景岳全书》指出："治积之要，在知攻补之宜。"凡属中医辨证以虚证为主要矛盾的病例，不宜单纯应用化疗，如欲应用，必须在中医充分扶正培本、整体虚损充分改善的基础上，适当结合化疗，方能有效。这种取中医理论之长处，合理应用化疗的中西医结合治疗方法，是可取的。

🍅 案 2

顾某，男，54 岁，1975 年 12 月 11 日初诊。

病史：患者于 1975 年 5 月出现肝痛、乏力、纳差等症状。肝功能：TTT10 U，TFT（++），经治疗休息一个月后，肝功能正常，但症状依然。1975 年 10 月防癌普查，发现 AFP 血凝法 1∶1000 阳性，琼脂双扩散法及对流免疫电泳法阳性。以往（1974 年 5 月）有肝功能异常史，平时有饮酒嗜好 30～40 年。检查：面色晦黯，肝肋下 4 cm，剑突下 7 cm，质硬，结节感（+），触痛（+），脾未触及，苔黄腻，质红边有紫斑，脉弦滑，超声波检测肝脏丛状波（+），同位素肝扫描显示右叶占位性病变，γ-谷氨酰转酞酶（GGT）24 U（正常 <6 U），肝功能无异常，AFP 血凝法 1∶1000 阳性，琼脂双扩散法及对流免疫电泳法均阳性，HBsAg 阳性。

诊断：原发性肝癌，单纯型、重期。

辨证：肝胆湿热，气滞瘀阻。

治法：清化湿热，理气化瘀。

处方：

茵陈 12 g，栀子、三棱、莪术、穿山甲、广郁金、炒枳壳各 9 g，生牡蛎（先煎）、半枝莲、重楼、白花蛇舌草各 30 g，露蜂房 15 g 等加减。

治疗一个月后开始胃口改善，诸症减轻，但 AFP 仍阳性，定量 >2000 μg/L，乃加自制中草药抗癌制剂——抗癌新注射液（内含夏枯草、白花蛇舌草、半枝莲、半边莲、丹参、血见愁，每支 2 mL，含生药 4 g）做阳陵泉穴注射疗法，每穴 1 mL。经上述综合治疗后，病情日趋改善，治后 5 个月，AFP 对流免疫电泳法转阴，定量下降至 280 μg/L，同位素肝扫描右叶占位性病变消失，随之超声波检测丛状波消失。目前（1978 年 10 月）肝肋下由 4 cm 降至 3 cm，剑突下由 7 cm 降至 3.5 cm，质硬转为质中，体重增加，AFP 对流免疫电泳法阴性；定量 140 μg/L，仍在治疗中，已存活 2 年 11 个月。

【按语】 本案患者湿热为患，壅结于肝胆，胆液外泄则口苦尿赤，犯胃则纳差乏力，苔黄腻、脉弦滑为肝胆湿热之征，按八纲辨证为实证，应着重祛邪攻实，故用茵陈、栀子、半枝莲、白花蛇舌草、露蜂房、重楼等以清热化湿。肝脏肿大、肝痛，伴面色晦黯，舌质紫斑，此亦为气机郁滞，瘀血内停之证，故亦用三棱、莪术、穿山甲、广郁金、枳壳等以理气、祛瘀，软坚。上两案用药异中有同，同中有异，兼顾共性和个性，所以能取得较好的近期效果。

抗癌新针剂内含的药物夏枯草、半枝莲、白花蛇舌草、半边莲、丹参均有抗癌作用，并考虑到肝癌晚期易并发腹水及消化道或肝破裂出血，故选用兼有利尿作用的半边莲、半枝莲、白花蛇舌草，并加有止血作用的血见愁，以防出血，综合其药理作用为抗癌、利尿、止血。众所周知，药物注入穴位，可起到剂量小而疗效倍增的作用，阳陵泉穴为足少阳胆经上穴位，足少阳胆经属胆络肝，抗癌新针剂注入该穴，可借经络的传导，有效地作用于肝脏。

7. 本虚标实，木旺土虚（徐经世）

患者，男，71 岁，2016 年 9 月 6 日初诊。

主诉：腹胀、乏力半年余，加重 1 个月。患者既往有乙型肝炎后肝硬化病史30 余年，2016 年 5 月常规检查发现肝脏占位，诊断为原发性肝癌，予以射频消融治疗。2016 年 9 月 3 日血常规：白细胞 2.73×10^9/L，血红蛋白 114 g/L，血小板 39×10^9/L。全腹部 CT 示：肝占位消融治疗术后，门静脉高压，脾肿大，腹水。刻下症见：乏力，畏风易感，眠差，纳差，脘腹胀满，小便黄，大便溏泄、日行3 ～ 4 次，舌黯红，苔薄，脉弦细。

中医诊断：肝积。

辨证：本虚标实，木旺土虚。

治法：扶正祛邪，调和中州，以制肝用。

处方：

生黄芪 30 g	赤小豆 30 g	仙鹤草 20 g	白术 20 g
橘络 20 g	炒白芍 20 g	绿萼梅 20 g	丝瓜络 20 g
枳壳 15 g	石斛 15 g	防风 10 g	酸枣仁 25 g
谷芽 25 g			

10 剂，水煎服，每日 1 剂。

2016 年 9 月 17 日二诊：药后腹胀稍减，饮食略增，睡眠可，大便较前好转。舌黯红，苔薄，脉弦细。前法再进，去防风加牵牛子、沉香各 3 g。10 剂，水煎服，每日 1 剂。前法加减治疗 2 个多月，患者腹水逐渐消退，饮食睡眠明显好转。

2017 年 6 月 15 日三诊：患者自诉前方间断服用半年余，近 1 个月来晨起时有口干口苦，目眦泛红，自觉脘腹胀满，B 超检查示少量腹水，口服利尿剂，双踝肿胀，午后为甚。小溲黄赤，大便日 2 行，眠可，舌质红，边有瘀斑，苔薄滑，脉来细弦。考之肝变延久，水火失交，肝病传脾，故症状多端，虚实交错，气机逆乱，今以脉症合参，予以滋水涵木，调和肝脾以纠偏盛。

处方：

北沙参 20 g	仙鹤草 20 g	丝瓜络 20 g	熟女贞子 15 g
墨旱莲 15 g	石斛 15 g	枳壳 15 g	佛手 15 g

炒黄连 3 g　　　　　车前草 12 g　　　干地龙 10 g　　　赤小豆 30 g

10 剂，水煎服，每日 1 剂。

后在此方基础上加减间断治疗至今，患者病情稳定未见复发转移。

【按语】　肝癌发病率较高，目前西医治疗仍以早期手术治疗为主，存在治疗费用高，创伤大，易复发等缺点。中医药具有疗效确切、防止复发、增效减毒、提高患者生活质量等优势。本案患者罹患肝癌经手术治疗后出现腹水、门静脉高压等多种病症，呈本虚标实，肝、脾、肾等多脏受累，治疗颇为棘手，临床往往需要中西医结合、优势互补。对于肝癌患者该如何选择中医治疗还是西医治疗，徐经世提出"宜中则中，宜西则西，能中不西"的治疗原则。本案患者徐经世始终以扶正祛邪贯穿始终，围绕肝、脾、肾等脏器的关系使患者症状改善，病情趋于稳定从而达到带癌生存的目的。

8. 肝郁脾虚，瘀毒胶结（刘祖贻）

患者，男，58 岁，2018 年 3 月 9 日初诊。

病史：患者既往有慢性乙型肝炎病史 10 年，3 个月前因右上腹疼痛，伴全身乏力、消瘦而在外院就诊。外院查 B 超：右肝实质性占位；CT 检查示：肝右叶外段及内缘结节性占位病变，分别为 6.0 cm×5.8 cm、5.1 cm×4.7 cm、2.3 cm×2.4 cm 大小，增强扫描见强化，考虑原发性肝癌。血清甲胎蛋白（AFP）360.63 ng/mL，丙氨酸转氨酶（ALT）50 U/L，天冬氨酸转氨酶（AST）83 U/L，白蛋白（ALB）30 g/L，总胆红素 20 μmol/L，凝血酶原时间 18 秒，Child-PUgh 分级为 A 级，外院行 TACE 术 2 次，术后查 AFP 91.53 ng/mL。患者术后出现恶心呕吐等不适，故求治于刘祖贻。刻下症见：右上腹隐痛，伴结块，全身乏力，形体消瘦，纳呆食少，舌红少津，脉弦细。

西医诊断：原发性肝癌。

中医诊断：肝积。

辨证：肝郁脾虚，瘀毒胶结证。

治法：疏肝健脾，化瘀解毒。

处方： 参楼扶正解毒汤加减。

黄芪 30 g	党参 30 g	白术 30 g	石斛 20 g
山药 30 g	八月札 30 g	薏苡仁 30 g	砂仁（后下）10 g
叶下珠 30 g	臭牡丹 15 g	生大黄 5 g	白花蛇舌草 15 g
炒麦芽 15 g	鸡内金 10 g	焦山楂 15 g	延胡索 25 g

28 剂，每日 1 剂，水煎，分早晚 2 次温服。

4月9日二诊： 患者诸症减轻，精神稍好转，食纳尚可，偶有右上腹隐痛。守方去石斛，加土鳖虫 10 g，莪术 10 g。28 剂，每日 1 剂，水煎，分早晚 2 次温服。

5月9日三诊： 患者症状基本消除，无明显不适。复查 CT 示：肝右叶外段及内缘病灶明显缩小，分别为 3.0 cm×3.8 cm、2.1 cm×3.3 cm、1.2 cm×0.9 cm 大小，AFP 20.12 ng/mL，肝功能正常。

6月10日随访： 患者症状基本消除，已无特别不适。在二诊方基础上去延胡索，白花蛇舌草、臭牡丹增至 30 g，继服 28 剂以巩固疗效。嘱患者养生调摄，以防复发；多食富于营养、易消化的食物，忌食生冷油腻及硬性食物，忌用损害肝肾功能及对胃肠道有刺激性的食物和药物；加强心理调摄，保持心情开朗；定期复查，不适随诊。

【按语】　本例为老年肝癌患者，虽经 TACE 治疗，但因体质虚弱，术后不适。中医辨证该患者为 TACE 治疗后，阴津耗损，脾胃受伤，瘀热毒邪胶结于内，刘祖贻认为"养正积自除""有胃气则生、无胃气则死"，治疗重在调补脾胃气阴，佐以抗癌药物，缓缓图之。处方予参楼扶正解毒汤加减。初诊时因患者脾胃气阴亏虚，故去攻毒峻猛之重楼，予以黄芪、党参、白术、石斛、砂仁、山药益气健脾养阴；八月札、薏苡仁、白花蛇舌草、臭牡丹、叶下珠清热解毒、消肿散结，且叶下珠对乙型肝炎具有确切的抗病毒作用；山楂、麦芽、鸡内金等助化之品，改善食纳，助药物吸收。再加延胡索理气止痛。全方扶正祛邪，攻补兼施，使气阴得复，邪有出路。二诊患者脾胃气阴恢复，但偶有隐痛，为瘀毒留滞，当扶正与祛邪并重，故在前方基础上加土鳖虫、莪术活血化瘀，通则不痛。三诊患者病情基本控制，故加大白花蛇舌草、臭牡丹用量，进一步祛除湿热毒邪，巩固疗效。

9. 肝脾虚损，毒瘀互结（常占杰）

王某，男，55 岁，2018 年 3 月 17 日初诊。

主诉：右胁肋部疼痛不适 2 个月，加重 1 周。患者于 8 年前体检发现乙型肝炎标志物阳性，未进行规范化治疗。2014 年因右胁部不舒，于当地医院就诊，查乙型肝炎病毒阳性，口服抗病毒药物阿德福韦酯胶囊治疗，服药 2 年后自行停药。2 个月前患者无明显诱因出现右胁肋部疼痛不适伴乏力、纳差，未予重视。1 周前上述症状加重，特来我院，要求住院进一步诊治。入院症见：胁痛不适，全身乏力，纳差，脘腹痞满，面色晦黯，无发热，无咳嗽、气短，无恶心、呕吐，大便稀，每日 2～3 次，小便正常。舌质黯淡，舌下络脉曲张，苔薄白，脉沉细。查体：腹平软，全腹无压痛、反跳痛及肌紧张，肝脾肋下未触及，双下肢无凹陷性水肿。辅助检查：上腹部 MRI（增强）提示小肝癌；肝硬化伴多发结节形成；脾肿大。HBV-DNA：2.06 E + 006 U/mL；肝功能：ALT 98 U/L，AST 76 U/L，LDH 234 U/L，PA 156 mg/L，TBIL 20.7 μmol/L，DBIL 8.7 μmol/L，IBIL 12.0 μmol/L，TBA 23 g/L，ADA44 U/L。AFP：480 ng /mL。结合患者既往病史、症状体征、影像学表现及辅助检查诊断。

西医诊断：原发性肝癌；乙型肝炎肝硬化失代偿期。

中医诊断：积证。

西医治疗给予保肝、抗病毒、肝癌介入术及预防并发症等对症处理；中医治疗以益脾养肝、活血化瘀，解毒抗癌为法，以益脾养肝方加减。

辨证：肝脾虚损，毒瘀互结。

处方：

黄芪 30 g	党参 15 g	茯苓 15 g	川芎 15 g
当归 15 g	半枝莲 15 g	白术 12 g	白花蛇舌草 15 g
姜黄 12 g	郁金 10 g		

9 剂配方颗粒，每日 1 剂，水冲服，每次 150 mL，每日 2 次。

3月26日二诊：患者自诉胁痛减轻，脘腹痞满好转，但乏力仍明显，纳差，大便时干时稀，舌质淡、苔薄白、脉细。在原方基础上将黄芪加至40 g，加灵芝、炒薏苡仁各30 g，炒神曲、炒麦芽各15 g，9剂配方颗粒，每日1剂，水冲服，每次150 mL，每日2次。其后该患者定期门诊治疗并随访，中医继续以益脾养肝方加减，间断服用半年，患者复查上腹部MRI示肝癌介入术后改变，瘤体较前无明显增大，AFP结果正常。

［高婵婵，李京涛，刘永刚，等. 常占杰教授运用"肝病治脾"思想诊治肝癌经验 [J]. 中西医结合肝病杂志，2021，31（3）：278-280.］

【按语】 该病例属于中医"胁痛""积聚"的范畴。患者系久病脾气虚弱，故出现乏力、纳差、脘腹痞满等脾胃气虚之象。气虚无力推动血液在体内运行，停滞于胁下与癌毒胶结为瘀故见舌下络脉曲张。舌质黯淡、苔薄白、脉沉细皆由脾虚血瘀所致。常教授认为此病乃"土虚木枯，毒瘀互结"所致，治疗上以益脾养肝、活血化瘀、解毒抗癌为法，方选益脾养肝方加减。治疗中以黄芪为主加党参、白术、茯苓等益脾养肝；姜黄、郁金、川芎等活血化瘀；半枝莲、白花蛇舌草抗癌解毒。二诊中患者胁痛等症状明显减轻，故针对患者乏力、纳差等脾虚症状调整方药以对症治疗，方中加用大剂量黄芪、灵芝培土植木，炒麦芽、炒神曲调畅中焦气机以健脾消食。全方组方严谨、肝脾并调、气血同治、攻补兼施。

10. 脾虚湿盛，腹胀（徐基平）

🍅 **案1**

患者，男，66岁，2019年12月4日初诊。

病史：患者2019年11月因"腹胀、双下肢凹陷性水肿半个月"在某附属医院就诊，诊断为原发性肝癌，患者拒绝行靶向治疗及介入手术治疗。刻下症见：精神差，肝区隐痛，腹胀，食欲减退，大便时干时稀，每日3～4次，小便正常，夜寐安。舌淡红、苔白润、脉弦细。既往有酗酒史20年。2019年10月腹部增强CT提示：考虑肝右叶肝细胞癌（12 mm×15 mm）并门静脉右支、肝右静脉癌栓形成。肝硬化，脾肿大，腹水，门静脉高压伴侧支循环开放。

西医诊断：肝癌。

辨证：脾虚湿盛。

治法：健脾利湿，软坚散结。

处方：枳实消痞汤加减。

枳实 10 g	厚朴 10 g	法半夏 15 g	甘草 6 g
干姜 6 g	黄连 6 g	炒麦芽 30 g	党参 20 g
茯苓 20 g	白术 10 g	猪苓 10 g	泽泻 15 g
桂枝 6 g	牵牛子 5 g	土贝母 15 g	黄芪 30 g
土鳖虫 5 g	鳖甲（先煎）10 g		

水煎服，每日 1 剂。

半个月后二诊，精神好转，腹胀缓解，饮食可，小便次数增多。

处方：

枳实 10 g	厚朴 10 g	法半夏 15 g	甘草 6 g
干姜 6 g	黄连 6 g	炒麦芽 30 g	党参 20 g
茯苓 20 g	白术 10 g	猪苓 10 g	泽泻 15 g
桂枝 6 g	牵牛子 5 g	土贝母 15 g	黄芪 30 g
土鳖虫 5 g	白芥子 10 g	王不留行 10 g	鳖甲（先煎）10 g

后自觉症状缓解，不定期复诊。2020 年 8 月复查肝胆脾胰彩超：肝内多发不均匀回声块影，性质待查，肝门静脉内低回声块影（性质待查），肝弥漫性病变，腹水，脾内稍高回声结节，性质待定。患者症状未见明显异常；嘱其定期复查。

【按语】 徐基平以枳实消痞汤为治疗脾虚肝癌的基本方，患者以脾虚为主，当健脾行气，夹有湿邪，故加入利水渗湿之猪苓、泽泻、桂枝、牵牛子，同时防止行气太过而加入黄芪补气。二诊时增强利水渗湿之功，同时增强软坚散结之效。方中以健脾为主，兼以利湿，对脾虚夹湿的肝癌患者取得良好的疗效。徐基平在治疗肝癌方剂中常加入鳖甲、土鳖虫、白芥子、土贝母等药，具有软坚散结功效，为治肝癌之要药。

🍅 **案 2**

患者，男，67 岁，2020 年 7 月 1 日初诊。

病史： 患者于 2020 年 4 月 19 日因"两肋疼痛 1 周"在某附属医院就诊，CT 示肝占位性病变。癌抗原 72-4：17.53 U/mL，甲胎蛋白（AFP）：151.2 ng/mL。考虑肝癌可能性大，于 2020 年 5 月 5 日在局部麻醉下行肝脏肿瘤局部消融术。刻下症见：两肋疼痛，常因情绪激动加重，烦躁易怒，消瘦，恶心欲呕，口干口苦，食欲减退，大便干结，三四日一行，舌淡红、苔薄黄，脉细弦。既往有"慢性丙型病毒性肝炎"病史。

西医诊断： 肝癌。

辨证： 肝郁脾虚。

治法： 疏肝健脾，软坚散结。

处方： 柴芍六君子汤加减。

柴胡 10 g	芍药 10 g	党参 20 g	白术 10 g
茯苓 20 g	甘草 6 g	法半夏 15 g	陈皮 12 g
黄芪 15 g	土鳖虫 5 g	土贝母 15 g	鳖甲（先煎）15 g
炒麦芽 30 g	山慈菇 15 g		

水煎服，每日 1 剂。

1 个月后复诊： 两肋疼痛缓解，食欲改善，大便干结，两日一行，舌淡红、苔薄白，脉弦。

处方：

柴胡 10 g	芍药 10 g	党参 20 g	白术 10 g
茯苓 20 g	甘草 6 g	法半夏 15 g	陈皮 12 g
黄芪 15 g	土鳖虫 5 g	土贝母 15 g	鳖甲（先煎）15 g
炒麦芽 30 g	山慈菇 15 g	郁金 10 g	枸杞子 15 g

半个月后复诊，患者稍有两肋疼痛外，无明显不适。嘱患者按上方间断服药。

【按语】 本方以柴芍六君子汤为基础。方中党参、白术、茯苓、甘草为四君子汤，重在健脾益气渗湿；柴胡、白芍配伍，一散一收，重在疏肝柔肝，敛阴和营；陈皮、半夏配伍降逆和胃气，半夏性辛散温燥，入脾胃经，和胃降逆，陈皮性味辛温，入脾胃经、善于理气。全方共奏健脾疏肝理气之功效。鳖甲、土鳖虫、土贝母、山慈菇，具有软坚散结之效。二诊时加入郁金配合柴胡、白芍增强疏肝行气止痛之功，加入枸杞子又可防止行气太过而耗气伤阴。

🍅 **案3**

患者，女，55岁，2018年8月8日初诊。

病史： 患者2018年5月16日因"面目尿黄染1个月"在湖南省某医院就诊，完善检查后诊断：肝门胆管癌，并行肝门胆管肿瘤切除手术治疗。刻下症见：肝区隐痛，绵绵不休，口干舌燥，五心潮热，视物模糊，夜寐差，大便干结，三日一行，小便黄。舌淡红、少苔，脉弦数。既往有"慢性乙型病毒性肝炎"病史。2018年7月11日CT示肝左叶及胆囊切除术后，肝内胆管切缘软组织密度不均，肝内胆管稍扩张，肝右叶多发致密灶，腹腔少量积液。

西医诊断： 肝癌术后。

辨证： 肝肾阴虚。

治法： 补益肝肾，软坚散结，佐以健脾。

处方： 一贯煎加减。

生地黄 10 g	北沙参 15 g	当归 15 g	枸杞子 10 g
麦冬 15 g	川楝子 6 g	女贞子 10 g	墨旱莲 10 g
党参 20 g	黄芪 15 g	蜂房 5 g	鳖甲（先煎）15 g
莪术 10 g	白鲜皮 20 g	虎杖 15 g	

水煎服，每日1剂。

1个月后复诊： 视物模糊改善，口干缓解，大便干，一二日一行，舌淡红，少苔，脉弦。

处方：

生地黄 10 g	北沙参 15 g	当归 15 g	枸杞子 10 g
麦冬 15 g	川楝子 6 g	女贞子 10 g	墨旱莲 10 g

党参 20 g	黄芪 15 g	蜂房 5 g	鳖甲（先煎）15 g
莪术 10 g	白鲜皮 20 g	虎杖 15 g	百合 10 g
白术 10 g	白芍 10 g		

2018 年 10 月 17 日复诊：患者稍感视物模糊，口干，未诉其他不适。后患者间断复诊，均无明显异常，在原方基础上加减用药。

［梁攀，徐基平. 徐基平教授从脾虚论治肝癌经验 [J]. 中国中医药现代远程教育，2021，19（2）：93-95.］

【按语】 本方以一贯煎为基础，具有养阴清热、滋补肝肾的功效，二至丸中女贞子、墨旱莲增强滋补肝肾功效，党参健脾行气，黄芪益气，增强养阴之效，鳖甲、蜂房为软坚散结之要药，莪术化瘀抗癌，为防滋补太过，加入白鲜皮、虎杖清热利湿，同时又能配合黄芪增强利水之功。二诊时加入白芍柔肝止痛，同时配合百合滋补肝阴，白术增强党参健脾行气之效，同时也能防止补益过于滋腻。

11. 脾肾亏虚，毒瘀内结（仝小林）

周某，男，55 岁，2009 年 3 月 18 日初诊。

主诉：肝癌术后 8 个月，腹胀 4 个月。病史：患者 8 个月前体检发现肝占位性病变，外院诊断为肝癌，行腹腔镜下肝部分切除术，术后时有腹胀不适。既往时常熬夜，工作繁忙。刻下症见：倦怠乏力，腹胀，右胁肋胀痛，耳鸣，纳呆，夜寐差、入睡困难、早醒、多梦，小便调，大便成形，质软，每日 1 ～ 2 次。舌红，苔黄，舌下络脉曲张，脉弦。既往史：2 型糖尿病病史，血糖控制可。

西医诊断：原发性肝癌术后；2 型糖尿病。

中医诊断：肝癌。

辨证：脾肾亏虚，毒瘀内结。

治法：补益肝肾，消积散结，化瘀解毒。

处方：

| 炒白术 30 g | 莪术 15 g | 赤芍 30 g | 龟甲（先煎）30 g |
| 丹参 30 g | 党参 30 g | 茯苓 30 g | 鳖甲（先煎）30 g |

枳实 15 g	三七 9 g	淫羊藿 15 g

14 剂，水煎服，每日 1 剂，早晚各 1 次。

2009 年 5 月 25 日二诊：上药服完后倦怠乏力明显好转，仍有腹胀，胁肋胀痛，头面眉心处小颗粒状皮疹，心烦、咽干、坐卧不宁，双膝、小腿沉重感，纳正常，夜寐差，大便黏腻，每日 1 次，夜尿 2～3 次。舌红，苔厚，舌下络脉曲张，脉弦。

处方：

赤芍 30 g	淫羊藿 15 g	牡丹皮 15 g	鳖甲（先煎）30 g
白鲜皮 30 g	莪术 15 g	苦参 15 g	龟甲（先煎）30 g
丹参 30 g	黄柏 15 g	茯苓 30 g	竹叶 15 g
炒白术 30 g	枳实 15 g	三七 9 g	炒酸枣仁 90 g
五味子 9 g			

2009 年 8 月 19 日三诊：皮疹、心烦、咽干症状缓解，腹胀，胁肋胀痛，双下肢沉重感，大便偏烂，每日 1 次，夜尿 2～3 次，夜寐差。舌黯红，苔白，舌下络脉曲张，脉弦细。

处方：

赤芍 30 g	莪术 30 g	红花 30 g	三七 15 g
灵芝 15 g	黑蚂蚁 15 g	炮甲珠 9 g	鳖甲（先煎）30 g
五味子 30 g	炒酸枣仁 60 g	淫羊藿 15 g	

［杜林，陈德瑶，顾成娟，等．仝小林运用淫羊藿、莪术、三七治疗肝癌经验 [J]．吉林中医药，2021，41（1）：16-18.］

【按语】 本例原发性肝癌患者，长期情志失调，劳逸失度，久则耗损先后天之本，正气虚衰，毒瘀内结。初见患者倦怠乏力、纳呆，脾气虚之症明显，故以党参、白术、茯苓以益气健脾。虚损生积，毒瘀互结，故见耳鸣、腹胀、胁肋胀痛，结合舌脉象，投以淫羊藿补肾、抗癌、固护阳气，莪术、三七活血化瘀，丹参、赤芍入肝经，既柔肝又通络活血、抗肝纤维化，枳实行气消胀，龟甲、鳖甲滋养肝肾之阴兼以清虚热安神。二诊脾气虚之证好转，见阴虚内热之证如心烦、咽干、眉间皮疹，予黄柏、牡丹皮等品加强清热养阴，睡眠不佳加用酸枣仁养肝阴兼以安神。至三诊，患者热症已除，表现为肝癌之毒瘀互结，淫羊藿维持原量，莪术、三七逐渐加量，配合赤芍、红花、炮甲珠等以化瘀消积，活血止血，黑蚂蚁、灵芝扶正固本、补肾壮阳、祛瘀通络。治疗全程均可见淫羊藿、莪术、三七，为全小林治疗肝癌常用"态靶同调"三味小方。

12. 正虚邪实（何任）

患者，男，69 岁，2005 年 11 月 7 日初诊。

病史：患者 2002 年 11 月体检发现生化指标异常（CEA 56.6 μg/L），同年 12 月 ECT 示肝脏恶性病灶，临床诊断为肝转移癌，随即住院治疗。一直间断进行多次介入化疗，诺力刀治疗，口服化疗药及其他相应对症治疗。2005 年 10 月 ECT 检查示肝脏、肺多处恶性病灶，生化检查示肝功能异常，肿瘤标志物异常（AFP 23.42 μg/L，CEA 791.88 μg/L，CA 199 220.30 U/mL）。患者自我感觉一直没有明显不适，来诊时察其精神萎靡，面色灰黯，语声低微，形体瘦削，舌裂苔薄，脉濡。

西医诊断：肝转移癌，肺恶性肿瘤。

中医诊断：癥积。

辨证：正虚邪实证。

处方：自拟参芪苓蛇汤加味并以薏苡仁单独煎煮当早饭空腹服用。

生晒参 6 g	黄芪 30 g	女贞子 15 g	猪苓 30 g
茯苓 30 g	枸杞子 20 g	猫人参 30 g	白花蛇舌草 30 g
干蟾皮 10 g	焦三仙各 10 g	绞股蓝 20 g	薏苡仁 60 g

7 剂，煎服，每日 1 剂。

复诊：服药 7 剂后，精神、舌裂较前好转，苔薄脉濡。效不更方，原方略行加减。其后一直不间断服药至今，病情稳定。

［徐光星．何任教授治疗原发性肝癌学术思想探究 [J]. 中华中医药杂志，2008（7）：599-601.］

【按语】 本例患者虽无明显自觉症状，然经检查发现肝转移癌、肝肺多处恶性病灶，又经介入、诺力刀、口服化疗药治疗，并素患清渴之疾，来诊时精神萎靡，面色灰黯，语声低微，形体瘦削，舌裂苔薄，脉濡，热毒深蕴、气阴两伤明显，属癥积正虚邪实证。以自拟参芪苓蛇汤加味扶正祛邪，方证相符，疗效满意。

13. 少阳不利，阴虚邪结（刘嘉湘）

曹某，男，40 岁，2010 年 8 月 18 日初诊。

病史：患者以"肝癌切除术后近 2 年"为主诉就诊。2010 年 8 月 16 日肝功能检查显示，总胆红素 38.8 μmol /L，直接胆红素 9.7 μmol /L，间接胆红素 29.1 μmol/L，丙氨酸转氨酶 186 U/L，天冬氨酸转氨酶 62 U/L，γ−谷氨酰转肽酶 91 U/L，甲胎蛋白（AFP）18.29 ng/mL。刻下症见：纳差，夜寐安，乏力，口干，舌红、苔薄，脉小弦数。

辨证：少阳不利，阴虚邪结。

治法：和解少阳，滋阴散结。

处方：

柴胡 9 g	黄芩 9 g	北沙参 30 g	麦冬 15 g
川石斛 12 g	枸杞子 12 g	女贞子 9 g	白芍 9 g
八月札 15 g	绿萼梅 9 g	蛇六谷 30 g	重楼 15 g
龙葵 15 g	夏枯草 12 g	生薏苡仁 30 g	岩柏 30 g
茵陈 15 g	垂盆草 30 g	碧玉散 30 g	鸡内金 9 g
炒谷芽 30 g	炒麦芽 30 g	生山楂 9 g	

14 剂，每日 1 剂，水煎取汁 400 mL，早晚分服。

2014 年 8 月 13 日二诊：患者纳谷欠佳，舌质黯红、苔薄，脉弦滑。

处方：

柴胡 9 g	黄芩 9 g	太子参 9 g	生白术 9 g
茯苓 15 g	白芍 12 g	枸杞子 15 g	生牡蛎（先煎）30 g
绿萼梅 9 g	女贞子 12 g	蛇六谷 30 g	墨旱莲（先煎）15 g
山慈菇 15 g	岩柏 30 g	八月札 12 g	白花蛇舌草 30 g

夏枯草 12 g	干蟾皮 9 g	金钱草 30 g	炙鳖甲（先煎）15 g
怀山药 15 g	天冬 15 g	鸡内金 15 g	生山楂 15 g
大枣 15 g			

14 剂，煎服法同上。

2017 年 9 月 13 日三诊： 患者肝癌术后 9 年，长期中药治疗，现无明显不适，舌黯红、苔薄，脉弦滑。

处方：

柴胡 9 g	黄芩 9 g	太子参 9 g	生白术 9 g
茯苓 15 g	白芍 12 g	枸杞子 15 g	八月札 12 g
绿萼梅 9 g	女贞子 12 g	蛇六谷 30 g	炙鳖甲（先煎）30 g
岩柏 30 g	夏枯草 12 g	干蟾皮 9 g	白花蛇舌草 30 g
山慈菇 15 g	天冬 15 g	怀山药 15 g	生牡蛎（先煎）30 g
金钱草 15 g	白鲜皮 15 g	鸡内金 15 g	

14 剂，煎服法同上。

诊治期间患者定期复查，病情稳定。

［惠登城，孙明瑜，刘嘉湘 . 刘嘉湘运用疏利少阳法治疗肝癌经验 [J]. 国医论坛，2021，36（2）：56-58.］

【按语】 少阳枢机不利在肝癌的发生发展中有着很重要的地位。本医案中，邪在少阳，故刘嘉湘治疗上将和解少阳贯穿始终，方用小柴胡汤加减，以达疏利少阳气机之功。柴胡为疏利少阳第一要药，《神农本草经》言其有"推陈致新"之功，柴胡、黄芩配伍，一散一清，恰入少阳，使少阳之邪得解。"肝体阴而用阳"，刘嘉湘在治疗肝癌时，始终注重疏通气血，本医案中使用八月札、绿萼梅疏肝理气，白芍养血柔肝，以调达肝性。《素问·刺法论》曰："正气存内，邪不可干；邪之所凑，其气必虚。"癌病的发生必有正气的亏损，故治疗上刘嘉湘以太子参、白术、茯苓扶助正气，以奋起抗邪；合柴胡尚能转动少阳枢机，使脾气得运。明代李中梓《医宗必读·积聚》把攻、补两大治法与癌病病程初、中、末有机结合，指出治积不能急于求成，可以"屡攻屡补，以平为期"。故在扶正同时，配伍岩柏、山慈菇、蛇六谷、白花蛇舌草等抗肿瘤药，以消散癌肿。同时加用山楂、鸡内金、谷麦芽、大枣等健脾和胃之品，以防诸药碍胃。刘嘉湘一直以和解少阳为基础治法，患者定期复查，病情稳定，精神状态良好，其无进展生存期长达 9 年。

14. 湿热毒瘀互结，肝脾两伤，气阴交亏（周仲瑛）

陆某，男，71 岁，2014 年 2 月 4 日初诊。

病史：患者 2013 年 7 月腹部 CT 提示肝区右下叶占位，8 月手术切除，病理示肝细胞癌。术后口服靶向药物（索拉菲尼），后因不良反应停用。近日来患者肝区疼痛，消瘦乏力明显，不耐持续活动，手足心热，夜间汗出，食纳平平，尿黄，尿意滴沥不畅，大便 2～3 次 / 日，时干时稀。苔黄，质红隐紫，脉细。2014 年 1 月 25 日江苏省某医院查肝功能：TP 85 g/L，G 31.8 g/L，ALT 97.9 U/L，AST 87.5 U/L，AFP 260 μg/mL，HBV-DNA<5.0E+02（阴性）。既往乙肝病史三十余年，肝功能偶升高，未予正规抗病毒治疗。

辨证：湿热毒瘀互结，肝脾两伤，气阴交亏。

治法：益气养阴，解毒化瘀。

处方：

潞党参 10 g	太子参 12 g	北沙参 10 g	炙鳖甲（先煎）15 g
麦冬 10 g	仙鹤草 15 g	生薏苡仁 15 g	鸡血藤 15 g
鬼馒头 15 g	半枝莲 20 g	山慈菇 12 g	白花蛇舌草 20 g
炙鸡内金 10 g	白薇 15 g	焦白术 10 g	砂仁（后下）3 g
莪术 6 g	炙女贞子 10 g	墨旱莲 10 g	八月札 12 g
陈皮 6 g	藤梨根 20 g		

14 剂。

2014 年 3 月 10 日二诊：患者连续服用上方 14 剂后，肝区疼痛、疲劳乏力好转，手心热减，夜间汗出稍减，但仍食纳平平，偶有齿衄，手掌脱皮瘙痒，夜寐多梦，尿次较多，大便次数较前减少，成形，苔黄薄腻，质黯红，脉细。处方：前方加首乌藤 25 g，地肤子 15 g，炒蒲黄（包煎）10 g，焦山楂 10 g，焦神曲

10 g。21 剂，常法煎服。

2014 年 3 月 31 日三诊： 药后疲劳乏力明显改善，齿衄较少，手掌脱皮改善，尿次减少，颜色较前清亮，大便尚调，现患者怕冷明显。2014 年 3 月 25 日江苏省某医院复查肝功能：TP 75 g/L，G 25 g/L，ALT 37.9 U/L，AST 37.5 U/L，余正常；AFP 正常；血常规正常。苔薄黄，质红，有裂纹，脉小滑。处方：前方去地肤子，加地锦草 12 g、山茱萸 10 g。14 剂，常法煎服。

2014 年 4 月 14 日四诊： 近况尚平，怕冷改善，口干，食纳尚好，二便正常。复查肝功能：ALT 32 U/L，AST 27 U/L，AFP 正常。苔黄，质红偏黯，脉细滑。前方去山茱萸 10 g，加熟酸枣仁 20 g，14 剂。此后以此方为基础，继续加减煎服，复查肝功能、甲胎蛋白未见明显异常。

[孙滴，叶丽红. 周仲瑛教授治疗肝癌的临床经验 [J]. 浙江中医药大学学报，2017，41（11）：860-862.]

【按语】 患者为慢性乙型肝炎迁延失治发展为肝癌，又经手术针刀所伤、肿瘤内耗，对于肝脏而言是内外受邪，对于整个机体来说是元气大伤。该患者初诊时以阴虚内热症状为主，受肝区疼痛、乏力、手足心热、夜间汗出所苦，结合病史、舌苔、脉象，辨其病机为湿热毒瘀互结、肝脾两伤、气阴交亏，治以清热解毒抗癌、益气养阴为主，予白薇、八月札、藤梨根、鬼馒头、白花蛇舌草、半枝莲、山慈菇清热解毒抗癌，潞党参、太子参、北沙参、大麦冬、仙鹤草、炙女贞子、墨旱莲益气养阴、滋肾养肝，炙鳖甲软坚化癥、活血化瘀，又可引诸药入肝经，直达病所，辅以健脾护胃等药物。因本病邪实与正虚并存，故在治疗上清热化瘀解毒与益气养阴并进，又以鸡内金等药物健其中焦，一则可防苦寒药物败胃，二则脾胃为后天之本，气血生化之源，脾胃健运可改善肿瘤患者生存质量。治疗后患者觉精神改善，不适明显减轻，后期复查肝功能、甲胎蛋白等指均未见明显异常。

第九章
肝肾综合征

一、概述

（一）概念

肝肾综合征是失代偿期肝硬化常见的严重并发症之一，是一组继发于有效血容量下降、内源性血管活性物质失衡、肾血流量下降，以肾功能不全为主要表现的临床综合征。

（二）病因、诊断及治疗

肝肾综合征临床上主要表现为肾血流量和肾小球滤过率（glomerular filtration rate，GFR）下降，肾组织学往往无显著变化。根据疾病进展速度可分为 1 型肝肾综合征和 2 型肝肾综合征。1 型肝肾综合征多由感染、上消化道出血、过多过快放腹水等诱因引起，表现为短期内迅速进展的急性肾损伤，预后极差，平均生存期约为 1 个月。2 型肝肾综合征为慢性进行性肾损伤，往往表现为难治性腹水，可在数月内保持稳定状态，常在各种诱因下转变为 1 型肝肾综合征而死亡，平均生存期为 6～7 个月。

诊断标准为：①肝硬化腹水；②急性肾损伤；③对停用利尿剂、应用白蛋白 1 g/kg 扩容治疗 2 天无反应；④无休克；⑤目前或近期未应用肾毒性药物（非甾体抗炎药、氨基糖苷类抗生素及碘造影剂等）；⑥无肉眼可见的肾实质损伤：无蛋白尿（>500 mg/d）；无镜下血尿 （尿红细胞 >50/ 高倍视野）；肾脏超声检查无异常。

对本病目前尚无特效治疗方法，尤其尿闭阶段，治疗的关键是积极改善肝功能，防止肝病并发症，特别是上消化道出血及内毒素血症。西药治疗主要采取早期预防和消除诱发因素，积极治疗原发病，扩充血容量，应用血管活性药物，抗感染，腹腔穿刺放液及腹水回输，腹腔—颈静脉分流术，血液透析，血浆置换，这些措施可以部分地或者暂时起效，但均不能从根本上逆转这一趋势。有的方法也难以推广运用及有不良反应。

二、中医学对本病的认识

中医学古代文献无肝肾综合征的病名记载，现代临床结合其病理演变过程、临床表现和预后，分别可见于鼓胀、虚劳、癃闭、关格、黄疸等病证。

湿热之邪为本病的主要原因，湿热内蕴则致气血瘀滞、水浊内生，正气虚多表现在脾、肝、肾阴虚，可归纳为湿热蕴结、邪热壅盛、肝肾阴虚、湿热内蕴、血虚津枯。总之，肝胆湿热是肝肾阴虚之本，湿和阴虚并不同于体内水分的多与少，单纯输液并不能纠正阴虚。另外，湿与热相结，湿热与血瘀相结则更会伤阴。

中医对本病的治疗积累了一定的经验，取得了一定效果。有主张治本为主，辅以治标；也有主张以邪实为主，采取清热解毒，活血化瘀，清热利湿，以攻邪为主；或强调活血化瘀，或强调通腑泻浊。但不论采取哪种方法，由于疾病本身的严重性，其治疗的疗效是有限的，只能部分地改善临床症状，延长生命期限，降低病死率。

不论中医、西医，目前都难以攻克这一难疾。其关键在于要防止肝肾综合征的发生，积极控制原发的肝病，从降低肝肾综合征的发病率着手，未病先防、截断扭转。对腹水患者，用药应慎重，慎用利尿剂、肾毒性抗生素，忌大量放腹水，杜绝任何诱发因素。早期中西医结合用药，能明显降低肝肾综合征的发生率和病死率。

中药保留灌肠，有一定结肠透析作用，对改善临床症状，降低尿素氮，有一定效果。用于灌肠的中药多为清热解毒、利湿降浊、通腑泻下、活血化瘀类。通过灌肠可以起到抗感染、抑菌、透析、通腑泻下、解除肾血管痉挛、改善微循环的作用。这种方法药源广泛，操作简便、安全，不失为一种较好的方法，今后必要加强其作用机制、药物筛选方面的研究。

三、医案选粹

1. 寒邪外束，玄府闭塞，瘀热郁阻脾胃，熏蒸肝胆（邓以林）

🍅 **案 1**

邵某，女，42 岁，1974 年 7 月 5 日初诊。

病史： 患者自觉发热，头晕乏力，脘腹不适，纳差，巩膜及皮肤黄染，小便短黄，头面水肿，当地作急性黄疸性肝炎治疗 7 天，无明显效果，于 1974 年 6 月 24 日以黄疸、水肿、高热收住我院。实验室检查：黄疸指数 72 U，凡登白试验直接、间接反应均阳性，麝香草酚浊度试验 18 U，麝香草酚絮状试验（++），硫酸锌浊度试验 17 U，碘试验（++），丙氨酸转氨酶 640 U，血红蛋白 9.5 g/dL，血白细胞 11.2×10^9/L，中性粒细胞比例 78%，淋巴细胞比例 22%，尿常规示蛋白（+++），白细胞（+），红细胞（++），管型（+），非蛋白氮 62 mg/dL。西医诊断为肝肾综合征。用高渗葡萄糖、维生素 C、肌苷、氢化可的松、青霉素、氢氯噻嗪等药治疗 10 天，效果不满意，邀请中医会诊。刻下症见：发热（体温 40.5 ℃），微恶寒，无汗，目黄，身黄，水肿，按之深陷，脘腹胀满，纳食甚少，疲倦，嗜睡，小便短黄，尿量 320 mL/24 h，舌苔白滑，脉象沉濡。

辨证： 寒邪外束，玄府闭塞，瘀热郁阻脾胃，熏蒸肝胆，气化失司，水湿浸渍。

治法： 宣通表里，清利湿热。

处方： 麻黄连翘赤小豆汤。

麻黄 9 g	大枣 9 g	连翘 15 g	杏仁 12 g
桑白皮 12 g	茯苓皮 30 g	赤小豆 30 g	茵陈 30 g

生姜 6 g　　　　　甘草 3 g

2 剂。

每日 1 剂，水煎 2 次分服。同时停服西药及利尿药。

7 月 7 日二诊： 服上方后，恶寒已解，周身汗出，身热渐退（体温 38.9 ℃），小便增多，尿量 1200 mL/24 h，全身水肿减轻。药已对证，再续原方，麻黄加至 12 g，继服 3 剂。

7 月 10 日三诊： 药后身热退净（体温 36.8 ℃），小便淡黄，尿量 1920 mL/24 h，肿消胀减，黄疸亦退。表证已罢，转易利水退黄法，拟五皮饮合胆郁通加减。

处方：

茵陈 30 g　　　　白茅根 30 g　　　郁金 9 g　　　　栀子 9 g

陈皮 9 g　　　　　姜皮 9 g　　　　茯苓皮 24 g　　桑白皮 12 g

甘草 3 g

3 剂。

7 月 13 日四诊： 黄疸加深，热势又炽（体温 39.8 ℃），全身复肿，小便短少，尿量 1840 mL/24 h。表邪虽解，在里之瘀热复聚，再进麻黄连翘赤小豆汤，麻黄用量 6 g。3 剂。

7 月 18 日五诊： 药后平平，始悟病重药轻，麻黄用量不足，复加至 12 g。3 剂。

7 月 21 日六诊： 病已显效，诸症均减，周身微微汗出，小便淡黄，尿量 1880 mL/24 h。继服 15 剂，黄疸、水肿、发热悉蠲，复查肝功能、尿常规、非蛋白氮均属正常，后用调理脾胃之剂巩固疗效。1983 年 3 月 6 日随访，身体健康，一直参加劳动。

案 2

王某，男，28 岁。

病史： 宿有喘疾，因感受风寒，哮喘复作，疲倦，嗜睡，食欲不振，尿微黄，在当地治疗数日，喘不减轻，发热不退，巩膜及皮肤黄染加深，全身水肿。于 1980 年 12 月 19 日以急性黄疸性肝炎、急性肾炎、喘息型肺炎收入内科。体温

39.8 ℃，心率112次/分，神识清，精神困倦，两肺闻及干湿性啰音。实验室检查：血白细胞 $10.2×10^9$/L，中性粒细胞比例80%，淋巴细胞比例20%，黄疸指数52 U，凡登白试验直接、间接反应均阳性，麝香草酚浊度试验 17 U，麝香草酚絮状试验（++），硫酸锌浊度试验 15 U，碘试验（±），丙氨酸转氨酶 520 U，二氧化碳结合力 52 vol%，氯化物 550 μg/dL，钾离子 17 μg/dL，钠离子 285 μg/dL，非蛋白氮 68 μg/dL。诊断为肝肾综合征、喘息型肺炎并心力衰竭。用高渗葡萄糖、三磷腺苷、辅酶 A、维生素 C、地塞米松、青霉素、毛花苷 C、呋塞米等对症处理，治疗 2 天效果不显，邀余会诊。刻下症见：发热，头汗出，呼吸急促，张口抬肩，喉中哮声如拽锯，鸡胸，倚息难卧。心悸，语言吃力，目黄，身黄，发绀，周身水肿，腹部胀气，小便短黄，尿量 410 mL/24 h，大便四日不行，舌苔薄黄、底白厚滑腻，脉象沉滑。

辨证： 肃降失顺，水道不能通调，瘀热在里，水气凌心溃肾。

治法： 宣上导下，宁心肃降。

处方： 麻黄连翘赤小豆汤合葶苈大枣泻肺汤加减。

麻黄 12 g	杏仁 12 g	连翘 12 g	赤小豆 30 g
茵陈 30 g	茯苓 24 g	桑白皮 9 g	生姜 6 g
大枣 15 g	甘草 3 g	葶苈子（包煎）15 g	

2 剂，每日 1 剂，水煎，2 次分服。

12 月 23 日二诊： 药后二便通利，尿量 1580 mL/24 h，喘息渐平，肿胀始退，续进原方 5 剂。

12 月 28 日三诊： 热退，肿消，头汗止，黄疸始退，唯动则气急，舌苔薄黄，脉象仍然沉滑。此由水饮停蓄，气机受阻，前方续进 7 剂。

1981 年 1 月 5 日四诊： 药后诸症悉退，感形寒肢冷，肌肉瘦削，食下"膜胀"，舌苔白滑，脉象沉缓。脾肾阳气不得畅通，拟培火生土，以善其后，昼服六君子汤，晚进济生肾气丸。一个月后复查血常规、尿常规、肝功能和血液生化检查均正常。

[邓小林．麻黄连翘赤小豆汤治疗肝肾综合征[J]．中医杂志，1983（9）：27-28．]

【按语】 麻黄连翘赤小豆汤为张仲景所创，方由麻黄、连翘、杏仁、赤小豆、梓白皮、生姜、大枣、甘草八味药组成。麻黄味辛性温，辛能发散，温可胜寒，功能疏解风寒表邪，张锡纯称麻黄"于全身脏腑经络莫不适达"，因此，对寒邪外束，湿热瘀结在里，熏蒸肝胆而身发黄者，用麻黄宣通表里固宜；若无表邪，用麻黄开发在里之瘀热，每收捷效。可见麻黄虽然发散，不徒专为表邪设也。麻黄入肺与膀胱经，具开上导下之功。开上者，宣发郁闭之肺气，肺为水之上源，气行则上源水道通畅；导下者，即导泄膀胱之水也，膀胱为水液贮藏之，麻黄可振奋州都之气化，气化则水府通畅。总之，麻黄能开鬼门以取汗，洁净府以利水，宣降肺气以平喘，开发瘀热以退黄，为本方中之主药，必须重用。方中连翘，味苦辛凉，能监制麻黄之悍，且又"善理肝气，既能疏肝气之郁，又能平肝气之盛"（张锡纯语），麻黄与连翘合用，一温一凉，相得益彰；麻黄合生姜、杏仁能疏散表邪，开发瘀热；桑白皮代梓白皮，清泄湿热，下气行水；赤小豆利水除湿，养心悦脾，伍甘草、大枣奠安中土。笔者经验，凡临床所见黄疸表邪未尽、风水水肿等证，均可放胆用本方加减治疗。

案一黄疸、水肿兼表邪遏郁，选用本方加减，汗利兼施，五剂而诸证缓解，但三诊麻黄一撤，已散之瘀热复聚，黄疸、水肿诸证复起，五诊麻黄用量不足，而效应平平，后剂量倍增，而诸恙迅蠲。案二黄疸、水肿、哮喘，兼具夹水热上蒸之头汗出，笔者不拘于"有汗不得用麻黄"之说，取用麻黄以宣降肺气，疏通水府，使邪有出路，进而肿消、疸退、喘定、汗止，沉疴立起。

2. 肝脾失和，水湿滞留（张镜人）

王某，女，36 岁，1982 年 4 月 20 日初诊。

主诉：腹胀，纳差，腹部渐大七八个月。病史：素有慢性肝病史。近七八个月来，腹部渐渐膨隆，腹胀，纳食少馨，时有泛恶，头晕，口燥，胸闷，有时右胁少舒，小溲少利，下肢可见凹陷性水肿，腰酸。舌脉：舌苔薄腻少润，脉细滑。检查：超声示：肝进波前见液平 1.5 cm，肝区前较密微小波，腹侧见液平波 3 cm。肝功能：TTT6.8 U，TFT（+++）。血白蛋白 3.7 g，球蛋白 2.0 g，血蛋白电泳：α

球蛋白 46.0%，γ 球蛋白 28.9%。尿常规：蛋白（＋），红细胞（＋＋＋），白细胞 2～3。血小板 7.5 万。凝血酶原时间 71%。食管钡透：轻度食管静脉曲张。查体：腹部有移动性浊音，肝未及，脾肋下 2～3 cm。腹围 76 cm。

辨证：肝脾失和，水湿滞留。

诊断：肝硬化腹水，脾亢，血尿待查。鼓胀。

治法：健脾利水，养血柔肝，清热益肾。

处方：

炒白术 9 g	茯苓皮 15 g	丹参 12 g	赤白芍各 9 g
炒山药 9 g	薏苡根 30 g	石韦 15 g	大小蓟各 30 g
八月札 15 g	制半夏 5 g	陈葫芦 15 g	青陈皮各 5 g
川椒目 5 g	墨旱莲 15 g		

14 剂。

5月4日二诊：小溲增加，腹胀肢肿减轻，低热，头晕，右胁胀满，脉细滑，苔薄腻，上法再进。处方：上方加水炙银柴胡 5 g、炒蒿梗 9 g、仙鹤草 30 g、生蒲黄（包煎）9 g，14 剂。

随访：前后服药 2 个月余，症情减轻。超声检查未见明显液平段。腹围缩至70 cm。血蛋白电泳：α 球蛋白 54.9%，γ 球蛋白 25.9%。血白蛋白 4.7 g，球蛋白 2.8 g，血小板 9.3 万。凝血酶原时间 100%。尿常规：蛋白（＋），红细胞（＋＋）。后转门诊治疗。

［张镜人.中国百年百名中医临床家丛书·张镜人 [M].北京：中国中医药出版社，2001.]

【按语】 肝脏病变进一步又出现肾脏损害，即所谓广义的"肝肾综合征"，治疗是十分棘手的。此时抓住中州，健脾利水兼顾肝肾，终于使病证获得转机。

3. 湿邪中阻，脾阳困郁，肝胆失枢，气滞血凝，脉络瘀阻（林振强）

余某，男，38 岁，1980 年 2 月 14 日初诊。

病史：患者 1979 年 9 月初因四肢乏力、上腹胀满不舒，食欲不振，往某西医院诊治，拟诊为肝炎。服中西药月余后症缓解。3天前食滋腻食物后，觉上腹部胀痛，胸闷恶心，神倦体乏，食欲不振，大便烂，小便黄。发病后即往某西医院诊治，经治症不减，并见身目发黄，小便黄赤而少。2月6日查肝功能：ALT 950 U，CFT（++++），TTT 22 U。尿常规：蛋白（+），凡登白试验：呈双相反应，胆红素 2.82 mg/dL，黄疸指数 30 U，总蛋白 71.2 g/L，白蛋白 33.6 g/L，球蛋白 37.6 g/L，A/G 比值 0.89/1，即入院治疗，住院期间曾先后做下列检查：非蛋白氮 3 次均在 71.4～85.68 mmol/L，酚红排泄试验，静脉注射后 15 分钟无尿，30 分钟后排泄 22%，2 小时排泄率 43%。尿常规：蛋白（+），红细胞（+），白细胞（+），颗粒管型（++）。曾使用复方茵陈注射液、肝泰乐、地塞米松、呋塞米等针药静脉注射及补液。治疗 9 天诸症不见缓解，反见肢体水肿加甚，腹胀大，尿量少，每日不足 400 mL。遂自动出院，出院诊断：①慢性活动性肝炎；②氮质血症；③肝肾综合征。出院后即由家人送本院求治。刻下症见：精神萎靡，面色灰黄，水肿，巩膜黄染，颈胸处可见蜘蛛痣，腹胀大而满，脐心突起，右胁压痛叩击痛，双下肢水肿按之没指，大便烂，日行 2 次、量少。舌淡胖、苔厚腻，脉迟细缓。

中医诊断： 鼓胀。

辨证： 湿邪中阻，凝聚中焦，脾阳困郁，肝胆失枢，气滞血凝，脉络瘀阻。

治法： 健运脾阳，理气疏肝，活血利水。

处方：

泽泻 20 g	云苓 30 g	茵陈 30 g	黄芪 30 g
白背叶根 30 g	三棱 10 g	莪术 10 g	川红花 10 g
猪苓 15 g	丹参 15 g	赤芍 15 g	白术 15 g
泽兰 15 g	桂枝 12 g	川厚朴 12 g	

3 剂，每日 1 剂，水煎服，并服氢氯噻嗪 25 mg，每日 3 次，硫酸镁 30 g，每日 1 次。

药后小便量增多，水样大便，每日 4～5 次。腹胀略缓解，舌脉如前，再服上药 6 剂。小便量渐增多至近平常，自觉腹胀明显缓解，双下肢水肿略消，食纳稍好。停服氢氯噻嗪、硫酸镁。

投上方30剂，黄疸消退，腹水及肢体水肿亦明显消减，精神转好，食欲增加，舌淡胖，苔厚根部腻，脉弦细。4月8日查肝功能，ALT 130 U，CFT（++），TTT 13 U，黄疸指数 5 U，胆红素 0.6 mg/dL，非蛋白氮 38.3 mmol/L，总蛋白 63.2 g/L，白蛋白 36.2 g/L，球蛋白 27 g/L，尿常规：蛋白（+），颗粒管型（+），红细胞（+）。病势虽缓，邪毒未尽，再服上药。

4月12日，突然水样腹泻，日达7～8次。舌脉同前，究其因系饮食不慎所致，改投藿香正气散合平胃散2剂，尽剂腹泻止，腹水及肢体水肿之症全消，食欲明显增加，但右胁时觉针刺样疼痛，小便略黄，舌边尖红、苔薄根部仍厚，脉弦滑。此时水湿之邪已去，脾阳复运，则见肝经瘀热之象。治宜疏肝活血，养阴清热。

处方：柴胡疏肝散合二至丸加减。

柴胡 12 g	郁金 12 g	丹参 20 g	三棱 10 g
女贞子 15 g	赤芍 15 g	白芍 15 g	白背叶根 30 g
黄芪 30 g	墨旱莲 30 g	甘草 6 g	白花蛇舌草 30 g

每日 1 剂，水煎服。

5月8日查肝功能：ALT 80 U，CFT（++），TTT 11 U，非蛋白氮 15.7 mmol/L，小便常规各项正常。食欲好，二便调，唯右胁仍时见刺痛，舌边尖红、苔薄黄，脉弦滑。肝阴仍不足，瘀热未尽。上方去白花蛇舌草，加鳖甲（先煎）30 g，枸杞子 15 g，延胡索 10 g，以增滋阴活血之功。隔日 1 剂，水煎分 2 次服。

7月1日查肝功能：各项均在正常范围内。右胁疼痛亦减轻，再服上方以巩固疗效。

8月2日查肝功能：各项均正常，自觉症状消失。停药并于月初回单位工作，随访数年未再发。

［林振强. 重症肝脏疾病治验 [J]. 新中医，1992（11）：22-23.］

【按语】 茵陈五苓散方出自《金匮要略》，方由桂枝、茯苓、猪苓、泽泻、白术、茵陈六味药组成，原治湿热发黄之证。林振强以此方加疏肝理气、活血化瘀之药治愈肝肾综合征，于临床克奏回春之绩，值得借鉴。

本案病情相当复杂。初患之时，为湿热毒邪侵害肝胆，殃及脾胃，湿热困于中州，以致脾失健运；湿困日久，脾阳困郁，肝胆失枢，脉络瘀阻，肝脾运化失常，造成后天生化无源，新血不生，恶血不去，三焦阻塞，决渎无权，终成鼓胀。初诊主要见症皆是湿郁肝脾，脉络瘀阻之象，又有脾失健运，中气不足之征。正虚为本，邪实为标，不能单以治疗腹水为目的，而应邪正兼顾，全面考虑，方可奏效。近代名医吴圣农谓："鼓胀病在水而源在血，血瘀成癥，由于肝失疏泄条达，脏腑气机不利，气不仅为帅，凡饮食之精微，转化之糟粕均非气不能输布，非气不能排泄。化瘀是利水的关键，而行气又是化瘀的关键。同时，补气也是重要的环节，鼓动无力，则行气不能而活血利水无功。"故宗吴圣农之法，以茵陈五苓散化气利水祛邪，加用大剂黄芪补中益气；黄芪配桂枝、白术又可健运脾阳，疏泄中焦；配三棱、莪术、丹参、赤芍、白背叶根等又可活血祛瘀生新，疏肝养肝。药后水湿已去，脾阳复运，仍有肝经瘀热之象，再以疏肝养阴之剂，饮食遂增，二便调和，最后增入滋阴活血之品以收全功。

本案提示，治疗此类复杂疑难病证，一定要谨守时机，精心辨证，据证选方用药，缓图收功。万勿急功近利，率而自逞俊快，以免不虞之虑。

4. 肝肾不足，脾虚湿阻（陈以平）

施某，男，61岁，2008年4月10日初诊。

主诉：反复乏力、腹胀半年余，伴尿少1个月。患者于十余年前因体检发现患有慢性乙型肝炎，曾接受中西药物结合治疗（具体不详）。后曾多次出现黑便，于当地医院就诊时，拟诊为肝炎后肝硬化合并出血。予以止血、护肝、制酸等治疗后症状缓解。至2007年后，患者自觉乏力、腹部胀满不适，拟诊为肝硬化腹水，予以保肝、利尿等治疗后症状持续存在。故为求行肝移植手术再次赴外院就诊，于住院期间患者在无明显诱因下出现尿少伴肾功能进行性减退，血肌酐由140 μmol/L上升至426 μmol/L。予以保肝、利尿、多次补充白蛋白等治疗后，症状未见好转，故暂不进行肝移植手术，为求改善肾功能就诊于我院。此次患者发病以来无神志不清，无呕血，无发热等。就诊时患者乏力明显，腹胀满，腹围110 cm，伴恶心、呕吐，皮肤及巩膜黄染明显，尿量约600 mL，胃纳欠佳，大便可，寐尚安；舌体胖大，边有齿痕，色淡黯，苔白厚腻，脉细。实验室检查：总胆红素26 μmol/L，直接胆红素11.7 μmol/L，间接胆红素14 μmol/L，白蛋白36.3 g/L，球蛋白31.9 g/L，丙氨酸转氨酶34 U/L，门冬氨酸转氨酶37.8 U/L，血肌酐426 μmol/L，尿素39 mmol/L，尿酸705 μmol/L；HBV-DNA 5.0×10^{5}；CT：肝硬化，脾肿大，食管下段静脉轻度曲张，大量腹水，门静脉主干血栓形成。AFP、CA199、CEA均（-）。乙肝病毒指标检测：HBsAg（+）、HBeAb（+）、HBcAb（+）。

西医诊断： 慢性乙型肝炎，肝肾综合征。

中医诊断： 水肿。

辨证： 肝肾不足，脾虚湿阻。

治法： 健脾渗湿，补肾柔肝。

处方：

黄芪 30 g	党参 30 g	丹参 30 g	苍术 12 g
白术 12 g	怀山药 15 g	大枣 20 g	麦芽 30 g
鸡内金 15 g	片姜黄 9 g	当归 15 g	鸡骨草 30 g
郁金 15 g	淫羊藿 15 g	巴戟天 15 g	狗脊 15 g
半边莲 30 g	大腹皮 15 g	葫芦瓢 30 g	制大黄 6 g

配合中成药扶正化瘀胶囊、泰特及利尿剂。

4月23日二诊： 患者乏力、腹胀满好转，腹围104 cm，无明显恶心、呕吐，皮肤黄染较前明显好转，纳食较前改善，24小时尿量1200 mL左右，大便可，寐尚安；舌体胖大，边有齿痕，色淡黯，苔白腻较前好转，脉细。实验室检查：白蛋白35.1 g/L，球蛋白31.7 g/L，总胆红素26.6 μmol/L，丙氨酸转氨酶及门冬氨酸转氨酶正常，血肌酐290 μmol/L，尿素26.62 mmol/L，尿酸744 μmol/L。从患者症状及实验室检查指标分析，病情较服药前均有好转。脾气逐渐充盛，但湿浊、瘀血之邪未尽，方中加入萆薢15 g，土茯苓30 g加强清热利湿，予莪术

9 g 加强破血行气。

5月7日三诊：患者乏力、腹胀满较前好转，腹围 100 cm，无明显恶心、呕吐，皮肤无明显黄染，纳食较前好转；24 小时尿量 1500 mL 左右，大便可，寐尚安；舌体胖大，边有齿痕，色淡黯，苔薄白腻，脉细。查肾功能、电解质：白蛋白 33 g/L，尿酸 717 μmol/L，血肌酐 218 μmol/L，尿素 27.6 mmol/L，二氧化碳结合力 18 mmol/L。经治疗后患者血肌酐持续下降，症状好转明显。湿邪之象逐渐消除，但考虑久病入络，故重用活血通络药物。《医学衷中参西录》云："山甲，气腥而窜，其走窜之性，无微不至，故能宣通脏腑，贯彻经络，通达官窍，凡血凝血聚为病，皆能开之。"故于原方中去草薢、土茯苓，加用炮山甲、鸡血藤、葛根加强活血行水、补血柔肝之力，以继续调治。随访至 2008 年 5 月 20 日，患者乏力、腹胀满明显好转，腹围 96 cm；已能下床自行行走，无明显恶心、呕吐，皮肤无明显黄染，纳食可；24 小时尿量 1600 mL 左右，大便正常，寐尚安；舌体略胖大，边有齿痕，色淡红，苔薄白，脉细。肝肾功能：白蛋白 36.9 g/L，球蛋白 30.3 g/L，门冬氨酸转氨酶 53 U/L，丙氨酸转氨酶 41 U/L，总胆红素 25.6 μmol/L，血肌酐 195.3 μmol/L，尿素 22.41 mmol/L，尿酸 649 μmol/L。患者症状及检查结果均较前明显好转，故请外院会诊，认为患者已有条件进行肝移植手术，故赴外院手术治疗。

［陈万佳，陈以平 . 陈以平辨治肝肾综合征验案 1 则 [J]. 上海中医药杂志，2009，43（1）：23-24.］

【按语】 陈以平教授认为肝肾综合征是一种以肝、脾、肾三脏不足，气、血、水互结为主的本虚标实、虚实夹杂的疾病。此案为乙肝患者，湿浊之邪稽留，脾失健运，致气滞血瘀、水停于内，故可见腹部鼓胀、舌淡黯、苔白腻等证。邪毒日久不去，伤及肾，终至肝、脾、肾三脏俱损，可见患者乏力、纳差、尿少等症。鉴于以上病机，陈以平教授指出，治疗此类疾病当先健脾益气。根据"治肝实脾"的原则，治肝时，尤其当已出现脾胃虚弱时，应先健脾益气，即"肝病已传脾，实脾以促健""肝病已虚损，实脾以养肝"。方中使用黄芪、党参、苍术、白术、怀山药、大枣、麦芽、鸡内金以实脾。研究表明，健脾益气可减轻肝、肾血液瘀滞和增加肝、肾脏血流量，从而减少了肝、肾脏病变部位的缺血，防止了肝、肾细胞坏死。《血证论》指出："治水即以治血，治血即以治水。"活血化瘀为治水之关键。且肝为刚脏，肝体阴而用阳，非柔不克，肝以血为体，养血即养肝之体。《景岳全书·本草正》云："当归，其味甘而重，故专能补血，其气轻而辛，故又能行血，补中有动，行中有补，诚血中之气药，亦血中之圣药也。"故方中以当归配合丹参、片姜黄、炮山甲、莪术等以补血活血、柔肝治水。研究表明，丹参、当归等药物有增加肾小球滤过率、增加肾灌注的作用；片姜黄也有促进肝细胞再生功能。肾为先天之本，脾为后天之本。脾的运化须依赖肾阳的温煦。方中予淫羊藿、巴戟天、狗脊以温肾健脾。针对乙肝病毒的治疗，陈以平教授以郁金、鸡骨草清肝泄热利胆。另予以半边莲、大腹皮、葫芦瓢行气利水消肿，以制大黄去菀陈莝、泄浊利湿。配合中成药扶正化瘀胶囊益气扶正，活血化瘀，以达到攻补兼施，肝、脾、肾同治的目的。

5. 湿热蕴结，气滞血瘀，水毒结聚（雷陵）

王某，男，55岁。

病史： 因腹部胀大6个月，加重10天，于2014年10月15日雷陵主任医师诊室就诊。于6个月前出现腹部胀大，进行性加重，双下肢水肿，在某医院诊为"肝硬化失代偿期"，住院治疗二十余天，腹水消退出院。入院前10天，因饮食不节加之劳累而腹胀再发加重，并见乏力，纳差，口干苦，齿衄，右胁胀闷，双下肢水肿，尿少色黄，每日尿量600～800 mL，大便秘结。既往有"慢性乙型肝炎"10年余，平素喜食辛辣刺激食物，吸烟不饮酒。家族中无传染及遗传病史。体格检查：体温36.8 ℃，脉搏88次/分，呼吸21次/分，血压100/65 mmHg。精神差，皮肤、巩膜轻度黄染，面颊部可见少许蜘蛛痣，心肺（－），肝上界6肋间，右肋缘下未触及，脾在左肋下4 cm处可触及，腹部膨隆，全腹轻微压痛，移动性浊音（＋＋），双下肢压迹（＋）。舌质红，苔黄腻，脉弦滑而数。实验室检查：白细胞11.5×10⁹/L，红细胞2.16×10¹²/L，血红蛋白74 g/L，血小板79×10⁹/L，中性粒细胞0.84。血型：AB，Rh阳性。血清总胆红素55.8 μmol/L，丙氨酸转氨酶 45.8 U/L，天冬氨酸转氨酶 66.7 U/L，γ–谷氨酰转肽酶 57.5 U/L，血清总蛋白 58.4 g/L，白蛋白 29.5 g/L。血钾 5.46 nmol/L，血钠 135.3 mmol/L，血氯 96.8 mmol/L，血钙 2.32 mmol/L。尿素氮 17.97 mmol/L，血肌酐 310.4 μmol/L，二氧化碳结合力 28.1 mmol/L。血糖 6.15 mmo/L。腹水检查：渗出液，有形核白细胞数 0.45×10^9/L。B超示肝硬化，大量腹水，脾肿大。

中医诊断： 鼓胀，癃闭。

辨证： 湿热蕴结，气滞血瘀，水毒结聚。

西医诊断： 乙肝肝硬化，失代偿期；肝肾综合征；自发性细菌性腹膜炎；电解质紊乱。中西医综合治疗方案：西医基础治疗包括告病危，特级护理，持续心电监护，吸氧，绝对卧床休息，记录 24 小时出入量，每日测体重 1 次。静脉滴注肌苷、硫普罗宁、门冬氨酸钾镁、三磷腺苷、维生素 K、维生素 C 等护肝支持治疗；予多巴胺、呋塞米、螺内酯以扩管利尿；用奥美拉唑保护胃黏膜、头孢噻肟钠抗感染；输注新鲜 AB 型血浆及人血白蛋白提高血浆胶体渗透压；行腹水超滤浓缩回输以减轻腹水及维持电解质平衡。在此基础上，给予中医综合治疗措施。①神农消鼓舒腹散敷脐，每日 1 次，每次 12 小时，夜敷昼取。②中药保留灌肠。③中药温肾通络方（含附子、桂枝、川牛膝、泽泻、白芍、益母草、淫羊藿、白术、桃仁、红花、槟榔、茯苓皮，各等份共研细末）双侧肾区外敷加电磁波照射。具体用法：取上药 30 g，以凡士林调成膏剂，双侧肾区外敷，每次 12 小时，敷后用电磁波双侧肾区各照射 30 分钟，每日 1 次。④丹参注射液 30 mL 加入 10% 葡萄糖注射液 250 mL 静脉滴注，每日 1 次。

处方：

蒲公英 30 g	栀子 15 g	枳壳 20 g	生大黄（后下）12 g
厚朴 20 g	牵牛子 10 g	金银花 20 g	连翘 15 g
六月雪 15 g	穿心莲 18 g	大腹皮 15 g	牡丹皮 12 g
三棱 12 g	丹参 15 g	滑石 18 g	车前子（包煎）20 g

水煎取汁 150 mL，保留灌肠，每日 2 次。

2014 年 10 月 22 日二诊： 经上述治疗 1 周，腹胀减轻，双下肢水肿消失，每日尿量增至 1000 ～ 1500 mL，腹水明显消退，精神好转，胃纳增加。查肾功能：尿素氮 12.4 mmol/L，血肌酐 182.1 μmol/L，血钾 4.2 mmol/L，血钠 132 mmol/L，血氯 92.3 mmol/L。维持原治疗方案不变。

2014 年 11 月 2 日三诊： 经维持治疗 10 天，腹水继有消退，腹胀进一步好转，B 超复查中等量腹水，复查尿素氮 6.35 mmol/L，血肌酐 105.24 μmol/L，其他理化指标也明显改善。患者病情好转出院。

【按语】 肝肾综合征为各种急慢性肝病终末阶段，是在严重肝损害基础上所导致的功能性肾衰竭，是肝病最危重并发症之一，病情进展迅速，病死率极高。目前现代医学尚无特殊治疗措施，一经确诊患者多在 2 周内死亡。本病属于中医"癃闭"范畴。其病因病机为感受湿热外邪或饮食不节或染蛊惑疫毒等，由于病程迁延日久不愈，而致瘀热痰湿交阻，阴阳失调，从而造成肾气亏耗、气血壅滞、水道闭阻。其病起于肝，病位在肾、膀胱，与脾、胃等脏腑密切相关。病性为邪实正虚，虚实错杂。该病例中医辨证为"湿热蕴结、气滞血瘀、水毒结聚"。故在采用西医基础疗法同时，配合具有峻下逐水、行气活血、利尿消肿作用的神农消鼓舒腹散敷脐治疗，并以清热利湿通腹、行气活血利水中药复方煎剂保留灌肠，更予温肾助阳、活血化瘀、行气利水中药肾区外敷加电磁波照射及活血化瘀之丹参注射液静脉滴注。如此相合，达到改善肾脏血流量、提高肾小球滤过率、保护肾功能、恢复肾脏正常排泄功能及促进水钠排泄的目的，使患者转危为安。近年来，雷陵主任医师运用该疗法治疗数例肝肾综合征患者，疗效明显优于单纯西医常规疗法，能有效改善症状，提高生活质量，延长生存时间。

第十章
肝囊肿

一、概述

先天性肝囊肿包括孤立性肝囊肿、多囊肝、先天性肝纤维化及先天性肝内胆管扩张症。这些疾病有些可混合存在，也可伴有其他器官先天性病变，如多囊肾和肝、心、脑等血管畸形等。

先天性肝囊肿的起源与胚胎发育中胆管形成失常有关。由于大多无症状，其确切发病率不明，但随着检查技术的迅速发展，临床检出率逐渐提高。国内报道20 980例超声检查中，检出肝囊肿213例（1.015%）；45岁以上无症状人群的检出率为3.34%。

（一）孤立性肝囊肿

囊肿多为单房性，少数呈多房性。肝右叶多见。其容积可由数毫升至数百毫升不等，有报道多达17 000 mL者。囊内为透明液、黏液或乳状液。一般多有完整的囊壁，少数可有蒂。囊壁由单层上皮细胞、基底膜及纤维组织形成。上皮细胞包括扁平上皮、柱状上皮或类似胆管上皮的立方形上皮，偶合并腺癌甚至鳞癌。

临床多见于中老年女性。一般无症状。囊肿过大压迫邻近器官可引起相应的临床症状。患者可有右季肋或上腹部闷胀不适、胀痛，或自行扪及上腹包块。体检可见上腹部局限性隆起，触之囊性，可有波动感，呈弹性、硬，无压痛。囊肿内出血可引起持续性钝痛；胃肠受压者有食量减少、餐后上腹胀或恶心呕吐；囊肿压迫胆道可出现黄疸。肝功能试验大多正常，胆道受压则血清胆红素、碱性磷酸酶、ALT升高。孤立性肝囊肿可并发囊内出血、细菌混合感染、囊肿破裂致急性腹膜炎等。曾有囊壁恶变的报道。

根据临床表现结合超声、CT等影像学检查诊断不难确立。须注意与肝棘球囊肿鉴别，后者有流行区居住及疫犬接触史、血嗜酸性粒细胞增多及相应的血清免疫学检查阳性可资鉴别。有时还须与肝脏其他占位性疾病（如肝癌、获得性肝囊肿、肝脓肿等）、其他腹内囊肿（如胰腺、肠系膜囊肿）及胆道疾病（如胆囊积水、肝外胆管囊肿）等鉴别，以便正确治疗。

小囊肿一般无须治疗。囊肿过大易出现或已出现并发症者应予治疗。外科治疗可行囊肿切除术或内引流术，有感染者宜做外引流手术。有癌变时应行根治性切除。

单纯穿刺抽除囊液仅能暂缓压迫症状，仍可复发。在超声等引导下经皮穿刺抽液并置管引流，或向囊腔内注入95％酒精或四环素促进囊壁粘连、囊腔闭合有较好疗效。但有的囊肿与胆管可能存在交通，硬化剂注入有损伤胆管的危险，故穿刺液有胆染者不宜注入硬化剂。

（二）多囊肝

多囊肝为常染色体遗传病，因常伴有多囊肾等其他器官囊性病变，也称多囊病。先天性多囊病有两型，常染色体显性遗传型（成人型）和常染色体隐性遗传型（幼儿型）。

（1）常染色体显性遗传型

中年女性较多见。发病率随年龄或妇女妊娠次数增加而增高。囊肿见于左右两肝叶，而以右肝叶多见。囊肿大小不等，小者<1.0 cm，大者20 cm以上。肝肿大，表面变形。肝实质除受压改变外，无其他形态改变。约50％患者伴有多囊肾。其他器官如胰、脾、卵巢、子宫、前列腺、附睾、膀胱、甲状腺等均可能有囊性病变。

临床可无症状而长期正常生存，而在超声等检查中偶被发现。有症状者主要诉上腹不适、饱胀、隐痛或发现上腹"有块"，或有胃肠受压症状。肝可有肿大，触诊表面有大小不等结节，质硬。伴多囊肾者可扪及肿大的两肾，可有慢性复发性两侧腹痛，有时出现血尿。后期出现氮质血症并进行性加重。约半数患者于肾衰前出现高血压。有些患者可伴有二尖瓣或主动脉瓣关闭不全、主动脉或 Willis 环动脉瘤、肾钙化及尿路结石。

单纯多囊肝一般无须治疗。若囊肿过大、破裂、胆道受压、并发囊肿出血或感染者须外科处理。伴有多囊肾而出现肾衰者可行透析治疗，部分患者肾移植可延长生命。

（2）常染色体隐性遗传型

极少见。肝脏无明确囊性改变，在门管区附近有不规则胆管扩张，并互相吻合成网状。肾内为肾小管囊状扩张，而集合管分枝末端并无阻塞。

新生儿期发病者以肾功能衰竭表现为主，生后不久死于肾衰。幼年期发病者主要表现为肝肿大、门静脉高压及反复胃肠道出血，大多于幼年期死亡。治疗是对症性的，如内镜下硬化剂注射治疗食管静脉曲张出血，必要时行门—体分流术。

（三）先天性肝纤维化

为常染色体隐性遗传性疾病。可散发，也有一家族数名成员罹患者。多见于儿童及青年。肝肿大而硬，但表面正常或有白色星芒状纤维斑。组织学改变主要为弥漫性门管区及小叶周围不同程度的纤维化。肝小叶结构无破坏，肝实质可分隔成岛状。在纤维化区散布有微小囊样小胆管扩张。门静脉小枝少而小，故均有门静脉高压。肝内无再生结节，肝板内无炎症，故不同于肝硬化。

主要临床表现为肝、脾肿大及门静脉高压。可有食管静脉曲张及腹壁静脉曲张，甚至有克—鲍综合征。肝功能除碱性磷酸酶及 γ-谷氨酰转肽酶活性增高外，多在正常范围。患者可反复发生食管静脉曲张破裂出血。有些病例可伴有先天性肝内胆管扩张症，并可出现胆结石及胆管炎引起败血症。部分患者同时伴有特发性髓质海绵肾，髓质肾小管扩张，或常染色体显性遗传性多囊肾病。约 1.3% 的患者并发肝细胞癌或胆管癌。治疗主要针对门静脉高压进行处理。患者可长期生存，但伴有先天性肝内胆管扩张症或多囊肾者，预后差。

（四）先天性肝内胆管扩张症

先天性肝内胆管扩张症可发生于肝内或肝外，或兼而有之。先天性肝内胆管扩张症称为 Caroli 病。先天性肝内胆管扩张症肝脏可肿大，表面光滑。肝内胆管呈圆形或梭形囊状扩张，直径在 1.0 ～ 4.5 cm，胆管内可有结石及胆汁淤滞，可并发胆管炎。肝小叶及门管区结构正常。约 7% 的病例并发胆管癌。先天性肝内胆管扩张症可保持无症状达 5 ～ 20 年。

临床症状主要为并发胆管炎所致，表现为反复发作的间歇性寒战、发热。结石通过胆总管时则引起腹痛及轻度黄疸。可并发败血症、细菌性肝脓肿、胆囊结石、肝外脓肿、肝外胆管炎及胰腺炎等。临床诊断靠 B 超、CT、ERCP 或 PTC 等确定。治疗以广谱抗生素控制感染为主。有胆汁淤滞性黄疸及胆总管结石者可行内镜下十二指肠乳头切开取石及引流。病变限于肝右叶可考虑右肝叶切除。

二、中医学对本病的认识

中医学古代文献无本病记载，现代临床根据其表现将其归于积聚、黄疸、腹胀、鼓胀等范畴，病变脏腑主要涉及肝脾，其形成与气滞、血瘀、痰湿、湿热、脾虚等因素有关，治疗应标本兼顾。

三、医案选粹

1. 脾虚生痰，聚痰成癥（李涤尘）

🍅 案 1

患者，女，58 岁，2000 年 3 月 13 日初诊。

病史：1995 年查体发现肝脏内有 1.0 cm×1.5 cm 囊肿数个。复查 B 超示：肝内 3.0 cm×3.5 cm 囊肿数个；肝功能正常；食后饱胀，肝区稍有不适。舌淡红有齿痕，苔白腻，脉沉。

西医诊断：多发性肝囊肿。

辨证：脾虚生痰，聚痰成癥。

治法：健脾渗湿化痰，攻逐痰饮散结。

处方：

党参 10 g	陈皮 10 g	半夏 10 g	泽泻 10 g
浙贝母 10 g	白术 15 g	茯苓 15 g	海蛤粉（包煎）15 g
甘草 6 g	生牡蛎（先煎）15 g		

水煎服，每日 1 剂；控涎丹每次 4 粒，每日 3 次。

服药 2 周，食后饱胀、肝区不适已除，舌苔脉象同前，上方加桂枝 6 g，继服 3 个月，复查 B 超示：肝内 1.0 cm×1.0 cm 囊肿数个。随访 1 年，未见复发。

【按语】　肝囊肿的病因病机为脾气虚弱，脾失健运，水湿不化，停聚而成痰饮，流注于肝脏而成囊肿。治疗上采用标本兼治，攻逐痰饮治其标。健脾渗湿治其本。张仲景对悬饮的治疗用破积逐水的十枣汤。而用其治疗肝囊肿则过于峻猛，故而采用《外科全生集》中的控涎丹。治本之法宜用六君子汤加味，六君子汤健脾燥湿化痰。加泽泻、猪苓利水渗湿，海蛤粉、生牡蛎育相须之妙，浙贝母化痰散结。其中泽泻为治疗肝囊肿之要药。但久服有消耗真阴之弊。

🍅 **案 2**

患者，男，65 岁，1995 年 4 月 16 日初诊。

主诉：右上腹疼痛，乏力，纳呆十余日。言语不清（脑血栓后遗症），面色晦黯，双目黄染，口臭，肝脏右肋弓下 3 cm，大便 5 日未行，小便红茶色。查 ALT 2361 U/L，AST 2041 U/L，TBIL 58.60 μmol/L，HBsAg（−），AFP 37 μg/L，体温 37.8 ℃。B 超示：肝右叶 6 cm×9 cm 占位（肝囊肿可能性大）。舌红、苔黄厚腻，脉弦滑。

西医诊断：肝囊肿。

辨证：痰热。

治法：清化痰热，活血解毒。

处方：

茵陈 30 g	虎杖 30 g	栀子 10 g	陈皮 10 g
青皮 10 g	茯苓 10 g	槟榔 10 g	郁金 10 g
连翘 15 g	甘草 3 g	大黄（后下）6 g	

水煎服，每日 1 剂。

服药 7 剂后，肝区疼痛大减，体温正常，大便已通，小便色变浅，舌苔黄厚腻有所减轻。又加减治疗月余，肝区疼痛、乏力、纳呆等症已除。查 ALT 581 U/L，AST 441 U/L，TBIL 18.30 μmol/L，HBsAg（－），AFP 38 μg/L，B 超示：肝右叶 6 cm×8 cm 占位（肝囊肿）。舌淡红，苔薄黄，脉弦。证属毒祛囊存。治拟扶正逐痰。

处方：

太子参 10 g	白术 10 g	茯苓 10 g	陈皮 10 g
青皮 10 g	茵陈 15 g	虎杖 15 g	猪苓 15 g
甘草 6 g			

水煎服，每日 1 剂。控涎丹每次 3 粒，每日 3 次。

2 个月后复诊，查肝功能正常，AFP 30 μg/L；B 超示：肝右叶 5 cm×6 cm 囊肿。肝区无不适，面色由晦黯转为正常，舌淡，苔白，脉缓。

处方：

太子参 10 g	白术 10 g	茯苓 10 g	陈皮 10 g
浙贝母 10 g	焦三仙 10 g	猪苓 15 g	海蛤粉 15 g
甘草 6 g	生牡蛎（先煎）15 g		

水煎服，每日 1 剂。控涎丹每次 5 粒，每日 3 次。

上方随症加减继服半年。查 B 超示：肝右叶 3 cm×4 cm 囊肿。AFP 19 μg/L，随访 2 年未见复发。

［李涤尘. 从痰饮论治先天性肝囊肿 2 例 [J]. 中西医结合肝病杂志，2002（1）：55.］

【按语】 对于肝囊肿晚期出现肝功能损害的患者，应先解肝脏之毒治其标，用茵陈、栀子、大黄既可清利肝脏湿热之毒，又可减轻邪热炼液成痰之势。茯苓、陈皮健脾化痰，脾气健运又可使"肝气舒启"，再用槟榔和青皮疏肝行气化痰，气行痰自消。连翘清热解毒散结；虎杖、郁金消气化痰活血保肝，待肝功能恢复，再治囊肿之本。

对肝囊肿伴肝功能损害的患者，其治疗应时刻想到保肝、护肝，不仅川楝子、半夏等对肝功能有损害的药物不能用，就连有可能产生肝损伤的泽泻等也尽可能不用。若用太子参、猪苓代替，可以减少对肝脏的损害。

2. 气滞痰凝血瘀（王梧川）

王某，男，68岁，1995年5月9日初诊。

病史：患者1988年5月在湖南省某医院B超时发现，肝及左肾囊肿，未觉不适，未予治疗，至今日往北京某医院做B超示：肝多发性囊肿，位居左右叶最大者分别为5.7 cm×6.0 cm，5.5 cm×4.3 cm，右肾见2.1 cm×1.9 cm无回声暗区；左肾有两个无回声暗区，最大者有4.0 cm×4.1 cm，病情较前发展，遂往我院就诊。未诉明显不适，睡眠纳食尚可，二便调。

辨证：气滞痰凝血瘀。

治法：活血消瘀行气。

处方：

柴胡 30 g	海藻 30 g	昆布 30 g	枳壳 10 g
三棱 10 g	莪术 10 g	黄药子 20 g	白术 20 g
红花 20 g	生姜 3 片	大枣 2 枚	

另加王氏化瘀丹口服10 g，每日1次。

7月3日二诊：上方加减服2月余，今诉服药时腹中有热感。前方加海蛤粉30 g，服1月余。

9月28日三诊：口稍干，大便稍干，小便不爽，复查B超，称5月9日所见5.7 cm×6.0 cm之肝囊肿与右肾2.1 cm×1.9 cm之肾囊肿消失。其余囊肿均有缩小。上方加当归、车前子（包煎）各30 g，以活血而不燥血，润肠以通便。继服 2 个月。

[王大宪. 王梧川先生肝病验案 4 则 [J]. 中西医结合肝病杂志，2002（3）：160-161.]

【按语】 多发性肝囊肿、肾囊肿为临床难治病证，病机为机体感受湿毒，久滞不去，邪阻经脉，血行不畅；肝主藏血，病久血瘀于肝；或寒湿毒三气久酿化痰，壅于肝经。故此证既有痰结，又有血瘀。治病之要当取活血化瘀消瘀散结为治则。用适量活血药：三棱、莪术、红花、香附，使血行气畅，经脉通利，诸瘀皆消。海藻、昆布咸寒散结，黄药子化痰散结，均可随症加减而用之。在治疗中一直配以王氏化瘀丹口服，亦收到良好效果，体现了王梧川在治疗此类病证时辨证的精要与用药的独特之处。

3. 湿浊中阻，气血瘀滞（梁贻俊）

案 1

马某，女，46 岁，1997 年 12 月 12 日初诊。

主诉： 查体发现肝囊肿 3 个月。患者数年来经常发作肝区不适、餐后腹胀、口苦等症，肝功能检查正常。1997 年 9 月 10 日查体，腹部 B 超发现肝内小囊肿，直径 1.2 cm，未予治疗，12 月 10 日复查，囊肿增至 1.8 cm×1.5 cm，来中医内科要求治疗。刻下症见：右胁肋部及上腹部阵阵针刺样疼痛，腹胀明显，晚间尤甚，纳差口苦，餐后嗳气，恶心，耳鸣隆隆，晨起睑肿手胀，难以握拳，双下肢软弱无力，舌质淡红，苔根部薄黄而腻，脉沉弦而细。

治法： 化湿祛浊，疏肝活血。

处方：

苍术 20 g	厚朴 20 g	陈皮 15 g	茯苓 40 g
半夏 15 g	柴胡 10 g	延胡索 15 g	川楝子 15 g
香附 15 g	太子参 20 g	木香 10 g	代赭石（先煎）20 g
牛膝 15 g			

患者服上药 14 剂，症状得以明显改善，因出差停药 20 天，症状有反复，回

京后继以上方加减调治，并加大行气祛湿之力，如加入青皮、槟榔、泽泻等，14剂药后，上症基本消失，服药巩固治疗。1998年4月复查B超，肝囊肿未再增大。

此后汤药减量，改为3日2剂、2日1剂，至1998年底只间断服用上方。2000年查体示肝囊肿大小同1997年底。

【按语】 本案将化湿浊与疏肝理气活血药物配合，并加用太子参益气健脾，牛膝补肾强腰，代赭石镇降胃气，攻中有补，肝脾肾同治，不仅临床症状得以缓解，尚使肝内囊肿的生长得以控制。

🍅 案2

张某，女，48岁，1998年12月25日初诊。

主诉： 右胁下隐痛1年9个月。1997年3月B超发现肝囊肿直径8 cm×9 cm大小，先后在本院B超引导下穿刺抽液5次，9月25日抽液后B超显示肝内囊肿2.5 cm×2.9 cm，1998年3月10日增至7.2 cm×5.8 cm，11月11日增至8.9 cm×6.4 cm。并有脂肪肝、血三酰甘油升高，患者拒绝再次抽液治疗而来中医内科门诊。刻下症见：肝区隐隐作痛，胀满，牵引至胃脘部不适，有时可痛窜右腰部，食纳可，大便质稀，黏腻不爽，日一二行。舌质微黯，苔薄白，脉滑。

治法： 疏肝理气，化湿散结。

处方：

柴胡15 g	半夏15 g	茯苓30 g	陈皮20 g
苍术20 g	厚朴20 g	白芥子20 g	赤芍20 g
延胡索10 g	川楝子10 g	当归6 g	生牡蛎（先煎）30 g
党参20 g			

服上方14剂，患者大便畅快，每日一二行，肝区隐痛、胀满均有减轻，服药1月余，肝区不适已消失。1999年2月3日，加大化湿之力，改茯苓为40 g，同时加用软坚散结、逐瘀之品：昆布20 g，猫爪草30 g，蜈蚣2条，全蝎3 g，改赤芍为30 g。

服药月余，复查三酰甘油正常，1999年4月16日复查肝囊肿大小较前略有缩小 8.0 cm×5.5 cm。此后继以上方稍适当加减并加大散结通络之力，改猫爪草为 45 g，并加桂枝 6 g，佐以黄芪 15 g。10 月 13 日复查 B 超，囊肿大小同 4 月。该患者服汤药 8 个月，临床症状消失，控制其囊肿生长，并且略有缩小，免于针吸穿刺之苦。

【按语】　中医学无肝囊肿特定的病名及论述，依其临床表现归属于胁痛、腹痛、腹胀、癥积范畴。对于本病的认识除辨证外，需要结合腹部 B 超及 CT 检查，辨证与辨病相参。据其发病部位及肝内囊性的改变，认为其病位在肝，囊的形成与脾脏运化功能变有关，病性为秽浊、痰湿瘀阻于肝。此病源于先天，发于 50 岁脏气始衰之时，脾虚不能健运水湿，以致湿浊内生，肝气虚，湿浊停滞于肝，形肝囊肿。气滞湿浊久而不去，可由气及血，形成血瘀，而致病重。

本案治疗应主要从肝脾着手，即疏肝理气、健脾化湿，尚加化痰活血、软坚散结之品。疏肝健脾化湿，有利于运化水湿，从而控制囊中之液的增加；化痰活血、软坚散结，可攻其坚、消其癥，促进肝内囊性占位缩减。以上诸法合施，使患者在短期之内症状得以缓解直至消失。

🍅 案 3

赵某，女，60 岁，1985 年 5 月 6 日初诊。

主诉：劳累时右上腹部疼痛 1 年。患者近 1 年来每劳累时发现右上腹部隐痛不适。1984 年 5 月在当地医院腹部 B 超发现肝右叶有一小肿物如蚕豆大小，未引起注意。1985 年 1 月复查肿物长至 3 cm×4 cm 大小，考虑为"多囊肝"。为进一步诊治来京，于 4 月 6 日在本院经腹部 CT 示"肝大，多囊肝"，即肝左叶 10.5 cm×6.5 cm，右叶 14.4 cm，肝右叶内可见多个无回声区，最大直径 7.2 cm，边缘清晰，后壁回声增强。患者于 5 月 6 日收住院。刻下症见：劳累时肝区隐痛不适，腹部胀满，肝区痛甚时常及右侧腰部。口苦，大便偏干，每日一行。舌质黯，苔薄白，脉弦细。

中医诊断：右胁癥积。

辨证：气结血瘀。

治法：化瘀行气，软坚散结。

处方：

桃仁 6 g	牡丹皮 10 g	赤芍 15 g	乌药 10 g
延胡索 15 g	当归 15 g	川芎 10 g	五灵脂（包煎）10 g
红花 9 g	枳壳 6 g	香附 10 g	牡蛎（先煎）30 g
土鳖虫 6 g	黄芪 20 g	鳖甲（先煎）30 g	

水煎，每日 1 剂，早晚分服。

患者服上药 7 剂后肝区隐痛不适、腹胀及腰痛均已缓解，唯左、右侧卧位时右胁下疼痛，只可平卧。继服前方。此后汤药减去五灵脂、赤芍、川芎，加入海藻 40 g、昆布 40 g、柴胡 10 g 等加强散结之力。药后出现上腹部饱满、胀痛、便稀，6 月 24 日调整汤药，拟养血活血行气散结。

处方：

当归 30 g	白芍 20 g	柴胡 15 g	青皮 10 g
党参 30 g	桂枝 10 g	莪术 6 g	香附 15 g
槟榔 20 g	土鳖虫 10 g	海藻 25 g	黄芪 20 g
茯苓 30 g	泽泻 15 g		

并用"十香暖脐膏"外敷肝区。

服用上药后症状减轻，至 7 月 2 日已可短时间侧卧而无不适，上腹部饱满胀痛消失，复查腹部 B 超示肝大基本同前，肝内最大囊肿直径 6.5 cm，较前有缩小。7 月 10 日出院，返当地巩固治疗。

［雷绍锋．梁贻俊临床经验辑要 [M]．北京：中国医药科技出版社，2001.］

【按语】 多囊肝依其临床症状，多考虑属中医学"右胁癥积""胁痛"等范畴。其病机总属本虚标实，其虚在于肝血不足，脾气虚弱，以致气滞、血瘀、水停于肝经，而成癥积、囊肿、胁痛。就该患者而言，初诊时以右胁下癥积、疼痛并窜及腰部、口苦、便干为主症，邪实突出，故首以化瘀行气、软坚散结之膈下逐瘀汤加减治疗，使临床症状迅速得以改善。但患者年高病久，肝虚失养，脾气不足，且泻实之品久用易伤正气，后一阶段汤药攻补兼施，治以养血益气、活血软坚散结、温通血络之法，并用"十香暖脐膏"外敷肝区，共治疗不足2个月肝内囊肿得以缩小。

4. 阴虚火旺腹胀（余瀛鳌）

患者，女，59岁，2013年12月25日初诊。

主诉： 脘腹胀满，生气后加重数月。病史：患者数月前因生气出现脘腹胀满，经当地医院诊断检查后确诊为肝囊肿，服用西药治疗期间肝囊肿控制不佳，且伴有头晕、恶心等症，而来就诊。刻下症见：易气急，生气后脘腹胀满加重，易上火，口腔溃疡反复发作，口腔溃疡色红如黄豆大小，口渴，偶便秘，尿色偏黄，量可，眠差，易醒，醒后难以入睡，舌苔厚腻，脉弦。

西医诊断： 肝囊肿，口腔溃疡。

中医诊断： 癥瘕积聚，胃痞。

辨证： 阴虚火旺。

治法： 滋阴疏肝，健脾消癥，化瘀消瘕。

处方：

柴胡 10 g	香附 10 g	赤芍 12 g	生白芍 12 g
熟地黄 30 g	陈皮 6 g	枸杞子 12 g	玄参 15 g
麦冬 10 g	丹参 15 g	茯苓 15 g	炒白术 12 g
山药 20 g	皂角刺 10 g	炒酸枣仁 20 g	

14剂，每日1剂，水煎分2次服。

2014年3月12日二诊： 患者服上药后自觉疗效显著，又在当地按方抓取6剂，共服药20剂。刻下症见：脘腹胀满好转，口腔溃疡已愈，睡眠转佳，尿黄转清，脉濡弦，苔薄微腻。患者又诉除肝囊肿外，她还是乙肝病毒携带者，近期乙肝病毒的免疫学检查指标为小三阳。上方去香附、赤芍、生白芍、陈皮、丹参，加炒鸡内金15 g，鸡血藤15 g，鸡骨草30 g，茵陈10 g，当归10 g，生地黄15 g，熟地黄减至15 g。14剂，煎服法同前。

2014年4月9日三诊： 服上药20剂，情绪缓和，脘腹胀满渐消，睡眠彻底好转。上方去鸡内金、茵陈，加赤芍 12 g，牡丹皮 15 g。14 剂，煎服法同前。

2018 年 4 月 19 日四诊：患者自诉 4 年来自行交替服用以上三方效果良好。

［刘学春，王光涛．余瀛鳌治疗肝囊肿学术经验 [J]．中华中医药杂志，2021，36（7）：4019-4021．］

【按语】 柴胡疏肝解郁，亦为引经药，能升能降。香附理气疏肝，气平而不寒，香而能窜，生则上行胸脯；熟则下走肝肾。肝囊肿之病，无论寒热虚实，总与肝经相系，故柴胡与香附相须为用，在脏主血，在经主气，配伍得宜，自能开郁散滞，是治疗瘀阻气滞诸症的良药。芍药有活血行瘀化坚消癥的功效，《神农本草经》谓芍药"治邪气腹痛，除血瘀，破坚积，寒热，癥瘕，止痛，利小便，益气"。"益气者，益血中之气也。益气则血亦行矣。"成无己谓芍药"白补而赤泻"，故芍药能调血中之气。赤芍善泻肝中郁火；白芍养血敛阴，柔肝缓急；赤芍、白芍合用调气养血，养血而不滞。"年过四十而阴气自半"，中老年患者随着年龄的增长肾气渐衰，故用枸杞子补肾益精。久病阴液耗伤，用增液汤增液润燥，生地黄改用熟地黄并重用 30 g，意在滋肾水而涵木，口腔溃疡得愈，苔厚腻反退，尿黄转清。少佐陈皮理气行滞，并解熟地黄之滋腻。丹参凉血行瘀。茯苓配炒白术益气健脾，渗湿助运。白术配山药健脾益胃，滋精固肾。皂角刺锋锐之气直达病所以溃坚。炒酸枣仁养心安神。二诊，加入"三鸡汤"（鸡血藤、鸡骨草、鸡内金）调肝养血、健脾开胃、活血化瘀消癥。考虑到患者是乙肝病毒携带者（小三阳），故少佐茵陈以放邪路，生地黄凉血，当归补血和血消癥。三诊，患者脘腹胀满已除，患者消化功能好，故去鸡内金。加赤芍、牡丹皮去郁热。再配合心理疏导，使其情绪稳定，而获奇效。在临床治疗中，患者能坚持服药，注意休息，心情舒畅，疗效甚佳，症情明显好转。该病虽为难治，但只要坚持中医辨证施治，则属可治之疾。余瀛鳌强调对于像肝囊肿等疑难杂症患者的诊治一定要始终坚持"缓则治其本"的原则，用药须性味平和，扶正祛邪分清主次，即可分而治之，又可合而治之，合而治之者要随患者症情变化确定扶正和祛邪药物的多寡及药量变化，每开 20 ～ 30 剂以便患者服用，效佳者建议可服约 45

剂再来复诊。

5. 肝郁脾虚胁痛（李鲜）

患者，男，65岁，2018年7月13日初诊。

病史： 10年前因右胁部胀痛不适于当地医院就诊，查彩超示"多发肝囊肿"，最大者约8 cm×6 cm，在当地医院行相关手术治疗，术后右胁部胀痛不适症状仍反复发作，1个月前因腹部胀痛于郑州某附属医院住院治疗，CT提示"多囊肝、多囊肾；肝内钙化灶"，经治疗症状无明显缓解。就诊时右胁部胀痛，上腹部胀满不适，左上腹隐痛，胸闷、时有心慌，纳差，食欲不振，睡眠一般，大便溏，小便可，性情急躁易怒，舌淡黯、苔白，脉弦。查腹部彩超提示多发肝囊肿，最大10.3 cm×8.6 cm，肝功能未见异常。

中医诊断： 胁痛。

辨证： 肝郁脾虚。

治法： 疏肝健脾，养血柔肝化饮。

处方： 逍遥散合五苓散加减。

当归10 g	白芍15 g	柴胡12 g	茯苓20 g
猪苓20 g	白术15 g	泽泻15 g	炙甘草6 g
生姜10 g	桂枝10 g	延胡索15 g	薄荷（后下）10 g
金铃子10 g			

7剂，每日1剂，水煎服400 mL，早晚分服。

嘱调畅情志，适当运动，控制饮食，禁辛辣油腻之品。

2018年7月20日二诊： 患者上腹部胀痛、上腹部胀满不适明显减轻，胸闷、心慌，纳食改善，仍有右胁部胀痛现象。舌淡黯、苔白，脉弦。予上方继服2个月。

2018年9月21日三诊： 患者已无明显不适，复查肝脏彩超示：多发肝囊肿，最大者约2 cm×3 cm，予以停药嘱定期复查肝脏彩超。10个月后电话随访，患者未诉明显不适，复查彩超肝囊肿直径无明显改变。此患者以右胁部胀痛不适为主症，根据患者症状及舌脉，辨证属于中医"胁痛"肝郁脾虚证。

［王琣，丁瑞丛，韩冰，等．李鲜教授运用"健脾柔肝化饮"法治疗肝囊肿经验总结 [J]. 中国中西医结合消化杂志，2020，28（6）：468-470.］

【按语】 李鲜教授运用逍遥散疏肝健脾，养血柔肝，五苓散化气行水，两方合用促进肝囊肿囊液消散，减少肝囊肿囊液来源，经2月余治疗患者症状减轻，肝脏彩超提示肝囊肿较前缩小，囊肿数减少，证明健脾柔肝化饮法对肝囊肿治疗的有效性，为临床中医治疗肝囊肿提供可行的治法和方药。

第十一章
药物性肝病

一、概述

（一）概念

药物性肝病是药物的不良反应引起的肝损害。

肝脏是药物作用的主要靶器官之一。口服的药物首先进入肝脏而代谢，经静脉和肌内注射的药物也有相当多一部分进入肝脏。所以肝脏往往成为药物作用而造成损伤的对象。

造成药物性肝病的原理基本上可分为内源性肝毒性（可预测性肝毒剂）和特异质性反应（非预测性肝毒剂）两类。

药物性肝病在临床上可分为急性和慢性两大类，以乏力、厌食、恶心、黄疸、肝肿大、肝功能异常为主要临床表现，主要病理变化有肝细胞损伤型、肝内淤胆型、肝细胞损伤和胆汁淤积混合型、慢性肝炎型、慢性肝内淤胆型、肝磷脂蓄积型、肿瘤型、肝血管瘤型、脂肪肝等。

近年来，随着药物种类的不断增加，药物性肝损害的发生率也相应增加。现已发现约有200多种药物能引起药物性肝病，占所有药物不良反应的10%～15%。据西方国家文献统计，药物性肝损害的发生率仅次于皮肤黏膜损害和药物热。药物性肝病可占所有黄疸住院患者的2%～5%，或急性肝炎住院患者的10%。而老年肝病患者中，药物性肝病的比例更高，有的报道可达20%或以上。在美国，约25%的暴发性肝衰竭与药物反应有关。

实际上，亚临床型药物性肝损害的发生率远比有症状或黄疸表现者为高。例如，氯丙嗪、苯妥英钠、碘胺酮、丙戊酸、6-巯嘌呤、异烟肼、酮康唑、同化雄激素、水杨酸盐等，常可造成肝组织学和（或）生化改变，但无明显的临床表现。

（二）诊断

药物性肝损伤的诊断依赖于用药史、停药后的恢复状况及再用药后的反应，实验室检查有助于综合判断。单一用药病例诊断相对容易，多药同用病例诊断颇为困难。国际上采用的 RUCAM（roussel uclaf causatity assessment method）或 CDS（clinical diagnostic scale）评分系统都存在不足，但前一评分系统被认为更实用（表 11-1）。

表 11-1　RUCAM 评分系统

	肝细胞型		胆汁淤积或混合型		评价
1.服药至发病时间					
不相关	反应发生在开始服药前或停药后超过 15 天		反应发生在开始服药前或停药后超过 30 天		无相关性
未知	无法获得服药至发病时间		无法获得服药至发病时间		无法评价
	初次治疗	随后的治疗	初次治疗	随后的治疗	计分
从服药开始					
提示	5～90 天	1～15 天	5～90 天	1～90 天	+2
可疑	<5 天或 > 90 天	> 15 天	<5 天或 > 90 天	> 90 天	+1
从停药开始					
可疑	≤ 15 天（慢代谢化学药物除外：>15 天）	≤ 15 天（慢代谢化学药物除外：>15 天）	≤ 30 天（慢代谢化学药物除外：>30 天）	≤ 30 天（慢代谢化学药物除外：>30 天）	+1
2.病程	ALT 峰值与正常上限之间的差值		ALP 或 TBIL 峰值与正常上限之间的差值		计分

续表

	肝细胞型	胆汁淤积或混合型	评价
停药后			
高度提示	8天内下降≥50%	不适用	+3
提示	30天内降低≥50%	180天内下降≥50%	+2
可疑	在30天后不适用	180天内下降<50%	+1
无结论	没有相关资料或在30天后下降≥50%	不变、上升或没有资料	0
与药物作用相反	30天后下降<50%或再升高	不适用	−2
如果药物仍在使用			
无结论	所有情况	所有情况	0
3. 危险因子	酒精	酒精或妊娠	计分
	饮酒（当前饮酒量：女性>2次/天，男性>3次/天，约10 g乙醇/次）	饮酒（当前饮酒量：女性>2次/天，男性>3次/天，约10 g乙醇/次）或妊娠	+1
	饮酒（当前饮酒量：女性≤2次/天，男性≤3次/天，约10 g乙醇/次）	饮酒（当前饮酒量：女性≤2次/天，男性≤3次/天，约10 g乙醇/次）	0
	年龄≥55	年龄≥55	+1
	年龄<55	年龄<55	0
4. 伴随用药			计分
无或伴随用药使用时间与发病时间不符合			0
伴随用药使用时间与发病时间相符合			−1
已知伴随用药有肝毒性且使用时间与发病时间相符合			−2
有证据表明伴随用药致肝损伤（再用药反应或有价值的检测）			−3

续表

	肝细胞型	胆汁淤积或混合型	评价
5. 除外其他原因			计分
组Ⅰ（7类病因）： ·HAV 感染：抗 –HAV–IgM ·HBV 感染：HBsAg，抗 –HBc–IgM，HBV–DNA ·HCV 感染：抗 –HCV，HCV–RNA ·HEV 感染：抗 –HEV–IgM，抗 –HEV–IgG，HEV–RNA ·肝胆超声 / 肝血管彩色多普勒成像 / 腔内超声检查 /CT/MRC ·酒精中毒（AST/ALT ≥ 2） ·近期有急性低血压病史（尤其是在有潜在心脏疾病时） 组Ⅱ（5类病因）： ·合并脓毒症、转移性恶性肿瘤、自身免疫性肝炎、慢性乙型或丙型肝炎、原发性胆汁性胆管炎或原发性硬化性胆管炎、遗传性肝病等 ·CMV 感染：抗 –CMV–IgM，抗 –CMV–IgG，CMV–PCR ·EBV 感染：抗 –EBV–IgM，抗 –EBV–IgG，EBV–PCR ·HSV 感染：抗 –HSV–IgM，抗 –HSV–IgG，HSV–PCR ·VZV 感染：抗 –VZV–IgM，抗 –VZV–IgG，VZV–PCR	所有组Ⅰ和组Ⅱ的病因均能合理地排除	+2
	组Ⅰ的 7 种病因可排除	+1
	组Ⅰ的 6 或 5 种病因可排除	0
	组Ⅰ可排除的病因不足 5 种	−2
	备择病因高度可能	−3
6. 药物既往肝损伤的报告			计分
产品说明中有肝毒性报告			+2
有文献报道但产品说明中无相关信息			+1
尚无肝毒性报道			0
7. 再用药反应			计分
阳性	再用药前 ALT 低于 5 U，再次单用药物 / 草药后 ALT 加倍升高	再用药前 ALP 低于 2 U，再次单用药物 / 草药后 ATP 加倍升高	+3

	肝细胞型	胆汁淤积或混合型	评价
可疑	再次给予首次反应时应用的药物／草药，ALT 加倍升高	再次给予首次反应时应用的药物／草药，ALP 加倍升高	+1
阴性	在与首次用药相同的条件下，ALT 升高但低于 ULN	在与首次用药相同的条件下，ALP 升高但低于 ULN	-2
未做或不可判断	其他情况	其他情况	0

注：>8，高度可能；6～8，可能性很大；3～5，可能；1～2不大可能；≤0，可除外。

二、中医学对本病的认识

本病属于中医"黄疸""胁痛""积聚""鼓胀"等病的范畴。病机是湿热为患，伤脾碍胃，并熏蒸肝胆，肝失疏泄，肝脉拘急，气滞血瘀等，病位在肝、胆、脾（胃）。

历代医家和经典著作中没有药物性肝病的概念和专门论述。近代随着药物种类的增加，中西药的损肝作用已引起了人们的重视。近年来经临床观察和实验研究发现或证实了如黄药子、苍耳子、农吉利、千里光、四季青、苦楝皮、贯众、铅丹、砒石、草乌、雷公藤、艾叶、薄荷油等有损肝作用，由此看来，尽管中药与西药比较有不良反应小的特点，但在广泛运用中草药及其制剂治疗各种疾病的同时，不能忽略中草药的不良反应。临床应该避免使用有肝毒性作用的药物。

三、医案选粹

1.肝郁化热，湿热内蕴，继为阴虚夹杂湿热，后则肝郁脾虚，水湿停聚（章真如）

华某，女，51 岁。

病史：患者因结核性胸膜炎，胸腔积液，用抗结核药治疗后，出现黄疸，皮肤及巩膜深黄，尿黄，肝区胀痛，腹中胀气，不思饮食，在职工医院检查，肝功能基本正常，黄疸指数 130 U，诊断为药物中毒性肝炎，给予支持疗法，输液保肝退黄，效果不明显，患者既往有胆囊炎、乙肝病史，拟转中医治疗。查体：脉弦细，舌黯红，苔薄黄腻。

辨证：肝郁气滞，土虚木乘，木郁化热，土衰湿困，湿热内蕴，发为黄疸。

治法：疏肝利胆，清热化湿。

处方：

柴胡 8 g	枳壳 10 g	赤芍 10 g	甘草 8 g
木香 10 g	黄芩 10 g	黄连 6 g	茵陈 30 g
鸡内金 10 g	郁金 10 g	川厚朴 10 g	丹参 10 g
薏苡仁 30 g			

每日 1 剂，5 剂。

二诊：患者自服前方 60 剂，觉食纳增加，黄疸减轻，但感四肢乏力，皮肤瘙痒，脉细数，舌红，苔黄，法改养阴疏肝。

处方：

沙参 15 g	生地黄 10 g	麦冬 10 g	当归 10 g
川楝子 10 g	枸杞 10 g	白芍 10 g	郁金 10 g
茵陈 30 g	栀子 10 g	五味子 10 g	虎杖 20 g
山楂 10 g	黄芪 15 g		

10 剂。

三诊至六诊：皆由家属来门诊代诉，共服药 3 个月，黄疸指数每个月都在检查，每次都在下降，最后一次黄疸指数 30 U，仍按原方再进。

七诊：患者亲来复诊，自述肝区时痛，腹中胀满，食纳尚可，B 超检查，肝脾正常，腹腔出现少量积水，黄疸指数 28 U，脉弦细，舌黯淡，苔薄黄，辨证为肝郁脾虚，水湿停聚，法以疏肝利水。

处方：

柴胡 8 g	当归 10 g	白芍 10 g	广木香 10 g
香橼 10 g	牛膝 10 g	白茅根 30 g	鸡内金 10 g

川厚朴 10 g	大腹皮 10 g	郁金 10 g	川楝子 10 g
丹参 15 g	枳壳 10 g	山楂 10 g	鲜葱 5 茎

10 剂。

八诊至十诊： 共服前方40剂，黄疸已下降到正常，面色逐渐转红润，B超复查，腹水很快消失，腹不胀，精神、饮食逐步恢复，治疗告一段落。

［章真如．章真如临床经验辑要 [M]．北京：中国医药科技出版社，2004．］

【按语】 本案患者是医生，在这半年中住在自己的职工医院，深知药物中毒性肝炎的危害性，不得已而服抗结核药，最后还是决心服中药治疗肝炎。在半年治疗中，服药一百八十余剂，分三个阶段，第一阶段，疏肝利胆，清热化湿，以除其黄，兼利其胆；第二阶段，养阴疏肝，以保其肝体，促使肝功能健全；第三阶段，疏肝利水，以除其腹水。但在这三阶段中，始终以祛湿退黄为主，使肝体及功能逐步恢复，黄疸清除，结核性胸膜炎也同步治愈，达到满意效果。

2. 湿毒熏蒸肝胆，胆汁外溢（哈锦明）

翟某，男，26 岁。

病史： 1991 年 1 月 28 日被某省级医院确诊为急性淋巴细胞白血病，住院行VAP方案（长春新碱、左旋门冬酰胺酶、强的松）及鞘内注射甲氨蝶呤加地塞米松共 2 个月，达到临床完全缓解。1991 年 4 月 30 日再入院，常规强化治疗方案同上，用药 1 周，出现纳呆，恶心，呕吐，目睛黄染，极度疲惫，肝功能：ALT 250 U，总胆红素 342 μmol/L，TTT（++），A/G 平值。停用化疗药，以 10% 葡萄糖注射液 500 mL 加强力宁 80 mL 静脉滴注共 5 天，未见好转，请中医会诊。取贯蚤解毒汤加升麻 20 g、半夏 9 g；垂盆草 15 g，7 剂，症状消失，查肝功能正常。以后该患者每因化疗损害肝功能出现上述症状及肝功能异常，上方稍事加减即见效。

贯蚤解毒汤组方：

贯众 30 g	重楼 30 g	连翘 15 g	白花蛇舌草 20 g

生黄芪 15 g	五味子 15 g	龙胆草 6 g	柴胡 10 g
苍术 10 g	木香 10 g		

[哈锦明，曹会波，宇世刚．贯众解毒汤为主治疗药物性肝炎 42 例 [J]. 陕西中医，1996（7）：296.]

【按语】 药物性肝炎是药物引起的肝脏损害，其临床表现多类似于中医的"黄疸"病，属"阳黄"之证，湿毒相合，熏蒸肝胆，胆汁外溢则发为黄疸。故治以清热解毒、疏肝利胆之法，方选贯众、重楼、白花蛇舌草清热解胆，龙胆草清肝火，泻湿热，黄芪、五味子、苍术、木香益气健脾，利湿和胃，柴胡、连翘疏肝祛风，通络散结。方中所加之升麻，别有深意。《神农本草经》谓升麻"除百毒，避瘟疫，瘴气、邪气、中毒，时气毒疠。"《本草备要》谓"轻，宣，升阳，解毒………解百药毒，吐蛊毒，杀精鬼。"可见本品长于攻毒解毒。从祛邪角度而言，升麻对本病尤为适宜。

3. 阳黄，湿热内蕴（赵国荣）

金某，女，23 岁，1996 年 5 月 25 日入院。

刻下症见：身目尿黄，乏力，纳差，恶心，厌油，上腹部饱胀，大便不爽，口干微苦，舌质稍红，苔黄腻，脉弦数。查体：皮肤巩膜深度黄染，未见蜘蛛痣及肝掌，颈基底部及前胸可见散在多个米粒大小红色丘疹，眼球突出，甲状腺Ⅲ度肿大，可闻及血管杂音，腹平软无压痛，腹水征（－），肝上界右锁骨中线 6 肋间，下界右肋下 2 cm，质欠软，无触痛，脾（－）。肝功能检查示：TBIL 370 μmol/L，DBIL 239.1 μmol/L，TLT>200 U/L，A/G=40/20.1，PT 14 秒，PA 57.5%，患者肝功能损害重度，立即停服丙硫氧嘧啶，西药予输液护肝。

辨证：阳黄，湿热内蕴。

治法：清热化湿，利胆退黄。

处方：甘露消毒丹加减。

茵陈 30 g	赤芍 30 g	滑石 20 g	白豆蔻（后下）6 g
地耳草 20 g	丹参 20 g	藿香 10 g	枳壳 10 g

黄芩 10 g　　　　　木通 10 g　　　　连翘 10 g

每日 1 剂，2 剂。

第 3 日主任医师查房，考虑用甘露消毒丹疗效差，并根据药源性肝损害的特殊性，药物力求少而精，治法不变，改方为茵陈蒿汤加味。

处方：

茵陈 30 g　　　　栀子 10 g　　　大黄 10 g　　　枳壳 10 g

生地黄 20 g　　　丹参 20 g　　　甘草 3 g

服药第 10 日查肝功能，结果为 TBIL 154 μmol/L，DBIL 98 μmol/L，ALT 115 U/L，A/G=42.8/25.1，血清胆红素、丙氨酸转氨酶均大幅度下降，自觉症状明显缓解。6 月 17 日查肝功能轻度异常，结果为 TBIL 64.8 μmol/L，DBIL 42.1 μmol/L，ALT 78 U/L。7 月 6 日肝功能完全复常，住院 47 天痊愈出院。

［赵国荣，黄裕洪，刘庆田．药源性重度肝损害 2 例治验 [J]. 陕西中医，1998（7）：321.］

【按语】　药源性肝损害是药物的不良反应所引起的肝损害，临床除可见到因肝细胞损害所表现的乏力、厌食、恶心、腹胀、出血倾向、腹水形成等外，还可见到因不同药物导致的不同类型的黄疸。该病重者可发生暴发性肝衰竭，病死率颇高。西医除对症、护肝、支持等疗法外，并无特效治疗。中医依据其临床表现，辨证施治，将其归为"黄疸"之阳黄，证属湿热内蕴。湿热内蕴之阳黄，常选用甘露消毒丹或茵陈蒿汤治疗。但因药源性肝损害是药物引起的肝损害，用药宜少而精，对可用可不用的药物尽量不用。近年来经临床观察和实践研究发现有许多中药也可导致药源性肝损害，因此本案选用药味较少的茵陈蒿汤加味治疗，取效满意。

4. 湿热互结（尹常健）

王某，女，62 岁，2013 年 4 月 12 初诊。

病史：患者 7 个月前口服中药治疗皮肤病 2 个月，后出现胁痛，口中不适感，乏力，纳差，小便黄，大便黏腻，舌黯红、苔黄腻，脉弦。平素急躁易怒。

查肝功能：ALT 1348 U/L，AST 809 U/L。既往无肝炎病史，查乙肝五项（－）。

诊断：药物性肝损伤（湿热互结型）。

处方：龙胆泻肝汤加减。

龙胆草 6 g	黄连 6 g	柴胡 12 g	菊花各 12 g
生地黄 15 g	玄参 15 g	茺蔚子 15 g	车前子（包煎）15 g
黄芩 9 g	泽泻 9 g	木香 9 g	豆蔻 9 g
知母 9 g	生甘草 3 g		

每日 1 剂，水煎服。

后以本方为基本方随症加减治疗。1 个月后随访，胁痛、乏力等症状明显好转，复查肝功能基本正常。

［邵建珍，闫小燕.尹常健治疗药物性肝损伤经验举隅［J］. 山西中医，2014，32（7）：10-11.］

【按语】 该患者是由服用中药不当而导致肝损伤。方中以龙胆草为君，主入肝胆经，清热泻火，《笔花医镜》卷二称为"凉肝猛将"。配以黄芩、黄连清热燥湿，又用泽泻、车前子利水渗湿、导热下行，共为臣药。肝主藏血，热毒之邪旺盛易损伤阴津，且方中药物苦燥渗利易于伤阴，故佐以生地黄、知母、玄参清热凉血、养阴生津，使邪去而不伤阴。患者平素烦躁易怒，故用柴胡调畅肝胆气机，并引诸药入肝胆之经。甘草生用，清热解毒，调和诸药，为使药，且现代药理学研究表明，甘草可减轻肝细胞变性和坏死程度，促进肝细胞再生，具有很好的保肝作用。综观全方，清热与渗利、滋养共施，但主之以清，辅之以利，佐之以养，具有泻中有补，祛邪而不伤正，泻火而不伐胃的配伍特点。

5. 药毒伤肝，肝失疏泄，湿热蕴结（罗国钧）

🍅 案 1

李某，女，47 岁，2003 年 4 月 5 日初诊。

病史：患者 20 多天前因感冒、上腹部不适在当地诊所诊治，服其自配中药

（含蜈蚣、全蝎，量不详）半个月后即出现小便黄，全身皮肤黄染，且逐渐加重。遂到太原某医院检查：ALT 2517 U/L，AST 2156 U/L，TBIL 193.38 μmol/L，HBsAg（＋），抗 HBc（＋）。确诊为药物性肝损害，乙肝病毒携带者。经输液后好转，但症状仍较多，乃求治于中医。刻下症见：腹胀纳呆，口干口苦，精神不振，面色萎黄，小便黄，大便干，舌红、苔薄白、根苔薄黄腻，脉沉弦。实验室检查：ALT 271 U/L，AST 97 U/L，A/G=42/35，TBIL 46.6 μmol/L，DBIL 20.36 μmol/L，IBIL 26.24 μmol/L。

中医辨证：药毒伤肝，肝失疏泄，湿热蕴结，胆汁外溢而成黄疸；肝木克脾，脾胃失和，运化失职而致纳呆，腹胀；肝郁化热而致口干，口苦，舌红。

治法：清肝利胆解毒为主，佐以利湿醒脾和胃之法。

处方：

茵陈 30 g	麦芽 30 g	茯苓 12 g	白花蛇舌草 30 g
黄芩 12 g	白芍 12 g	炒山楂 12 g	生地黄 12 g
白术 9 g	秦艽 9 g	郁金 9 g	当归 9 g
柴胡 6 g	甘草 6 g	蒲公英 20 g	虎杖 20 g
玄参 15 g			

7 剂，每日 1 剂，水煎服。

4 月 11 日二诊：症状好转，口已不苦，口干减轻，仍感上腹不适，大便不干，纳差，苔薄白，脉沉。原方去玄参，加陈皮、半夏各 9 g，神曲 12 g。7 剂。

4 月 18 日三诊：饮食增加，小便仍黄，病情较为平稳。仍以上方随症加减。10 剂。

5 月 30 日四诊：自觉身体虚弱，饮食时好时坏，右胁隐痛，大便偏干，苔薄白，脉沉。改方为：

茵陈 20 g	虎杖 20 g	板蓝根 20 g	茯苓 12 g
当归 12 g	神曲 12 g	炒山楂 12 g	炒莱菔子 12 g
生地黄 12 g	白芍 15 g	枸杞子 15 g	白花蛇舌草 30 g
麦芽 30 g	黄芪 9 g	白术 9 g	枳实 6 g

甘草 6 g

15 剂。

6 月 20 日五诊：一般情况良好，偶感肝区不适，苔薄白，脉沉。照上方改当归为 15 g，白花蛇舌草 20 g，去炒莱菔子。7 剂。

6 月 27 日六诊：复查肝功能（包括 ALT、TBIL、A/G）正常，HBsAg 转阴，HBV-DNA 为 0。B 超检查：脾厚 4.5 cm，门静脉 1.2 cm，胆囊壁增厚。上方去白花蛇舌草、炒莱菔子、枳实，酌加丹参、莪术、鳖甲（先煎）等软坚化瘀之品以善其后。

【按语】 蜈蚣、全蝎均为有毒之品。现代医学研究发现，蜈蚣含有两种类似蜂毒的有毒成分，即组胺样物质及溶血性蛋白质；全蝎的主要成分有神经毒素、溶血毒素、出血毒素及心血管收缩毒素等。这些有毒成分均可造成损害，因此临床应用有毒药品时一定要十分谨慎，要依病情下药，适可而止，不可过量，不可久用。本例系一慢性胃病患者，实无应用之必要。方中茵陈为退黄之主药，黄芩、虎杖、秦艽、蒲公英、板蓝根、白花蛇舌草清热解毒，生地黄、玄参凉血解毒，共奏解毒利黄之作用；柴胡、郁金疏肝理气；当归、白芍养血柔肝；茯苓、白术健脾燥湿；麦芽、山楂醒脾消食以助后天生化之力。诸药合用，方证相符，故而取得较好的疗效。值得注意的是，到了后期，正气虚弱之表现日益明显，故适当加用黄芪、枸杞子以益气补肾，对改善症状，恢复体质十分有益。本例因感染过乙肝病毒，故在方中酌加白花蛇舌草、虎杖、板蓝根等，其目的在于防止乙肝病毒感染的加重与活跃，经一段时间治疗后，HBsAg 转阴。实践表明，重用解毒法的思路是可取的。

🍅 案 2

葛某，女，68 岁，1994 年 10 月 14 日初诊。

病史：患者于 4 个月前因感冒发热在本厂医院静脉输入红霉素（用量不详），同时口服抗菌优 4 天。此后即出现乏力，头晕，口苦，肝功能异常，即住某医院，诊为药物性肝损害。经西医保肝治疗，肝功能有所好转，但症状不减，体虚明显而求助于中医。刻下症见：精神不振，食欲不佳，全身乏力，口干口苦，下肢酸软，大便干结，小便稍黄，睡眠不安等。既往有高血压、肾炎、风湿性关节炎、气管炎，近期血糖较高。查体：慢性病容，面色萎黄，精神萎靡，可疑黄疸，肝不大，脾可扪及边，下肢有压痕。舌质黯、苔黄，脉沉而弱。实验室检查：TTT 8 U/L，ALT 30 U/L（原 120 U/L），TBIL 17.6 μmol/L（原 26.4 μmol/L），GGT 155 U/L，ALP 93 U/L。

中医辨证：药毒伤肝，肝失疏泄，郁而化热，脾运失和，气血失养，而成虚实兼夹之证。

治法：疏肝清热解毒为主，辅以养肝健脾扶正之法。

处方：

柴胡 6 g	甘草 6 g	黄芩 12 g	茯苓 12 g
当归 12 g	白芍 12 g	灵芝 12 g	枸杞子 12 g
茵陈 20 g	金银花 20 g	连翘 20 g	白术 9 g
生地黄 15 g	丹参 15 g	炒酸枣仁 15 g	麦芽 24 g

6 剂，每日 1 剂，水煎服。

10 月 21 日二诊：服药后睡眠好转，尿色变淡，仍感乏力，精神不振，肝区隐痛不适，痰多，嗳气，舌质黯、苔黄，脉沉弦细。仍遵上方改枸杞子 15 g，加黄芪 12 g，瓜蒌 15 g，陈皮、半夏各 9 g。6 剂。

11 月 1 日三诊：药后病好转，精神转佳，四肢有力，大便不干，唯仍痰多，舌稍黯、苔薄白，脉沉。原方改黄芩为 9 g，生地黄为 12 g，加前胡 9 g。6 剂。

11 月 8 日四诊：病情稳定，痰量减少，体质亏虚，腿困乏力，背困，身冷，舌稍黯、苔薄白，脉沉。

处方：

党参 9 g	茯苓 9 g	白术 9 g	黄芩 9 g
当归 9 g	灵芝 9 g	柴胡 6 g	甘草 6 g
茵陈 20 g	丹参 15 g	枸杞子 15 g	白芍 12 g

制何首乌 12 g　　麦芽 24 g

12 剂。

11 月 22 日五诊：一般情况明显好转，仅大便稍稀，但次数不多，舌质正常，脉沉而有力。仍依上方加山药 15 g，改茵陈为 15 g。15 剂。

12 月 22 日六诊：复查肝功能 TTT、ALT、TBIL 均正常，GGT 93 U/L。患者饮食及精神均好，偶感肝区不适。仍在 11 月 8 日方基础上加减，间歇服用 3 个月后复查 GGT 及 ALP 均恢复正常。

【按语】　本例系因静脉输入红霉素引发的肝脏病变。患者有以下特点：一是年龄较大，年近古稀；二是症状较多；三是有多种慢性疾病。中医学认为，老年人气血不足，精气亏虚，脾胃薄弱，机体衰老，抵抗力低下，其消化、吸收、代谢、解毒、排泄等功能都有所减退，加之伴有多种慢性疾病，所反映出来的症状自然也就较多，因而在病程中会出现许多兼夹证。药毒伤肝，必导致肝脾受损，功能失职，年老体虚，精气衰弱，在证候上多表现为虚实兼夹。所以治疗上必须虚实兼顾，祛邪兼以扶正，补肝肾，健脾胃，养气血亦十分重要。故本例在疏肝解毒的同时，辅以养肝健脾，调补气血之法。方中柴胡、黄芩、茵陈疏肝清热；生地黄、金银花、连翘清热解毒；茯苓、白术健脾；甘草解毒而和中；当归、白芍、丹参养血；麦芽开胃消食；灵芝、枸杞子补气滋肾，佐以酸枣仁养血安神。全方标本同治，全面兼顾。在病程中发现舌质紫黯，说明血虚而瘀，故酌加黄芪、何首乌，重用丹参等，并依其兼症而加减用药，遂使症状好转，逐渐康复。在疏肝解毒的同时，重视扶正补虚，这是本例治疗用药的一大特点。

🍅 **案 3**

王某，女，27 岁，1998 年 3 月 6 日初诊。

病史：患肺结核在当地医院就诊，服用异烟肼、乙胺丁醇、利福平，三者联合应用，1 日量 1 次给药，1 个多月后出现发热，全身皮肤黄染，恶心呕吐，食欲减退，小便黄，尿量减少，腹部胀大，肝功能异常，且日益加重，遂转来太原住入某医院，经西医各种治疗未见好转。体温 38.5 ～ 39.2 ℃。查血常规：Hb

10～11 g/L，WBC（96～120）×10^9/L，ESR 48 mm/h，ALT 256～320 U/L，TBIL 128～210 μmol/L，A/G=32/36。B超检查：腹水重度，脾肿大 4.6 cm。X线摄片：左上肺结核。因病情重笃，医院发出病危通知，遂转求中医治疗。

中医辨证：药毒伤肝，肝失疏泄，胆汁外溢而致黄疸；肝病伤脾，脾失运化，水湿滞留而成腹水；热毒外蒸而发热。

治法：清热解毒，凉血退黄，利湿消肿。

处方：

茵陈 30 g	茯苓 30 g	黄芩 9 g	当归 9 g
夏枯草 12 g	大腹皮 12 g	炒山楂 12 g	赤芍 20 g
金银花 20 g	连翘 20 g	玄参 15 g	生地黄 15 g
牡丹皮 15 g	泽泻 15 g	白术 15 g	车前子（包煎）15 g
柴胡 6 g	甘草 6 g		

15 剂，每日 1 剂，水煎服。

3月22日二诊：药后体温下降，持续在 37.8～38.3 ℃，黄疸减轻，小便增多，腹水减轻，食欲好转，但仍感身软乏力，轻咳，苔白滑，脉沉稍数。照上方去大腹皮，加枸杞子 15 g，百部 12 g。15 剂。

4月8日三诊：病情好转，小便不黄，饮食佳，体温 37.2 ℃，仍咳嗽，肝区隐痛，苔薄白，脉沉。原方改茵陈为 20 g、牡丹皮 12 g，加白芍 15 g，去赤芍。20 剂。

5月12日四诊：ALT 降至 74 U/L，B超检查腹水消失，体温 37～37.3 ℃，晨起微微盗汗，手足心热，月经量少，精神欠佳，乏力，苔薄白，脉沉。依上方枸杞子减至 12 g，加地骨皮 12 g。

5月22日五诊：体温恢复正常，饮食及精神好，手足心热减轻，上腹稍胀，脉舌如上。

处方：

茵陈 20 g	牡丹皮 12 g	白术 12 g	夏枯草 12 g
金银花 12 g	山楂 12 g	柴胡 6 g	甘草 6 g

| 黄芩 9 g | 当归 9 g | 茯苓 9 g | 陈皮 9 g |
| 半夏 9 g | 连翘 15 g | 白芍 15 g | |

24 剂。

6月24日六诊：复查血常规、肝功能（含胆红素）等9项指标均属正常。B超检查：无腹水，脾稍大，厚4 cm。自觉低热（体温正常），偶轻咳，盗汗。遂改拟下方。

处方：

黄芪 12 g	白术 12 g	丹参 12 g	金银花 20 g
连翘 20 g	当归 9 g	茯苓 9 g	陈皮 9 g
半夏 9 g	百部 15 g	牡丹皮 15 g	生地黄 15 g
山药 15 g	玄参 15 g	枸杞子 15 g	柴胡 6 g
麦芽 30 g	生牡蛎（先煎）30 g		

长期间歇服用此方至1998年11月，病情平稳，一般情况良好。

1999年11月13日七诊：右胁偶隐痛，手心热，消化稍差，经量少，舌稍红、边有齿痕、苔薄白，脉沉。复查血常规、红细胞沉降率、肝功能均正常。B超检查：肝脾均正常，胆囊有炎症改变。一般情况良好，体重增加，面色红润。

［罗海琳，罗国钧. 罗国钧治疗药物性肝损害经验举隅 [J]. 山西中医，2006（4）：11-13.］

【按语】 异烟肼、利福平、乙胺丁醇为西医首选的抗结核药物，三者均有较好的疗效，但都有各种不良反应。目前常将三者联合应用，以增强其协同作用，但对肝脏的毒性也明显增加，特别是一次突击性给药，尤易发生不良反应和毒性反应。本例即是由于服用抗结核药物导致肝功能损害而形成的亚急性肝坏死。其病机是药毒伤肝，肝失疏泄，郁而化热，湿热蕴结肝胆，胆汁外溢而致黄疸；肝郁损脾，脾失运化，水湿潴留而成腹水；热毒内郁，外蒸肌肤而致高热。因病情危重，遂遵急则治其标，采取清热解毒、凉血退黄、利湿消肿之法以救其急。方中茵陈清利湿热，利胆退黄；金银花、连翘、黄芩清热解毒；生地黄、玄参、赤芍、牡丹皮凉血解毒；夏枯草配柴胡清肝泻火；茯苓、泽泻、大腹皮、车前子行气利水消肿，配白术以增祛湿健脾之力；佐以当归养血活血；山楂活血开胃消积；甘草和中解毒。服用上方后，在基本停用西药的情况下，病情日渐好转，体温下降，黄疸减轻，小便增多，腹水消退，转危为安。方中解毒及滋阴之品，如金银花、连翘、百部、牡丹皮、生地黄、玄参等，均有一定的抗结核作用，配伍应用可达到滋阴又祛邪标本同治的双重目的。随着肝病的好转，肺结核及体虚的症状日益明显，因而在解毒、抗结核的基础上，加用枸杞子、黄芪、山药等补虚之品，扶正以助祛邪，促进康复。抓住主证，紧扣病机，药随证施，灵活运用，这是取得疗效的关键所在。

第十二章
酒精性肝病

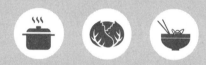

一、概述

（一）概念

酒精性肝病（alcoholic liver disease，ALD）是由长期大量饮酒导致的中毒性肝损伤，初期表现为肝细胞脂肪变性，进而发展为酒精性肝炎、肝纤维化，最终导致酒精性肝硬化。短期严重酗酒时也可诱发广泛肝细胞损害甚或肝功能衰竭。本病在欧美国家多见，近年来我国的发病率也在上升。

酒精性肝病的主要病理变化为大疱性或大疱性为主伴小疱性混合性肝细胞脂肪变性。主要临床表现为厌食、恶心、肝肿大、黄疸、血清 AST 增高和胆红素增高，严重者则出现腹水、肝性脑病、出血，甚至出现肝癌等。

（二）诊断

a. 有长期饮酒史，一般 >5 年，折合酒精量男性 ≥ 40 g/d，女性 ≥ 20 g/d，或 2 周内有大量饮酒史，折合酒精量 >80 g/d。但应注意性别、遗传易感性等因素的影响。

b. 临床症状为非特异性，可无症状，或有右上腹胀痛、食欲减退、乏力、体重减轻、黄疸等，随着病情加重，可有神经精神症状及蜘蛛痣、肝掌等。

c. 血清门冬氨酸转氨酶（AST）、丙氨酸转氨酶（ALT）、γ－谷氨酰转肽酶（GGT）、总胆红素（TBIL）、凝血酶原时间（PT）、缺糖转铁蛋白（CDT）

和平均红细胞体积（MCV）等指标升高，其中 AST/ALT>2，GGT，MCV 升高是酒精性肝病的特点，禁酒后这些指标可明显下降，通常 4 周内基本恢复正常（GGT 恢复较慢）有助于诊断。

d. 肝脏超声波或 CT 检查有典型表现。

e. 排除嗜肝病毒的感染、药物和中毒性肝损伤、自身免疫性肝病等。

符合 a、b、c 项和 e 项或 a、b、d 项和 e 项可诊断酒精性肝病；仅符合 a、b 项和 e 项可疑诊为酒精性肝病。

二、中医学对本病的认识

中医学对酒精性肝病的危害性、临床表现、疾病预后有比较详细的记载，但不系统，其内容散见于中医的"酒疸""积聚""胁痛""鼓胀"等疾病中。

酒精性肝病的病机，不外乎湿热蕴结与脏腑虚损两大类，病变部位在脾胃肝胆，病久则累及肾。长期大量饮酒，脾胃受损，运化失职，湿浊凝聚于中焦，胃失和降，清浊相混；郁而化热，熏蒸肝胆，疏泄失调而发黄；若湿浊凝聚成痰，阻塞气机，血行不畅，脉络壅塞，痰浊与气血搏结而成积聚；若酒湿浊气蕴聚中焦，清浊相混，壅阻气机，肝失条达，气血郁滞，脾虚愈甚，进而波及肾，开阖不利，水浊渐积渐多，终至水不得泄，遂成鼓胀。一般病之初起为实证，后期以虚为主，多虚实夹杂。

现代研究证实，由于酒精与高脂肪食物的同时摄取，较易引起脂肪肝和酒精肝损害。酒精氧化时产生大量的还原型辅酶Ⅰ，成为合成脂肪酸的原料，刺激脂肪合成，乙醛和大量的还原型辅酶Ⅰ抑制线粒体功能，使脂肪酸氧化障碍，致使脂肪肝形成。此时属初、中期，辨证施治多以攻邪为主，如化湿、祛痰、活血、清热等。

酒精性肝硬化，多由脂肪肝转变而来，长期饮酒者，在脂肪肝病变的基础上会出现小叶中心纤维化。酒精及其代谢产物引起的持续存在的免疫反应，可能是急性酒精性肝病发展为慢性肝硬化的重要原因。酒精引起高乳酸血症能通过刺激脯氨酸羟化酶的活性和抑制脯氨酸的氧化，使脯氨酸合成增加，致胶原形成亢进。慢性乙醇摄入者，肝中胶原的量比正常人高 5 倍，此时已属末期，辨证施治以扶正祛邪、攻补兼施，如益气养血、扶正固本、逐水利湿等。

酒精导致 NAD-NADN 代谢亢进，促进肝脂肪合成，使肝细胞脂肪变性、坏死、纤维化、硬化，最终可发展为肝癌，或合并肝昏迷，食管静脉曲张出血、感染，此时已属难治，预后凶险。

对酒精性肝病的药物治疗，大多还处于理论性实验阶段，随着酒精性肝病患者的增多，临床治疗经验也将不断丰富。酒精性肝病的治疗措施，关键在还于戒酒。中医药戒酒可用腊月鼠头灰、柳花各 15 g，制成散剂口服。

三、医案选粹

1. 湿热蕴结，水湿内停并血瘀（凌玲）

郭某，男，43 岁。

病史：因左胁胀痛二十余天，加重并腹胀 1 周入院，伴目黄，口干苦，纳呆，小便黄，大便烂，舌红边有瘀，苔黄腻，脉弦滑数。既往嗜酒十余年，日饮 800～1000 mL 白酒。入院时查：双目中度黄染，胸前区可见散在少量蜘蛛痣，腹部膨隆，肝右肋下 7 cm，剑突下 10 cm 可触及，腹水征阳性。B 超示：肝肿大，广泛肝硬化并腹水。

辨证：湿热蕴结、水湿内停并血瘀证的癥积、鼓胀。

处方：

茵陈 15 g	虎杖 15 g	栀子 10 g	大黄 10 g
黄芩 10 g	泽泻 10 g	丹参 10 g	车前子（包煎）10 g
赤芍 10 g	牡丹皮 10 g	薏苡仁 30 g	龙胆草 8 g

复方丹参注射液 10 mL 加入 5% 葡萄糖注射液 500 mL 静脉滴注每日 1 次，250 mL 肝氨注射液静脉滴注，肝泰乐片口服。

治疗 1 个月，胁痛腹胀目黄全消，肝肿大消失，复查 B 超已无肝肿大及腹水，只有轻度肝硬化。继服上述中药汤剂及复方丹参片 2 个多月，病愈出院。

[凌玲.中药诊疗酒精性肝硬变 68 例 [J].陕西中医，1998（7）：296.]

【按语】 本案属中医"鼓胀"范畴。酒食不节，损伤脾胃。脾虚则运化失职，酒湿浊气蕴聚中焦，清浊相混，壅阻中焦，气血水湿交阻而成鼓胀。正如喻嘉言《医门法律·胀病论》说："胀病亦不外水裹、气结、血瘀。"鼓胀之病，其发展或多或少都会出现血瘀之证，因此，中药组方中除选加丹参等活血化瘀之品外，还配合复方丹参片或注射液等中成药，以加强改善肝脏微循环障碍的作用。

2. 湿热痰凝，瘀血阻络（庄千友）

刘某，男，40 岁，1997 年 8 月 8 日初诊。

病史：患者长期饮酒，食欲亢进，自感乏力，不耐劳动，胸胁疼痛，排便不畅，舌淡边有紫斑，苔白腻，脉细滑。肝功能检查：丙氨酸转氨酶 80 U/L。血脂检查：胆固醇 8.8 mmol/L，三酰甘油 1.8 mmol/L。B 超检查：①肝脏中度增大，轮廓整齐平滑；②肝内回声多，增强，分布均匀，深部回声减弱，肝上有亮点；③肝内血管显示不清。提示脂肪肝。

辨证：湿热痰凝，瘀血阻络。

处方：茵陈蒿汤合导痰汤加减。

茵陈 10 g	炒栀子 10 g	炙大黄 10 g	半夏 10 g
明矾 12 g	牡丹皮 12 g	赤芍 12 g	郁金 12 g
胆南星 6 g	枳实 8 g	山楂 30 g	肉桂（后下）6 g
炒决明子 30 g	大豆 30 g	甘草 3 g	

随症加减服药 2 月余，生化检查：ALT 24 U/L，胆固醇 6.3 mmol/L，三酰甘油 1.4 mmol/L，B 超提示脂肪肝好转。用原方加减服 6 月余，并坚持戒酒，食富有蛋白质、维生素等物，忌食油腻、油炸、辛辣食品。1998 年 6 月复查，肝功能、血脂正常，B 超提示脂肪肝消失。患者食欲减少，能劳动、工作。

［庄千友. 辨证论治酒精性脂肪肝 187 例 [J]. 陕西中医，1999（4）：155–156.］

【按语】 酒精性脂肪肝属中医"伤酒""胁痛""酒疸"等范畴。患者长期饮酒，致酒毒湿热之邪蕴结中焦，伤及脾胃运化失职，且气血痰瘀久结不化，阻于中焦，致气血瘀滞，故辨证为湿热痰凝，瘀血阻络，选方用药重在疏肝理气，活血化瘀，利湿化痰，同时在方中适当加入决明子清肝热，生山楂祛痰消积化痰，此二者均有降低血脂的功能。

3. 肝癖，肝胆湿热（赵文霞）

马某，男，28岁，2016年8月2日初诊。

主诉： 身目黄染3个月，加重10天。既往饮酒史十余年，饮酒每天50～120 g不等。刻下症见：皮肤及巩膜黄染，乏力纳差，稍腹胀，口干口苦，寐可，小便色如茶色，大便黏腻，排便不爽，每日1～2次。舌质黯红、苔薄黄腻，脉弦滑。入院后查肝功能：ALT 215 U/L，AST 327 U/L，ALP 291 U/L，谷氨酰转肽酶（GGT）632 U/L，总胆红素（TBIL）118.7 μmol/L，直接胆红素（DBIL）81.5 μmol/L，凝血酶原时间（PT）12.8秒。彩超示：脂肪肝，胆囊壁毛糙。

西医诊断： 酒精性肝炎。

中医诊断： 肝癖，肝胆湿热证。治疗上西医予保肝抗炎、退黄、营养支持措施。

治法： 清热祛湿，解毒退黄。

处方： 茵陈蒿汤合甘露消毒丹加减。

茵陈 30 g	炒麦芽 30 g	大黄 6 g	生薏苡仁 30 g
黄芩 12 g	滑石 15 g	石菖蒲 15 g	连翘 15 g
鸡内金 15 g	栀子 10 g	藿香 10 g	白豆蔻（后下）10 g

每日1剂，服上方1周。

2016年8月10日二诊： 患者乏力、纳差症状较前改善，身目黄染有所减轻，无口苦，口稍干，排便顺畅，每日1～2次，舌质黯红、苔薄白腻，舌下络脉迂曲，脉弦滑。在一诊方的基础上去栀子、大黄，加泽泻30 g，丹参20 g，郁金、山楂、水飞蓟各15 g。继服1周。

2016年8月18日三诊： 服药后，患者身目黄染显著减轻，纳食尚可，无口干口苦，小便色稍黄，大便基本正常。复查肝功能：ALT 47 U/L，AST 62 U/L，

ALP 151 U/L，GGT 332 U/L，TBIL 59.3 μmol/L，DBIL 38.5 μmol/L。继续调理善后1周后出院，出院后戒酒，病情稳定。

[刘江凯，赵文霞．赵文霞分期辨治酒精性肝病经验介绍[J]．新中医，2021，53（18）：201-204．]

【按语】 患者嗜酒无度，酒热湿毒之邪蕴结中焦，伤及脾胃，脾土壅滞，聚湿生痰，湿热内蕴，土壅木郁，肝失条达，肝脾同病，热毒之邪熏蒸肝胆，胆汁不循常道外溢致身目发黄；清阳不升，浊阴不降，气机升降失调，致纳差腹胀，口干口苦，初起湿热毒邪显著，故治疗以清热祛湿、解毒退黄为法，以茵陈蒿汤合甘露消毒丹加减，采用清热解毒、淡渗利湿、健脾祛湿、芳香化湿的药物解决湿热毒邪问题。二诊患者热势已缓，大便已通，其舌黯、舌下络脉迂曲，表现为湿、毒、瘀互结，故此时去栀子、大黄，加泽泻利水渗湿，丹参、郁金化瘀通络、凉血退黄，山楂散瘀消食，助中焦运化，水飞蓟疏肝利胆，解毒退黄，经中西医综合治疗，取得满意的效果，体现了中医谨守病机、辨证施治的特点。

4. 湿热蕴结，湿热相火（杨震）

张某，男，30岁，2017年06月22日初诊。

主诉：肝功能异常3年，心悸1个月。3年前，患者体检时发现肝功能异常（具体不详），上腹部B超检查示：脂肪肝。因无明显不适，未予重视。2017年5月4日因心慌、呕吐4小时就诊于某医院。血压134 /91 mmHg（1 mmHg ≈ 0.133 kPa），心率133次 / 分；心电图示：窦性心动过速；电解质示：钙（Ca）2.65 mmol /L，镁（Mg）119 mmol /L；血脂示：三酰甘油（TG）3.07 mmol/L，低密度脂蛋白胆固醇（LDL-C）3.72 mmol /L；肝功能示：天冬氨酸转氨酶（AST）59 U /L，丙氨酸转氨酶（ALT）87 U /L，γ - 谷氨酰转肽酶（GGT）71 U / L，白蛋白（ALB）49.9 g /L；心脏彩超示：左心室舒张功能减低；上腹部B超示：脂肪肝。予酒石酸美托洛尔片口服，症状未见明显好转，遂求中医诊治。自诉平素心率100 ～ 120次 / 分，自觉心悸不适。刻下症见：心率80次 / 分，时有双侧胸前区刺痛，持续数秒后可自行缓解，头晕，双目干涩胀痛，纳可，尿黄，大便偏稀。舌质黯，苔白厚，脉弦细。饮酒史约十年，近 1 年每月饮酒 3～4 次，每次白酒 100 g、啤酒 2～3 瓶，平素喜食肥甘厚味之品。肝功能示：ALT 95 U /L，AST 65 U /L。

西医诊断：酒精性肝病；心律失常，窦性心动过速。

中医诊断：肝癖；心悸。

辨证：湿热蕴结（湿热相火）。

治法：疏肝通络，清热化湿，宁心安神。

处方：桃红化浊汤加减。

桃仁 12 g	红花 10 g	茵陈 15 g	佩兰 15 g
炒薏苡仁 15 g	茯苓 15 g	青皮 10 g	郁金 10 g
白茅根 15 g	鸡内金 15 g	石菖蒲 15 g	瓜蒌 15 g
百合 20 g	茜草 15 g	降香 10 g	生牡蛎（先煎）15 g
川芎 6 g	板蓝根 15 g		

每日 1 剂，水煎 2 次取汁 300 mL，分早、晚 2 次温服。服用 7 剂。酒石酸美托洛尔片 25 mg，每日 2 次口服。

2017 年 7 月 14 日二诊：仍感心悸，心率 100～110 次 / 分，时有心前区刺痛，口干，口苦，纳食可，二便基本正常，有饥饿感。舌质黯，苔根黄厚腻，脉弦细。自诉 1 周前曾饮啤酒 2 瓶。初诊方加麦冬 10 g、桑叶 10 g。服用 12 剂。继服酒石酸美托洛尔片。

2017 年 8 月 2 日三诊：时有心悸，无明显胸痛不适，纳眠可，二便调。舌质黯红，舌根苔黄厚，脉沉细涩。

处方：桃红化浊汤合三香汤加减。

桃仁 12 g	红花 10 g	佩兰 15 g	茵陈 15 g
茯苓 15 g	炒薏苡仁 15 g	青皮 10 g	郁金 10 g
白茅根 15 g	鸡内金 15 g	瓜蒌皮 12 g	桔梗 9 g
焦栀子 6 g	炒枳壳 6 g	生牡蛎（先煎）15 g	

服用 7 剂。

继服酒石酸美托洛尔片 25 mg，每日 2 次口服。

2017 年 8 月 16 日四诊：心悸未出现，口干、口苦减轻，偶有双目干涩、视物模糊，时有食后腹胀，纳眠可，二便调。舌红，苔黄少津，脉弦滑。3 个月内体重下降 5 ～ 6 kg。

处方：桃红化浊汤加减。

桃仁 12 g	红花 10 g	茵陈 15 g	佩兰 15 g
炒薏苡仁 15 g	茯苓 15 g	青皮 10 g	郁金 10 g
白茅根 15 g	鸡内金 15 g	茜草 12 g	生牡蛎（先煎）15 g
降香 10 g	瓜蒌 15 g	砂仁（后下）6 g	

服用 14 剂。

酒石酸美托洛尔片 25mg，改为每日 1 次口服。后在四诊方基础上加减治疗 3 个月后随访，患者已停服酒石酸美托洛尔片，心率 70 ～ 90 次 / 分。查肝功能、肾功能、血脂、心电图及腹部、心脏、颈部彩超等各项指标正常。随访 1 年，病情稳定，未再复发。

［李小平，郝建梅，赵晶．杨震教授从"湿热相火"论治酒精性肝病经验 [J]．河北中医，2021，43（2）：189-192.］

【按语】 本例患者长期饮酒且嗜食肥甘厚味之品，日久损伤肝脾，肝失疏泄，脾失健运，酿湿生痰，蕴热化火，阻滞肝络，发生肝癖。湿热相火上扰心神，心神不宁，发为心悸。结合患者舌脉特点，认为湿热相火妄动为根本病因，从湿热相火论治，以桃红化浊汤加减疏肝健脾，清热利湿，宁心安神，化痰通络。二诊时患者头晕、目干涩痛消失，但因再次饮酒加重湿热之邪，湿热相火更甚，出现口苦等肝胆湿热之证，加桑叶清泄肝胆之火，湿热相火日久耗伤阴津，则口干，加麦冬养阴生津。三诊时患者仍有心悸，心率快，根据症、舌、脉辨证，湿热之证著，则以桃红化浊汤合三香汤加减，加强清利湿热、芳香开郁之功。四诊时诸症均改善，出现腹胀，加鸡内金、砂仁健运脾胃，化食消积，降香行气降气；同时湿热相火日久进入血分，脂肪肝日久则易进展为肝纤维化，未病防变，加茜草凉血活血通络，牡蛎增加通络。

5. 脾虚为本水湿阻，肝郁血瘀鼓胀成（印会河）

潘某，男，46 岁。

主诉： 腹胀、腹水 3 个月。自述 3 个月前发现腹胀、腹水，在某医学院附属医院住院 2 月余，经实验室检查、B 超、磁共振等检查确诊为酒精性肝硬化并腹水，西药予护肝、利尿、支持、营养等治疗，病情稍有好转而出院。就诊时仍腹胀、腹水（中等量），纳差，口干苦，大便干结，小便短少，睡眠差。既往史：否认病毒性肝炎、血吸虫病史。平素嗜酒成性，每日 200 ～ 300 mL，酒龄二十余年。检查：慢性肝病面容，面色晦黯，颈胸部有数枚蜘蛛痣，腹隆起，腹水征（++），肝肋下 2 cm，质中硬，脾触及。舌质黯，苔白厚腻，脉细。

西医诊断： 酒精性肝硬化并腹水。

中医诊断： 鼓胀。

辨证： 脾虚湿阻，肝郁血瘀。

治法： 健脾利水，疏肝活血。

处方：

猪苓 15 g	炒白术 15 g	茯苓 20 g	生牡蛎（先煎）15 g
草果 15 g	山楂曲 30 g	焦三仙各 20 g	白茅根 30 g
丹参 15 g			

随症加减 2 月余，腹水消失，肝功能复查已恢复正常。

【按语】 酒乃大热大毒之品，为湿邪之最，长期嗜酒必损伤肝脾。肝喜条达而恶抑郁，主疏泄，嗜酒伤肝则疏泄失职，必致肝郁气滞。气为血帅，气行则血行，肝郁气滞血行不畅，使脉络瘀阻而形成积聚，表现为肝脾肿大，质地变硬。嗜酒伤脾，脾虚不运水湿，水湿内停，腹部逐渐胀大而形成鼓胀。因此，印会河认为酒精性肝硬化腹水的病机，主要在于肝脾二脏。证属本虚标实，虚在脾，实在肝，实在气滞血瘀、水停腹中，虚在脾气不足、运化乏力，亦即"见肝之病，知肝传脾，当先实脾"之意。印会河根据肝脾为主，本虚标实之特点，采用胃苓汤为主方加减治疗酒精性肝硬化腹水，均可取效。两胁胀痛加延胡索、郁金；面色晦黯，舌有瘀点，蜘蛛痣，肝掌者加丹参、赤芍；肝脾肿大者加鳖甲、生牡蛎；鼻衄、齿衄、肌衄者加藕节、阿胶；黄疸者加茵陈；合并乙型肝炎者加虎杖、败酱草、重楼等；腹水明显者加牵牛子末，晨间冲服。虽有瘀滞之象，多以活血凉血、软坚散结之剂，而不用莪、棱活血破血之品。

第十三章
血吸虫病

一、概述

血吸虫病是一种感染血吸虫所引起的寄生虫病，不论是急性、慢性或晚期，病理变化主要都是在肝脏，根据血吸虫寄生部位与损害脏器的各异、寄生虫与虫卵形态的特点、保存宿主与中间宿主感染力的差别，将常见的人体血吸虫病分为3种：日本血吸虫病、曼氏血吸虫病和埃及血吸虫病。在我国只有日本血吸虫病，简称血吸虫病。

本病由皮肤接触有血吸虫尾蚴的疫水而感染，急性期以发热，肝肿大、伴有压痛，白细胞计数与嗜酸性粒细胞显著增多为特征；慢性期以持续性痢疾为大多数患者的临床表现；晚期可发展为肝硬化，伴明显的门静脉高压、巨脾和腹大。

二、中医学对本病的认识

根据其发生、流行、证候表现和病理经过，属于中医的"蛊病""蛊疫"范畴。中医认为本病由感受蛊毒所致。临床表现极其复杂、多样。蛊毒初由皮毛而侵入肺区，侵及气管，下涉肠道。故急性期常见恶寒、高热、汗出、发疹、咳嗽或咳血、胸痛，以及腹痛、腹泻、便脓血等症状。及至慢性和晚期，蛊毒随经入脏，留滞于肝脾，引起气郁、血瘀、饮停的病理改变，常以痞块、蛊胀、黄疸、虚损为特征。

中医学古籍中有大量有关该病的资料，对血吸虫病的临床诊治经验与理论，已有相当发展。1949年以后，广大中医、中药工作者，积极投入血吸虫的防治工作，积累了丰富的经验。主要做了以下三个方面的工作：一是病原学治疗的探讨，筛选出五百余种杀虫中药，其中还有不少中药复方；二是对症治疗，不论是辨证论治还是专病专方都有消腹水、缩痞块的功效；三是展开了中药抗肝纤维化的治疗，通过中药治疗研究，发现它具有良好的抗血吸虫病、抗肝纤维化的作用。

三、医案选粹

1. 湿热阻滞胆道，肝胆疏泄不畅，肝吸虫病（潘家旺）

陈某，女，32岁，1994年10月28日初诊。

病史： 患者在南京大厂区打工期间，因右胁隐痛半个月伴目黄溲黄1周于1994年9月6日去南京某医院就诊，查血常规正常，尿三胆及肝功能提示"阻塞性黄疸"，CT检查提示"肝内外胆管扩张、胆囊泥沙样结石"，大便常规查见多量肝吸虫卵，遂确诊为肝吸虫病。给予吡喹酮1 g，每日3次，连用2天。药后即返乡。因胁痛未止，黄疸未退而求治中医。刻下症见：白睛及皮肤中等黄染，色鲜明，右胁胀痛，按之尤甚，口苦纳呆，心烦不宁，大便秘结，小溲黄赤，舌红、苔黄而腻，脉弦稍数。

中医诊断： 黄疸之阳黄。

辨证： 湿热阻滞胆道，肝胆疏泄不畅。

治法： 清热化湿，利胆退黄。

处方：

金钱草 50 g	茵陈 30 g	醋柴胡 15 g	郁金 15 g
黄芩 15 g	栀子 15 g	枳实 10 g	生大黄（后下）10 g
厚朴 6 g	生麦芽 20 g	生甘草 5 g	

每日1剂，分2次，水煎服。

服药3剂复诊，诉胁痛未止，目黄稍退，食纳增加，大便溏薄，每日2～3行。前方去厚朴，加延胡索20 g，服5剂复诊，诉胁痛渐止，目黄显退，纳谷如常，大便微溏，每日1～2行，尿色变淡，上方加厚朴6 g，再进10剂，诸症悉除，查B超示胆囊壁毛糙，予消炎利胆片巩固半个月。随访半年未复发，多次查大便未见肝吸虫卵。

[潘家旺.肝吸虫病性黄疸治验1则 [J]. 陕西中医，1997（7）：320.]

【按语】　本案黄疸乃因肝吸虫寄生于肝胆系统，造成胆管系统阻塞及炎症，胆汁郁积而成阻黄。虽经西药驱虫治疗，但虫尸、虫卵及炎性分泌物仍郁积于肝内外胆管内，所造成之梗阻未通，故驱虫后胁痛未止，黄疸亦未消退。中医辨证属"湿热黄疸"，结合辨病，治疗当以祛邪为要，即古训之"实则泻之"。所用方剂虽为临床常用方，然因辨证恰当并与辨病相结合，在组方时用生大黄配枳实、厚朴，取小承气之意，重在攻其有余，故全方合用共奏清热利胆、排虫退黄之效。

2. 肝郁气滞，脾胃失和，血吸虫病肝硬化腹水（陈瑞春）

邹某，男，56岁，1995年12月11日初诊。

刻下症见：面色黧黑，形体瘦弱，食纳尚可，四肢水肿，腹大青筋暴露，肠鸣气滞，大便软，日3～4行，小便黄，口不苦，口淡无味，舌苔薄、质稍红，脉缓稍弦。B超示：肝硬化，中度腹水，脾肿大，胆囊壁粗糙。胃镜：十二指肠球部溃疡。血压正常。血常规：WBC 12.5×10^9/L，中性粒细胞0.79，淋巴细胞0.19。尿常规（－）。有血吸虫感染史。患者在乡里多次服利尿药，腹水及四肢水肿暂时消退，精神疲惫。

诊断：血吸虫病，肝硬化腹水。

治法：疏肝理气，健脾和胃。

处方：四逆散加味。

柴胡 10 g	赤白芍各 10 g	大腹皮 10 g	海桐皮 20 g
佛手 10 g	墨旱莲 15 g	益母草 15 g	炒鸡内金 10 g
炒谷麦芽各 15 g			

7剂，每日1剂，分2次温服。

12月25日二诊：服上方15剂后，腹胀减轻，按之柔软，下肢水肿消退，食纳尚可，多食则腹胀，大便稀软，日行1次，小便黄，口不干苦，舌淡红、苔黄白略腻，脉缓，守上方，去海桐皮，炒麦芽改为 10 g。每日 1 剂，水煎服。

1997 年 5 月 13 日五诊：患者自行隔日服上药 1 剂，1 年多均未中断服药。自觉无任何症状，饮食、二便、睡眠均正常，面色清亮有泽，舌脉均属正常。

处方：

柴胡 10 g	太子参 15 g	枳壳 10 g	赤白芍各 10 g
炙甘草 5 g	白术 10 g	郁金 10 g	广木香 10 g
炒鸡内金 10 g	佛手 10 g	墨旱莲 15 g	炒谷麦芽各 10 g
益母草 15 g	三棱 6 g	莪术 6 g	生牡蛎（先煎）15 g

隔日 1 剂，水煎服。

1997 年 9 月 23 日复查 B 超：肝硬化、胆囊壁毛糙、脾肿大。与 1997 年 2 月 27 日 B 超对照，肝质中等，略缩小。自觉均无不适，能参加劳动，可负重 50 kg 余，病情稳定，临床痊愈。

［陈瑞春.肝硬化证治思考 [J].江西中医药，2000（2）：1-2.］

【按语】　本案病属鼓胀，而证属肝郁气滞，脾胃失和，故治疗以疏肝理气，健脾和胃为主，适度加入软坚散结药，始终以四逆散加味，方中用炙甘草甘温益气以健脾，柴胡透邪升阳以舒郁，枳壳下气破结，与柴胡合而升降调气，赤白芍散邪行血，与柴胡合而疏肝理脾，四味互配，使邪去郁解，气血调畅，清阳得升。本案本着补而不壅，疏而不利，行气不伤正，活血不动血，软坚不伤正的原则选择药物，以柔克刚，取其平淡见功。

第十四章
细菌性肝脓肿

一、概述

细菌性肝脓肿是由其他器官或组织的病原菌迁移至肝脏所引起的肝内化脓性疾病。胆道感染为本病的主要发病原因，部分是因肝外伤致病原菌直接侵入肝脏或继发于内源性细菌感染，尚有少数是由肝囊肿、肝针吸活检、治疗性肝动脉结扎或栓塞而继发感染引起。有些病例找不出确切原因，称为隐源性脓肿。

本病常见的感染菌为革兰阳性杆菌，大肠杆菌见于 2/3 的患者，革兰阳性球菌主要为金黄色葡萄球菌及化脓性链球菌，1970 年后，由于厌氧菌培养技术逐趋完善，发现厌氧菌感染引起的肝脓肿明显上升，主要为脆弱类杆菌及厌氧球菌，并常与需氧菌混合感染。

肝脓肿为多发或单发性，散布于全肝，或局限于一叶。多发性肝脓肿直径可大于 5 cm，也可以小于 2.5 cm。病变多位于右半肝。大脓肿呈蜂窝状，可由许多小脓肿融合而成，充满脓液及坏死组织。脓肿也可向邻近组织或器官侵袭，引起穿破并发症。

临床表现多数起病较急。肝脏血运丰富，大量毒素进入血循环，有寒战及弛张型高热，寒热往来，甚至一日数次。中毒性休克多见于革兰阴性菌感染。累及肝包膜或并发胆系疾病时，有右上腹持续性胀痛、钝痛或绞痛，并可放射至右肩，并常见乏力、纳减、恶心、呕吐等。右叶顶部病变可累及右肺下叶及胸膜，引起咳嗽、胸痛、呼吸困难、咯血等呼吸道症状，有时可为突出表现。多发性肝脓肿较易引起黄疸，若黄疸显著而又非胆总管梗阻引起时，病情常较为严重。不典型表现多见于单个性脓肿患者，临床表现隐匿，常有消耗性低热，无明显脓毒血症，往往在不适、倦怠出现一段时间后方就医，可仅有肝肿大，甚或无任何阳性体征。

二、中医学对本病的认识

本病属中医"肝痈"范畴。中医药治疗细菌性肝脓肿有一定疗效，中西医结合治疗有助于提高疗效。

目前对细菌性肝脓肿的治疗多以清热解毒为主，常用药物为金银花、连翘、地丁、蒲公英、败酱草、白花蛇舌草、栀子、黄芩等，无论何型均可加用柴胡为引经药，大黄通腑消瘀；或佐以活血化瘀，多选用乳没、桃仁、五灵脂、丹参、郁金、赤芍等；或佐以凉血，用生地黄、牡丹皮、当归，成脓者用薏苡仁、芦根、皂角刺、白芷、冬瓜子等。

三、医案选粹

1. 肝络失疏，气滞血瘀，郁热化腐（叶熙春）

毛某，男，50岁。

刻下症见： 气滞血瘀，肝络失疏，右胁下胀痛，按之更甚，难以转侧，身热口渴，不时索饮，烦躁不宁，近日来胃纳反而转佳，恐脓已成矣。脉象滑数，舌苔薄黄。

治法： 化瘀排脓。

处方：

酒炒当归尾三钱	酒炒赤芍二钱	制大黄钱半	赤小豆（包煎）一两
金银花三钱	半枝莲四钱	蒲公英五钱	五灵脂（包煎）三钱
净乳香钱半	净没药钱半	桃仁（打碎）钱半	

另吞小金丹一粒。

二诊: 肝痈已成化脓之候，身热未退，胁部痛势依然，仍难转侧。继宗前法。

处方:

制大黄钱半	酒炒当归尾三钱	桃仁（打碎）钱半
酒炒赤芍二钱	蒲公英五钱	炒蒲黄（包煎）三钱
金银花三钱	败酱草五钱	五灵脂（包煎）四钱
半枝莲五钱	净乳香钱半	赤小豆（包煎）一两
净没药钱半		

另吞小金丹一粒。

三诊: 两进化瘀排脓之剂，便下黑秽甚多，热势顿减，胁部胀疼渐缓，且能转侧安卧。脓去积瘀未净，原法继进。前方去五灵脂，加粉丹皮钱半续服。

［浙江省卫生厅. 叶熙春医案 [M]. 北京：人民卫生出版社，1965.］

【按语】 肝有郁热，久而成痈，胁部胀痛，不能转侧，身热烦渴，为胃之热并于肝，故反能食。脓已成，当以活血祛瘀，兼以排脓，治仿赤小豆当归散合失笑散加味，服后便下黑秽，胀痛顿减，痛从内消也。

2. 热毒炽盛，郁于血分，血腐为脓（王文正）

尹某，男，38岁，1984年5月11日初诊。

病史: 患者于半个月前突感右胁疼痛呈针刺样，伴高热，体温达39.5 ℃，在当地医院用药后（药物不详）体温下降，仍感胁痛口苦，便干尿赤，B超示：肝左叶第6肋间锁骨中线稍外侧可见一约7.6 cm×6.0 cm大小的低回声实性包块，边界清晰；于第4肋间锁骨中线内侧可探及一约5.1 cm×5.9 cm的低回声光团，性质同前，两个包块互不连通，诊为肝右叶脓疡。在某医院住院，曾用清热解毒法并配以抗生素治疗，住院25天后症状减轻。近日仍感胁痛、低热、面红、尿黄，停用抗生素，出院延王文正调治。查体：发育营养可，面红，腹软，肝于肋下2 cm，剑突下3.5 cm，质软，压痛（＋），舌红、苔黄腻，脉弦滑略数。王文正认为患者正气尚实，毒邪尚盛，以疏达清解法治之。

处方：

金银花 30 g	连翘 12 g	焦栀子 15 g	龙胆草 12 g
蒲公英 30 g	牡丹皮 9 g	赤芍 9 g	鸡血藤 15 g
陈皮 9 g	川木香 6 g		

水煎服，每日 1 剂。

上方连用 3 周后，胁痛已止，发热已退，精神体力均较前转佳。仍稍感胸闷、胁胀，苔薄白，脉沉弦。毒邪之势已减，调清解宣达之剂，方用洗肝散加味。

处方：

焦栀子 9 g	黄芩 12 g	赤芍 12 g	薄荷（后下）6 g
川羌活 9 g	粉丹皮 9 g	牛蒡子 9 g	青黛（包煎）9 g
柴胡 15 g	生甘草 6 g		

上方又服 12 剂后，诸症均减，除仍时有自汗外，已无明显不适。B 超示：在肝内见一约 1.7 cm×1.6 cm 的低回声区，边界清晰，肝右叶脓疡较前吸收好转。宗上方加生黄芪 15 g，水煎继服。服上方半个月后，诸症悉除，体力如前，B 超示肝胆正常声像图，至此病已痊愈。

［尹常健. 王文正肝病经验选介 [J]. 中医杂志，1991（1）：15–17.］

【按语】 肝脓疡属中医肝痈范畴，乃内痈之一。本案患者患病初起右胁针刺扎样疼痛，高热，便干尿赤，一派热毒炽盛之象，由于热毒炽盛，郁于血分，血腐为脓，故治疗以清热解毒消痈为主，在停用抗生素的条件下，单用中药内服，前后加减治疗 7 周左右，终使肝痈消散、吸收，其疗效颇为显著。肝痈本系热毒为患，然肝气郁结、温热内蕴乃是其发病的基础，故本案在使用大队解毒药物的同时，也适时加入陈皮、木香、柴胡等疏肝解郁之品。

3. 湿热壅结肝络，气血瘀阻成痈（谢兆丰）

肖某，女，39 岁，1989 年 12 月 28 日初诊。

病史： 3 周来，胃脘及右胁肋胀痛，恶寒发热，饮食减少，前医当感冒、胃病治疗 1 周，疼痛有增无减，胁肋膨满，局部手不可按，按之痛剧。血常规：白细胞 13000，中性粒细胞比例 71%，淋巴细胞比例 29%，B 超检查发现肝左叶的腹侧探及一 6.1 cm×3.1 cm 的低回声区，边界清楚，后壁回声稍增强，确诊为肝左叶脓疡，建议手术治疗，因患者畏惧手术，要求中医治疗。患者形体较瘦，面色晦滞，精神萎靡，食纳极差，发热两旬有余，测体温 38.2 ℃，右侧胸胁满痛拒按，动则更甚，脘腹发胀，胸闷气短，口干少饮，小便黄，大便不畅。舌苔黄腻，脉弦数。

辨证：湿热壅结肝络，气血瘀阻成痈。

治法：清肝泻热，散瘀消痈排脓。

处方：

柴胡 8 g	金银花 20 g	蒲公英 20 g	连翘 15 g
黄芩 10 g	天花粉 10 g	桃仁 10 g	当归 10 g
川楝子 10 g	薏苡仁 30 g	生大黄（后下）8 g	

另用小金片，每日 3 次，每次服 4 片。

服药 3 剂，大便已畅，腹胀好转，体温下降至 37.5 ℃，胃纳稍增，胁痛依然。治以原方去生大黄，服 5 剂后，身热已除，疼痛未平，仍守上方服至 17 剂，胁痛隐约，纳谷增香，精神转爽，黄腻苔渐退，脉弦不数，B 超复查，肝左叶的浅层探及一 2.7 cm×1.2 cm 的低回声团，肝脓疡恢复期。为巩固疗效，上方续投 5 剂，后以益胃汤加减善后。未服任何西药，一切症状消失，肝区已无压痛，B 超复查：肝脓疡消失。

[谢兆丰. 肝病治案四则 [J]. 江苏中医，1991（1）：14-15.]

【按语】　肝脓疡属于中医学"肝痈"范畴。本案系湿热蕴结，气滞血瘀，瘀阻肝络，肝叶受灼成痈。痈疡发于肝脏，所以右胁肋胀痛拒按，脘腹胀满；湿热内盛，所以恶寒发热，小便色黄，舌苔黄腻，脉弦数。治宜清肝泻火，活血化瘀，消痈排脓。经用《医宗金鉴》柴胡清肝汤化裁而愈。综观全方，清肝泻火解毒，清热祛湿，活血散瘀三类药味相互呼应，相须而用，共奏散瘀排脓消痈之效，且加减得体，进退有序，故取效甚捷。

4. 火毒蕴结，正气已虚（蔡淑仲）

郭某，女，43岁，1985年8月3日初诊。

病史： 右上腹部阵发性疼痛伴畏冷发热5天入院。病后皮肤黄染，纳差，便结，溲短色黄。既往有类似病史约10年，并先后行胆总管切开取虫、取石、胆囊切除3次手术。体检：血压86/56 mmHg，脉搏128次/分，体温39.4℃，神志清楚，巩膜皮肤黄染，心肺正常，肝上界右第5肋间，肝区叩痛，肝剑突下2 cm，质中等，脾未触及。检查：血红蛋白105 g/L，白细胞总数7.8×10⁹/L，中性粒细胞比例82%，淋巴细胞比例18%，黄疸指数30 U，凡登白试验立即反应。麝香草酚浊度试验6 U，硫酸锌浊度试验8 U，ALT 20 U，白蛋白23 g/L，球蛋白30 g/L。临床诊断为胆道残余结石伴感染，早期中毒性休克。经静脉滴注氨苄青霉素，肌内注射卡那霉素，口服茵陈胆道汤等治疗，症状不减，历时4天。8月6日行B超检查，右腋中线到腋前线6～7肋间可见3.8 cm×4.6 cm液性暗区，胆总管内径1.2 cm，内壁欠光滑，右肝内后枝见数个结石光团，大者1.5 cm×0.7 cm。复查白细胞总数14×10⁹/L。舌红、苔黄燥，脉浮数。患者拒绝手术治疗，于8月7日加服托里消毒散加减，每日1剂，5天后体温渐降，黄疸、腹痛均减轻，食欲增加。B超复查右肝脓肿已消失。因经济原因出院门诊治疗，随访至1986年10月，无复发。

托里消毒散加减处方：

人参	川芎	白芍	黄芪
当归	白术	茯苓	金银花
白芷	皂角刺	桔梗	甘草

［蔡淑仲. 中西医结合治疗胆原性肝脓肿二例 [J]. 福建中医药，1991（6）：41-42.］

【按语】 中医称肝脓肿为肝痈。《外科正宗》记述："肝痈初起宜栀子清肝汤，解郁泻火；已成者，托里消毒散加减或针之。"本案属正虚毒恋型肝脓肿，因病情危重故在西药抗感染、抗休克治疗的基础上，加用托里消毒散内服而得以痊愈。按中医辨证，肝脓肿临证有肝胆瘀热、火毒蕴结、余毒未尽之分，治法上有清肝利胆、泻火解毒、补气养阴之别。托里消毒散宜用于火毒蕴结而正气已虚者。

5. 邪犯厥阴，痈脓已成（李昌达）

李某，男，31岁，1976年6月28日初诊。

病史： 患肝脓肿，最初发冷发热，右胁疼痛，以为感冒，未予注意。突然寒战，高热，汗出不止，右胁痛剧且胀，恶心呕吐。经某医院检查，确诊为肝脓肿，注射青霉素等，仍高热不退，故用中药治疗。检查：脉弦数，舌质红，苔黄，高热，体温39.8℃，寒战，汗出，右胁胀痛甚剧，痛引肩腋，心烦，口苦，痛甚则呕，时发恶心。

辨证： 邪犯厥阴，痈脓已成。

治法： 清热解毒，活血排脓。

处方： 黄连解毒汤合小柴胡汤加减。

栀子10 g	黄芩10 g	败酱草30 g	黄连10 g
黄柏10 g	冬瓜子30 g	金银花30 g	连翘25 g
柴胡10 g	薏苡仁30 g	桃仁12 g	当归尾12 g
赤芍10 g	紫苏叶6 g	甘草6 g	黄芪30 g

7月2日二诊： 患者高热、寒战、恶心、呕吐俱止，心烦减，汗出、右胁胀痛稍减，黄苔退去不多，出现口渴，舌质尚红。

处方： 苇茎汤、白虎汤合小柴胡汤。

薏苡仁30 g	桃仁12 g	冬瓜子60 g	石膏（先煎）30 g
天花粉20 g	鱼腥草30 g	柴胡12 g	黄芩12 g
败酱草30 g	金银花30 g	黄芪30 g	全当归12 g
赤芍10 g	甘草6 g		

7月6日三诊： 患者心烦、口渴、口苦、汗出等俱愈，黄苔退净，舌红转淡，右胁胀痛明显减轻，要求服散剂。

处方： 按上方加减。

黄芪30 g	当归10 g	冬瓜子30 g	柴胡10 g

黄芩 10 g	败酱草 30 g	白芍 12 g	薏苡仁 30 g
桃仁 10 g	金银花 30 g	天花粉 15 g	生地黄 20 g
甘草 6 g			

4 剂。

黄芪 30 g	当归 20 g	川贝母 20 g	赤芍 20 g
乳香 20 g	没药 20 g	天花粉 20 g	青皮 15 g
佛手 15 g			

上药共研细末，分为 30 份，每日早晚各服 1 份，白开水送下。

7 月 23 日四诊：患者右胁胀痛大减，舌正无苔，脉弦平。

处方：

黄芪 40 g	党参 20 g	当归 12 g	白芍 20 g
生地黄 20 g	桃仁 10 g	败酱草 20 g	薏苡仁 30 g
麦芽 10 g	冬瓜子 30 g	蒲公英 20 g	建神曲 10 g
甘草 6 g			

6 剂。

黄芪 60 g	当归 30 g	川贝母 30 g	乳香 30 g
没药 30 g	赤芍 20 g	青皮 20 g	佛手 20 g
天花粉 30 g	山楂 30 g		

上药共研细末，分为 50 份，每日早晚各服 1 份，白开水送下。

8 月 18 日五诊：患者经某医院检查：肝脓肿痊愈。但在久行、久立及劳动之后，右胁微觉疼痛。

处方：

黄芪 60 g	党参 30 g	当归 30 g	白芍 30 g
生地黄 30 g	乳香 20 g	没药 20 g	青皮 20 g
佛手 20 g	玉竹 30 g	麦芽 20 g	建神曲 30 g

上药共研细末，分为 58 份，每日早晚各服 1 份，白开水送服。

［李昌达 . 疑难杂病治验录 [M]. 成都：四川科学技术学院出版社，1986.］

【按语】 患者高热、寒战、汗出，乃邪正相争，痈脓已成之征候；邪毒阻遏经络，气滞血凝，腐败成脓，肝体肿胀，故右胁胀满而疼痛剧烈；厥阴肝脉郁滞不畅，故痛引肩腋；热毒犯胃，故恶心呕吐；热甚伤津，故口渴心烦；热毒炽盛，故舌质红、苔黄而脉弦数。方用黄连解毒汤加败酱草、鱼腥草、金银花等清热解毒，薏苡仁、桃仁、冬瓜子祛腐排脓，紫苏叶配黄连清胃降逆止呕，柴胡疏利肝气，黄芪扶正托毒。二诊时，因汗出减轻不多，且出现口渴，因用白虎汤以天花粉易知母清热除烦，生津止渴。三诊时，除右胁疼痛外，其余诸症皆已消失，乃加以散剂，扶正托毒，活血生肌止痛。此后即以此方为基础，根据病情适当调整。

6. 肝郁化热，热伤气阴（章真如）

张某，女，50岁。

病史： 患者于4个月前开始肝区痛，并伴以恶寒，发热，食欲不振，当时至某医院检查，B超提示：有一肝区脓疡3.2 cm×2.6 cm，诊断为肝脓疡，经抗感染治疗，肝区痛减轻，发热逐步退净，但食欲不振，精神欠佳、面部微浮。脉弦细，舌黯红，苔灰黑腻。

辨证： 肝郁化热，热伤气阴，气虚则脓无以自除，阴虚则肝体欠养，证属肝痈。

治法： 疏肝益气，清热解毒。

处方：

黄芪 20 g	金银花 15 g	连翘 10 g	柴胡 8 g
枳壳 10 g	夏枯草 10 g	蒲公英 10 g	败酱草 10 g
赤芍 10 g	当归 10 g	川楝子 10 g	郁金 10 g

每日 1 剂，5 剂。

二诊： 服中药后，食纳有好转，活动时肝区仍痛，大便不畅，脉弦细，舌黯淡，苔黄腻，仍以疏肝清热法，原方加牡丹皮、栀子各 10 g，再进 5 剂。

三诊： 肝区不痛，腹中有时胀气，舌脉同前，守原方再进 5 剂。

四诊： 肝区不适，口干，气短乏力，脉弦细，舌红，苔薄黄，患者转阴虚证象，治用养阴疏肝法，以一贯煎加味。

处方：

沙参 15 g	麦冬 10 g	当归 10 g	白芍 10 g
郁金 10 g	川楝子 10 g	生地黄 10 g	枸杞子 10 g
白蒺藜 10 g	黄芪 15 g	芦根 30 g	木香 10 g

5 剂。

五诊以后至九诊：治疗一个月时间，病情逐步好转，精神、饮食正常，肝区亦无疼痛，处方一直照原方加味一贯煎进服，最后一次 B 超检查：肝脾大小正常，未见异常显示。

[章真如. 章真如临床经验辑要 [M]. 北京：中国医药科技出版社，2004.]

【按语】 中医认为肝脓疡属于"肝痈"范围，在以前只能凭症状表现来确诊，如胁肋剧痛，局部肿起，寒热，甚至穿溃流脓，《外科正宗》称为"腋痈""胁痈"，由于"肝经血滞""脾经气凝""胁痛多从郁怒肝火者发之"，治疗以疏肝理脾，清热解毒。及至今日诊断手段日新月异，B 超检查明显提示，症状初显即可暴露目标。如本案一开始出现肝区痛，恶寒、发热，即被 B 超显示溃疡部位及其范围大小，随即使用抗炎药物，控制其发展，折其燎原，先治其标，再用中药疏肝益气，清热解毒，而治其本，促其速愈，表现出中西医结合，标本兼治的优势。

7. 热毒内蕴（王长洪）

莫某，男，92 岁。

病史：因"恶心、呕吐，发热、呼吸困难 2 天"于 2011 年 10 月 27 日入院。入院后开始出现咳嗽、咳痰，咳吐泡沫样痰。既往房颤病史二十余年，2005 年安装心脏永久起搏器；2000 年行胆囊切除术、肝总管十二指肠端侧吻合术。入院时查体：双肺听诊呼吸音粗，可闻及大量的干湿性啰音，全腹软，无压痛，肝脾不大，墨菲征阴性，肠鸣音正常。双下肢无明显水肿。实验室检查：WBC 14.8×10^9/L，GR 94.4%，PLT 77×10^9/L，ALT 102 U/L，AST 131 U/L。初诊为急性左心衰合并肺内感染，给予"特治星"抗感染同时给予化痰、利尿、抗凝等治疗。3 天后患者呼吸困难明显好转，咳嗽、咳痰也明显改善，但仍有发热。10 月 30 日查腹部 CT，显示左肝外叶多发低密度灶，肝内胆管积气。诊断为肝左叶脓肿，予"舒普深"3 g，静脉滴注，1 次 /8 小时，3 日后体温下降，但急性左心衰症状仍时轻时重。11 月 4 日实验室检查：WBC 14.6×10⁹/L，GR 81.5%。抗生素调整为美罗培南 0.5 g，静脉滴注，1 次 /8 小时。患者仍发热，体温 38.5 ℃。11 月 7 日复查腹部超声：肝左叶有一 10.5 cm×7.6 cm×6.7 cm 混合性回声，中心部伴多发小脓肿形成，较大的直径为 2.5 cm，肝内胆管积气。明确诊断为肝左叶多发肝脓肿，拟行超声引导下脓肿穿刺引流术，但脓肿多发，加之患者高龄、患有多种较重的基础疾病，长期营养不良，抵抗力差，脓腔穿刺引流术的风险较大。患者家属拒绝穿刺，要求内科保守治疗。11 月 15 日邀王长洪教授会诊，患者卧床不起，气短懒言，低热，食欲不振，身热、肝区叩痛。实验室检查：WBC 6.0×10⁹/L，GR 59.9%。查舌质淡红，苔薄黄，脉细数。患者高龄体虚，肝脏多发脓肿，乃正虚邪恋，予扶正托痈，解毒活血。

处方：

生黄芪 20 g	紫花地丁 10 g	败酱草 10 g	鱼腥草 10 g
连翘 20 g	菊花 10 g	蒲公英 10 g	红花 10 g
白术 10 g	黄芩 10 g	白头翁 10 g	甘草 10 g

服用 7 剂后，患者无发热，食欲有所恢复。复查腹部超声显示肝左叶低回声区缩小至 7.5 cm×5.8 cm×5.4 cm。查舌质淡红，苔薄黄，脉滑数。

处方：

生黄芪 30 g	紫花地丁 10 g	败酱草 20 g	鱼腥草 10 g
连翘 20 g	菊花 10 g	蒲公英 10 g	红花 10 g
白术 10 g	黄芩 10 g	白头翁 10 g	甘草 10 g

服中药 14 剂后患者病情稳定，无发热、无腹痛，食欲渐佳。血常规正常。

处方：

| 黄芪 40 g | 白术 10 g | 茯苓 10 g | 薏苡仁 30 g |

败酱草 10 g	金银花 10 g	菊花 10 g	黄芩 10 g
蒲公英 10 g	紫花地丁 10 g	当归 10 g	桃仁 10 g
栀子 10 g	甘草 10 g		

14 剂。

12 月 13 日复查腹部超声显示肝左叶低回声区缩小至 5.0 cm×4.5 cm，血常规象正常，停用抗生素。中药上方续服。于 2012 年 1 月 4 日复查腹部超声显示肝左叶低回声区 4.2 cm×3.0 cm 大小。患者周身乏力、食欲尚可，查舌质淡红，苔薄白，脉沉弦。

处方：

黄芪 60 g	白术 10 g	茯苓 10 g	薏苡仁 30 g
金银花 10 g	败酱草 10 g	蒲公英 10 g	紫花地丁 10 g
当归 10 g	红花 10 g	桃仁 10 g	甘草 10 g

继服 14 剂，患者无明显不适，复查腹部超声肝左叶低回声 1.2 cm×1.0 cm 大小，基本吸收。

［高文艳，王长洪.王长洪教授诊疗细菌性肝脓肿经验 [J]. 辽宁中医药大学学报，2013，15（8）：244-246.］

【按语】　王教授认为，肝脓肿的早期诊断常常较为困难，尤其在同时合并其他疾病时。本案疾病早期可误诊为呼吸系统感染，随着疾病的发展，经超声和 CT 明确了肝脓肿的诊断。虽然细菌性肝脓肿发病有多种原因，但胆源性肝脓肿仍为主要原因。该患者既往有肝总管十二指肠端侧吻合术史，因而存在较高的胆道逆行感染的风险。本案患者高龄 92 岁，年老体衰，肝脏多发脓肿，引流困难且风险较大，中药治疗以扶正、解毒、活血为主，随着疾病的进展，邪气渐衰，但正气日虚，因此清热解毒之品渐减，益气扶正之药渐增。并适时施以活血化瘀之品，去瘀生新，以促消散。一般来讲，肝脓肿直径大于 5 cm 者，治疗上大都需要联合穿刺引流。在本案，因患者高龄、基础疾病多，脓肿多发，未穿刺引流，而成功救治，中西医结合之功，毋庸置疑。

第十五章
脂肪肝

一、概述

（一）概念

脂肪肝是由肝脏本身及肝外原因引起的过量脂肪（主要为三酰甘油）在肝内持久沉积所致的疾病。肝脏脂肪代谢功能发生障碍，致脂类物质的动态平衡失调，脂肪在组织细胞内贮积，若其贮积量超过肝重量的 5％ 以上，或在组织学上有50％以上肝细胞脂肪化时，即称为脂肪肝。

按肝细胞脂肪贮积量的大小，其脂肪量占肝重的5％～10％者为轻度脂肪肝，10％～15％者为中度脂肪肝，25％～50％者为重度脂肪肝。

肝脏与脂肪代谢有密切关系，正常肝脏所含脂肪占肝脏湿重的3％～5％。脂肪肝是一种常见病，国外学者做肝活检时报道其发病率达26.5％。

（二）病因与诊断

脂肪肝常见病因有营养失调、酒精中毒、糖尿病、小肠旁路手术后、激素、肝细胞中毒性损害、妊娠、肥胖、静脉高营养、肝炎及毒物的损伤等。肝脏内的脂肪主要为三酰甘油、磷脂、胆固醇与胆固醇酯。脂肪肝中脂肪含量可高达肝重的50％，增加的脂肪几乎全为三酰甘油。肝脏脂肪含量超过正常标准，在病理组织学上常以脂肪变性来描述。

由于病因不同，临床表现差异很大。通常多无自觉症状。中重度脂肪肝患者可有纳减、恶心、呕吐、腹胀及右上腹饱胀感。少数有黄疸、腹水及下肢水肿。可有舌炎、口角炎或末梢神经炎等维生素缺乏的表现，2/3 以上的患者有肝肿大，4%左右有脾肿大，也可有蜘蛛痣及门静脉高压征象。治疗后以上征象均可消失。妊娠急性脂肪肝多在首胎妊娠 36～40 周时突然发病。剧烈恶心、呕吐，随之出现急性肝衰竭，腹痛、黄疸、高氨血症，精神萎靡、嗜睡，很快进入昏迷。也可发生上消化道出血，或伴发胰腺炎、肾功能衰竭及弥散性血管内凝血。

多数情况下，脂肪沉积是可逆的，故本病预后良好，在祛除病因后，肝内脂肪堆积可很快消失，不留后遗症。25%以上的脂肪肝患者可无自觉症状，其临床表现也缺乏特异性，故易漏诊或误诊，使病情加重，故及时正确诊断和治疗脂肪肝是非常必要的。脂肪肝的诊断主要依靠病史、临床表现、实验室检查，特别是 B 超和 CT，但确诊仍有赖于肝活检。

二、中医学对本病的认识

本病相当于中医学积聚、痰浊、胁痛、湿阻、脂满等范畴。本病主要是气血痰浊，相互搏结于肝脏所致。本病的病机演变也与正气有关，一般初病多实，久则多虚实夹杂，后期则正虚邪实。若痰瘀内结，气机不得宣畅，或正虚邪实，气虚血瘀更甚，则积块增大更快。脾胃运化日衰，影响精血化生，正气愈虚，积块留者则不易消。若热气蕴结中焦，可出现黄疸；如水湿泛滥，也可出现腹满肢肿等。

中医研究认为，痰、湿、瘀、积等病理产物是脂肪肝形成的条件，各种外来因素（如病毒、酒精、妊娠、药物、不合理膳食等）所致的肝脏损害则是脂肪肝形成的基础。因此，化痰祛湿、活血化瘀、健脾消导、清热解郁等是中医药治疗脂肪肝的基本大法。尤以化痰祛湿、活血化瘀在临床最为常用。

从临床使用药物来看，常用的有泽泻、丹参、生山楂、虎杖、制何首乌、柴胡、决明子、白芍、当归、茯苓、枸杞子、茵陈、焦槟榔、法半夏、女贞子、荷叶、白芥子、郁金、白术、甘草、杏仁、莪术、浙贝母、明矾等。其中使用频率最高的 10 味药依次为：生山楂、丹参、泽泻、决明子、柴胡、制何首乌、虎杖、茵陈、白术、当归。大部分为苦燥、辛香、咸降、酸涩、淡渗之品，小部分为甘润之品。

现代药理学研究中药抗脂肪肝的作用，单味药中，制何首乌、丹参、山楂、人参、泽泻、桂莪术、姜黄、枸杞子、天花粉、灵芝、女贞子、虎杖、茵陈等可降低血脂，减轻肝内脂肪沉积，改善肝功能。一般来说淡渗利湿类药（如泽泻）可消除过多的血脂；滋养甘润类药（如何首乌）可通过保肝润养来消除肝脂；消解类药（如虎杖）又以清泄来消脂去浊；淫羊藿、人参等温阳益气之品及丹参等活血药，则往往通过促进脂肪的氧化或降解等机制来消除肝脂。这些因不同性味而能通过不同途径起到降脂、抗脂肪肝的作用，为中医药辨证论治提供了理论和临床运用的根据。同时，在脂肪肝的临床治疗中，在辨证施治基础上酌情加用上述有降血脂和肝内脂肪作用的药物，有望提高临床疗效。

三、医案选粹

1. 肝郁气滞，痰湿阻络（邢锡波）

王某，女，42岁。

病史： 患慢性肝炎3年，胸胁痛，经常卧床休息，吃高营养食物，半年来身体渐胖，头晕胸闷，胸胁疼痛加剧，食欲好，大便秘结，身倦不愿活动。检查：体质肥胖，肝肿大至肋下4横指，质软，肝功能正常。腹腔镜肝活检：肝细胞脂肪浸润，诊为脂肪肝。脉弦滑。舌质淡红，苔黄腻。

辨证： 肝郁气滞，痰湿阻络。

治法： 疏肝理气，祛痰通络。

处方：

丹参15 g	青皮12 g	栀子9 g	枳实9 g
郁金9 g	乳香9 g	没药9 g	五灵脂（包煎）9 g
三棱9 g	沉香9 g	甘草6 g	

二诊： 连服5剂，胸胁疼痛减轻，舌脉如前。仍依前方治疗。加礞石（先煎）、大黄、皂角刺、牡丹皮，减栀子、没药、沉香、丹参。又服5剂，每日溏便3～4次，便中有油腥物，胁痛大减，胸闷消失，脉沉缓。舌质淡，苔薄黄。是瘀浊下行，

气血畅通之象。

处方：

丹参 15 g	乳香 9 g	皂角刺 9 g	钩藤（后下）15 g
三棱 9 g	莪术 9 g	郁金 9 g	礞石（先煎）9 g
天南星 9 g	甘草 6 g	五灵脂（包煎）9 g	

连服 5 剂，症状消失，肝肋缘下 2 横指、质软。仍以前方配成丸药，又服一个月，肝肋缘下 1 横指，体重较前减 20 斤。肝功能检查正常。

［余瀛鳌，高益民．现代名中医类案选 [M]．北京：人民卫生出版社，1983．］

【按语】　患慢性肝炎迁延不愈，转变成为脂肪肝，属中医"积聚"范畴。肝之脉布于两胁，肝郁气滞，不通则痛，故胁痛；"见肝之病，知肝传脾"，脾受肝制，脾失健运，运化失职，加之过食膏粱厚味，经常卧床休息，体质肥胖，湿浊凝聚成痰，痰阻气机，血行不畅，痰血搏结，乃成胁下积块；脉弦滑，苔黄腻，均为气滞和湿痰之征象。本案辨证为肝郁气滞，痰湿阻络。治以疏肝理气，祛痰通络之法。患者食欲好，体胖，说明"此所急在积，速攻可之"，故用礞石、胆南星、大黄、皂角刺、三棱、莪术等峻剂涤荡湿痰，破血祛瘀。汤剂取效后，又配制成丸剂，缓图收功。

2. 湿滞痰凝，肝胆失于疏泄（郑淳理）

王某，男，35 岁，1987 年 11 月就诊。

病史：患"甲肝"病后，虑其复发，静心休养半年，不但食疗，更进以药补，体重日渐增加。现神倦嗜睡，肢体重着无力，肝区胀滞不舒，面色灰黯，唇紫而不泽，舌质淡胖，齿痕显见，脉来细缓。肝功能检查：TTT 12 U，ZTT 18 U，ALT 64 U。血清胆固醇 280 mg/dL，三酰甘油 340 mg/dL。B 超示：脂肪肝。此乃病后调摄失当，湿滞痰凝，肝胆失于疏泄所致。故治拟软坚散结，利湿化痰。

处方：

淡海藻 30 g	决明子 30 g	泽泻 30 g	白花蛇舌草 30 g

生山楂 30 g	淡昆布 30 g	广郁金 15 g	浙贝母 15 g
柴胡 10 g	莱菔子 10 g	炙鳖甲（先煎）10 g	

并嘱其节制饮食，适当活动。1 个疗程后，肝区不适消失，精神转佳，面色渐见红润，体重逐渐减轻。效不更方，调治 3 个月，诸症除而病瘥。1 年后复查肝功能、血脂、B 超均为正常。

[郑淳理. 软肝消积饮肝病治验举隅 [J]. 浙江中医学院学报，1993（4）：18.]

【按语】 此例脂肪肝患者乃"甲肝"治疗期调摄失当，体重增加过快所致。治以昆布、海藻、浙贝母软坚散结消痰；鳖甲、丹参养血柔肝；白花蛇舌草、泽泻、山楂等解毒消积；柴胡引诸药以肝经为通道，直达病所；重用泽泻滋阴利湿。并配合节制饮食，适当活动，而获得显效。

3. 肝郁脾虚，瘀血内结（宋福印，李禾花）

许某，男，44 岁。

病史: 因干呕厌食半年，加重月余入院。身高 168 cm，体重 78 kg。肝功能正常，胆固醇 8.20 mmol/L，三酰甘油 4.09 mmol/L，β 脂蛋白 15.1 g/L。B 超提示肝上界第 6 肋间，厚 16.5 cm，肋下 7.6 cm，剑下 8.1 cm，肝内回声光点细密，均匀，回声增强，后方回声衰减，肝内管道欠清晰，被膜整齐。

诊断: 高脂蛋白血症，脂肪肝。

治法: 疏肝健脾，和胃软坚。

处方:

柴胡 6 g	三棱 6 g	莪术 6 g	枳实 10 g
党参 10 g	当归 12 g	茯苓 12 g	鳖甲（先煎）10 g
川楝子 12 g	赤芍 15 g	白术 15 g	生山楂 30 g
陈皮 15 g	竹茹 12 g	砂仁（后下）6 g	

经上述治疗 35 日，体重下降 6.9 kg，干呕厌食症状消失。胆固醇 5.4 mmol/L，三酰甘油 1.52 mmol/L，β 脂蛋白 5.9 g/L。B 超提示肝脏厚 14.2 cm，肋下

1.2 cm，剑下 2.5 cm，肝内回声均匀，管道清晰，被膜整齐。随访 1 年未见复作。

［宋福印，李禾花．中药治疗脂肪肝 45 例 [J]．陕西中医，1991（3）：103.］

【按语】　本例由于干呕厌食半年，即由营养不良而致脂肪肝。治疗上着重疏肝健脾，理气活血，清灵通透，慎补多疏，疗效显著。

4. 肝经气滞，夹有痰湿（肖应健）

肖某，男，43 岁，1963 年 10 月 12 日初诊。

病史：患无黄疸型肝炎已近 2 年，经长期中西药治疗、疗养半年，体重增加 3 kg，但 ALT 仍异常。刻下症见：两胁胀满，有时隐隐胀痛，饮食、睡眠均佳，二便正常。舌体胖，边有齿痕，苔白微腻，脉象沉细。体检：形体丰满，神色正常，腹壁脂肪较厚，肝脾触诊不满意。超声检查：肝大肋下 2 指，肝区衰减波。实验室检查：ALT 216 U，麝香草酚絮状试验（－），脑磷脂胆固醇絮状试验（－），胆固醇升高。肝穿刺组织病理诊断：脂肪肝。

辨证：肝经气滞，夹有痰湿。

治法：疏肝理气，化痰祛湿。

处方：四逆散加味。

柴胡 10 g	枳实 10 g	青皮 8 g	香附 6 g
半夏 10 g	郁金 12 g	白芥子 10 g	明矾 6 g
甘草 3 g			

每日 1 次。

服药期间，嘱患者每次进餐前后步行半小时，并注意控制饮食。

服药 4 剂后，患者诉说大便微稀，微有恶心感觉，减去明矾后，上述反应消失。后服药 2 个月，体重减轻 8 kg，自觉胁痛基本消失。超声示肝区波段正常。两次复查肝功能和 ALT 属正常范围，血胆固醇也属正常。因患者不同意再次肝穿刺，未能做组织病理复查。门诊随诊数月，肝功能和 ALT 正常，恢复正常工作。

【按语】　肝炎后脂肪肝变性，可能与饮食、生活习惯有关。采用理气化痰治法，选取四逆散合左金丸加白芥子，治疗肝炎后脂肪肝有效。《丹溪心法》云：

"痰在胁下，非白芥子不能达。"故痰滞胁痛必用白芥子。运动疗法和饮食控制对本病有辅助治疗作用。

5. 气郁湿阻（岑鹤龄）

林某，30岁。

病史： 饱食征逐，无日或停，身重日增，已超常人。平时虽健康无病，却甚注意身体检查，近日偶抽血做肝功能试验，竟发现丙氨酸转氨酶过高，提示肝功能有损，随即做肝脏CT检查，发现肝脏肿大。患者以为患肝炎，情绪低落，忧心忡忡，终日不释，因得友介，遂来求诊。余再给予抽血检查，结果为乙肝抗原阴性；血胆固醇高出数倍，结合其病史资料，认为是脂肪肝，而非肝炎，经解释之后，患者有信心配合治疗。

辨证： 气滞湿阻，肝失疏泄。

治法： 行气导滞，化湿疏肝，减肥降脂。

处方： 自拟方去脂保肝汤。

| 丹参 30 g | 赤芍 18 g | 虎杖 30 g | 乌梅 18 g |

甘草 9 g

每日 1 剂。

并用山楂（干品）每日 24 g，煎水分次在饭后饮用。

随嘱要适量运动，减食，减肥，减高脂食物。

【按语】 岑鹤龄认为：人们都懂得身体躯干过肥不好，却不知道人体的肝脏过"肥"更不好。脂肪积聚在皮下便成肥胖症，积聚在肝则成为"脂肪肝"。人们千万不要轻视此病，因为它会演变成预后不良的肝硬化。

6. 肝郁气滞，痰湿阻络（关幼波）

沈某，女，40岁，1973年8月20日初诊。

主诉： 乏力1年余，体重增加8个月，伴肝区痛。病史：自1972年开始感觉极度疲劳，肝区痛，经检查肝功能麝香草酚浊度试验8 U，遂开始休息，并加强营养，每日进大量牛奶、鸡蛋等高蛋白食物。至 1973 年体重增加 30 斤（已达 158 斤）。自觉疲劳反而加重，劳累后肝区痛，大便不畅，日行 2～3 次，烦躁头晕，血压 150/90 mmHg，胆固醇 297 mg/dL，麝香草酚浊度试验 9 U，肝超声检查示 1/2 呈脂肪性回波，曾服中西药物治疗而效果不显著。舌苔白根腻，脉沉细滑。

辨证：肝郁气滞，痰湿阻络。

治法：疏肝解郁，清热化痰。

处方：

青黛 15 g	明矾 15 g	郁金 15 g	川黄连 10 g
熊胆 3 g			

共研为细末，装入 1 号胶囊，每次饭后 1 粒，每日 2～3 次。

从 1973 年 8 月 30 日开始服用，共 4 剂，至 1994 年 11 月 21 日，复查血胆固醇降为 170 mg/dL，麝香草酚浊度试验 3 U，丙氨酸转氨酶正常，体重下降至 120 斤。血压 130/80 mmHg。无任何不适，随访 4 年未复发。

［赵伯智 . 关幼波肝病杂病论 [M]. 北京：中国医药科技出版社，2013.］

【按语】 本病多痰湿为患，组方药少灵动，胶囊口服，甚为方便。

7. 气虚痰浊瘀肝（张志银）

邓某，男，40 岁。

病史：因患肝炎后家属特殊照料，增加营养及甜食，且卧床休息为主，3 个月内体重显著增加近 10 kg，但精神体力反差，伴肝区胀痛，肝功能 ALT 80 U，B 超示：脂肪肝。舌质淡红，苔薄腻，脉弦细滑。遂以益气、化痰、疏肝法参合清热解毒降酶之品。

处方：

生黄芪 30 g	炒党参 12 g	制黄精 20 g	焦白术 15 g
广郁金 15 g	广木香 9 g	陈皮 9 g	泽泻 30 g
生何首乌 15 g	生山楂 15 g	丹参 15 g	柴胡 10 g
当归 12 g	炒白芍 12 g	垂盆草 20 g	土茯苓 20 g

夏枯草 20 g　　　生甘草 6 g　　　制大黄 12 g

上方服用 1 个月后 ALT 正常，精神体力渐振，肝区痛胀显减，连服 3 个月，复查 B 超：未见脂肪肝。

［张志银．疑难肝病诊治五法 [J]．上海中医药杂志，1999（1）：25-26.］

【按语】　脂肪肝常由酗酒、营养缺乏、肥胖、小肠旁路手术、糖尿病、皮质激素、妊娠、肝炎及药物或毒物的损伤所引起。本案患者先患肝炎日久，继之恣食肥甘，且又不活动，以致渐成脂肪肝之病，证属气虚痰浊瘀肝，用益气化痰疏肝法治之而取效。

其方中所用泽泻、山楂二味，目前已证实分别具有改善肝脏脂肪代谢、降低血清胆固醇等作用。本案提示，对肝炎患者应积极治疗，先行预防，同时要加强锻炼，减肥，这是防治脂肪肝重要的一环。

8. 痰浊血瘀（胡斌）

杜某，女，41 岁，2015 年 5 月 28 日初诊。

主诉：胁肋部胀满 2 年余。多次 B 超检查发现重度脂肪肝，肝功能异常。刻下症见：胸胁部苦满，乏力，身重，多睡眠，大便偏溏，胃纳尚可。查体：肥胖体型，面色稍黯，腹软，胁肋部有抵触感，舌质黯红，舌下青筋怒张，苔白腻，脉滑。肝功能示丙氨酸转氨酶 92 U/L，天冬氨酸转氨酶 50 U/L，谷氨酰转肽酶 126 U/L，碱性磷酸酶 140 U/L。血脂常规示总胆固醇 5.82 mmol/L，三酰甘油 4.24 mmol/L。肝纤维化四项示透明制酸、Ⅳ型前胶原蛋白升高。

西医诊断：重度脂肪肝。

中医诊断：胁痛，痰浊血瘀型。

治法：健脾化痰，行气活血。

处方：

姜半夏 10 g　　　焦山楂 20 g　　　柴胡 6 g　　　绞股蓝 15 g

大腹皮 10 g　　　草薢 15 g　　　泽泻 15 g　　　茯苓 15 g

陈皮 10 g　　　肉豆蔻 10 g　　　炒黄芩 10 g　　　太子参 10 g

枳壳 10 g　　　　川芎 10 g　　　丹参 10 g

另嘱加强锻炼，清淡饮食，每 2 周复诊，处方随症加减。治疗 2 个月后患者肝区胁肋部胀痛症状消失，浑身轻松，复查肝功能丙氨酸转氨酶、天冬氨酸转氨酶正常，三酰甘油 2.22 mmol/L，总胆固醇 4.18 mmol/L，谷氨酰转肽酶及碱性磷酸酶恢复正常，肝纤维化指标正常，体重较前减轻 12 斤，B 超示中度脂肪肝，患者满意，继续服中药调理。

【按语】　该案中典型的脂肪肝患者，平素懒动多食，脾失健运，痰浊壅盛，兼有气滞血瘀，肝失调达，脂肪沉积在肝导致重度脂肪肝，迁延未愈有肝纤维化趋势，故治疗上予健脾化痰，疏肝化瘀为主。

9. 肝郁脾虚兼痰瘀湿热阻滞证（孙同郊）

杨某，男，47 岁，2010 年 4 月 12 日初诊。

主诉：右胁隐痛 6 个月。患者平素喜食肥甘，于 3 年前开始发胖，6 个月前出现右胁隐痛，多在劳累后发生，伴精神疲惫，嗜睡，口干苦，小便黄，大便溏，日行 2 ～ 3 次，今日血生化检查：HBsAg（－），肝功能 ALT 108 U/L，AST 72 U/L，GGT 125 U/L，TC 7.2 mmol/L，TG 5.8 mmol/L，B 超示：中度脂肪肝，舌质红，舌体胖大，苔白厚腻，脉滑。

诊断：胁痛，肝郁脾虚兼痰瘀湿热阻滞证。

西医诊断：非酒精性脂肪性肝炎。

治法：疏肝健脾，祛痰化瘀，清热除湿。

处方：祛痰活血汤加减。

陈皮 10 g　　　　茯苓 15 g　　　　姜半夏 10 g　　　柴胡 10 g
白芍 15 g　　　　黄连 6 g　　　　黄芩 10 g　　　　蒲公英 15 g
党参 15 g　　　　白术 10 g　　　　泽泻 15 g　　　　郁金 15 g
丹参 15 g　　　　山楂 15 g　　　　佛手 10 g　　　　甘草 3 g

每日 1 剂，水煎服，7 剂。

4 月 19 日二诊：右胁痛基本消失，精神明显好转，舌脉同前，原方去柴胡、白芍，加竹茹 10 g、荷叶 15 g，7 剂。

4 月 26 日三诊：病情继续好转，大便转干，每日 1 次，原方继进 7 剂。此后在此基础上随症加减治疗。

7 月 20 日复诊：病情稳定，无自觉症状，血生化复查：ALT 46 U/L，AST 30 U/L，GGT 75 U/L，TC 4.2 mmol/L，TG 3.4 mmol/L。前方随症加减治疗 2 个月，复查：肝功能正常，TC 2.2 mmol/L，其余正常，B 超示：轻度脂肪肝，病势已去，嘱继续随症治疗，进清淡、低脂饮食，忌酒，加强运动等。

[张光海，汪静，米绍平，等．孙同郊治疗脂肪肝经验 [J]．泸州医学院学报，2013，36（4）：372-373.]

【按语】 患者饮食不节，恣食肥甘厚味，损伤脾胃，致肝郁脾虚，脾运化无权，肝疏泄失职，气滞及湿热内停，痰浊内生，气滞及痰浊郁久又均可致瘀，湿热痰瘀互结而发病。方中柴胡、白芍、佛手疏肝理气，党参、白术益气健脾，陈皮、茯苓、姜半夏化痰浊，泽泻祛湿浊，荷叶芳香化浊，黄连、黄芩、蒲公英清热解毒，郁金、丹参、山楂活血化瘀，山楂还有消导作用，甘草调和诸药，配合成方使肝脾复，痰瘀化，湿热清，获得较理想疗效。

10. 肝郁脾虚，湿热蕴结（吴明志）

杨某，男，27 岁，2017 年 6 月 18 日初诊。

主诉：身重乏力 1 月余。既往体健。刻下症见：患者青年男性，形体肥胖，大腹便便，体重 110 kg。平素嗜食膏粱厚味，喜静少动，素体恶热。近 1 个月来，无明显原因下感身重乏力，日常走楼梯后胸闷气急，大汗淋漓，无胸痛，便溏不爽，量少，日行 2～3 次，小便尚利，胃纳亢，食后腹胀，双股内侧潮湿，夜寐欠佳，平素熬夜，口干口苦，不欲多饮，舌红苔黄腻，边有齿痕，脉沉弦滑。辅助检查：心肌酶谱及肌钙蛋白无殊。肝功能及生化： IBIL 8.6 μmol/L、TG 4.75 mmol/L，GLU 7.81 mmol/L。腹部 B 超提示中重度脂肪肝。心电图及心脏彩超无殊。

西医诊断：非酒精性脂肪性肝病。

中医诊断：肝癖肝郁脾虚，湿热蕴结证。

治法：疏肝健脾，清热化湿，逐瘀通腑。

处方：

茵陈 15 g	柴胡 9 g	郁金 15 g	温山药 30 g
北五味子 9 g	川牛膝 15 g	泽泻 15 g	荷叶 20 g
黄芪 30 g	茯苓 20 g	桃仁 15 g	生石膏（先煎）50 g
莱菔子 30 g	生山楂 30 g	决明子 30 g	槟榔 12 g
蛇床子 15 g	牡丹皮 15 g	丹参 30 g	川芎 15 g

7 剂，每日 1 剂，水煎服，早晚分服。

嘱患者控制食量，饮食清淡，1 周后复诊：患者在家人的监督下，减少饮食量，清淡饮食，坚持走路上下班，按时休息。服用第 1 剂药后，大便日行 4 ～ 5 次，量多质软，解后感全身舒畅，身重减轻。一周来胃纳减少，大便调畅，身重、乏力、胸闷、气急、汗出、腹胀、口干口苦等症状逐一减轻，精神好转。嘱继服原方 14 剂，服完后复查血液指标。

三诊：药后复查 IBIL、TG、GLU 等指标皆降至正常，体重减轻 7.5 kg。患者乏力好转，身重减轻，日常走楼梯无明显胸闷气急，汗出减少，夜寐安，无口干口苦，无明显腹胀，大便成形，日行 2 ～ 3 次，双股内侧无明显潮湿感，舌红苔薄白。湿热大祛，原方去茵陈、槟榔、蛇床子，石膏减至 30 g，继续巩固治疗1 个月。嘱患者继续坚持运动，控制饮食，否则前功尽弃。

[吕婷婷，孙涛，李凯，等. 吴明志运用柴胡郁金汤治疗非酒精性脂肪肝的临床经验 [J]. 中国现代医生，2020，58（7）：137-140，145.]

【按语】　患者青年男性，形体肥胖，平素嗜食膏粱厚味，因工作而长期久坐少动，气血郁滞，日久则脾失健运，痰浊内生，素体阳盛，湿热相交，蕴结于肝。脾主肌肉，脾虚湿滞，湿性重浊，则身重乏力。湿犯上焦，则胸闷气急；湿阻中焦，则食后腹胀。湿热客胃，纳亢、口干不欲多饮、口苦、舌红苔黄腻。湿滞下焦，则双股内侧潮湿。湿热下注，则便溏不爽。湿热内伏，迫津外出，又脾气亏虚、表卫不固，则动则汗出。患者肥胖，皮肤脂肪丰厚，故见脉沉，又主病位在里。弦脉主肝胆，滑脉主湿主热。根据资料，辨证为肝郁脾虚，湿热蕴结证。

结合患者 B 超及血液检查结果，辨病为非酒精性脂肪性肝病。患者尚在早期，未见肝功能异常，预后较佳。吴主任以柴胡郁金汤为基础方化裁，治予疏肝健脾、清热化湿、逐瘀通腑，祛邪为主，攻补兼施。加减方义：患者平素熬夜，肝阴亏耗，又湿热蕴结，疏泄不及，故见间接胆红素偏高。取茵陈蒿汤之义，予茵陈 15 g 清热利湿退黄。方中重用生石膏 50 g，取白虎汤之义，清热泻火，降低患者食欲，减少饮食摄入，有助于降低患者血糖血脂。生山楂、荷叶利湿降脂，桃仁、决明子逐瘀通腑，牡丹皮清热凉血，共祛痰瘀要害。研究表明山楂、荷叶、决明子均能显著降低血清总胆固醇、三酰甘油水平，具有降脂保肝作用。桃仁提取物能够使肝脏的微循环血流加速，显著增加灌流液的流量，改善血流动力学。并能抵抗低密度脂蛋白氧化、改善高胆固醇血症。食后脘腹胀满，予莱菔子、槟榔行气化湿除胀。"治痰先理气，气顺痰自消。"双股内侧潮湿，下焦湿滞，予蛇床子温化燥湿，中病即止。复诊遵循"效不更方"的原则，守方为主，适时加减药味及药量。此患者病在初期，依从性较高，且能够做到"管住嘴迈开腿"，改变生活方式，因此本方取得了良效。

11. 痰瘀互结，肝络痹阻（张云鹏）

葛某，男，50 岁，2009 年 6 月 18 日初诊。

病史：患者 5 个月前出现右胁肋闷胀不适，伴有乏力，胸闷善太息，劳则心前区疼痛，形体偏胖，纳可，夜寐安，小便正常，大便干结，每日一行。自述有高血压病史，目前未服药治疗，否认饮酒史。B 超：脂肪肝，胆囊结石，前列腺轻度增生，胰脾双肾未见明显异常。实验室检查：肝功能：ALT 48（<40 U/L），血脂：TG 3.63（<1.81 mmol/L），TC 6.6（<5.85 mmol/L）。舌尖红，苔薄白腻，脉细弦。

辨证：痰瘀互结，肝络痹阻。

治法：化痰活血，疏肝利胆。

处方：

| 泽泻 10 g | 决明子 30 g | 丹参 10 g | 郁金 10 g |

莱菔子 30 g	生山楂 30 g	土鳖虫 10 g	夏枯草 30 g
柴胡 6 g	赤芍 15 g	金钱草 30 g	白檀香（后下）6 g
马鞭草 30 g	丝瓜络 6 g	炙鸡内金 30 g	砂仁（后下）6 g
连翘 20 g	水红花子 15 g	柏子仁 30 g	钩藤（后下）30 g
瓜蒌子 30 g			

每日 1 剂，水煎，早晚分服。

2009 年 7 月 1 日至 29 日复诊：患者右胁胀闷不适较前好转，守原方治疗。2009 年 7 月 30 日，患者诉服药后右胁肋闷胀不适症状好转，胸闷明显改善，中脘偏胀痛，大便日行一次，偏干。舌尖红，苔薄白，脉弦。6 月 18 日原方加佛手 15 g。2009 年 8 月 20 日，患者自觉服药后右胁肋闷胀症状缓解，胸闷好转，无心前区疼痛。复查：肝功能均恢复正常。以前方续服巩固疗效。

［张雯，李丹，陈昶洲，等．张云鹏论治非酒精性脂肪性肝病经验 [J]. 中医文献杂志，2019，37（4）：49-51.］

【按语】　本患者为非酒精性脂肪性肝炎，出现血清谷氨酸转氨酶升高，并显示有肝纤维化趋势，综合患者四诊，当属痰瘀互结，肝络痹阻，治当化痰活血，疏肝利胆。以张云鹏降脂理肝汤加味治疗。方中泽泻、决明子、丹参、郁金、莱菔子、生山楂等活血化瘀，疏肝降脂；马鞭草、水红花子、土鳖虫等活血通络，软坚散结；炙鸡内金、金钱草等疏肝利胆；白檀香、瓜蒌子等化痰开窍。现代药理学研究表明，泽泻、决明子两药有降脂作用，可以清除肝内堆积的三酰甘油，减少脂肪酸对肝细胞毒性作用；丹参活血通络，可降低三酰甘油水平，减轻脂质过氧化损伤，有效消减及逆转肝细胞脂肪变性；郁金疏肝化瘀，行气活血，对肝细胞损伤有一定的修复作用；海藻化痰活血软坚散结，能降低血清三酰甘油，减轻肝细胞的脂贮存，能有效用于脂肪肝的防治；荷叶升清降浊可促进脂肪细胞代谢，降低血胆固醇和三酰甘油水平。从临床表现、实验室检查结果看，均有良好疗效。

第十六章
肝豆状核变性

一、概述

肝豆状核变性是一种常染色体隐性遗传性疾病，以铜代谢障碍引起的肝炎、肝硬化、中枢神经系统损伤为主的疾病。本病以儿童和青少年发病为主，以10～25岁最多，部分成人也可以发病，幼儿发病多呈急性，在数月或数年内死亡，30岁以后发病多属于慢性型，病情进展比较缓慢。可以分为以肝脏损伤为主的类型、脑型、肾型、混合型等。由于铜的沉积，造成肝脏的慢性进行性的损伤，以及大脑慢性的损伤。

目前主要认为其原因是胆道排泄减少、铜蓝蛋白合成障碍、溶酶体缺陷和金属巯蛋白基因或调节基因异常。以肝脏或是中枢神经系统症状为首发，患者角膜可以出现色素环，也就是K-F环，是本病比较重要的体征。

早期表现为消化道症状，常有消化不良、嗳气、食欲不振、脾肿大、黄疸、肝功能异常、类似肝炎等症状，迁延不愈。以后肝逐渐缩小、质硬、表面有结节，发展为坏死性肝硬化。精神症状常表现为性格异常、忧郁、癔症样发作，以及智力、记忆力减退、言语等表达能力障碍。眼角膜可出现铜色素环；铜在红细胞内沉积可引起溶血性贫血和黄疸；肾脏方面的损害主要表现为氨基酸尿、尿铜、尿胆素原，钙、磷酸和尿酸的排泄量增加，由于钙和磷的丢失，可引起骨关节异常病变。

通过血清学及影像学检查可以诊断，治疗上应该合理膳食，给予祛铜治疗，比较常用的有青霉胺等药物。早发现、早治疗，患者的预后还是比较好的，但是晚期疾病，治疗效果非常差，如果出现一些严重的并发症，可能会致残或者导致死亡。早期诊断，尤其是症状前期治疗很关键。

二、中医学对本病的认识

本病属中医的惊风、癫狂、黄疸、痉证、积聚、鼓胀等病范畴。中医学认为，本病的病因多由先天禀赋不足所致。本病的病机特点为肝失调达，肝风内动，可表现为湿困脾胃，痰浊阻络，火热内盛，肝风内动等证型。其发生不外"肝风""痰火"，而肝风内动为其关键所在。

辨证论治是中医治疗本病的一大特色。本病辨证涉及的脏腑多为肝、脾、肾，如肝风内动、肝血不足、脾失健运、肾精受损等，临床以肝风内动为最常见。由于本病的发病率低，且多呈散发性，目前大多报道以个案为主，统计学分析较少，具体疗效难以确定。

中西医结合治疗本病是进一步提高疗效的重要原则。西药多用青霉胺促进铜的排泄，早期病例尚好，但此药昂贵，且不良反应多；口服硫酸锌虽可阻止铜离子的吸收，但有呕血、便血之弊。若在此基础上，结合中医辨证论治或专病专方加减治疗，可减轻西药的不良反应，提高疗效。但从现有资料来看，尚缺乏有关这方面的报道。

许多中药都有调节铜代谢的作用，因此应加强寻求排铜或提高血清铜氧化酶活力的途径，以求在中药专病专方治疗本病方面有新的突破。

三、医案选粹

1.肝气郁滞，脾失健运，郁毒阻络，筋脉失养（邓振明）

陆某，男，29岁。

病史： 1982年8月，患者因一次开车撞倒电线杆而被停止开车，思虑恼怒，渐渐出现神疲乏力，表情抑郁，行动迟缓，于1983年2月症状加重，4月去某医院就诊。刻下症见：口角流涎，舌体僵直，构音不清。检查结果：双眼角膜周边有黄棕色K-F环，诊断为肝豆状核变性，服用苯海索、BAL（2,3-二巯丙醇）、

D-青霉胺。此后，曾去过五家医院，诊断和治疗相同，先后服用上述西药共 9 个月和中药一百余剂，仍无明显好转。于 1984 年 9 月收住我院，刻下症见：患者双手足持续样大幅度多动，无规则，活动时加重，睡眠时消失，语言欠流利，检查 K-F 环阳性，铜氧化酶活力为 0.0650 D（正常值 0.2～0.530 D）。

处方： 某医院验方"肝豆汤"。

黄连 6 g	黄芩 10 g	大黄 6 g	半枝莲 10 g
穿心莲 10 g	萆薢 10 g		

停服西药。3 周后效果不显，症状略有加重，改化痰息风法。

处方：

白附子 6 g	制天南星 6 g	全蝎 6 g	僵蚕 6 g
地龙 10 g	当归 10 g	白芍 10 g	钩藤（后下）15 g
川楝子 10 g	柴胡 10 g		

治疗 2 个多月后共服七十余剂，双手足多动症有所改善，可以控制半小时不动，铜氧化酶活力 0.050 D。出院后，转到本院门诊治疗。1985 年 3 月查肝功能 ALT 300 U，TTT 7 U，铜氧化酶活力 3 U/L（正常 54 U/L），双手足仍不自主多动，采用疏肝、养血、消积、解毒法治疗。

处方：

柴胡 10 g	香附 10 g	郁金 15 g	丹参 30 g
川芎 10 g	半夏曲 10 g	鸡内金 10 g	土茯苓 30 g
天花粉 15 g	茵陈 30 g	陈皮 10 g	栀子 10 g
泽泻 10 g			

每日 1 剂，水煎服。

此后一直固定此方治疗，共服三百二十余剂，1986 年 7 月双手足多动基本控制。仍坚持每月来门诊取药，隔日 1 剂中药。1988 年 9 月无自觉症状，肝功能 ALT 135 U，TTT 正常，铜氧化酶活力 19 U/L（正常 24 U/L）。1989 年 2 月无自觉症状，肝功能 ALT 正常，TTT 正常，铜氧化酶活力 27 U/L（正常 24 U/L），双眼角膜 K-F 环消失，已临床痊愈（前后共服 580 剂中药）。为巩固疗效患者仍坚持服用前方，隔日 1 剂，1990 年随访复查各项指标均正常。

［邓振明．中医药治愈肝豆状核变性一例 [J]．中医杂志，1991（11）：17．］

【按语】 本案因精神刺激，思虑恼怒，使情志抑郁不畅，肝失疏泄，导致肝气郁结不舒，气机阻滞，可见表情抑郁；由木旺克伐脾土，使脾失健运，气血化生不足，故见神疲乏力，行动迟缓；水湿不运，痰浊郁毒内生，上犯舌体，故而表现出口角流涎，舌体僵直，构音不清；因肝开窍于目，郁毒循经上注，故见双眼角膜周边黄棕色 K-F 环；由于痰浊阻络，气血不能正常营养筋脉，加之肝郁日久，耗及肝阴肝血，使之不足，使筋脉失养，虚风内动，故见四肢持续样大幅度多动。"肝豆汤"药物主要是清热燥湿解毒，故药后效果不显。而运用化痰息风方药治疗则使四肢多动有所改善。针对本案病机肝气郁滞，脾失健运，郁毒阻络，筋脉失养，故采用疏肝理气、养血消积解毒为治而愈。所用方中柴胡、香附、郁金疏肝理气；丹参养血、活血祛瘀；川芎活血行气；半夏曲燥湿化痰；鸡内金运脾消积；土茯苓解毒、除湿、健脾胃；茵陈、栀子清热利湿以清利肝胆；陈皮理气调中；泽泻利水渗湿；天花粉清热生津。因药证合拍，故在坚持服药五百八十余剂后终获临床痊愈。

本案提示，治疗诸如肝豆状核变性这一类疑难疾病时，坚持守方，尤为紧要；浅尝辄止，动辄更医更药，效果实难设想。

2. 中州阳微，痰湿内留（崔世麟）

案 1

罗某，男，23 岁。

病史： 患者手足抖动，说话不清，流涎 10 年，于 1991 年 8 月 31 日入院。自 1981 年起渐行动费力，上下肢不自主抖动，言辞含混，黏涎盈颐，脘痞，腹部膨隆。1983 年底某医院诊断为肝豆状核变性（HLD），服青霉胺 2 年稍减轻。1986 年因缺该药，随之症状加剧。近 2 年行走更觉动作迟缓僵笨，肢体震颤。今年步履维艰。苔腻，脉滑，口涎连绵难休，肢强挛缩，抖动不已，腹胀痞满，纳谷欠香。家族中一兄一弟均少年起病，死于 HLD。检查：K-F 环阳性，四肢肌张力铅管样增高，肝肋下 5 cm、无压痛，脾左肋下可触及，血清铜氧化酶 0.02（单位光密度，下同，正常 0.32）。

入院诊断： HLD。因青霉素皮试阳性予中药治疗。

辨证： 中州阳微，痰湿内留。

治法： 悦脾醒胃，化湿祛痰。

处方： 苓桂术甘汤合二陈汤。

| 茯苓 12 g | 桂枝 10 g | 白术 10 g | 陈皮 10 g |

甘草 3 g

煎服三十余剂后，震颤减轻，口涎已收。

【按语】 肝豆状核变性为常染色体隐性遗传性疾病，由铜代谢障碍所导致。由于铜在体内尤其是肝内大量沉积造成肝细胞脂肪浸润，轻度小叶纤维增生，溶酶体破裂，发生坏死性肝炎、肝硬化及扰乱体内某些酶的活力而出现一系列临床表现。肝豆状核变性的临床表现主要有肝脏损害、神经精神系统表现、角膜色素环、骨关节及肌肉损害。本案患者临床表现以锥体外系症状为主。从中医学角度来看，口涎连绵难休、腹胀痞满、纳谷欠香、苔腻、脉滑乃中焦阳虚、脾失健运、痰湿内阻之证。故用苓桂术甘汤合二陈汤以悦脾醒胃、化湿祛痰。胃气复、中阳振、湿浊化，则诸症渐轻。

🍅 **案 2**

解某，男，21 岁。

病史： 患者烦躁易怒，双手活动不灵活，语言含糊二三年，于 1991 年 9 月 2 日入院。患者自 1988 年初无明显诱因而生活懒散，反应迟钝，话少，孤独；或无故吵闹，手腕僵硬，发作性构音欠清，紧张时尤重。1989 年 5 月脾气更加暴躁，外出乱跑，信手拿他人之物，或双眼直视少动，神情呆滞似塑，起步艰难，步态不稳，饮水呛咳，双手抖动。病后各地就医效果不显。经我院诊断：HLD。服青霉胺亦不奏效而入院。恼怒动辄不已，或情志怫郁，孤僻，头昏且胀，上臂振摇，下肢不稳，舌红苔少，脉弦。检查：K-F环阳性，四肢肌张力增高、右明显，不自主抖动，恢复动作不能，慌张步态。血清铜氧化酶 0.02（正常 0.28）。头颅 CT 示：脑萎缩。医学心理测验示，抽象概括能力差，社会适应存在困难。

辨证：肝失条达，疏泄失司。

治法：柔肝疏郁。

处方：一贯煎。

北沙参 10 g	麦冬 10 g	当归 10 g	枸杞子 10 g
生地黄 20 g	川楝子 6 g		

服用 1 个月后，精神症状明显松动，自知力恢复，呛咳消失，抖动减轻。

【按语】 K-F 环是诊断肝豆状核变性的重要依据之一，主要由铜沉着于角膜周围而引起，也叫角膜色素环。本案患者经确诊为肝豆状核变性，临床以精神症状为主要表现，同时伴有行为障碍。由于肝失条达，疏泄失司，故可见烦躁易怒，动辄不已；肝主筋，肝之精血不足，筋失所养，故见双手抖动。治用一贯煎养阴柔肝疏郁，使木郁达之，肝气得疏，肝所主之筋得以充养，则精神症状缓解，抖动减轻。肝豆状核变性引起的精神症状，易被误认为其他精神病。本案患者除血清铜氧化酶活力降低外，经检查 K-F 环阳性，这也是诊断肝豆状核变性的重要依据之一。

🍅 案 3

文某，男，12 岁。

主诉：腹膨隆、少尿 2 年，双手抖动扭屈 5 个月。患儿于 1990 年 10 月 19 日入院。患儿 1988 年秋皮肤黄染，B 超探查肝脾明显肿大，肝功能异常，当地中西医予保肝治疗罔效。1990 年 6 月初起不愿外出活动，写字拙劣，智力减退。肝胀脾肿大，腹痞若鼓，皮肤黄如烟熏，遍身不泽，上肢扭屈，时而张翼摇摆。苔薄白，脉细。检查：K-F 环阳性（裂隙灯下），巩膜及周身皮肤黄染，腹膨隆、移动性浊音（+），脾左锁骨中线肋下 5 厘米，双上肢扑翼样震颤。尿蛋白（++），胆红素（+），尿胆原（+），血清铜氧化酶 0.05（正常 0.3）。因青霉胺、二巯丁二钠（DMS）过敏，服中药治疗。

辨证：脾肾阳虚，气机阻滞，阴湿内停。

治法：温阳疏利。

处方：茵陈术附汤加味。

| 茵陈 18 g | 桂枝 10 g | 泽泻 10 g | 猪苓 12 g |
| 附子 6 g | 干姜 6 g | | |

服药 2 个月，小溲渐增，随后尿常规正常，腹部叩诊浊音消失，黄染渐退，肢体振幅明显减小。出院时嘱理中丸、香砂六君丸长服。近信访病情稳定。

［崔世麟. 肝豆状核变性的中医治疗 [J]. 上海中医药杂志，1992（10）：7-10.］

【按语】 本案患者K-F环阳性、血清铜氧化酶降低，并且有肝脾肿大、黄疸、腹水、震颤等症，诊为肝豆状核变性，中医辨证属脾肾阳虚、气机阻滞、阴湿内停。治以温阳疏利之法。方用茵陈术附汤加味而愈。

茵陈术附汤出自《医学心悟》，由茵陈、炙甘草、白术、附子、干姜、肉桂组成，主治寒湿阻涕而致的阴黄。

🍅 案 4

林某，男，14 岁。

主诉：双小腿酸痛，内扭转伴不自主多动 3 年，咳呛半个月。患儿于 1989 年 11 月 25 日入院。患者自 1986 年起逐渐感觉双下肢酸痛、麻木、无力，经常摔倒。1988 年 4 月不自主多动、抖动、双下肢为著，并向内侧扭转，不能行走。近来记忆力下降，时而傻笑，半月前又作咳呛。当地诊断：双下肢关节炎伴内翻，右大腿内侧下部行矫正术，未能奏效。我院拟 HLD 住院。面色萎黄少华，记忆迟钝，饮水呛咳尤剧，时或自笑，肢体羸小颤振，酸楚频作，膝挛跗缩趾收，步履蹒跚，舌质淡，脉细弱。家族中其姐罹有肝炎、肝硬化，双上肢屈曲扭转，进食呛咳史。父母否认近亲婚史。1985 年曾左跟骨骨折，检查：K-F 环阳性，头及四肢不自主抖动，肌张力呈齿轮样增高，腱反射减低，双下肢内侧扭转，傻笑，智能下降，智商：69，血清铜氧化酶 0.021（正常 0.32）。服青霉胺一周，白细

胞降至 $2.0 \times 10^9/L$，迟迟不升，改服中药。

辨证：肾精亏虚，髓海不填。

治法：补肾、健骨、强筋。

处方：左归饮加味。

熟地黄 30 g　　　枸杞子 6 g　　　山药 6 g　　　云苓 6 g

山茱萸 6 g g　　　炙甘草 3 g　　　金毛狗脊 10 g

服药 40 天，好转出院。嘱上方或六味地黄丸交替长服。半年后方始控制抖动，行走改观，酸痛消失，记忆恢复。

【按语】　肝豆状核变性临床以肝脏症状与神经症状为主要特征，此外，还有精神症状、角膜色素环及骨关节、肌肉的表现。本案患者家族中其姐有肝炎、肝硬化、双上肢屈曲扭转、呛咳史，患者本人记忆迟钝、呛咳、肢体震颤、酸楚、膝挛跗缩趾收、步履蹒跚。检查：K-F 环阳性、肌张力增高、血清铜氧化酶降低。诊为肝豆状核变性，以骨关节、肌肉症状为首发。产生这些症状，主要是由于铜沉积于骨膜、末梢神经或肌肉所致，且由于骨质脱钙或稀疏，故易跌倒、骨折。中医学认为肾主骨、藏精、精生髓，肾精空虚，髓海不充，故而出现一系列骨骼症状。辨证本案为肾精亏虚，髓海不填，故治以补肾填精、强筋健骨之法。用左归饮补益肾阴，加入金毛狗脊补肝肾、强腰膝、坚筋骨。坚持服药，并以六味地黄丸滋补肝肾，与汤药交替服用。使肾精充足筋骨得健，因而病证逐渐减轻。

🍅 案 5

韩某，男，12 岁。

病史：皮肤渐黑，半载后流涎，随之抖动已 2 年，于 1984 年 3 月 29 日入院。患者自 1982 年 2 月起逐渐周身皮肤变黑，6 个月后口角流涎，双手不自主抖动，伸直不利，难以持物及书写，言语謇涩，学习下降被迫辍学。予青霉胺治疗因先后两度致肾炎而中止。肌肤黧黑渐起，肢节屈伸不能，泛恶流涎，便秘纳呆，书写抖栗，言语含糊。舌质紫，脉弦细涩。其兄同样病史，19 岁死于 HLD。检查：K-F 环阳性、面具脸、"O"形腿、四肢肌张力呈铅管状增高，联合运动消失，血清铜氧化酶 0.01（正常 0.31）。用 BAL 治疗因有腹痛、呕吐即停，改服中药。

辨证：气滞血瘀，肌肤不润。

治法：和血通络。

处方：桃红四物汤。

桃仁 10 g	白芍 10 g	当归 20 g	熟地黄 20 g
红花 3 g	川芎 3 g		

1 个月后改鸡血藤片、补中益气丸巩固四十余天，皮肤色泽正常，震颤已瘥，复学。目前中成药维持，病情稳定。

【按语】 肝豆状核变性出现皮肤变黑，乃因机体内分泌紊乱所导致。本案患者患病已 2 年，气机阻滞，血行不畅，致使形成气滞血瘀，故见皮肤黧黑、舌质紫。由瘀血痹塞、筋失充养，故可见肢节屈伸不能、震颤。经用桃红四物汤和血通络、祛瘀生新而得以缓解。崔世麟以活血通络之法治疗肝豆状核变性所致的皮肤发黑、震颤等症，取得较好的疗效，为中医治疗此类疾病积累了经验。

🍅 案 6

李某，女，23 岁。

病史：停经 1 年，说话不清，发呛，四肢抖动 3 年，于 1984 年 5 月 26 日入院。患者 3 年来月经仅行两潮（14～15 岁，月经周期、量、色均正常），色淡量少，质黏味臭伴白带，末次月经距今已 1 年。1982 年出现言语欠晰，日见加重，咳痰费力，继而饮水或进食发呛，四肢不自主抖动，不能从事驾驶，某医院诊断为球麻痹、小脑共济失调。苔浊腻，脉弦细且滑。月事避年，四末颤曳，头重，晨起痰黏稠黄，阻于喉间，难以咯出，吞咽不利。检查：K-F 环阳性，肌张力增高，舌肌及四肢不自主运动，步态不稳，发音不能，血清铜氧化酶 0.03（正常 0.28）。予 BAL，因呕吐、脸红等而改服中药。

辨证：痰湿阻络，艰于流布。

治法：清痰祛湿。

处方：济生导痰汤。

陈皮 9 g	半夏 9 g	云苓 12 g	枳实 6 g
胆南星 6 g	炙甘草 5 g		

一旬后月经至，抖动减缓，但言语仍欠清。原方续服 4 周，当月经行如期，吞咽、说话已无障碍。2 个月后出院嘱当归养血膏、指迷茯苓丸长服。1985 年 11 月恢复工作，至今病情稳定。

[崔世麟. 肝豆状核变性的中医治疗 [J]. 上海中医药杂志，1992（10）：7-10.]

【按语】　肝豆状核变性患者出现月经失调，属内分泌紊乱所致。本案患者以月经失调为首发症状。分析本案患者症状体征：由于痰浊内阻，故头重、痰黏难咯、吞咽不利，苔浊腻、脉弦细且滑；肝气不舒，肝阳化风，风裹痰浊内窜，扰于冲任，故月经失调；扰于四肢，则四肢不自主运动。证属痰湿阻络，故用济生导痰汤清痰祛湿而愈。肝豆状核变性病变证多端，因痰浊内阻，风痰阻络所致者亦时有所见。故从痰论治也不失为治疗此类难治疾病之一法。

3. 阴血亏虚，肝风扰动（张立亭）

王某，女，18 岁。

病史： 因两手不自主震颤 1 年，加重 3 个月，于 1998 年 5 月 16 日入院。患者 3 年前有发热、黄疸、恶心、呕吐，肝功能不正常，经中西药治疗 3 个月后痊愈。1 年前又出现两手不自主震颤。不能持物，不能书写而休学，近 3 个月症状加重，且有双下肢扭转性痉挛，走路不稳，呈醉酒状，五心烦热，急躁多动，睡眠不宁，易惊醒；语言及吞咽无障碍。当地医院诊为肝豆状核变性，给予口服 D- 青霉胺并肌肉注射胞磷胆碱 3 个月，症状无好转。既往史：除肝病外无其他发病史。家族中无类似发病史。月经 14 岁初潮，经期常错后。入院时查体：体温、心率、呼吸均正常，血压 128/75 mmHg，发育营养中等，巩膜无黄染，心肺无异常。腹软，肝脏未触及，脾左肋下 1.5 cm 可触及。两手呈扑翼样颤动，四肢肌张力增强，病理反射未引出，未见肝掌及蜘蛛痣。眼科检查，两眼角膜周围可见棕绿色 K-F 环。舌质正常，苔白，脉弦细数。实验室检查：血、尿、便常规正常，红细胞沉降率（ESR）23 mm/h；丙氨酸转氨酶（ALT）271 U/L；天冬氨酸转氨酶（AST）311 U/L；血清总蛋白（TP）70.4 g/L；白蛋白（ALB）42.2 g/L；球蛋白（GB）28.2 g/L；A/G=1.5；丙型肝炎病毒 PCR 检测（-）；乙肝 8 项指标均阴性。血铜蓝蛋白 23.2 mg/L（正常 307±3.5 mg/L）。B 超示：脾肿大，慢性肝病。CT 示：小脑可见小范围的低密度区。

入院诊断： 中医：颤证；西医：肝豆状核变性。

辨证： 阴血亏虚，肝风扰动。

处方： 大定风珠合六味地黄汤加减。

生地黄 15 g	熟地黄 15 g	白芍 20 g	生鳖甲（先煎）15 g
阿胶（烊化）15 g	山茱萸 12 g	生山药 15 g	生牡蛎（先煎）15 g
五味子 10 g	茯苓 15 g	炙甘草 6 g	钩藤（后下）15 g
生龟甲（先煎）15 g			

水煎服，每日 1 剂。

两周后病情同前无变化，于 1998 年 6 月 2 日全科进行病例讨论，拟方如下：

天麻 12 g	蜈蚣 2 条	山茱萸 15 g	钩藤（后下）20 g
白芍 20 g	炒酸枣仁 20 g	炒栀子 10 g	生龙骨（先煎）30 g
石菖蒲 10 g	全蝎 6 g	磁石（先煎）30 g	

水煎服，每日 1 剂，连服 6 天，停药 1 天，循环往复。

停用一切西药，按上方连续服用 2 周，症状明显好转，五心烦热大减，无躁动不安，睡眠安宁，两手震颤及双下肢扭转性痉挛亦有减轻。效不更方，继续按原方服用 4 周，症状继续好转，五心烦热消失，双下肢扭转性痉挛消失，走路平稳，两手震颤轻微，已能握筷及执笔书写。复查血常规、肝功能正常，血铜蓝蛋白 25.2 mg/L。乃于 1998 年 7 月 20 日出院。出院后按原方去炒栀子，加牡丹皮 20 g，莲子心 10 g，隔日 1 剂。1 月后门诊，两手震颤消失，书写字体工整，已返校复读。嘱按原方每周服药 2 剂，巩固 3 个月后停药。随访半年余无复发。

[张立亭，傅新利. 肝豆状核变性病案 [J]. 中医杂志，2000（7）：420-421.]

【按语】 肝豆状核变性是一种常染色体隐性遗传病，临床较为少见。Scoce 与 Lange 将本病分为：①肝神经型或肝脑型；②肝型或腹型；③神经型或假性硬化型。其中 1 型最为多见，发病年龄多在 10～20 岁。2 型少见，多在 10 岁前发病，常短期死于肝衰竭或消化道大出血。3 型多呈慢性经过，发病年龄多在 30～40 岁，神经精神症状显著。本病例属于 1 型，早期治疗预后良好。一旦发现痴呆、精神异常、关节畸形等症状，病情就很难逆转。

本病案的临床症状是以两手震颤为主，故中医诊断为颤证。并按肝风内动辨治而愈。但如果是以肝衰竭或上消化道出血为主症时，则不仅辨证的重点不同，而且其中医诊断的病名也应相应调整。所以中医诊治该病有其很大的灵活性。

本病患者由于先天缺乏某种肽酶的介导，使得铜蓝蛋白合成减少或缺乏，而转运铜却大量增加，血中铜大量从肾脏排出，结果血中含铜量减少而组织内含铜量大增，从而产生各种病理改变。故应嘱患者低铜高蛋白饮食，尽量避免进食含铜量高的食物，如豌豆、蚕豆、玉米、硬壳果仁类及蕈类，软体动物中的乌贼、鱿鱼、牡蛎，甲壳动物中的各种蟹类和虾类，以及贝类（蛤蜊、河蚌）、螺类、各种动物的肝和血等。炊具及餐具勿用铜制品。

4. 肝肾阴虚（鲍远程）

患者，男，23 岁。

病史： 因渐进性言语不清，四肢抖动，动作笨拙 5 年入院。患者于 2002 年底开始出现言语含糊，流涎，后渐出现四肢不自主抖动，动作笨拙增多，于外院检查，查"双眼 K-F 环阳性，血铜生化异常"，确诊为肝豆状核变性。2004 年行脾切除术，并予以保肝祛铜等西医治疗后症状有所好转，期间自行停药 1 年，且不坚持低铜饮食，后出现四肢抖动加重，五心烦热，躁动不安，时有脾气暴躁，继服西药，症状改善不明显。病程中患者吞咽尚可，口干口臭，食欲欠佳，睡眠差，大便干，小便黄。家族史无特殊，父母非近亲结婚。查体：神清，肤黑，言语不清，四肢肌力 V 度，肌张力呈铅管样增高，双侧膝腱反射减弱，双侧巴宾斯基征（＋），指鼻欠准稳，快复轮替动作笨拙，双眼 K-F 环（＋），腹平，肝肋下未及，移动性浊音（－），双下肢不肿，舌红少津，苔少，脉弦。实验室检查：①血常规：白细胞 $6.17×10^9/L$，红细胞 $4.23×10^{12}/L$，血红蛋白 132 g/L，血小板 $132×10^9/L$。②肝肾功能正常。③铜蓝蛋白 0.09 g/L。④血铜 3.84 μmol/L，铜氧化酶 0.05 U，尿铜 530.11 μg/24 h。⑤双眼 K–F 环（＋）。B 超示：肝豆状核变性，肾病。

辨证：肝肾阴虚。

治法：滋补肝肾，育阴息风。

处方：

生地黄 15 g	牡丹皮 10 g	白芍 15 g	钩藤（后下）12 g
麦冬 10 g	半枝莲 12 g	粉萆薢 15 g	天麻（另煎）10 g
玄参 10 g	黄连 6 g	泽泻 10 g	大黄（后下）6 g
薏苡仁 15 g	麦芽 15 g	远志 10 g	砂仁（后下）6 g
石菖蒲 15 g			

水煎服，每日 1 剂。

连续服用 2 周，症状明显好转，五心烦热、口干口臭大减，无躁动不安，睡眠安宁，两手震颤抖动亦有减轻。效不更方，继续按原方服用 4 周，症状继续好转，五心烦热、流涎消失，下肢抖动及言语不清明显改善，走路平稳，两手震颤轻微，握筷及执笔书写较前灵活。

二诊：复查血常规、肝肾功能正常。按原方去天麻、钩藤、麦芽、砂仁，每日 1 剂。

1 个月后三诊：两手震颤消失，书写字体工整，言语较清晰，动作灵活，纳眠佳，二便畅。嘱按原方每周服药 2 剂，巩固治疗 3 个月后停药。随访半年无复发。

［徐健. 鲍远程治疗肝豆状核变性的学术特点 [J]. 中医药临床杂志，2009，21（1）：49–50.］

【按语】 本病源于先天，病在肝肾，涉及脑髓、心、脾，病性为本虚标实，以肝肾阴虚、气血不足为本。无论病程长短，病情轻重，均应时时顾护肝肾。本患者因先天禀赋不足，肾精亏虚，不能滋生脑髓，濡养肝木，则肝血（阴）不足，筋脉失养，则见四肢抖动、动作笨拙；肝阴不足，阳亢生风，风阳上扰，则见动作增多、言语含糊等。因情志失调，肝气郁结，失于疏泄，郁久则化火，横逆犯脾，又可造成脾失健运，故可见脾气暴躁、口干口臭、食欲差、流涎等症状，舌红少津，苔少，脉弦亦为肝肾阴虚之象。方用左归丸加大定风珠加减。由于本病导致身体内的铜不能正常排泄，造成机体慢性铜中毒，因此促进铜的排泄，是治疗本病不可或缺的中药缓解。鲍教授在患者出现口苦口臭，舌质红或偏红、苔黄或黄腻、脉弦数或弦滑，口渴烦热，牙龈出血，鼻衄，肢体僵直疼痛，黄疸，水鼓，尿赤短少，大便燥结等症时，多采用苦泄清热解毒、通腑利尿之药，如大黄、栀子、黄连、黄芩、半枝莲、穿心莲、粉萆薢、泽泻、鱼腥草等。《黄帝内经》云："诸风掉眩，皆属于肝。"本病肢体震颤、肌僵直等肝风内动之证，按照常理可选用镇肝息风等药物如龟甲、鳖甲、龙骨、牡蛎、珍珠母、僵蚕、蜈蚣、全蝎、地龙等治疗，但鲍教授临证处方时却弃而不用，其原因是根据现代药理学研究，此类药物属含铜量高的矿物及动物中药，患者用药后临床诸症会日趋加重。

5. 肝风内动，痰淤阻络（冯彦臣）

霍某，男，15岁，1981年11月18日初诊。

病史：患者肝硬化史3年，肢体震颤、言语謇涩4个月。某医院曾按肝豆状核变性给予D-青霉胺、苯海索、二疏丙醇等药治疗2个月，病情日重。刻下症见：四肢不自主震颤，行走强直欲倾倒，言语不利，流涎，右胁下有癥块，舌质淡红，苔薄黄腻，脉弦细。检查：神清，表情呆板，舌颤，巩膜无黄染，角膜边缘有金褐色环，腹软，肝上界第5肋间及下界右肋下2指，中等硬度，轻度压痛。四肢肌张力增高，腱反射亢进，四肢肌力IV度。血清铜56 μg/dL，尿铜45 μg/24 h，丙氨酸转氨酶90 U，硫酸锌浊度试验22 U，白蛋白3 g/dL，球蛋白3.5 g/dL。

诊断：肝豆状核变性，肝硬化。

辨证：肝风内动，痰淤阻络。

治法：益气平肝息风，化痰通络。

处方：

黄芪 30 g	鸡血藤 30 g	白芍 15 g	钩藤（后下）15 g
乌梢蛇 15 g	丹参 15 g	僵蚕 15 g	制白附子 10 g
川芎 10 g	菖蒲 10 g	红花 10 g	当归 12 g
胆南星 4.5 g	蜈蚣 3 条	怀牛膝 20 g	甘草 6 g

服药 20 剂后，肢体震颤减轻，流涎止，语言较前清楚，唯感身困乏力，纳差，便溏，此乃脾虚失运，原方去菖蒲、胆南星，加白术 10 g，生山药、党参各 15 g，以益气健脾。服药 4 月余，肢体震颤消失，行走自如，言语清楚，肝右肋下 1 指，角膜金褐色环消失，血清铜升至 80 μg/dL，尿铜降至 30 μg/24 h，丙氨酸转氨酶 20 U，硫酸锌浊度试验 12 U，白蛋白 5 g/dL，球蛋白 2 g/dL 嘱再服 10 剂以善其后，两年后随访未曾复发，临床治愈。

［冯彦臣．肝豆状核变性治验四例 [J]．河南中医，1985（1）：19.］

【按语】 肝豆状核变性在中医学中无专题记载，有关临床症状和表现均散见于" 肝风"" 风痰""积聚"等篇章，究其病机系由肝失条达，内风扰动，痰瘀阻络所致。因肝为风木之脏，易亢易动，肝失疏泄，一则郁而化火生风，一则影响脾之运化，致使水津不布，聚湿生痰，流窜经络，扰动筋脉而成本病风动过盛，下汲肾水，肾精受损，水不涵木，更易使病情加重。因本病进展缓慢，宜采用标本兼治之法，益气健脾，息风化痰为治本，活血通络为治标。病久当补肾以资先天。

6. 肝肾亏虚，痰瘀互结（杨文明）

患者，女，39 岁。

病史： 因体检发现肝功能异常 9 年，于 2018 年 5 月 19 日来诊。患者约 9 年前体检发现肝功能异常，伴胁肋部隐痛不适，就诊于多家医院后仍未明确诊断，予保肝等处理后病情无好转，且呈加重趋势，后于 2017 年 10 月至本院查铜蓝蛋白偏低，角膜 K-F 环（+），消化系彩超提示肝豆状核变性肝硬化，诊断为肝豆状核变性，给予保肝、排铜等处理后病情好转，出院时检查肝功能示：ALT 75

U/L（参考值 9～50 U/L），AST 62 U/L（参考值 15～40 U/L）；出院后长期口服二巯丁二酸胶囊及葡萄糖酸锌、谷胱甘肽治疗。但患者现仍有胁肋部疼痛，时为刺痛，时为隐痛，易疲劳，伴头晕目眩，腰膝酸软，大便偏干，小便尚调。查体：舌质黯红，苔白腻，脉沉弦。肝功能检查：ALT 83 U/L，AST 61 U/L。

西医诊断：肝豆状核变性。

中医诊断：肝风病，痰瘀阻络证。

治法：祛痰化瘀，补益肝肾，标本同治。

处方：肝豆扶木汤加减。

茯苓 12 g	郁金 10 g	三七 3 g	川牛膝 15 g
生大黄 6 g	土茯苓 15 g	枸杞子 10 g	制何首乌 15 g
白芍 15 g	柴胡 10 g	甘草 6 g	

每日 1 剂，分 2 次温服。7 剂。

2018 年 5 月 26 日复诊：诉胁肋部刺痛基本消失，大便尚调，余症较前好转，查体：舌质红，苔薄白，脉沉细。考虑痰浊血瘀标实之征象明显好转，须侧重于补益肝肾，予白芍加量至 20 g，改川牛膝为怀牛膝 15 g，并加熟地黄 20 g。服用 14 天后再次复诊，复查肝功能：ALT 55 U/L，AST 38 U/L，诉胁肋部隐痛、头晕目眩、腰膝酸软基本消失，易疲劳症状缓解，予前方继服。后患者随访时未诉有上述症状，予停服中药汤剂，病情一直稳定。

［陈永华，杨文明，汪瀚，等．杨文明关于肝豆状核变性辨治思路及经验撷菁［J］. 中华中医药杂志，2020，35（4）：1843-1846.］

【按语】 肝豆状核变性病因病机非常复杂，因"痰"与"瘀"贯穿本病始终，故临证以痰瘀互结证最为常见，但临床也可见虚实夹杂的证候。肝豆扶木汤为杨文明教授用于治疗肝型肝豆状核变性的常用方，用于治疗痰瘀互结合并肝肾亏虚者。肝豆扶木汤由三七、郁金、土茯苓、何首乌、枸杞子、白芍、柴胡等组成，具有改善患者临床症状、降低肝铜含量、保护肝脏的作用。本例患者一诊中采用茯苓祛湿化痰，茯苓可入脾、肾经，善泄水湿，使痰无所化；郁金可入肝、胆经，活血化瘀、化浊通窍、疏肝利胆；三七入肝经，化瘀消癥，使脉络畅通；

川牛膝入肝肾之经，活血化瘀，亦可补益肝肾；土茯苓归肝经，解毒除湿泄热，搜剔内蕴之铜毒；大黄可入肝、脾经，具有润肠通腑、逐瘀通经、清热解毒之功效；柴胡入肝、胆经，疏肝利胆，与大黄合用共同促进铜毒排出；何首乌、枸杞子滋补肝肾；白芍敛阴止痛，与柴胡合用疏肝行气，使补而不滞；甘草调和诸药。二诊中，痰瘀明显改善，侧重于补益肝肾，因川牛膝重于活血通经，怀牛膝长于补肝肾，遂改川牛膝为怀牛膝，加用熟地黄养血滋阴，并予白芍加量使用，增强柔肝敛阴止痛之功。另外，杨文明教授常常会注意中药的药理作用，如三七可降低人体肝细胞的变性坏死，对肝细胞的再生修复也有重要作用，郁金也可抑制肝细胞凋亡，保护肝功能，此亦为其治疗理念的独特之处。

第十七章
肝性血卟啉病

一、概述

　　肝性血卟啉病为常染色体显性遗传性疾病。在卟啉代谢合成胆红素过程中，由于卟胆原合成酶缺乏，卟胆原不能代谢而在体内积聚，使胆红素合成减少，可通过反馈作用使 δ－氨基酮戊酸合成酶活性增加，结果 δ－氨基酮戊酸和卟胆原在体内产生增多，它们的增多可通过直接或间接机制在神经传递功能中起毒性作用，进而引起本病的发作。

　　本病临床表现差异很大，小腹部绞痛和神经精神症状的间歇发作为特征。可通过服用巴比妥类、磺胺类药物或应激状态所诱发。腹部表现为剧烈绞痛，伴便秘，恶心呕吐，类似急腹症表现，但腹痛无固定部位，也无腹部反跳痛和肌紧张。外周运动神经障碍表现有四肢软弱无力，轻瘫，甚至软瘫。精神症状可有抑郁、精神错乱、幻觉等。症状常反复急性发作，可持续数日至十几日。另外，可有自主神经功能失调表现，如心动过速、高血压、尿潴留。由于 δ－氨基酮戊酸和卟胆原从肾脏排出增加，将患者尿液暴露于日光下可转变为红色或茶色，这是本病一个很重要的特点。

　　本病的诊断是发作后检查尿卟胆原、卟胆质，至少前者阳性。但卟胆原试验在本病初发病期或间歇期间可阴性，也不可轻易否认诊断，同时也应排除症状性卟啉尿。

　　目前本病尚缺乏特效疗法，主要是对症治疗和去除病因，防止复发，尚缺乏有效手段。如氯丙嗪对部分肝性血卟啉病可暂时减缓症状，但用量不宜过大。本病常有肝肿大（20%）、肝功能异常（19%）。卟啉代谢与肝病关系目前尚不明确，且氯丙嗪本身可损害肝功能和诱发肝昏迷，应慎用。肾上腺皮质激素对本病的疗效不稳定，作用机制不明，停药后不仅容易复发或恶化，且不良反应较多，值得进一步研究。由于该病患者体内卟啉前质合成酶大量消耗组织中的维生素 B_6，可造成维生素 B_6 缺乏；又由于本病对肝脏和神经系统的损害，故适当补充维生素 B 及高糖、高碳水化合物，实属必要。

由于肝性血卟啉病相对少见，而且症状并无特殊，常常造成误诊，可误诊为胆石症、溃疡病及神经精神等多种疾病，所以诊断本病的关键是提高各级医务人员对本病的重视和认识水平。

二、中医学对本病的认识

现代临床本病属中医腹痛、奔豚气、痫证等病证范畴，多从寒凝、湿热、瘀血、肝郁等方面认识其病机变化。

中医辨证论治和传统古方对本病有一定的疗效。中医药治疗本病的特点：一是缓解消除症状快，无论是中医辨证论治还是传统古方治疗本病，只要辨证准确，选方恰当，可明显地改变甚至根除病症；二是稳定时间长，不易复发；三是治愈率高；四是不良反应少。所以进一步加强中医药对本病的治疗，有着十分重要的意义。

但是，中医药对本病的治疗也存在着一定的不足：一是诊断上不够系统化，缺乏一个辨证的纲领；二是治疗的样本少，缺乏科学性，重复率不高；三是缺乏对治疗机制的进一步研究，中医药治疗本病的作用靶点尚不清楚，而只有从中医药对血卟啉类物质的代谢影响这一层次上进行研究，才能使中医药对本病的治疗取得根本性的突破。

三、医案选粹

1. 腑实体虚（张红兵）

🍅 案 1

庄某，男，71 岁。

病史：因阵发性腹痛十余天，有时泛酸、嗳气、无吐泻、发热、尿红色、纳呆，于 1987 年 6 月 20 日就诊。刻下症见：体温 36.4 ℃，神清、呻吟，心肺正常，腹平软，脐左上方有压痛，无反跳痛，肝脾肋下未触及，两肾区无叩痛，余无异常。血、尿常规，腹部 A 超检查均无异常。PBG 试验阳性。诊断：肝性血卟啉病急性间歇型。即用葡萄糖注射液、庆大霉素、654-2 静脉滴注，并用异丙嗪、氯丙嗪，补给维生素 B，次日干大便 1 次，腹痛更甚。21 日晨会诊：3 年前有类似病史，中药治愈，刻下症见：症如前述，阵痛时作，难忍，痛时脐周压痛明显，腹稍胀。舌苔黄腻而干、脉弦数。年已古稀，腑实体虚，急需攻邪，投大黄黄连泻心汤合大承气汤加减治之。

处方：

枳壳 10 g	厚朴 10 g	木香 10 g	芒硝（冲服）10 g
川黄连 6 g	法半夏 10 g	陈皮 10 g	大黄（后下）10 g
香附 10 g	黄芩 10 g	太子参 15 g	

急煎服下，并嘱注意水电解质平衡。

当日稀水样大便 5 次，夹有坚干粪块近 10 枚，且有黏液样物，腹痛大减。22 日原方去芒硝、厚朴。23 日晨腹痛止，能进食，PBG 试验阴性，取 22 日方 2 剂回家调治，至今未复发。

【按语】 肝性血卟啉病是由肝内卟啉代谢紊乱，卟啉和（或）卟啉前体形成增加，在体内聚积而产生毒性反应所致。通常认为该病是常染色体显性遗传性疾病，也可能是后天肝脏受损或化学物质、药物中毒所引起。临床以腹痛、精神神经障碍与皮肤损害为主要表现。

本案患者以腹痛为主，属于中医学腹痛范畴。分析本案病因病机，乃因感受外邪，或饮食不节，使气机阻滞，六腑功能失常而发病。积聚于肠腑，不通则痛，故而腹痛、便秘、腹胀，胃气不降，故时而嗳气。治用大黄黄连泻心汤合大承气汤加减以急攻峻下。因系老年人，故加入太子参补气生津以扶正，使攻邪而不伤正气。值得注意的是，本案系老年患者，用峻下药后应密切观察病情变化，注意患者水电解质平衡，且当大便通利后又应及时调整处方，以防泄下太过伤害元气。

🍅 案 2

徐某，女，61 岁。

病史：突然持续性上腹部剧烈疼痛 7 小时，且逐渐加重难忍，同时伴有恶心，曾呕吐 2 次少量水样胃内容物，尿黄，量少，大便无特殊，不热、不咳，无胸闷、气急，发病后用庆大霉素、654-2、异丙嗪欠效，肌内注射杜冷丁 50 mg，疼痛缓解。患者有糖尿病史 4 年，平时控制饮食，间断服用甲苯磺丁脲。于 1985 年 10 月 1 日入院。入院时神清，痛苦面容，检查合作，心肺正常，腹平软，肝脾肋下未触及，左上腹有压痛，肌紧张，余无异常。查：血、尿、便常规，血、尿淀粉酶、尿酮体测定均正常，血糖 138 mg/dL，尿糖阴性。入院诊断：急性胃炎，用庆大霉素、阿托品、654-2 等药，并补充水电解质，痛剧时用杜冷丁。治疗 5 天无效。会诊时知：腹痛阵作，发作持续时间较长，余症状体征同上。8 个月前曾有类似发作史。即急查 PBG 试验为阳性，诊断为糖尿病合并肝性血卟啉病急性间歇型。据口干而黏腻，胸闷不畅，腹痛涉及两肋，大便干，小便黄，脉细，苔薄白，病机为气滞郁阻，疏泄不畅，夹湿不化。治以疏肝理气祛湿为法，给予柴胡疏肝散加减。

处方：

| 柴胡 10 g | 枳壳 10 g | 香附 10 g | 厚朴 8 g |
| 白术 15 g | 茯苓 12 g | 郁金 10 g | 延胡索 10 g |

急煎服后痛减，再予 5 剂，腹痛消失，PBG 试验阴性而出院，迄今未复发。

［张红兵. 肝性血卟啉病诊治初探 [J]. 上海中医药杂志，1992（1）：8-9.］

【按语】　本案患者腹痛、恶心呕吐、PBG 试验阳性、大便干，诊断为肝性血卟啉病；且原有糖尿病病史。由于患者感受外邪，或忧思操劳过度，致气机阻滞，肝气疏泄不畅，故可见胸闷不畅、腹痛涉及两胁、大便干；夹湿不化，故见口干黏腻。用柴胡疏肝散疏肝理气祛湿而愈。虽用药仅 8 味，但因辨证准确，故一服而痛减，再服 5 剂则病愈。

2. 湿热阻滞，瘀血内结（党中勤）

吕某，女，46 岁。

病史： 患者于 2014 年 7 月 16 日出现身、目、小便黄染，于当地医院就诊，查肝功 TBIL 164.91 U/L，ALT 185 U/L，AST 324 U/L；CT 示：肝脾肿大，门静脉高压。经治疗病情无好转。后就诊于北京某医院，肝穿刺结果显示：条索状肝组织，肝小叶结构尚清，肝细胞广泛肿胀变性，显著淤胆及部分脂肪变性，可见点灶状坏死，肝窦扩张，汇管区纤维组织增生及散在淋巴细胞浸润；免疫组化示：CD20（散在＋），CD3（散在＋），CD68（散在＋）；彩超示：肝肿大，门静脉内径增宽，脾肿大，盆腹腔积液，肝门低回声。诊断：肝性血卟啉病、肝硬化、活动性、门静脉高压。给予西药护肝、退黄及糖皮质激素治疗，黄疸进一步加深，腹水加重。2014 年 9 月 29 日入院治疗，刻下症见：身、目重度黄染，腹大胀满，纳差，恶心，口干而苦，极度乏力，小便量少、色如浓茶，大便色黑，舌质紫黯，苔黄腻，脉弦滑。复查肝功能：TBIL 485.0 μmol/L，DBIL 302 μmol/L，ALT 161 U/L，AST 300 U/L，ALB 29.4 g/L，ALP 223 U/L，GGT 365 U/L，TBA 101.8 μmol/L，ADA 19.0 U/L；肝炎病毒血清学标志物：均阴性；凝血四项：PT 14.6 秒，PT% 72.2%，TT 23.4 秒；血常规：WBC 2.84×10^9 g/L，RBC 2.72×10^{12}/L，Hb 68.2 g/L，PLT 21.40×10^9/L；大便潜血：阳性；彩超：提示肝硬化、脾肿大、大量腹水。

中医诊断： 黄疸（肝脾血瘀，湿毒内蕴），积聚，鼓胀。

西医诊断： 肝性血卟啉病，肝硬化活动性失代偿期，腹水、门静脉高压、脾肿大、脾功能亢进、上消化道出血。

辨证：党教授认为本病的总病机在于湿阻中焦、气机升降运化功能失常，而致经脉不通、血液凝滞、胆汁外溢，认为湿阻血瘀为本病最根本的病因。

治法：利湿退黄、活血祛瘀为主，佐以健脾理气。

处方：茵虎汤加减。

茵陈 30 g	虎杖 25 g	茯苓 25 g	猪苓 15 g
大腹皮 20 g	石菖蒲 15 g	郁金 15 g	车前子（包煎）30 g
桂枝 10 g	生白术 15 g	绞股蓝 15 g	制附子 6 g
生薏苡仁 30 g	白茅根 30 g	红景天 15 g	鸡内金 15 g
炒莱菔子 18 g	焦三仙各 15 g		

采用机器煎药，每次 150 mL，每日 2 次；同时配合中药退黄灌肠液保留灌肠及西医护肝、止血等措施，患者病情逐渐稳定。

2014 年 12 月 8 日复查肝功能示：TBIL 152.7 μmol/L，DBIL 88.9 μmol/L，ALT 37 U/L，AST 111 U/L，病情好转出院。后继续给予健脾化湿、软坚散结中药维持治疗。

2015 年 4 月 15 日复查肝功能：TBIL 49.5 μmol/L，DBIL 26.7 μmol/L，ALT 34 U/L，AST 59 U/L，ALB 33.6 g/L，ALP 163 U/L，GGT 232 U/L；凝血四项：PT 11.80 秒，PT% 96.50%，INR 1.05，APTT 34.70 秒；彩超检查：提示肝硬化、脾肿大，未见腹水。

［谢莉，党中勤．党中勤教授诊疗肝性血卟啉病验案赏析 [J]．中国中医药现代远程教育，2016，14（13）：71-72.］

【按语】　肝性血卟啉病临床较少见，在发作间歇期，尿卟胆原（PBG） 试验仍呈持续阳性，并可出现蛋白尿，肝功能常受损，表现为白蛋白降低、转氨酶升高及黄疸，极易误诊为肝炎肝硬化，因此，临床应明确诊断及鉴别。根据本病的临床表现，可归属于中医"黄疸""肝著""积聚""腹痛"等范畴。中医认为本病是由湿浊内蕴中焦，阻遏气机，肝失疏泄，致胆汁外溢，郁而化热，水热蕴结，久则气血凝滞而致腹痛，腠闭窍阻，而致瘀结水湿更甚。根据其以湿阻为主、血瘀为辅，邪实为主、兼有正虚的病因，遵从《金匮略浅注补正》云："瘀热以行，一个瘀字，便见黄皆发于血分。"清热利湿、活血化瘀是治疗本病的关键，使湿得以化、黄得以退、瘀得以行、痛得以止，共奏症状渐缓，疾病渐愈的效果。结合关幼波老师提出"治黄必治血，血行黄易却"的独特见解，党教授认为以利湿退黄、活血祛瘀为主、佐以健脾理气。方药根据君臣佐使的配伍规律及组方原则，以"急则治其标"为则。本方以茵陈为君药，其性辛、苦微寒，归肝胆脾胃经，有清热利湿、退黄之功。虎杖为臣药，有清热解毒，利湿退黄的作用；二者共达利湿退黄之效。茯苓、猪苓两药相须为用有利尿的作用，车前子利湿通淋，大腹皮行气宽中，使气行湿自退，黄易却，白茅根凉血利尿；生薏苡仁、生白术、石菖蒲有醒脾健脾祛湿之意，中焦脾胃得以健运，水湿输布，有助利湿退黄，同时用郁金、绞股蓝、红景天以益气、活血祛瘀，利湿通络，使瘀趋之有路；以上共为佐药。使药用桂枝、附子以温阳气而健脾运，脾健以运化水湿，使湿祛血行；鸡内金、炒莱菔子、焦三仙有助运健脾之功效。纵观全方，虽以祛邪为要，又不失健运中焦脾胃为大法，补以脾阳，行之脾气，使脾得以阳气助运，阳气以行，气机条达，湿瘀祛之有路，使症状随之消除。但其致病因素和复杂病理变化，决定了其治疗不可能一祛了之。临床治疗要辨病与辨证相结合，内外结合等多途径给药。

第十八章
肝血管瘤

一、概述

（一）概念

肝血管瘤是一种常见的肝脏良性肿瘤。

根据组织来源分类，来自间叶组织的肝良性肿瘤有：①肝海绵状血管瘤；②毛细血管瘤；③血管内皮细胞瘤；④淋巴瘤。其中肝海绵状血管瘤是肝脏良性肿瘤中最常见的一种，约占全部肝脏良性肿瘤的85％，同时也是内脏血管瘤中最多见者。它可发生于任何年龄，以30～50岁多见；女性为多，男女发病比为1∶（5～10）。

（二）病因

肝海绵状血管瘤确切发病原因尚未阐明。多认为与先天发育异常有关，即胚胎发育过程中血管发育异常导致血管海绵状扩张。本病约50％在儿童期发病，且多数有家族史。也有学者认为可能和内分泌有关，多次妊娠或口服避孕药的妇女易于发病。

（三）表现、诊断与治疗

可发生于肝脏任何部位，但常位于肝右叶包膜下，多数为单发，多发者约占10％。肿瘤大小不一，外观呈紫红或蓝紫色，不规则分叶状，质地柔软或弹性感，也可较坚硬，与周围肝实质分界清楚。切面呈蜂窝或海绵状，有时可见血栓形成和瘢痕，偶有钙化。发展老化可有纤维瘢痕，甚至全部钙化呈硬化的血管瘤。硬化及（或）钙化是血管瘤老化的标志。邻近的肝实质可因其压迫而萎缩变形。

大多数患者没有症状，常在体检时偶尔发现。肿瘤超过 4 cm 的患者中约 40％出现症状。半数以上以上腹部肿块为主诉。肿块表面光滑，质地软硬不一，有囊性感和有较大的可变性，边界清楚，与肝脏相连，随呼吸上下移动，一般无压痛，部分病例可闻及隐隐血管杂音，压迫肿瘤有时可使杂音消失或减弱。如肿瘤压迫胃肠，可出现食欲不振、食后饱胀、嗳气、恶心呕吐、消化不良等症状。偶见吞咽困难及由于胆道功能障碍而出现腹痛、黄疸。肿瘤很少自发破裂，如发生破裂出血，可引起急腹症，甚至休克和死亡。长期存在的巨大血管瘤，因肝内有广泛的动静脉瘘存在，增加了心脏的负担，可导致心力衰竭，尤易发生于婴幼儿或儿童。少数患者可伴有微血管病性溶血性贫血、血小板减少或低纤维蛋白原血症。肝功能检查一般正常。

诊断的首选检查方法是 B 超和 CT，能分辨出直径为 1～2 cm 的肿瘤，早期发现病变。核素血池扫描对本病有确诊意义。肝血管造影能显示 1～2 cm 大小的肿瘤，准确率高，但为创伤性检查，应于其他方法不能确诊时施行。腹腔镜检查对本病诊断也有一定价值。肝穿刺活检可导致严重出血，故属禁忌。本病须与肝脏恶性肿瘤及其他良性肿瘤鉴别。原发性肝癌多合并肝硬化，进展快，病程短，甲胎蛋白阳性；肝细胞腺瘤、肝血管肉瘤较易与本病混淆，但均为少见病。

无症状者可不予治疗，有症状的较大血管瘤可手术切除。局限于肝一叶者适于手术切除，病变广泛侵及两叶或多发肿瘤不能切除者，术中可酌情选择肝动脉结扎或聚乙烯醇栓塞治疗。特大型及全肝型肿瘤或有严重心、肝、肾合并症不适宜手术的病例，可进行局部放疗。

肝海绵状血管瘤发展缓慢，预后多良好。但如并发肿瘤破裂、瘤蒂扭转、血小板减少继发出血等均可导致死亡。巨大肿瘤内动静脉短路使心排血量增加、心脏负荷加重也可导致心力衰竭而死亡。

二、中医学对本病的认识

中医古代文献无本病的病名记载，现代临床根据其表现将其归于癥瘕、积聚、腹痛、腹胀、胁痛等病证的范畴。病机变化涉及气血、虚实等，治疗宜兼顾之。

三、医案选粹

1. 瘀血癥积（张纪宏）

陈某，女，34岁，1993年3月14日初诊。

病史： 右胁肋疼痛，时如针刺，脘腹痞闷，纳少作胀2月余，肝脏B超检查，右肝分别见28 mm×24 mm、16 mm×14 mm两个强回声光团，提示右肝占位性改变，在B超下当即行肝占位部穿刺，穿刺物呈血性，送市某医院做病理检查，报告为血液成分。临床诊断为右肝多发性血管瘤。

处方： 加味膈下逐瘀汤。

当归10 g	川芎10 g	桃仁15 g	五灵脂（包煎）10 g
牡丹皮10 g	赤芍10 g	乌药10 g	延胡索10 g
香附10 g	红花10 g	枳壳10 g	甘草5 g
土鳖虫15 g	三棱15 g		

服药10剂，右胁肋疼痛减轻，脘腹痞闷消除，食纳增加。服药30剂，右胁肋疼痛消除。续服2个月，B超复查肝脏，血管瘤消失。随访2年，B超复查，未见复发。

［张纪宏. 加味膈下逐瘀汤治疗肝血管瘤32例 [J]. 江苏中医，1997（8）：19.］

【按语】 膈下逐瘀汤出自《医林改错》，以川芎、当归、桃仁、红花为主药，活血祛瘀止痛，配香附、延胡索、乌药、枳壳等疏肝行气止痛，主治瘀在膈下之癥积，用来治疗本案之证，颇为合拍。张纪宏又加入土鳖虫入血软坚，破血逐瘀，消癥散结；三棱入肝经，"通肝经积血"（《汤液本草》），"主老瘀癥瘕积块"（《开宝本草》）。故本方用治瘀血结于膈下的肝血管瘤获效甚佳。于此可见张纪宏对王清任方药的运用，确有独到之处。

2. 气滞血瘀日久，肝失疏泄，横恣犯土，湿热内壅（黄挺）

徐某，男，51岁。

主诉：右上腹持续性剧痛3天。于1990年3月5日入院。患者原有肝内血管瘤史6年（经肝穿刺、CT检查确诊），上腹部经常疼痛，遇劳易发，痛剧时肌内注射杜冷丁方缓。此次发作缘由3天前被人碰撞肝区，疼痛逐渐加剧，持续不已，转侧或吸气时尤甚。次日呕吐黄色苦水1次，大便稀溏3次。面色萎黄，形体消瘦。查体：右腹稍膨隆，肝下界肋下11 cm，质Ⅱ度，压痛明显，表面不平，脾未及，腹软，腹水征（−），肠鸣音亢进。血常规：血红蛋白8.5 g，红细胞276万，白细胞8100，中性粒细胞比例86%，淋巴细胞比例14%。尿常规：白细胞0~2，蛋白质（±），尿胆色素（±）。大便常规：（−）。B超：肝叶增大，肝区有大小不等稍高回声区，右肝下缘最大约97 mm×92 mm。未见明显液性暗区。体温37.8 ℃，脉搏72次/分，呼吸19次/分，血压128/90 mmHg。先予静脉滴注头孢菌素Ⅱ，每日4 g。口服复方丹参片、延胡索止痛片，疼痛未止住，体温反增。遂用中医药治疗。刻下症见：患者右胁积块坚硬，推之不移，疼痛拒按，面色萎黄，纳减便溏。舌质淡紫、苔黄厚腻，脉弦滑。体温39 ℃。

辨证：气滞血瘀日久，肝络阻滞，疏泄失职，横恣犯土，湿热内壅。

治法：活血理气以止痛，化湿清热以和中。

处方：

京三棱 10 g	蓬莪术 10 g	桃仁泥 10 g	生白芍 10 g
广木香 10 g	醋柴胡 10 g	醋延胡索 10 g	川楝子 10 g
生薏苡仁 10 g	广郁金 12 g	生甘草 5 g	白花蛇舌草 20 g

3剂。

二诊：发热渐退（37.6 ℃），腻苔消，胁痛未蠲。湿热渐化，瘀积仍甚。虑病程已久，气血两亏，治兼益气养血，剿抚兼施。

处方：

生黄芪 15 g	茵陈 15 g	京三棱 10 g	蓬莪术 10 g
桃仁泥 10 g	川楝子 10 g	赤白芍 10 g	土鳖虫 10 g
参三七 6 g	生甘草 5 g	炮山甲（先煎）12 g	

3 剂。

服上方后，体温正常，疼痛亦轻，纳谷增。宗上法调理半月余，右胁疼痛基本缓解，但活动和按压时仍痛。投益气活血之剂标本兼施，带药出院。

处方：

生黄芪 30 g	生党参 15 g	三棱 12 g	炙鳖甲（先煎）12 g
炒当归 12 g	生白芍 12 g	焯桃仁 10 g	红花 10 g
青陈皮各 6 g	桂枝尖 3 g	生甘草 3 g	莪术 12 g

10 剂。

服药 1 个月后，右胁隐痛全除。B 超：肝脏较前缩小，右肝下缘最大高回声区减为 73 mm × 65 mm。病情稳定，迄今已半年未发作。

［黄挺，褚玄仁.一例肝脏多发性血管瘤治疗报告 [J]. 江苏中医，1990（11）：16.］

【按语】 肝脏血管瘤乃胚胎发育中血管发育异常所致。发病隐匿，生长缓慢，属中医积聚、胁痛等病范畴。

本案患者右胁积块坚硬，疼痛拒按，病属癥积，为气血凝聚，肝络瘀阻而成。正如王清任所言："气无形不能结块，结块者，必有形之血也。"积块日久，血络瘀结，故日益坚硬，疼痛加剧。气滞血瘀日久而致新血不生，气血双亏，故神疲乏力，面色萎黄。发热、苔黄厚腻，脉弦滑则为湿热内蕴之象。癥积内结，非理气而不行，非祛瘀则不去，又因其兼有脾胃湿热，故初诊采用理气活血佐清热祛湿药治疗。待其湿热化解之后，即宗《黄帝内经》"大积大聚，其可犯也，衰其大半而止，过者死"之训，转黄芪、党参、当归、白芍补气养血；三棱、莪术、桃仁、红花、延胡索行气化瘀消积，攻补兼施，相辅相成。黄挺对此血瘀内结、气血两虚的癥积，能抓住主要矛盾，活血化瘀时，重顾护正气，攻伐不致过烈，邪衰即以扶正为主，并举达邪，故取得满意疗效。

3. 肝郁气滞兼血瘀证（雷陵）

李某，女，43岁，2014年4月6日初诊。

病史：自诉2013年2月因右胁疼痛在某医院诊为肝血管瘤。未予特殊治疗。一年来胁痛反复发作。就诊前10天无明显诱因病情加重。刻下症见：右胁胀痛，连及右侧腰背，时轻时重，伴有腹胀，呃逆，烦躁易怒，失眠，食欲不振，口干。查体：体温37.6℃，脉搏85次/分，血压120/80 mmHg。面黄无泽，形体消瘦，心肺（－），肝上界第5肋间，右肋缘下1.5 cm，质软，边缘光滑，肝区叩击痛明显，墨菲征（±），舌红苔薄黄，脉弦滑数。血常规：WBC 9.2×10^9/L，Hb 120 g/L，中性粒细胞0.74，淋巴细胞0.26，PLT 112×10^9/L。肝功能：TBIL 13.5 μmol/L，ALT 86 U/L，AST 66 U/L，GGT 103 U/L，TP 70 g/L，ALB 45 g/L。AFP（－）。B超显示肝右叶内可见5.2 cm×4.6 cm的实质性包块，形态规整，边界清楚，内部回声增强，分布均匀，胆囊壁增厚，脾脏厚度4.1 cm。

中医诊断：肝瘤（肝郁气滞兼血瘀证）。

西医诊断：肝血管瘤。

治法：疏肝行气，化瘀清热。

处方：柴胡疏肝散合越鞠丸加减。

柴胡 15 g	香附 15 g	枳壳 15 g	白芍 15 g
川芎 15 g	姜黄 15 g	炒麦芽 15 g	五味子 15 g
丹参 12 g	栀子 12 g	黄芩 12 g	苍术 12 g
鸡内金 12 g	延胡索 20 g	垂盆草 20 g	水飞蓟 30 g
陈皮 10 g	生龙骨（先煎）30 g		

每日1剂，水煎取汁200 mL，分3次温服。同时口服神农软肝丸，每次8 g，每日3次，神农化积膏肝区贴敷，每日1次。

治疗10天时，烦躁、失眠、腹胀消失，右胁胀痛减轻，胃纳亦馨。继以上方去鸡内金、苍术，加八月札 20 g、生牡蛎（先煎）30 g，再服 10 剂，症状消失，一般情况良好。遂停用中药汤剂，继服神农软肝丸、外敷神农化积膏。共治疗 6 个月，诸症未作，饮食、精神、睡眠良好，复查 B 超肝右叶实性包块缩小至 4.2 cm×3.7 cm，其他检测指标均正常。

［艾书眉，雷陵. 雷陵主任医师治疗肝血管瘤的临床经验 [J]. 中西医结合肝病杂志，2015，25（3）：169，190.］

【按语】 肝血管瘤属中医"肝瘤"范畴，其发生多系由于情志不畅，肝气郁结，不能鼓动血行，血液瘀结，脉络阻塞，凝结成块而成；或于肝郁不舒，不能疏泄脾土，脾运不健，痰湿凝结成块。情志抑郁、饮食劳伤及感受邪毒是引起本病的主要原因。其病机总由瘀血、痰湿凝结而成，正气空虚是发病内在因素，正如《活法机要》所说"壮人无积，虚人则有之"。根据本病病因病机及临床特点，雷主任对本病采用中药内服与肝区贴敷相结合方法进行治疗，内服用柴胡疏肝散合越鞠丸为主方随症加减。神农软肝丸系雷主任根据多年临床经验研制而成的纯中药制剂，本品具有益气健脾、活血化瘀、软坚散结之效，临床应用多年，对治疗慢性肝炎肝纤维化、肝硬化及肝血管瘤有显著效果。神农化积膏是雷主任应用中医内病外治原理研制的中药外用制剂，具有疏肝行气、祛瘀化痰、软坚散结之效，主要用于治疗肝血管瘤、肝硬化及各种原因引起的肝脾肿大之症。

4. 湿热毒瘀（左俊岭）

林某，女，51 岁。

病史：于 2019 年 10 月 30 日因"右胁部隐痛不适 1 月余"就诊。2019 年 8 月于当地医院体检时腹部 B 超发现肝左叶低回声结节（约 7.0 mm×4.3 mm），肝右叶稍高回声团（约 4.0 mm×3.3 mm），未予特殊治疗。近 1 个月来出现右胁部隐痛不适伴晨起口干口苦，偶有腹胀及右胁部游走痛，为求进一步治疗，于我院就诊。刻下症见：右胁部隐痛不适，伴晨起口干口苦，腰酸，乏力，纳差，眠一般，小便色黄，大便黏腻不爽，舌黯红，苔薄白腻，脉弦细。查体：全身皮肤巩膜无黄染，腹软，肝脾肋下未触及，肝区叩击痛明显，墨菲征（－）。完善相关辅助检查未见明显异常。

中医诊断：胁痛（湿热毒瘀证）。

西医诊断：肝血管瘤。

治法：清热祛湿，化瘀解毒。

处方：甘露消毒丹加减。

茵陈 30 g	猫爪草 30 g	酒女贞子 30 g	白花蛇舌草 30 g
黄芪 20 g	夏枯草 20 g	黄芩 15 g	石菖蒲 15 g
丹参 15 g	豆蔻 15 g	川木通 10 g	广藿香 10 g
甘草 12 g			

共 14 剂，每日 1 剂，水煎至 200 mL，早晚饭前服用。

2019 年 11 月 14 日二诊：右胁部隐痛不适及口干口苦较前缓解，仍感乏力，纳眠一般，二便调。舌黯红，苔薄白，脉弦细。治疗上守原方，加地耳草 15 g，黄芪加至 30 g，共 14 剂，煎服法同前。

2019 年 11 月 30 日三诊：诉上述症状基本缓解，舌黯红，苔薄白，脉细。处方：去猫爪草、白花蛇舌草、川木通，加三七末 6 g，鸡血藤 15 g，灵芝 20 g。服用 1 月余。后间断服用中药，停服中药期间服用鳖甲软肝片或扶正化瘀胶囊，坚持治疗 4 月余，诸症状未复发。2020 年 4 月复查肝胆脾胰 B 超，肝左叶血管瘤缩小至 3.9 cm×3.3 cm，肝右叶血管瘤缩小至 3.1 cm×2.6 cm，肝功能未见明显异常。

［王瑜，左俊岭. 左俊岭教授治疗肝血管瘤患者临床经验探析 [J]. 中西医结合肝病杂志，2021，31（7）：654-655.］

【按语】 肝血管瘤是成人肝脏占位性病变中最常见的良性肿瘤之一，肝血管瘤在中医学中无明确记载，根据其症状体征不同，大致可归属于"癥瘕""胁痛""疫毒""肝瘤"等范畴。左教授认为肝血管瘤发病以湿热浊毒、气滞血瘀为实，肝肾亏虚为本，病邪虚实夹杂，以实为主，病变责之肝脾肾三脏。

该患者初诊时右胁隐痛，查体肝区叩击痛（＋），为气滞血瘀，不通则痛；口干口苦，小便色黄为火热之邪内存，下注膀胱；纳差、乏力为肝气犯脾，脾胃运化失司，脾气不足，水湿不化所致；湿热合而着于下焦则大便黏腻不爽，治疗上以清热祛湿，化瘀解毒为主。方中茵陈清热利湿；黄芩清热燥湿解毒；黄芪补脾益气；石菖蒲、藿香、豆蔻醒脾化湿和中；川木通清热利湿通淋，导湿热自小便而去，丹参活血化瘀以散结，夏枯草、猫爪草、白花蛇舌草加强清热解毒散结之效，女贞子以补肝肾之阴，甘草调和诸药。二诊时右胁部隐痛、口苦症状较前稍有缓解，乏力未消，考虑患者湿热未除，遂加地耳草、黄芪以增强清热祛湿，健脾燥湿之力。三诊患者症状基本消退，考虑药性寒凉易伤脾胃，去部分寒凉解毒之品，加用补益正气，养血活血之三七末、鸡血藤、灵芝以提高机体免疫力，改善肝脏微循环，后以中药、中成药维持治疗4月余，瘤体显著缩小。本病例充分体现了中医药在治疗肝血管瘤上的优势，可避免手术的二次伤害，减轻患者心理负担。

第十九章
巴德—基亚里综合征

一、概述

巴德—基亚里综合征（Budd-Chiari syndrome，BCS）是由各种原因所致肝静脉和其开口以上段下腔静脉阻塞性病变引起的，常伴有下腔静脉高压为特点的一种肝后门静脉高压症。急性期患者有发热、右上腹痛、迅速出现大量腹水、黄疸、肝肿大，肝区有触痛，少尿。本病以青年男性多见，男女之比为（1.2～2）∶1，年龄在25～75岁，以20～40岁为多见。

单纯肝静脉血栓形成急性期的表现有发热、右上腹痛、迅速出现大量腹水、黄疸、肝肿大，肝区有触痛，少尿。数日或数周内可以因循环衰竭、肝功能衰竭或消化道出血死亡。单纯肝静脉血栓形成非急性期的表现是门静脉高压，肝脾肿大，顽固性腹水，食管静脉曲张破裂出血。单纯下腔静脉阻塞，则有胸腹壁及背部浅表静脉曲张（静脉血流由下而上）及下肢静脉曲张、水肿、色素沉着和溃疡。因肝静脉和下腔静脉阻塞，心脏回血减少，患者可有气促。依血管受累多少、受累程度和阻塞病变的性质和状态等而殊不相同，可分为急性型、亚急性型和慢性型。

慢性巴德—基亚里综合征危害较大，病程较长。内科治疗主要是针对门静脉高压引起的各种症状，疗效不确切。内科溶栓和抗凝均不能消除慢性巴德—基亚里综合征已形成的栓塞。目前多采用介入和手术治疗，易复发，年存活率仅为50%～80%。

二、中医学对本病的认识

中医学古代文献中无巴德—基亚里综合征的病名记载，根据其临床表现，现代临床将其归于鼓胀、积聚、腹痛等病证的范畴。巴德—基亚里综合征病机主要为瘀血阻滞、经络不通，治疗以活血化瘀、通经活络为根本。

三、医案选粹

瘀血阻络（李彦卿）

余某，女，18 岁。

病史： 1999 年出现不明原因腹大、腹胀、纳差、乏力。在当地卫生院发现大量腹水，后经几家省市级医院彩色多普勒确诊为巴德—基亚里综合征，阻塞共 5 处，最长阻塞处约 5 cm，同时伴有大量腹水，门静脉主干内径（PV）为 1.6 cm。查面色晦黯，巩膜无黄染。腹壁静脉明显曲张，肝脾明显肿大。肝右肋弓下 4 cm，质中等硬，表面光滑，脾右肋弓下 5 cm，质中等，腹部微隆起，腹部叩诊移动性浊音明显。双下肢水肿伴色素沉着。月经数月未至。舌苔白稍厚，舌质淡黯，有瘀斑，边有齿痕，脉沉细无力。肝功能轻度异常，血小板及白细胞减少。

诊断： 巴德—基亚里综合征。

治疗： 西药给予螺内酯 40 mg，每日 2 次，连服 1 个月，异山梨酯 5 mg，连续服用；中药十六味软肝丸加入大腹皮 20 g，山药 15 g，薏苡仁 20 g，石菖蒲 10 g，水煎服，每日 2 次，每日 150 mL。

连用 6 周。面色改善，腹胀、纳差、乏力消失，腹部叩诊无移动性浊音，腹壁静脉曲张明显减轻，肝脾质地稍变软，且有所回缩。下肢无水肿，仍有色素沉着。舌苔薄白，舌质稍黯，边仍有齿痕，脉细。B 超示静脉阻塞无明显变化，腹水消失，PV 1.5 cm，肝右肋弓下 3 cm，脾肋下 3.5 cm。继服十六味软肝丸，连服 20 周，患者自觉如生病前，无不适。查面色红润，腹壁静脉若隐若现，肝右肋弓下未及，脾侧卧位时可触及，舌质淡红，苔薄白，脉细，彩超示有 2 处静脉阻塞，长约 1.2 cm，周围形成数条侧支循环，PV 1.2 cm，脾稍大。嘱患者继续服药巩固，定期检查。

［李彦卿. 十六味软肝丸治疗布—卡氏综合征 9 例 [J]. 中西医结合肝病杂志，2002（3）：157.］

【按语】　根据发病机制，参考古籍，自制十六味软肝丸（水蛭、三七、桃仁、龟甲、三棱、枳壳、茯苓、灵芝、半枝莲、路路通、全瓜蒌、汉防己、白术、丹参、黄芪、乌鸡骨），以活血化瘀、通经活络为宗旨，佐以健脾、益气、利湿等法。《本草汇言》曰："水蛭，逐恶血、瘀血之药也。"《本草经百种录》曰："水蛭最喜食人之血，而性又迟缓善入，迟缓则生血不伤，善入则坚积易破，借其力以攻积久之滞。"枳壳、白术结合有枳术汤义，《金匮要略》云："心下坚，大如盘，边如旋盘。水饮所作，枳术汤主之。"现代药理学研究也证实汉防己、桃仁、丹参均有扩张血管、抑制血小板聚集、抗血栓形成的作用，丹参、黄芪等可改善循环。诸药联合应用，攻补兼施，可收扩张血管、溶栓，使阻塞部位渐通或重建侧支循环，改善循环，防止出血，补益受损脏器，使病情逐渐恢复之功。服用未发现任何不良反应，但观察例数较少，时间尚短，远期疗效尚须进一步观察研究。

第二十章
狼疮性肝炎

一、概述

狼疮性肝炎是系统性红斑狼疮时发生于肝脏的炎症性损害。它是一种自身免疫性肝炎，是机体自身的免疫应答所导致的慢性肝脏炎症。

系统性红斑狼疮是一种累及多系统、多器官的、具有多种自身抗体的自体免疫性疾病。它的发病机制主要是免疫复合体的形成，其确切的病因尚不明了。该病以年轻女性多见。严格地说，系统性红斑狼疮累及肾脏，形成狼疮性肾炎的多。而狼疮性肝炎临床则不多见，是以肝脏损伤为主的系统性红斑狼疮，也是系统性红斑狼疮的特殊类型，患者几乎大部分是女性，临床表现和系统性红斑狼疮相符合，但是肝脏方面的表现较为突出，有肝脾肿大与明显的肝功能损害，其他症状多为多发性关节炎、胸膜炎、血小板减少性紫癜、红细胞沉降率加快、血清丙种蛋白增加、蛋白尿、镜下血尿、血中出现狼疮细胞等。

狼疮性肝炎持续时间至少在半年以上。临床有与慢性肝炎相似的表现，同时具有关节症状、典型的蝶形皮损及低热等表现。本病目前并没有很好的治疗办法，主要是用激素和免疫抑制剂。狼疮性肝炎是一种特殊类型的慢性活动性肝炎，伴有系统性红斑狼疮的表现，病情常常比较严重，预后不佳，最后发展为坏死性肝硬化。

二、中医学对本病的认识

中医学古代文献中无狼疮性肝炎的病名记载，根据其临床表现，现代临床将其归于黄疸、虚劳、胁痛等病证的范畴。病位涉及肝、胆、脾、胃，病机以虚实夹杂为特点。

三、医案选粹

1. 湿热伤脾，累及肝胆（黄骏）

案 1

程某，女，34 岁，1994 年 10 月 20 日初诊。

病史： 1993 年 2 月行人流术半个月后，由手指关节酸痛渐至全身关节，1993 年 8 月又起腹痛腹泻，巩膜发黄伴右胁隐痛，纳差厌油，住当地某医院，经查总胆红素、丙氨酸转氨酶均增高，但排除病毒性肝炎和药物性肝炎。诊断为"非病毒性肝炎"。以退黄降酶保肝等药治疗 3 个月，疗效不明显。1994 年 1 月后经常低热，乏力、肝区痛等症状加重，1994 年 5 月面部出现盘状红斑。武汉市某医院诊断为盘状红斑性狼疮、狼疮性肝炎。经激素治疗后缓解。1994 年 9 月因发热、乏力、胁痛等病情再次加重，虽每日服强的松 50 mg，诸症亦无明显改善。遂来中医科就诊。刻下症见：精神萎靡，面颊、额部有多处盘状红斑，色似桃红，上肢前臂有环形皮疹，肝脾肋下 2 指，多汗，大便溏稀不爽，体温 38℃，舌质红绛，苔黄薄腻，脉细数。实验室检查：总胆红素 35 μmol/L，丙氨酸转氨酶 250 U/L，球蛋白 75 g/L，乙肝病毒标志物阴性，抗核抗体阳性，类风湿因子阳性，红细胞沉降率 103 mm/h，狼疮细胞阳性。

诊断： 狼疮性肝炎。

辨证： 湿热伤脾，累及肝胆。

治法： 健脾利胆祛湿热，解毒化瘀护肝阴。

处方： 秦艽丸加味。

秦艽 15 g	苦参 10 g	黄芪 15 g	大黄（酒炒）6 g
防风 10 g	漏芦 10 g	黄连 10 g	乌梢蛇 10 g
柴胡 10 g	白术 10 g	薏苡仁 30 g	白豆蔻（后下）10 g

丹参 30 g　　　　　六一散（包煎）30 g

　　　　　　　　　　　　　　　　每日 1 剂，水煎服。

同时每日服强的松 40 mg。

2 个月后，体温恢复正常，精神转佳，丙氨酸转氨酶 94 U/L，总胆红素 20 μmol/L，球蛋白 40 g/L，红细胞沉降率 75 mm/h。继用上方略作增减，强的松减为 20 mg/d。3 个月后红斑色转淡红，胁痛、乏力等症状明显改善。总胆红素 20 μmol/L，丙氨酸转氨酶 40 U/L，球蛋白 25 g/L，红细胞沉降率 25 mm/h，抗核抗体及类风湿因子均转阴性，B 超示肝脾正常。遂改汤剂为水泛丸剂，每日早晚各服 10 g，强的松减为 5 mg/d，3 个月后皮损消失，症状痊愈，各项指标均正常，1 年后随访未复发。

　　［黄骏 . 秦艽丸加味治疗狼疮性肝炎 [J]. 中医杂志，1999（1）：31-32.］

　　【按语】　本案患者经检查诊为狼疮性肝炎，临床以精神萎靡，面颊、额部多处盘状红斑，色似桃红，上肢前臂环形皮疹、多汗、便溏为主要表现，查舌红绛，苔黄薄腻，脉细数，肝脾肋下 2 指，证属湿热伤脾，累及肝胆。方用秦艽丸清热除湿、祛风止痒、凉血解毒，加入柴胡疏肝理气、退热；白术、薏苡仁健脾祛湿；白豆蔻化湿行气，丹参活血祛瘀；取六一散清热不留湿，利水不伤正之功，并配合口服强的松。病情好转后，激素渐减量。后以原方略作增减，改丸剂常服以收缓功。

🍅 案 2

方某，女，30 岁，1993 年 3 月 2 日初诊。

病史： 自 1986 年 3 月始面颊部出现蝶形红斑，乏力，低热，骨节酸痛，肝脾肿大，在外地医院诊断为狼疮性肝炎。辗转多家医院治疗，后每日服强的松 20 mg。刻下症见：面颊、鼻背处红斑紫黯呈蝶形，疲倦乏力，头晕气短，腰膝酸痛，右胁胀痛，体温 37.5 ℃，月经量少，前后无定期，小便黄少，大便干结，舌质黯红、苔薄黄，脉沉细。实验室检查：血红蛋白 70 g/L，白细胞总数 2.9×10⁹/L，丙氨酸转氨酶 155 U/L，球蛋白 60 g/L，乙肝病毒标志物阴性，抗核抗体阴性，红细胞沉降率 90 mm/h，狼疮细胞阳性，肝实质影像呈慢性肝炎损害。

诊断：狼疮性肝炎。

辨证：肝肾阴虚，毒瘀阻络。

治法：滋养肝肾，解毒通络。

处方：秦艽丸加减。

秦艽 15 g	乌梢蛇 10 g	漏芦 15 g	黄芪 35 g
大黄 10 g	黄连 6 g	防风 10 g	地黄 30 g
苦参 6 g	女贞子 15 g	丹参 30 g	柴胡 10 g
甘草 10 g	青蒿（后下）15 g		

每日 1 剂。

同时口服强的松 15 mg/d。

上方随症增减连服 30 天，体温恢复正常（36.5 ℃），面部红斑消退过半，精神好转，肝区胀痛减轻，小便量增多，大便变软，舌质红、苔少薄，脉沉细。血红蛋白 85 g/L，白细胞总数 3.5×10⁹/L，丙氨酸转氨酶 93 U/L，球蛋白 22 g/L，红细胞沉降率 35 mm/h。再以上方加减，每日 1 剂，强的松递减为每日 5 mg。

至 6 月 4 日服药九十余剂，面部红斑基本消除，乏力、胁痛、关节痛等症状明显好转，月经周期及经量均正常，舌红苔润，脉缓和。实验室检查，血红蛋白 10.5 g/L，白细胞总数 4.3×10⁹/L，肝功能正常，抗核抗体阴性，红细胞沉降率 20 mm/h。拟停服强的松，改原汤剂方为蜜丸剂，每日 3 次，每次 10 g，坚持服用 6 个月以巩固疗效。随访至 1995 年 5 月，原病未复发。

［黄骏. 秦艽丸加味治疗狼疮性肝炎［J］. 中医杂志，1999（1）：31-32.］

【按语】 狼疮性肝炎既有精神萎靡、乏力、胁痛等慢性肝炎表现，又兼有面部或肢体皮肤的红斑损伤、关节肿痛、低热等特征。实验室检查：肝功能异常，球蛋白显著升高，乙肝表面抗原阴性，红细胞沉降率快、血常规白细胞减少、抗核抗体阳性、狼疮细胞阳性。中医学对该病以扶正祛邪为治疗大法，以清热解毒、祛湿通络、凉血消斑为主，配合以益气养阴，健脾保肝治之。秦艽丸乃《医宗金鉴·外科心法要诀》卷七十四方，原方由秦艽、苦参、酒大黄、黄芪各二两，防风、漏芦、黄连各一两半，乌梢蛇五钱组成。原为主治脓窠疥，症见疥疮顶含稠脓，痒痛相兼。本案用秦艽丸为主，加入滋补肝肾之地黄、女贞子，活血祛瘀、凉血之丹参，疏肝解郁之柴胡，清热凉血之青蒿及调和诸药之甘草，共同发挥除湿清热、滋补肝肾、凉血消斑、解毒通络的作用。

本案提示医者不必拘泥于原方剂的主治，只要辨证准确，加减得当，与原方所治病证的病机相同，即可投用。

2. 肝肾阴虚，脾虚肝郁，气血郁滞（张志礼）

高某，女，28 岁，1989 年 10 月 14 日初诊。

病史： 患者 3 年前面部发生红斑，日晒后加剧，近半年红斑扩大，午后低热，腹胀纳呆，双胁疼痛，头昏头痛，关节痛，月经数月不行。曾先后按红斑狼疮住他院治疗，服用大剂量激素，症状时轻时重，遂来我院诊治。舌脉：舌质红有紫斑，无苔，脉沉细缓。检查：ANA 1 ∶ 640（＋），肝功能异常，尿蛋白（＋＋），有管型。

西医诊断： 系统性红斑狼疮，狼疮性肝炎，狼疮性肾炎。

辨证： 肝肾阴虚，脾虚肝郁，气血郁滞。

治法： 滋补肝肾，健脾疏肝，活血通络。

处方：

黄芪 15 g	太子参 15 g	白术 10 g	茵陈 15 g
柴胡 10 g	枳壳 10 g	厚朴 10 g	香附 10 g
女贞子 30 g	菟丝子 15 g	丹参 15 g	鸡血藤 15 g
秦艽 30 g	益母草 10 g	重楼 15 g	白花蛇舌草 30 g

每日 1 剂，水煎服。

同时口服强的松 20 mg 及维生素等。

3. 瘀血阻络，瘀热伤肝（李春雯，初洁秋）

患者，女，30 岁。

病史： 患者 1995 年分娩后出现多关节肿胀疼痛，无畸形，口腔黏膜溃疡，颜面蝶状红斑，不规则发热，曾在本院按系统性红斑狼疮治疗好转。此次半月前感冒后上述症状加重，并出现右季肋部疼痛，头晕，恶心，两目干涩，口苦纳呆，周身乏力，月经提前，经血黯紫带块，舌质黯红，苔黄腻，脉沉弦细。查体：周身皮肤及巩膜黄染，肝大肋下可触及 3.0 cm，质中等硬。实验室检查：抗核抗体 1∶160，抗 DNA 抗体 45%，AST 323，ALT 216，TBIL 136.9，DBIL 34.3，IBIL 130.7；B 超提示：肝中度弥漫性改变。

辨证： 因瘀血阻于肝络，则见胁肋部疼痛，恶心，口苦纳呆，经血紫黯带块；因瘀热伤肝，肝阴不足则两目干涩，周身乏力，舌质黯红，苔黄腻，脉沉弦细均由瘀热伤肝所致（瘀血内阻，肝阴不足）。

处方： 玉女煎与逍遥散加减。

知母 20 g	柴胡 10 g	郁金 15 g	白芍 15 g
生地黄 40 g	败酱草 40 g	蒲公英 30 g	女贞子 30 g
黄芩 30 g	茵陈 30 g	生大黄 5 g	甘草 5 g

服上方 10 剂后，胁肋疼痛明显减轻，头晕、恶心消失，饮食尚好，能安卧睡眠，但恶心、两目干涩症状仍有。为增加养肝阴作用，将黄芩改为 15 g，加麦冬 20 g，白芍 5 g。服上方 16 剂后则胁肋疼痛消失，两目干涩、恶心不明显，舌质红，苔薄白，脉弦。查体：巩膜无黄染，肝肋下 1.0 cm，质软。实验室检查：AST、ALT 及胆红素均正常。为避免症状的反复嘱其将大枣加菊花煮水饮用，以养其后。

［李春雪，初洪秋，付杰．治血养肝治疗狼疮性肝炎 [J]．中医药学报，1998（2）：14.］

【按语】 此病例是系统性红斑狼疮肝损害的典型病例。红斑狼疮在中医学文献中无相似的病名，因伴有较多的脏腑证候，很难明确地归属于某一病证，因有肝脏损害属"黄疸""胁痛"等范畴。因先天不足，六淫外伤或瘀血阻络，瘀热伤肝，肝失疏泄，气滞内伤或胆汁外溢。本病的性质是本虚标实。肝主藏血，肝主疏泄，性喜调达。若瘀血阻络、瘀热伤肝则肝失疏泄，且瘀热伤肝、灼伤肝阴而见两目干涩，肋痛，头晕恶心，口苦纳呆，经血紫黯带块，舌质红，苔黄腻，脉沉弦细等。故采用单纯调达肝气而通血脉是不够的。正如唐容川所说："肝虽性喜调达，但阴亏当以养之，兼以调顺，是其因而言矣。"因而当以养肝之阴，通畅血脉为佳，故立以活血养肝之法，此法既顺肝之性，又治其病因，标本兼治，互利互助。同时也能起到调节免疫功能，增强肌体的抗病能力的作用，该法是治疗本病的有效之法。

第二十一章
胆道感染

一、概述

胆道感染是指胆道系统受机械、物理、化学及生物性致病因素损害而引起的急性或慢性炎症，是一类临床常见的腹部疾病，如病情严重，发展迅速或处理不够及时，常常危及生命。

（一）急性胆囊炎

急性胆囊炎是由化学性刺激和细菌感染引起的胆囊壁急性炎症性疾病，临床上多有发热、右上腹疼痛及压痛、恶心、呕吐、黄疸、血白细胞升高等表现，是常见的外科急腹症之一。根据胆囊炎是否合并有胆囊结石，一般可分为急性结石性胆囊炎和急性非结石性胆囊炎。

患者90%以上合并胆囊结石。其梗阻的主要原因是胆囊内结石堵塞或嵌顿于胆囊管或胆囊颈。由于梗阻造成胆囊内胆汁淤积和浓缩，高浓度的胆盐刺激并损伤胆囊黏膜，从而引起急性化学性炎症。炎症刺激胆囊黏膜水肿，分泌增加，囊腔内压增高，胆囊膨胀，导致囊壁血循环障碍，严重者可发生坏死或穿孔，有糖尿病和动脉硬化者并发缺血坏死机会增多。受损的胆囊黏膜上皮释放出磷脂酶A，使胆汁中卵磷脂水解成有毒性的溶血卵磷脂，从而加重黏膜屏障的破坏。

在发病开始几天，手术取出的胆汁中仅1/3有细菌生长，但随着胆囊壁缺血及黏膜屏障破坏的加重，半数以上患者可在发病一周后继发细菌感染，细菌可通过血源性播散、上行感染及淋巴途径而入侵胆囊，常见的细菌为大肠杆菌、肺炎克雷伯菌、梭状芽孢杆菌等。细菌感染加重了急性胆囊炎的进程。

少数急性非结石性胆囊炎可因手术、创伤、烧伤、败血症、休克及妊娠期性激素的影响等，使胆囊排空延缓，胆囊血流量降低而诱发。

急性胆囊炎的病理变化轻重不一，按其发展的不同阶段可分为两型：①水肿型；②化脓型。多见于中年、肥胖的女性患者，其发病率与胆石症大致相仿。

本病可为首次发作，也可在慢性胆囊炎基础上屡次发作。主要临床表现有：①腹痛；②胃肠道症状；③发热和寒战；④黄疸；⑤腹压痛和肌紧张；⑥腹块。典型的急性胆囊炎经治疗在 2～3 天后可见好转，1 周内即可恢复。否则，提示可能已发生严重的并发症。

根据其典型病史，体检有右上腹压痛、肌紧张、墨菲征阳性，体温和血白细胞计数升高，B 超显示胆囊肿大、胆囊壁增厚、胆囊内有结石影等，大多可获得正确诊断。临床表现不典型者，应与急性病毒性肝炎、急性胰腺炎、高位急性阑尾炎、消化性溃疡急性穿孔、右肾结石、右侧大叶性肺炎和胸膜炎等疾病加以鉴别。这些疾病有其各自的临床特点，再结合 B 超等辅助检查，多可以鉴别。

消除病因和积极控制感染是治疗急性胆囊炎的关键。中医药为主、中西医结合的非手术治疗方法，是一种有效的治疗方法，它既可使不少患者的急性炎症消退，又可作为一种必不可少的术前准备与术后处理，用于部分需要手术治疗的患者。根据临床经验，一般认为以下患者适合采用非手术治疗：①急性胆囊炎初次发作，一般情况较好者；②急性单纯性胆囊炎；③急性化脓性胆囊炎；④急性胆囊炎合并胰腺炎、无出血和坏死表现者。

（二）急性胆管炎

急性胆管炎又名急性细菌性胆管炎，是因胆管结石或肿瘤阻塞胆管，胆汁引流不畅而引起细菌感染，导致胆管充血、水肿、化脓性病变，主要临床表现为高热、寒战、腹痛、黄疸、肝肿大与压痛。

凡能造成胆道梗阻的因素都是急性胆管炎的病因，最常见的是胆道内结石。

结石不仅能使胆流不畅，而且由于长期刺激和压迫，胆管壁易发生局部炎症水肿，以至溃疡。有的患者结石取出、解除梗阻后，遗留的感染灶仍是日后急性胆管炎发作的基础。还有医源性外伤引起的胆道狭窄、缩窄性乳头炎、硬化性胆管炎及胰腺炎等均能引起胆流不畅。在已有胆道梗阻的患者，人为地使胆压进一步增高，或同时有细菌的污染也可诱发急性胆管炎，如经皮穿刺肝胆道成像，十二指肠纤维内镜逆行插管造影等；在胆道结石或有部分胆道狭窄时，诱发胆管炎的可能性更大。故在做上述造影检查时，术前术后要用抗生素作预防，或同时做胆道减压引流。

慢性胆管炎则多由急性胆管炎转化而来，或直接由胆管长期慢性细菌感染及自身免疫性损伤所致，其基本病理改变为胆管的炎性纤维化伴免疫细胞浸润，终末期也可见胆管的狭窄，以长期反复性的右胁疼痛、消化不良和偶发黄疸为主要表现。

（三）急性梗阻性化脓性胆管炎

急性梗阻性化脓性胆管炎（AOSC）是急性化脓性胆管炎的严重阶段，是胆道感染中最严重的一种疾病。

本病病理特点是胆道有梗阻及细菌对胆道的反复感染，绝大多数患者有结石及（或）肝脓肿。临床特点是发病急骤，病势凶险，变化快，并发症多，常伴发中毒性休克、弥漫性血管内凝血和脑病等一系列脏器功能障碍，内科保守治疗效果差，手术成功率低，病死率高，是临床常见的危重疾病之一。

本病病死率据载国内为 4.5%～43.5%，国外为 20%～87.5%，是胆道良性疾病的主要致死原因。AOSC 可继发于胆总管或主要肝胆管的梗阻，由后者所导致的 AOSC 也称作急性梗阻性化脓性肝胆管炎或急性高位梗阻性化脓性胆管炎。

胆道梗阻和细菌感染是引起 AOSC 的最主要的因素。胆管结石、胆管狭窄和胆道寄生虫是造成胆管梗阻的常见原因。目前认为引起 AOSC 的细菌感染常是混合性细菌感染，既有革兰阴性菌与革兰阳性菌的混合感染，又有需氧菌与厌氧菌的混合感染。AOSC 时的胆汁细菌培养阳性率为 95%～100%。革兰阴性杆菌感染中以大肠杆菌最多见，其他有变形杆菌、副大肠杆菌、铜绿假单胞菌等。革兰阳性菌感染的比例相对较低，胆汁培养革兰阳性菌检出率为 20%～40%，主要致病菌是金黄色葡萄球菌和链球菌等。近年发现 AOSC 中厌氧菌感染较多，胆汁的厌氧菌培养阳性率高达 80% 以上，厌氧菌主要包括脆弱类杆菌、梭状芽孢杆菌等革兰阴性杆菌及少数革兰阳性杆菌（如韦荣杆菌）与球菌（如消化球菌）。当存在需氧菌与厌氧菌混合感染时，本病临床过程加重。

本病诊断一般不难，根据以往发作病史及本次发病的典型表现，如具备四联症（腹痛、高热、黄疸和神志改变）或五联症（腹痛、高热、黄疸、神志不清和休克），结合全身和局部体征、实验室检查结果，多能确诊。

本病在发病初期表现可能不典型，易与右下大叶肺炎、右侧胸膜炎、急性病毒性肝炎、肝脓肿、胃十二指肠溃疡急性穿孔、高位阑尾炎穿孔及重症胰腺炎等疾病误诊。因此，影像学检查有较高的辅助诊断价值，一般首选非创伤性的 B 超检查，在多数患者中可发现扩张的胆管、胆管内结石及肝脏肿大等改变。经皮穿刺肝胆道成像（PTC）与内镜逆行胰胆管造影（ERCP）能直接显示病变情况，然须注意有致介入损伤、加重感染等危险。CT 检查在本病的诊断与鉴别诊断方面也可作为重要参考依据。

临床上为了指导选择治疗方案，还须区分不同梗阻部位的胆管炎。由不同部位梗阻所造成的急性梗阻性化脓性胆管炎在临床上主要有 3 种类型：①肝外梗阻型急性化脓性胆管炎；②肝内梗阻型急性化脓性胆管炎；③复合梗阻型急性化脓性胆管炎。

中华医学会于 1983 年决定将急性胆管炎严重者命名为重症胆管炎，其诊断标准除临床上有腹痛、寒战高热、黄疸表现外，并有收缩压低于 70 mmHg 或具备以下两项以上依据：①出现精神症状；②脉搏超过 120 次 / 分；③白细胞计数超过 $20×10^9$/L；④体温高过 39 ℃或低于 36 ℃；⑤血培养阳性；⑥胆汁呈脓性，切开胆管内压力显示增高。

无论是慢性还是急性胆管炎，治疗都颇为棘手。西医对此病大多采用在大剂量抗生素的使用下行手术治疗，但术后并发症严重，大大影响了患者的预后。西医至今认为，在胆管未疏通之前，必须谨慎使用利胆剂，以防止胆汁淤积的加重而使病情进一步恶化。

（四）慢性胆囊炎

慢性胆囊炎是胆囊慢性炎症性病变，因约95%的患者合并胆囊结石，故胆囊结石是引起慢性胆囊炎的主要病因，少数非结石性慢性胆囊炎可由细菌感染所致。

慢性胆囊炎其病程慢性迁延，主要病理改变有：①胆囊壁增厚；②胆囊纤维组织增生；③因瘢痕组织收缩常致胆囊腔变窄或萎缩；④胆囊与周围脏器粘连可并发幽门梗阻或肠梗阻等；⑤胆石长期刺激及压迫囊壁，可发生囊壁溃疡或引起慢性穿孔。

根据尸检统计，60%～70%的胆囊均有慢性炎症，但生前有症状者仅有10%。其症状的有无或轻重，多与胆囊结石的大小、位置、有无梗阻及炎症的存在有关。

主要症状为反复发作的胆绞痛，多在饱餐后数小时或夜间发生，疼痛位于右上腹，可向右肩背放射，常伴有恶心，少有呕吐、发热及黄疸，发作间歇期可有上腹饱胀、烧心、嗳气、反胃等消化不良症状。主要体征为右上腹部压痛、墨菲征阳性。当胆囊管慢性梗阻致胆囊积液增大时，右上腹可扪及肿大的胆囊。常缺乏特异的临床症状与体征，有学者将其临床表现大致归纳成以下几类：①慢性胆囊炎急性发作；②隐痛性胆囊炎；③消化障碍性胆囊炎；④隐性胆囊炎。

根据患者慢性反复发作的典型症状和体征，结合B超检查的阳性发现，大多可获得正确的诊断。目前临床已较少依赖于十二指肠引流及放射学检查来进行诊断。

临床表现欠典型或B超未显示胆囊结石者，慢性胆囊炎的诊断比较困难，常须与消化性溃疡、慢性胃炎、反流性食管炎、慢性肝炎、慢性胰腺炎等鉴别。

胆囊切除术是本病根本有效的治疗，既可消除病灶，又可避免发生严重并发症。对以消化不良为主要症状、胆绞痛不明显的非结石性胆囊炎患者，胆囊切除术的选择宜慎重，因手术疗效不一定满意。近年开展的腹腔镜胆囊切除术，具有创伤小、疼痛轻、恢复快等优点，对年老体弱难以耐受手术切除者，无疑是一种较好的选择。也可采用非手术治疗。

（五）原发性硬化性胆管炎

原发性硬化性胆管炎（PSC）又称阻塞性胆管炎、硬化狭窄性胆管炎、狭窄性胆管炎、慢性纤维性胆总管炎，是一种少见的渐进性发展的、以肝内外胆管纤维化和炎症改变为特征的胆道疾病，其最终发展为胆道阻塞和严重的梗阻性黄疸，预后恶劣。本病最先由法国医生 Delbet 报道，故也称 Delbet 病。过去只有在剖腹探查或行活组织检查后才能确诊本病。随着介入放射学及影像学诊断技术的发展，本病已能在术前得到诊断。据统计，本病的发生率占胆道手术的 1%。

PSC 以男性居多，约占 70%，好发年龄在 40～50 岁。临床上 PSC 缺乏特异症状与体征，常以进行性黄疸为主要表现。起病隐匿渐进，早期无症状，往往以黄疸、瘙痒、体重减轻、非特异性腹痛和肝脾肿大等就医。肝内胆管病变为主者，主要表现为黄疸，但无胆管扩张和胆囊胀大，常伴 ALT 升高，易误诊为病毒性肝炎；病变以远端胆总管为主者，除黄疸外，常伴有肝肿大、胆囊胀大，酷似胰头癌。

本病常见的体征是右上腹压痛，较少有反跳痛与肌紧张，肝肿大质硬、表面光滑，有时可扪及脾肿大。部分患者可伴脱水、营养不良表现。病程较长者可有胆汁性肝硬化和门静脉高压体征。若合并感染也可出现腹痛、发热、黄疸等胆管炎表现。此外，不少患者因合并其他自身免疫性疾病而表现各异。

PSC 的实验室检查可发现以下变化：①血常规提示不典型淋巴细胞和嗜酸性粒细胞增多；②符合梗阻性黄疸的血胆红素升高；③HLA-Bs 升高和 IgM 增高，但抗核抗体、抗线粒体抗体、平滑肌抗体以及 HBsAg 均阴性；④ALP 增高和 GGT 增高；⑤伴溃疡性结肠炎者常伴有贫血和低蛋白血症。

根据本病的发病特点、结合影像学检查，目前大多数 PSC 在未经手术的情况下得出诊断。一般认为 Mayer 的 7 条标准是临床诊断 PSC 所公认的必须具备的依据，即①进行性无痛性黄疸；②无胆道结石；③原无胆道手术史；④胆管树弥漫性增厚与狭窄；⑤长时间随访未发现恶性病变征象；⑥活组织检查排除原发性胆汁性肝硬化；⑦可伴有后腹膜纤维化、炎症性肠疾病等病变。

二、中医学对本病的认识

（一）急性胆囊炎

急性胆囊炎属中医学胁痛、胆胀、黄疸、结胸发黄等辨证范畴。中医认为胆是"中清之腑"，位于胁下而附于肝，与肝相为表里，输胆液而不传化水谷和糟粕，以通降下行为顺，任何因素影响"中清不浊""通降下行"即可引起胆病。

中医认为，引起本病的病因主要有情志不畅、饮食不节与蛔虫上扰。情志忧郁不畅，可致肝胆之气郁结，肝胆疏泄失常；饮食不节，过食油腻，致使脾胃运化失健，继而生湿蕴热，影响肝胆疏泄功能而致疏泄失常；蛔虫上扰，可致肝胆气血运行不畅及脾胃运化失司，肝胆气郁、湿浊内生，郁久化热，湿热蕴蒸发为本病。肝胆气郁、气血运行不畅，肝胆气机不畅为本病基本病机，"不通则痛"，故而脘胁疼痛为本病最常见的症状。肝胆气郁，横逆脾胃，导致胃失和降，脾失健运，湿浊内生。气郁进而血瘀，则致血瘀作痛、痛有定处，甚则瘀积成块。气郁血瘀化热，与脾胃湿浊蕴蒸，则致肝胆湿热。气郁血瘀不解，湿热搏结不散，则血败肉腐，蕴而成脓，遂成肝胆脓毒。脓既蕴成，既可积聚局部，又可热毒弥散全身，甚至侵入营血，耗血动血，致伤阴损阳，气血败乱，热深厥深，亡阴亡阳之变。

胆道感染（含急性胆囊炎）病位主要在肝胆，但常可影响脾胃。病程中气滞、血瘀、湿热三者互为因果，转化发展，而以湿热为主，故八纲辨证以里、实、热证多见。如伴胸胁满闷、往来寒热、口苦咽干、食少呕吐等，属半表半里证；如晚期重症伤及正气或邪入营血，则呈正虚邪实之候。在疾病的病机发展中，除"不通则痛"之外，尚有邪从热化与热从燥化的特征。气血瘀滞、不通则痛这个病理变化贯穿整个疾病的发展过程，辨证时尤须注意病邪热化程度，以此区分肝胆蕴热、肝胆湿热及肝胆脓毒（热毒）三个主要的不同阶段，指导施治。由此，确定了本病的基本治则为理气活血，清热燥湿，通里攻下。

（二）急性胆管炎

本病属中医"胆胀""胁痛""黄疸"范畴。其病因病机多从"毒"（湿毒）"热"（胆热）"湿"（内外之湿）"气"（气滞）"瘀"（血瘀）"虚"（气阴两虚）6个方面考虑。

近年来，人们更加重视热毒与胆管炎的关系。本病的病理基础以中气虚弱、痰湿内生、阻滞胆道为本，以热毒内侵与痰湿交蒸化火、郁闭气机为标。

各型胆管炎不同的病理变化或每一型胆管炎所处的不同病理阶段决定其辨治方法是各异的，单纯的中医辨证很难抓住这些特点，疗效往往不能满意，这就需要将辨证与辨病有机地结合。注意两个方面：①治疗要着重解除本病的诱因，如胆石堵塞；②完全性胆道梗阻时，必须慎用促进胆汁分泌剂，以防加重胆淤与肝细胞的损伤。

应该看到，单用中医药治疗胆管炎，特别是急性胆管炎，由于多种因素的影响，疗效不是十分确切，常需要与西医的抗炎、补液、支持及对症治疗联合运用，才能各自发挥所长，取得理想效果，降低手术率。

（三）急性梗阻性化脓性胆管炎

中医学认为，本病多由湿、热、毒相互胶结，火邪弥漫三焦，大耗气阴以致危及生命。辨证属于肝胆脓毒（或肝胆毒热）范畴，热深厥深，有亡阴亡阳之趋势，要在对于变证的认识。

中医药治疗本病，不仅有消炎利胆之功，而且有很好的溶石排石作用，这对于解除 AOSC 发生的根本原因——胆管堵塞，改善患者的最终预后，有着重要意义。

（四）慢性胆囊炎

本病属中医"胁痛"等范畴。其病因病机多从"湿"（内湿）"热"（肝胆之火）"郁"（气郁）"瘀"（血瘀）"虚"（阴虚、脾虚）5个方面考虑。

中医学认为，情志不畅、饮食不节、虫邪上扰，可致气机运行不畅，肝胆气郁，出现胁肋疼痛胀满、胃纳不馨、嗳气便秘等肝胆疏泄失常、横逆脾胃、运化失司症状；也可因肝失条达、肝阴不足、用刚太过而出现胁下胀满、头目眩晕、口苦咽干、纳谷不馨、食入作胀等肝胆疏泄失职、脾胃受伐之症状。

近年来，人们除了重视肝胆郁滞，湿热壅阻在本病发生中的关键作用外，也认识到胆囊壁的血管病变（血瘀）是造成胆囊炎慢性化、反复化的重要因素。本病病情的发展多由湿热阻遏肝胆气机，渐及瘀血阻络，阴液暗耗，气阴两虚，胁络失养而致缠绵难愈。

中医药对胆囊炎疗效确切，而且能够使变性的黏膜与胆囊壁得到一定程度的改善，从而能减少病情的反复性。辨证治疗固然有其优越性，但各家辨证分型的名称、各型内涵均不同，保证不了治疗的规范化。从疗效来看，以专方专药加局部的辨证为最佳。

各型胆囊炎有不同的病理变化，即使相同类型的胆囊炎也存在不同阶段的病理过程，决定了其治疗时间和预后都有很大的差别。辨证与辨病相结合，才能确定最适当的疗程与方法。临证应注意以下问题：①是否存在药物短时间内难以解除的诱因；②化脓性坏疽性胆囊炎，不可过于收缩胆囊，否则易致胆囊壁的穿孔；③是否存在肝脏疾患。

（五）原发性硬化性胆管炎

本病在中医学中属"黄疸""胁痛"等辨证范畴。临床证候见黄疸、皮肤瘙痒，渐进性加重的乏力，伴食欲减退、恶心，少数患者可畏寒和发热。相当于中医学中"黄疸"范畴。病位主要在脾胃肝胆。《金匮要略·黄疸病脉证治并治》指出："黄家所得，从湿得之。"湿邪蕴阻中焦，脾胃失健，肝气郁滞，疏泄不利，致胆汁疏泄失常，胆液不循常道，外溢肌肤，下注膀胱，而发为目黄、肤黄、小便黄之病症。一般按初、中、后三期辨证施治。

三、医案选粹

1. 肝胆湿热，弥漫三焦，兼感暑邪（关幼波）

郝某，女，68岁，1965年7月5日初诊。

主诉：2天前右上腹突然剧痛，伴有发热、恶心、呕吐。当日下午去某医院急诊，发现巩膜及皮肤轻度黄染，诊为慢性胆囊炎急性发作、胆石症。观察治疗两天，黄疸逐渐加重。今日上午来我院门诊，收入病房。西医诊为胆石症。刻下症见：高热持续不退，口渴喜饮，大汗出。小便短赤，大便五天未解。舌苔干黄、舌质红、脉弦滑数。

辨证：肝胆湿热，弥漫三焦，兼感暑邪。

治法：清热利湿，活血退黄，稍佐祛暑。

处方：

茵陈 90 g	金银花 30 g	川黄连 3 g	赤白芍各 10 g
鲜藿香 15 g	金钱草 60 g	杏仁 10 g	生石膏（先煎）25 g
当归 10 g	牡丹皮 10 g	冬葵子 12 g	天花粉 25 g
连翘 12 g	鲜石斛 30 g	延胡索 10 g	六一散（包煎）12 g
紫雪丹 3 g			

7月6日二诊：同时静脉滴注5%葡萄糖注射液1500 mL，加维生素C 1.0 g。服上药1剂后，排便4次，体温下降（最高达37.8 ℃），睡眠尚好。今晨神志清醒，体温37.5 ℃，自觉口干思饮。舌苔黄干，脉弦滑。黄疸未退尽、腹痛已解。上方去生石膏，加鲜佩兰15 g，鲜白茅根30 g。已能进流食，未输液。

7月7日三诊：体温正常，昨日排便3次，精神转佳。上方去连翘、紫雪丹，茵陈改为60 g。

7月8日四诊：体温正常，腹痛未作，能起床活动，进食后胃部稍感不适。舌苔薄黄，质淡红，脉弦滑。

处方：

茵陈 30 g	金银花 30 g	川黄连 3 g	赤白芍各 10 g
鲜藿香 15 g	金钱草 60 g	杏仁 10 g	六一散（包煎）12 g
冬葵子 12 g	天花粉 25 g	紫雪丹 3 g	鲜白茅根 30 g
加味保和丸（同煎）10 g			

7月12日五诊：服上方药4剂后，精神体力恢复，二便正常，黄疸完全消退。复查血胆红素 0.4 mg/dL，黄疸指数 4 U，丙氨酸转氨酶 400 U，麝香草酚浊度试验 3.5 U。继续治疗。

［董建华. 中国现代名中医医案精华 [M]. 北京：北京出版社，1990.］

【按语】 慢性胆囊炎急性发作合并胆石症为临床常见病，属中医肝胆湿热的范畴，用清肝利胆之法常可获较好疗效。本案病者病发于盛暑之际，除内蕴湿热之外，复外感暑热，故见高热不退、口渴喜饮，大汗出等伤于暑邪的症状，因此在治疗时除清热利湿之外，相应加入清暑、清热解毒之品。方中六一散又名益元散，用滑石六两，甘草一两，善能清暑利湿，既可解外来之暑邪，又能清内蕴之湿热，虽套用于方中，实则寓意深远。

2. 肝阴不足（潘澄濂）

何某，女，60岁。

病史：患者于1960年5月间，突感上腹部胀痛，恶心呕吐，继即发热达40 ℃，间日而作，曾服西药奎宁、苯巴比妥等无效，症状加剧，现巩膜黄染，乃入某医院。西医诊断为急性胆囊炎。经治后症状仍未改善，自动出院，至本所治疗。刻下症见：形瘦神疲，鼻下如烟煤，面目遍身悉黄，色黯晦，体温 39.5 ℃，右胁下有痞块，拒按而作痛，腹壁紧张，饮食入口则吐，大便秘结，小溲短赤，腰背疼痛不能转侧，舌苔前半光绛而干，中后黄糙，脉象弦细而数。

辨证：湿热之邪和气血互结于肝胆之络，热化伤阴，液涸血滞。

治法：育阴清热，疏肝舒胆。

处方：

鲜生地黄	银柴胡	当归尾	生鳖甲（先煎）
生白芍	桃仁	炙乳香	炙没药
延胡索	枳壳	全瓜蒌	茵陈
焦栀子	生甘草		

服上方 3 剂后，身热即退，大便得通，痞块疼痛亦轻。复诊时以原方加党参，去乳香、没药，连服 13 剂，黄疸退净，精神好转，唯腰痛未除，乃于原方去茵陈、焦栀子、全瓜蒌，加杜仲、牛膝、桑寄生，继服 15 剂，痞块消失，腰痛亦止。追踪观察 2 年余，均属正常。

［潘澄濂．潘澄濂医论集 [M]．北京：人民卫生出版社，1981．］

【按语】　邪从热化，伤阴劫液，故宗温病热邪入营之治法，主以育阴清热。由于患者右胁下尚有压痛之痞块存在，正如张景岳所说："盖血积有形而不移，或坚硬而拒按。"这是血积气滞之明征，故又不得不以调气活血之药，直捣巢穴，以消其痞，这是一种攻补兼施法。所谓攻者，攻其痞；所谓补者，救其阴。换句话说，也是整体与局部相结合的辨证施治法。

3. 气虚内热（赵恩俭）

袁某，女，40 岁。

病史： 患者右上腹痛，五六年前，曾有数次高热、黄疸、便色白等情况，诊断为胆囊结石，而行胆囊切除术，奥迪括约肌成形术，T 型管引流术；术后 4 天因十二指肠狭窄，又行胃空肠吻合术，4 天后开始高热，体温 38～39 ℃。患者一般情况欠佳，体质弱，大汗出，右下腹深部发现一脓肿，穿刺后抽出臭脓约 50 mL，经治疗感染灶已趋平复，而高热持续不退，使用了庆大霉素、头孢菌素、氨苄西林、多黏菌素、制霉菌素及激素等，以及清热解毒，通里攻下，行气消胀，活血化瘀清热利湿等中药，如金银花、连翘、蒲公英、紫花地丁、大血藤、栀子、木香、莱菔子、厚朴、枳壳、大黄、芒硝、桃仁、红花、赤芍、牛膝、薏苡仁、竹茹、滑石等药，均无效。病情日趋重笃而邀赵恩俭诊治。刻下症见：高热面赤神烦，黄疸，大汗出，但无大渴引饮，不能纳食，二便不秘不干，尚有薄黄苔。

辨证：气虚内热。

治法：甘温除大热。

处方：补中益气汤加减。

柴胡 15 g	升麻 10 g	黄芪 30 g	白术 10 g
党参 30 g	当归 15 g	赤芍 15 g	茵陈 30 g

以及白芍、甘草等，生姜、大枣为引。

服药 3 剂，热有下降趋势，汗出多，口渴喜热饮，能进食，黄疸略减，体力精神较前好转，脉细少力，舌质红绛较前变浅，黄苔亦减少。用甘温剂后热退能食且喜热饮，脉不转大数有力反趋沉小，舌红亦减，进一步说明证属虚热，遂再进 5 剂，体温降至正常，纳食增加。又进 5 剂已可下地活动，于补气养血之基础上稍加活血之品，拟上方加牡丹皮，减柴胡、升麻之量，观察 1 个月痊愈出院。

［黄文东. 著名中医学家的学术经验 [M]. 长沙：湖南科学技术出版社，1981.］

【按语】 本证为久病，且经一再手术，正气虚弱，脾胃大伤。阴火乘其土位，元气不足而生"大热"，故进苦寒之剂而阴火更重，发热弥甚，以补中益气法治之得愈，为"甘温除大热"之典型证，可谓独具匠心。

4. 肝胆湿热内蕴，胆胃不和（彭履祥）

霍某，男性，62 岁。

病史：患者因胆结石病住院，术后发热，虽经插管引流，西药抗感染，仍发热不退，偶尔热退，1 周后又复发热，两目微黄。拟再次行手术，但患者体质虚弱，不能胜任，又拟以大黄，芒硝攻下排石，但患者及其家属俱不同意，乃于 1977年 2 月 6 日请中医会诊治疗。刻下症见：患者体质瘦弱，面色淡黄，目睛微黄，尿黄少，口苦，不思食，大便时干时稀，头额发热，体温 38 ℃，呵欠连声。舌苔黄白相兼，少津，脉缓无力。

辨证：肝胆湿热郁遏。

治法：清胆和胃，开郁散结。

处方：

金银花 15 g	连翘 12 g	陈皮 9 g	建神曲 15 g
麦芽 24 g	山楂 15 g	半夏 12 g	茯苓 15 g
淡竹叶 12 g	鸡内金 12 g	茵陈 12 g	海金沙（包煎）9 g
通草 3 g			

4 剂。

二诊：体温接近正常，睡眠略有好转，唯胸中痞闷，舌苔白厚，余症同前。仍以上方加白豆蔻（后下）9 g。

再服 4 剂后，诸症大有好转，唯身倦气短，目睛微黄，小便黄，胆汁引出清亮，瓶底有少量如海金沙状物沉淀。前方去连翘、白茵陈，加晚蚕沙（包煎）12 g、赤小豆 15 g。

守方十余剂，体温正常，能下床行走，目睛不黄，小便清，饮食增加，但下半夜不能入睡。脉虚舌淡。停止胆汁引流观察。处方：沙参、薏苡仁、山药、茯苓、谷芽，海金沙（包煎）、鸡内金、砂仁（后下）。8 剂。

于 1977 年 3 月底检查，一切恢复正常，改用六君汤加当归、黄芪，嘱服十余剂，未见复发。

［彭履祥. 运用辨证施治的点滴体会 [J]. 新医药学杂志，1977（8）：39-41.］

【按语】 脉症合参，本例之病因病机系湿热内蕴，胆胃不和。故治以清利湿热为主，佐以利胆和胃。方以金银花、连翘，竹叶、茵陈、海金沙、茯苓、通草清利湿热，陈皮、半夏、建神曲，山楂、鸡内金和胃化滞，茵陈清湿热而利胆。一诊之后，湿证突出，故二诊方加白豆蔻，三诊方去连翘、白茵陈，加晚蚕沙、赤小豆以增强祛湿之功效。终以六君子汤合当归补血汤调理脾胃，补益气血以善后。

本案剖析脉症，先从清热祛湿，利胆和胃入手，热清之后湿证突出，又以运脾化湿为主，终以调补脾胃，补益气血，层次井然，施治灵活。

5. 肝胆郁滞，久而化热（谢海洲）

时某，女，51岁。

病史： 患者在北京某医院诊断为胆囊炎，拒绝手术治疗，转请中医诊治。右上腹胁部阵发性疼痛，发作时呕恶汗出，面青黄。大便润，小便黄，食少腹胀，舌苔黄腻边红有剥脱。

辨证： 肝胆郁滞，久而化热。

治法： 疏肝利胆清热。

处方：

金银花 15 g	连翘 10 g	重楼 9 g	金钱草 45 g
生鸡内金 9 g	柴胡 12 g	郁金 12 g	菖蒲 9 g
白芍 12 g	没药 3 g	五灵脂（包煎）9 g	

水煎服，7～14剂。

二诊： 痛缓，口苦消失，饮食、睡眠尚可，二便调。脉弦，舌苔退。遵前法再进。

处方：

柴胡 10 g	白芍 12 g	金钱草 30 g	白花蛇舌草 15 g
黄芩 9 g	半夏 9 g	云苓 12 g	龙胆草 9 g
生鸡内金 9 g	香附 9 g	益母草 15 g	没药 4 g
白术 15 g			

水煎服，7剂。

三诊： 病情好转，时有微痛。舌淡，脉弦缓。以消炎利胆丸方调治。

处方：

柴胡 15 g	白芍 20 g	郁金 15 g	金钱草 30 g
菖蒲 9 g	白术 12 g	香附 15 g	鸡内金 6 g
白花蛇舌草 30 g	重楼 9 g	黄芩 9 g	云苓 24 g
连翘 12 g			

上方共为细末蜜丸，每次 6 g，每日 3 次。经随访病愈，又以该丸方二料续服善后。

［谢海洲 . 谢海洲论医集 [M]. 北京：中国医药科技出版社，1993.］

【按语】 胆囊炎与胆石症互为因果。80% 以上胆囊炎是胆石症引起。《伤寒论》中"结胸发黄"及胆胀、胁痛、肝胃痛、黄疸等症多与本病相似。胆囊炎多由肝胆郁滞、久蕴化热、湿热壅阻影响肝胆的疏泄通降功能。治疗应疏肝利胆、活血散结、消炎清热。实践证明：金钱草、郁金佐以行气活血之品，确能消石利胆消炎。因气行则血行，血行则湿利尿增，以起分利结石，推动其下降，清热解毒之效，则肝胆得舒而不痛。复诊时略加变化，恐邪退正伤，加入苓、术实脾助运，寓未病先防之意。三诊病虽解而虑其复发，则以丸剂巩固疗效。

6. 脾胃湿热，肝郁血阻（时振声）

王某，女，40 岁。

主诉：上腹部阵发性疼痛 1 月余。曾在某医院胆囊造影示胆囊收缩功能不佳，诊断为慢性胆囊炎。刻下症见：上腹部疼痛、痞满，恶心呕吐，纳差厌油，疼痛剧烈时出汗，但身无寒热，口苦口黏，口干而不欲饮水，舌有瘀点苔黄腻，脉弦细。

辨证：脾胃湿热，肝郁血阻。

治法：辛开苦降合疏肝活血，并佐清肝。

处方：

全瓜蒌 30 g	金钱草 30 g	半夏 10 g	生蒲黄（包煎）10 g
黄连 10 g	枳实 10 g	川楝子 10 g	五灵脂（包煎）10 g
制香附 10 g	焦山楂 10 g	六神曲 10 g	夏枯草 15 g
蒲公英 15 g	延胡索（研冲）3 g		

6 剂后，上腹部仅略感隐痛，痞满大减，精神好转，食量增加，舌苔黄腻消退，亦无恶心呕吐，仍予上方继续加减调理，病情稳定，未再急性发作。

［时振声 . 时门医述 [M]. 北京：中国医药科技出版社，1994.］

【按语】 《伤寒论》以小陷胸汤治疗小结胸证，温病学派于方中加枳实，名小陷胸加枳实汤，治疗暑温结胸，其苦辛通降之力更强。本例患者除有湿热壅结中焦外，尚见肝郁气滞，气滞而血瘀，故用小陷胸加枳实汤，配合金铃子散、失笑散加香附，以疏肝活血。肝喜润恶燥，胆则内寄相火，最忌热邪燔灼，故佐以清肝利胆之夏枯草、金钱草、蒲公英。

7. 胆热郁滞，气机不畅（赵绍琴）

李某，女，65 岁，1993 年 10 月 17 日初诊。

病史： 患右胁胀痛 4 年余，时轻时重，近半年来又增至发冷发热时作，B 超提示慢性胆囊炎，曾服中药、西药等，疗效不佳。刻下症见：右胁及右上腹部胀痛，痛及肩胛，饮食不佳，自觉恶寒发热，心烦急躁，梦多失眠，大便干结，数日未行，小便黄少，舌红苔糙垢厚，质红且干，脉弦滑而数，体温 37.2 ℃。

辨证： 胆热郁滞，气机不畅。

治法： 清泻胆热，疏调气机。

处方：

柴胡 6 g	黄芩 6 g	川楝子 6 g	炒五灵脂（包煎）10 g
香附 10 g	木香 6 g	片姜黄 6 g	旋覆花（包煎）10 g
延胡索 6 g	焦三仙 10 g	生蒲黄（包煎）10 g	

7 剂。

水煎服，忌食辛辣油腻，宜清爽，每日早晚各走路锻炼 1 小时。

10 月 24 日二诊： 服药之后，疼痛渐轻，发热未作，精神转佳，仍大便干结如球状。仍以前法佐以消食导滞法。

处方：

片姜黄 6 g	柴胡 6 g	川楝子 6 g	旋覆花（包煎）10 g
炒枳壳 6 g	黄芩 6 g	焦三仙各 10 g	炒莱菔子 10 g
大黄 2 g	水红花子 10 g	芒硝（冲服）2 g	

7 剂。

10月31日三诊：服药2剂，大便泻下，心情舒畅，疼痛消失，余症皆除。7剂服完，大便由每日3～4次，转为每日1次，舌红苔薄黄，脉弦细，治法改为养血柔肝，疏调木土。

处方：

当归10 g	白芍10 g	炒枳壳6 g	郁金10 g
木瓜10 g	竹茹6 g	龙胆草2 g	焦三仙各10 g
香附10 g	柴胡6 g	炒莱菔子10 g	

14剂。

四诊：服上方2周，无其他不适，改龙胆泻肝丸与加味逍遥丸交替服用。饮食当慎，防其复发。

［彭建中，杨连柱.赵绍琴临证验案精选［M］.北京：学苑出版社，1996.］

【按语】　引起胁痛的原因有很多，胆囊炎致右胁痛较为常见。本病案属于胆热郁滞，气机不畅所致，故用清泻胆热，疏调气机，以缓其痛。以金铃子散与失笑散合方化裁，7剂药后，发热退，疼痛减轻，唯大便干结，又以前法进退，用前方合大承气汤，又服7剂疼痛消失，余症皆除。最后用养血柔肝，疏调木土法以巩固疗效。本证治疗除用药要切合病机外，还非常强调饮食调养与走路锻炼。

8. 肝胆热盛，腑气不通（王永炎）

张某，男，25岁。

主诉：因高热、右肋痛甚3天入院。素有胃疾，时时脘腹隐痛，纳谷不馨，乏力气短，于3天前饮食不慎，发现右胁疼痛并且逐渐加重，牵引肩背，继发高热，时时嗳气，泛吐黄水、口苦咽干，小便黄赤，大便秘结，三日未解。舌质红苔黄，脉弦数。体温39.6℃，巩膜轻度黄染，腹平软，右上腹压痛明显，肝脾未扪及，墨菲征阳性，血白细胞$14.8×10^9$/L，中性粒细胞比例88%，淋巴细胞比例12%，黄疸指数20 U，丙氨酸转氨酶80 U，尿三胆阳性。西医诊断为胆道感染。

辨证：肝胆热盛，腑气不通。

治法：清利肝胆，通腑泻热。

处方：

柴胡 30 g	黄芩 15 g	半夏 10 g	生姜 2 片
生甘草 3 g	生大黄 15 g		

二诊：服药 3 剂，体温退至 38℃，右胁痛减轻，呕吐止，大便通，但小便及巩膜仍黄。改上方去大黄，加茵陈 30 g，金钱草 10 g，广郁金 10 g。

三诊：又服药 6 剂，黄渐退，胁痛止，体温正常。

四诊：再服上方药 6 剂，基本痊愈。后以香砂六君子汤调理脾胃而收功。

［董建华．中国现代名医医案精华 [M]．北京：北京出版社，1990.］

【按语】 胆道感染属中医"胁痛"范畴，而本案患者胁痛而高热，口苦而咽干，尿赤而便秘，应属肝胆火热盛极，故当以清泻肝胆立法。依五行配属五脏之说，木能克土，若木气不和，常横逆而乘于中焦。患者肝胆热盛，横伤于中，遂致胃肠有热而腑气不通。王永炎拟方以小柴胡汤为基础，特加大黄一味，生用且量重，意在泻热通腑，使胃肠乃至肝胆之热由下而出，故仅服 3 剂而大有效验。逮至大便通而热势减，乃去大黄而加茵陈、金钱草、郁金，意在清肝胆而除其本病。其治进退有度，张弛有法，耐人寻味。

9. 湿热瘀毒，郁伏肝胆（赵纪生）

熊某，女，57 岁，1989 年 1 月 20 日初诊。

病史：近 13 年来，曾因胆结石反复发作而手术 4 次。近又发作，B 超检查：胆管结石（泥沙样）。使用多种抗生素，高热仍不退。现右上腹胀痛，皮肤灼热，恶心呕吐，烦躁谵语，黄疸深重，小便如茶色，体温高达 41 ℃。苔薄黄腻，舌质红边黯，脉沉细数，WBC 32×10^3/L，中性粒细胞比例 90%，淋巴细胞比例 8%，嗜酸性粒细胞比例 2%。诊断：胆管结石合并急性梗阻性化脓性胆管炎。

治法：化瘀解毒，通腑泻热，以挫其火势。

处方：

虎杖 30 g	大血藤 30 g	大黄（后下）10 g	郁金 10 g

枳壳 10 g　　　　　甘草 3 g

4 剂。

另用旋覆花（包煎）15 g 煎水 150 mL 送服代赭石末 8 g。

1 剂后，即解下燥屎数枚，体温降至 38.7 ℃，神志渐清。4 剂后，恶心呕吐症状消失，腹痛减，黄疸略退，大便稍软。但头重身重，发热日轻夜重，体温在 38.5 ℃左右。苔薄黄腻，脉细。此系湿热之邪郁伏肝胆，治以活血解毒、清热利胆之法，酌加化湿之品。上方加茵陈 30 g，藿香、厚朴花各 3 g。

药尽 5 剂，腹痛消失，黄疸退尽，热平身凉，纳食知味，腻苔已化，但神疲，食后腹胀。此病向坦途，唯肝胃不和，脾失健运，继以疏肝和胃、健脾益气以善其后。

处方：

虎杖 15 g　　　　大血藤 15 g　　郁金 10 g　　　　砂仁（后下）6 g

枳壳 10 g　　　　党参 15 g　　　白扁豆 15 g　　大黄（后下）6 g

绿萼梅 10 g　　　谷麦芽各 15 g　甘草 3 g

5 剂。

经服上方后，饮食增进，精神转佳。大便稍稀，每日 1～2 次。B 超检查 2 次，胆管未显示阳性结石声影，复查血常规正常。

[赵纪生. "虎杖红藤大黄汤"治疗急性梗阻性化脓性胆管炎 9 例 [J]. 江苏中医，1992（5）：10-11.]

【按语】　本例十余年来胆结石反复发作，胆管梗阻，胆腑不通，气滞血瘀。湿热蕴结不解，形成热毒症。若热毒炽盛，可发生热毒内陷甚至热入心营的凶险证候。当务之急，在于清热解毒，化瘀通腑，以挫其火势。故初诊重用虎杖活血解毒，清热利湿；大血藤消瘀散结，郁金、枳壳疏肝利胆，理气解郁，以利胆汁排泄和胆管通畅。入大黄者，以该药味苦性寒，攻下之力峻猛，俾胆腑有形与无形之邪热从下而出。二诊加茵陈、藿香、厚朴花三味，盖因湿热未去，郁伏肝胆，茵陈、藿香、厚朴花既能清利湿热，又能疏利肝胆。三诊时病已向愈，乃主疏肝和胃，健脾益气之品，以善其后。

本案提示，化脓性胆管炎，高热持续不退，病情危笃，实为病邪深入，湿热内蕴，毒瘀稽留，非一二剂泻下所能痊愈，必须守法守方，直至热退苔化，沙石排出，方可望痊愈。

10. 湿热实邪壅滞胆道，气失升降，腑气不通（杨德明）

蔡某，女，60岁，1987年4月11日初诊。

病史： 10天前因饱餐肥腻食物后3小时，突发右上腹绞痛，频繁呕吐，翌日出现全身黄染，经乡医院用止痛剂及对症治疗1周，病情无明显好转，而来我院求治。刻下症见：右上腹胀痛，牵及右胁背，巩膜皮肤深度黄染，色鲜明，胸闷气促，腹胀满，无矢气，大便已4日未解，小便深黄浑浊，舌苔黄腻，脉弦滑。体温37.7℃，心率102次/分，血压128/68 mmHg，腹部隆起，叩诊呈鼓音，右上腹明显压痛。B超检查：胆总管2 cm，右肝管0.8 cm，左肝管1.1 cm，胰体胰管0.4 cm，肝内胆管轻度扩张，结论为：肝外梗阻，不能排除胆总管下端或胰头部占位性病变。请外科会诊。西医诊为阻塞性黄疸、肝外梗阻。患者因惧怕手术而要求先服中药治疗，中医辨为实邪壅滞胆道，气失升降，腑气不通之证。

处方： 推气丸加味。

枳实30 g	茵陈30 g	金钱草30 g	生大黄（后下）10 g
槟榔30 g	黄芩12 g	陈皮8 g	黑牵牛子（研末冲服）2 g

水煎服。

服药1剂后，脘腹疼痛剧烈，肠鸣漉漉，旋即大便4～5次。腹胀顿减。上方生大黄减至4 g，黑牵牛子减至1 g，续服3剂，黄疸消失，诸症悉除。B超复查：胆总管0.5 cm，未见胆总管、左右肝管及肝内胆管扩张，未见结石光团。后以六君子汤调理善后，随访3个月未复发。

［杨德明. 中医急重症治验三则 [J]. 新中医，1993（4）：18-19.］

【按语】 推气丸系《婴童百问》方，由大黄、黑牵牛子、槟榔、枳实、黄芩、陈皮等分细末为丸，具有推气泻积导滞之功，原为治疗小儿积滞之方。本案患者胆总管梗阻，中医辨为湿热内结，阻塞胆道，气失升降，腑气不通之证。治疗上必须谨守病机，因势利导。胆为中清之腑，喜疏泄，恶壅滞，治胆道疾病不离疏泄清利之品，故用推气丸化裁施治，以取清热利胆，行气导滞，通腑退黄之功。本案提示，临证必须重视整体辨证思想，详加分析病情，对症下药，古方新用，从而获得预期疗效。

11. 肝胆之气郁结不畅，脾肾之阳不振，水湿凝结中焦（张耀卿）

俞某，女，65岁。

主诉： 右上腹疼痛伴眼白发黄4天。4天来，右上腹持续性疼痛，阵发性加剧，兼有眼白发黄，食欲减退、恶心、腹胀、便秘等，经西医对症治疗及中药清利湿热，均未获效。以往有多次类似发作史。体检：巩膜及皮肤明显发黄，面部及下肢凹陷性水肿，肝肋下触及，有叩击痛，血压173/105 mmHg。血常规：白细胞11×10^9/L；中性粒细胞0.94，硫酸锌浊度试验16 U/L，丙氨酸转氨酶364 U/L。

西医诊断： 慢性胆囊炎急性发作，胆石症，阻塞性黄疸，慢性肾炎，高血压。

中医诊断： 黄疸，胁痛，水肿。

辨证： 肝胆之气郁结不畅，脾肾之阳不振，水湿凝结中焦。

治法： 温调脾肾，疏泄肝胆，畅通气机。

处方：

云苓12 g	茯神12 g	紫苏梗9 g	姜半夏4.5 g
广陈皮4.5 g	炒六神曲12 g	金钱草12 g	肉桂（后下）2 g
炒川黄连1 g	鹿角霜、片（先煎）各9 g		

服药7剂，果获效果。继之随症加减，连续十二诊，诸恙如失，肝功能恢复正常，尿蛋白消失，血压降至143/83 mmHg。随访1年，无反复发作。

［单书健，陈子华. 古今名医临证金鉴·黄疸胁痛鼓胀卷（下）[M]. 北京：中国中医药出版社，1999.］

【按语】 黄疸乃湿邪为患，或湿热或寒湿，使胆汁蕴滞而不循常道，治湿邪要化湿、利湿、燥湿，并有湿邪非温不化之论，故在治疗中紧紧抓住温能通阳，能使滞者畅，蕴者通，虽不能直接退黄，却能明显加强其他利湿退黄药的功能。它不但能用于寒湿阴黄，也能用于湿热阳黄。对现代医学急性黄疸性肝炎、胆汁淤滞型肝炎，以及其他原因引起的黄疸顽固症，每能获得满意效果。一能起反佐作用，热症用温药，二能起宣通气机而达到退黄的作用。

本例属阳黄水湿内盛之证，临床不用茵陈、栀子等苦寒之剂，而用肉桂、鹿角等温热之品以调养脾肾，使脾肾之阳得复，则水湿自退。此案处方立意，乃仿《金匮要略》"男子黄，小便自利，当与虚劳小建中汤"，即仲景用甘温之品治虚劳之法，再用二陈、紫苏梗、云苓、六神曲调气化湿，宽中和胃，使胃气调和，则肝胆之气可得平息，佐以川黄连、金钱草等寒凉之品以疏泄肝胆。本方温寒合用，使疏泄肝胆之热不伤脾肾之阳。冀肝胆湿热清解，胆汁畅行无阻，则黄疸可除。俾脾肾之阳来复，则肝木亦获滋养，肝气调畅，胁痛必解。又肾为胃之关，肾气调和，则关门通利，加之脾运复健，则水肿也自可清退。方中炒川黄连 1 g，并非用其苦寒清热，而是取其微苦能健胃之意，因川连小量能平肝健胃，大量则泻火伤胃，且川黄连与肉桂同用，可奏交通心肾之功。

本案不用茵陈、栀子而黄疸自退，不用车前、泽泻而肿胀亦消，不用大剂腻补而肾气也复。可见从温调脾肾施治，乃是抓住了病机之根本关键，正合乎《黄帝内经》"必伏其所主，而先其所因"之旨。

12. 肝郁气滞，胆经湿热（王伯祥）

佟某，男，41 岁。

病史： 10 天来右胁疼痛，阵发性酸痛，不放射。食欲不振。口苦，大便稍燥。住院前日晚，右胁痛加剧，伴呕吐及低热，口渴喜冷饮。检查：体温 39.2 ℃，急性病容，面色潮红，巩膜不黄，右上腹有明显压痛及反跳痛，未触及胆囊及肝脾。WBC 16.9×10^9/L，尿三胆、肝功能，血、尿淀粉酶均正常。脉弦数左关甚。舌质红，苔黄腻。诊为急性胆囊炎。

辨证： 肝郁气滞，胆经湿热。

治法： 疏肝理气，清热利湿。

处方：

茵陈 15 g	金银花 15 g	连翘 15 g	重楼 15 g
栀子 12 g	郁金 12 g	柴胡 9 g	枳壳 9 g
半夏 9 g	川楝子 9 g	甘草 6 g	五灵脂（包煎）9 g

二诊： 连服 3 剂，体温下降，胁痛减轻，呕恶不作，知饥思食，腹软压痛不显，脉弦细，舌淡红、苔薄黄，是胆热外宣，络通郁解。仍以前方减半夏、枳壳、五灵脂，加黄连、黄芩各 9 g。

连服 3 剂，体温正常，胁痛消失，出院休养。

［单书健，陈子华．古今名医临证金鉴·黄疸胁痛鼓胀卷（下）[M]．北京：中国中医药出版社，1999.］

【按语】 急性胆囊炎属于中医"胁痛""胆心痛"等症的范围。初起以肝郁气滞为主，兼肝胆湿热，进而郁热化火。本例热盛痛剧，治疗可大胆用清利湿热，理气止痛之剂。柴胡可用 9～24 g，金银花、连翘、重楼等可用至 30 g。郁金、栀子可用至 18 g，黄连、黄芩可用 9～20 g。总之用药以胜病为主。根据脉症权衡轻重缓急，决定用药剂量。止痛用延胡索、五灵脂。止呕用半夏、代赭石。泻实火用栀子、龙胆草。便燥加芒硝、生大黄。食欲不振加藿香、佩兰。要随症加减用药，治疗要彻底，以防止迁延成慢性胆囊炎。

13. 肝胆湿热化火，气分热毒亢盛，势入营血（贾谢荣）

任某，男，37 岁。

病史： 因黄疸、高热、腹痛于 1979 年 5 月 8 日收住入院。诊为胆石胆囊炎，当即行胆囊摘除术，但术后高热、黄疸仍持续 19 天不退，先后使用四环素、红霉素、氨苄西林、激素等无效，经检查确诊为急性化脓性胆管炎。6 月 2 日邀余会诊，除上述症状外，还伴严重贫血，面浮肢肿，高热汗多，胸脘痞闷，口渴引饮，甚至口噤鼓颌，恶寒战栗，手足逆冷，身目俱黄，口苦纳呆，便秘溲赤，右腹压痛。舌淡红、苔黄厚少津，脉洪数。

辨证： 肝胆湿热化火，热毒亢盛于气分，有入营血之势。

治法： 清泻肝胆，泻火解毒，通里攻下。

处方： 黄连解毒汤、五味消毒饮合茵陈蒿汤加减。

黄芩 10 g	川黄连 10 g	黄柏 10 g	枳实 10 g
半夏 10 g	柴胡 10 g	赤芍 10 g	大黄 10 g
生栀子 10 g	紫花地丁 15 g	金银花 15 g	蒲公英 15 g
茵陈 15 g	鸭跖草 30 g		

3剂后，发热已退尽，上方去鸭跖草，又进5剂，黄疸渐退，右腹压痛减轻，纳食转馨，每餐能食稀饭1碗，口不渴，小便转长，大便稍结。舌淡红、苔薄黄，脉弦细。湿热火毒未净，肝胆疏泄不良。治拟疏肝利胆，泻火解毒，佐以通里攻下。

处方：

茵陈 15 g	蒲公英 15 g	金钱草 30 g	生栀子 10 g
大黄 10 g	柴胡 10 g	赤芍 10 g	炒枳实 10 g
川黄连 10 g	黄柏 10 g	半夏 10 g	海金沙（包煎）10 g
黄芩 12 g			

10剂后，诸症均有改善，又以一贯煎合茵陈蒿汤加减服用半个月，痊愈出院。

［贾谢荣. 急性化脓性胆管炎的辨证施治——附60例疗效分析 [J]. 浙江中医杂志，1994（4）：152-153.］

【按语】 急性化脓性胆管炎，以黄疸、高热、腹痛为主症，根据其症状、体征，应属中医学"黄疸""腹痛""厥逆"等病范畴，治疗颇为棘手。

本案属肝胆湿热化火，湿热与郁火相合，毒热蓄积，热腐化脓的危重症候，湿热火毒弥漫三焦，充斥表里上下，毒热蓄积，化脓成毒之时，当以清泻肝胆，泻火解毒，通里攻下为治法，用黄连解毒汤、五味消毒饮、茵陈蒿汤加减，可谓药中肯綮。方中黄芩、黄连、黄柏清热燥湿，泻火解毒；金银花、紫花地丁、蒲公英清热解毒，消痈排脓；茵陈清热利湿，利胆退黄，辅以栀子清利三焦湿热，大黄荡涤肠胃，通泄郁热，柴胡疏肝理气，赤芍凉血活血。诸药协同，可收泻火解毒之功。故3剂而热退痛减，10剂后，火毒已除，病情稳定。继以一贯煎合茵陈蒿汤加减，清湿热而养肝阴，扶正以祛邪，终告痊愈。

14. 正虚邪实，气阴两伤（童光东）

杨某，女，53岁。

病史： 2017年10月18日因"肝癌术后高热寒战10天"就诊，患者10天前于外院行肝癌并胆囊切除术，术后胆管引流，引流胆汁浑浊，术后出现高热、寒战，体温高达40℃以上，外院考虑胆道感染，予泰能等抗生素7天，热不退，午后热甚。刻下症见：神疲，发热汗出，口干渴，纳差、反胃、失眠，大便不爽，舌红，舌质干，苔薄黄，脉数弦弱。辅助检查：WBC 13×10^9 /L，总胆红素26 μmol /L，丙氨酸转氨酶63 U/L。予中药口服。

处方：

姜半夏 10 g	知母 30 g	麦冬 20 g	白花蛇舌草 30 g
竹叶 15 g	太子参 15 g	丹参 15 g	生石膏（先煎）50 g
制大黄 10 g	粳米 100 g		

5剂，每日3次，每日1剂。

1剂下去热退尽，再服未再发热，5剂服毕未见发热再现。

［黄芙蓉，童光东. 童光东教授运用竹叶石膏汤治疗肝癌并发胆道感染所致高热经验 [J].中西医结合肝病杂志，2020，30（6）：551-552.］

【按语】 胆道感染泛指胆道系统的细菌性感染症状，是胆道系统急、慢性炎症的总称，其临床常见症状包括高热、寒战、恶心呕吐、腹痛、黄疸等，现代医学主要治疗手段包括禁食或限制饮食，抗生素的运用，内科保守治疗无效进行外科手术治疗等。患者为中年肝癌女性，术后出现的胆道感染，西药抗感染效果不佳，持续高热寒战，并有汗出、口干渴、舌质干等明显气津两亏症状，又兼得纳差反胃等胃失和降等症状，大便不爽、舌质红属里实有热，四诊和参，当属正虚标实，治以补气养阴，泄热除呕，用竹叶石膏汤加减。竹叶石膏之辛寒以散余热；太子参、甘草、麦冬、粳米之甘平以益肺安胃，补虚生津；半夏之辛温以止呕，故去热而不损其真，导逆而能益其气也；对于高热的患者，邪盛热张，加用知母苦寒泄热。合白虎汤之义，若患者大便不爽，加用制大黄、丹参活血祛瘀通便，合承气之功。加用白花蛇舌草，以清热消肿。现代药理学研究发现白花蛇舌草具有抗肿瘤、调节免疫的作用，结合患者肝癌病史，再加白花蛇舌草清热解毒抗癌。

15. 肝郁脾虚兼血瘀（谢晶日）

患者，女，40 岁，2015 年 5 月 17 日初诊。

主诉：右胁肋部胀痛，反复发作。患者右胁肋部胀痛，甚则痛引肩背，脘胁胀满，餐后尤甚，纳差，厌食油腻，口苦，嗳气，偶有恶心；舌质紫黯，体略胖，少许黄腻苔，脉弦滑。腹部彩超示：胆囊炎声像。

西医诊断：慢性胆囊炎。

中医诊断：胆胀，肝郁脾虚兼血瘀型。

治法：疏肝利胆，健脾化瘀。

处方：

柴胡 15 g	金钱草 30 g	郁金 15 g	佛手 10 g
紫苏子 15 g	姜黄 10 g	川芎 10 g	白芍 25 g
枳壳 15 g	陈皮 15 g	炒白术 20 g	

每日 1 剂，水煎，早、晚分服，7 剂。

嘱患者注意饮食，禁食油腻、辛辣之品。

二诊：患者自诉右胁肋部胀痛缓解，纳差症状明显减轻，口苦减轻。在原方基础上去川芎，加太子参 10 g、黄芪 15 g，继续服用 10 剂。

三诊：患者右胁肋部疼痛明显好转，无腹胀、口苦、口干，乏力减轻，纳可，续服上方 14 剂。随诊 6 个月，未复发。

［于红菲，王静滨. 谢晶日教授从肝脾论治慢性胆囊炎经验 [J]. 中医研究，2016，27（7）：27-29.］

【按语】 慢性胆囊炎是胆囊持续的、反复发作的慢性炎症性病变，临床上表现为反复发作性右上腹隐痛，或伴右肩部放射痛，以及恶心、嗳气、口苦等消化不良症状。中医学中并没有慢性胆囊炎的记载，但从症状特点上可归属于"胁痛""胆胀""黄疸"等范畴。病因多源于情志不畅，肝气不疏，肝乘脾土，脾失健运，内生湿浊，久而化热，湿热蕴结，中焦气机阻滞，胆气郁滞，胁下脉络痹阻，不通则痛，形成肝胆湿热之胁痛。在治疗上强调清疏肝胆，调护脾胃和化瘀行气。方中柴胡、金钱草疏肝、清热利湿；川芎、姜黄活血化瘀，能改善胆囊功能，恢复肠道规律性蠕动；白芍养阴柔肝，缓急止痛，能缓解胆道括约肌的痉挛，改善胆汁引流；陈皮、白术燥湿、健脾。由于本病病程久，加之社会生活压力的增大，以及饮食的不规律，胆囊炎往往容易复发，所以，节饮食、调情志尤为重要。

16. 脾虚失运，胆失通降（赵飞白）

石某，女，43 岁，2013 年 3 月 14 日初诊。

主诉： 右肋胀痛 2 年余，加重 2 个月。患者于 2011 年初开始出现右上腹部胀痛，间断性疼痛加剧。B 超示胆囊增大，胆囊壁粗糙，诊断为慢性胆囊炎，经西医抗感染（具体用药不详）等治疗，痛即止，但遇劳累又发，如此反复发作达 2 年之久，中医处方为大小柴胡汤之类，并长期服用金钱草、抗炎利胆药。近 2 个月来，右肋胀痛又重，治疗无效，来本院求诊。刻下症见：胃脘部痞胀，厌食便溏，常有恶心呕吐，面色萎黄，精神疲倦，气短懒言。脉细弱，舌质淡红，苔薄白。

西医诊断： 慢性胆囊炎。

中医诊断： 胆胀，脾虚证，病位在胆腑。

治法： 益气健脾，和胃消导。

处方：

炙黄芪 10 g	党参 10 g	白术 10 g	茯苓 10 g
炙甘草 6 g	法半夏 9 g	青皮 5 g	陈皮 5 g
香附 6 g	鸡内金 9 g	神曲 10 g	砂仁（后下）3 g
谷麦芽各 15 g			

5 剂，颗粒冲服，每日 1 剂，每日 2 次，早晚分服。

二诊： 服药后右上腹仍隐隐作痛。精神明显好转，胃脘痞胀已消，食欲渐增，大便溏泄。脉细，舌质淡红，苔厚白。继给予前法 5 剂以巩固疗效，服法同前。

三诊：服药后右肋部偶尔有胀痛。二便正常，食欲大增。脉细弱，左关细弦，舌质淡，苔白薄，继给益气健脾法，佐以疏肝养血。

处方：

炙黄芪 15 g	党参 10 g	白术 10 g	茯苓 10 g
炙甘草 9 g	炒白芍 10 g	当归 10 g	柴胡 4 g
虎杖 15 g	鸡内金 9 g	神曲 10 g	郁金 9 g
青皮 5 g			

每日 1 剂，每日 2 次，早晚分服。

随访：疾病基本痊愈，遇劳累时右肋部仍不适，服三诊方而止。此乃典型久病损及正气，脾失运化，胃失和降，治以益气健脾，和胃消导。

［刘晨，黄羚. 赵飞白利胆和胃法治疗慢性胆囊炎验案举隅 [J]. 中医药导报，2015，21（22）：100–101.］

【按语】　在慢性胆囊炎发病过程中，胆胃二者是相互影响，互为因果。《医学入门》曰："胃移热于胆，则病矣。"胃失通降之机，胃不和则胆失利，胆汁淤阻而形成慢性胆囊炎。患者久病不愈，长期服用苦寒之药，攻伐脾胃，出现明显正气亏损、脾胃虚弱的现象，脾虚运化无权，胃虚停滞不化。脾气不升，胃气不降，中宫受阻，胆失通降之路，形成慢性炎症，法用四君子汤加味，治疗以补为通，使中宫升降气机得以通达，则体健病愈。因虚致损，脾不统血，三诊在益气健脾的基础上疏肝养血。女子以精血为本，故养血补血而使正盛邪衰。

17. 痰湿瘀结（王庆艳，刘文全）

张某，男，38 岁。

主诉：间断乏力、尿黄 2 个月，加重 4 周入院。入院时，乏力，尿黄，身目黄染，伴皮肤瘙痒，食欲下降，进食后恶心，胃脘胀满，口干口苦，大便秘结，舌红苔黄腻，脉弦。查体：体温 36.6℃，脉搏 79 次／分，呼吸 20 次／分，血压

110/70 mmHg。形体消瘦，皮肤巩膜轻度黄染。未见肝掌及蜘蛛痣。腹平坦，腹软，全腹未及明显压痛及反跳痛及肌紧张。辅助检查：肝功能：ALT 64.4 U/L，TBIL 62.58 μmol/L，DBIL58.5 μmol/L；FER312.1 ng/mL。肝炎病毒指标均阴性，风湿病抗体均阴性，血、尿常规均正常。上腹部彩超示：肝内胆管壁异常回声改变。考虑为原发性硬化性胆管炎（肝内型）。

中医诊断：黄疸（阳黄），痰湿瘀结证。

西医诊断：原发性硬化性胆管炎。

治法：利湿化痰行瘀。

处方：茵陈蒿汤加减。

茵陈 30 g	栀子 10 g	丹参 15 g	大黄（后下）6 g
柴胡 10 g	枳壳 10 g	赤芍 10 g	莪术 15 g
桃仁 10 g	红花 15 g	郁金 15 g	生甘草 10 g

水煎服，分次服用，每日 2 次。

并嘱注意休息，清淡饮食，忌油腻及刺激性饮食。

按上方服用7天后，乏力、尿黄、皮肤巩膜黄染、皮肤瘙痒渐轻，但仍有纳差，食后恶心欲吐，口干口苦等症状，舌红苔黄腻，脉弦。复查肝功能：ALT 35.7 U/L，TBIL 36.37 μmol/L，DBIL 34.97 μmol/L，效不更方，守原方加减。

处方：

茵陈 30 g	栀子 10 g	丹参 15 g	柴胡 10 g
枳壳 10 g	赤芍 10 g	郁金 15 g	生甘草 10 g
苍术 10 g	厚朴 10 g	莱菔子 15 g	旋覆花（包煎）10 g
代赭石（先煎）15 g			

上方服用 10 剂后，黄疸明显减轻，食量增加，未诉恶心及腹部不适，二便调，舌淡红苔薄黄，脉弦。复查肝功能：ALT 30.4 U/L，TBIL 24.50 μmol/L，DBIL 19.74 μmol/L；FER201.1 ng/mL。症状好转，未诉其他明显不适。

［王庆艳，刘文全.中医药诊疗原发性硬化性胆管炎 1 例 [J]. 长春中医药大学学报，2012，28（1）：89-90.］

【按语】　原发性硬化性胆管炎其特征为肝内外胆管炎症和纤维化，导致多灶性胆管狭窄。大多数患者最终发展为肝硬化、门静脉高压和肝功能失代偿。临床证候见黄疸、皮肤瘙痒，渐进性加重的乏力，伴食欲减退、恶心，少数患者可畏寒和发热。相当于中医学中"黄疸"范畴。病位主要在脾胃肝胆。《金匮要略·黄疸病脉证治并治》指出："黄家所得，从湿得之。"湿邪蕴阻中焦，脾胃失健，肝气郁滞，疏泄不利，致胆汁疏泄失常，胆液不循常道，外溢肌肤，下注膀胱，而发为目黄、肤黄、小便黄之病症。该例患者属疾病初期，属阳黄。因湿热熏蒸，困遏脾胃日久，痰湿瘀结，肝胆络脉阻滞而发。方以茵陈蒿汤为主方，茵陈配栀子、大黄可使湿热从大小便而去，从而使黄疸消退，正如《伤寒论》原方后注云："小便当利，尿如皂角汁状，色正赤，一宿腹减，黄从小便去也。"茵陈配以柴胡、郁金疏肝理气。现代药理学研究证明，大黄、茵陈、柴胡、郁金对实验性肝损伤均有不同程度的保护作用。《金匮要略浅注补正》云："瘀热以行，一个瘀字，便见黄皆发于血分。"因此治疗黄疸病酌情加入凉血活血药物，方中配以赤芍、丹参、桃仁、红花、莪术清热凉血活血化瘀。甘草养肝柔肝，枳实、苍术、厚朴、莱菔子化痰散结，加用旋覆花、代赭石以和胃止呕。诸药合用肝胆脾胃兼顾，湿热痰瘀并除，故获良效。

18. 肝胆瘀热（郁惠兴）

陆某，女，44 岁。

病史： 有慢性胆囊炎病史十余年，本次发病，上腹部疼痛并向右肩背部放射，伴有恶心呕吐，发热，体温 38.5 ℃，自觉寒热往来，口苦咽干，小便短赤，大便干燥，右上腹有压痛，轻度肌紧张，面色稍黄，巩膜轻度黄染，唇红，舌尖边红，苔黄稍厚，脉弦数有力。

治法： 清热疏胆，通腑化瘀。

处方：

生大黄 15 g	黄芩 15 g	生栀子 10 g	川郁金 30 g
威灵仙 30 g	片姜黄 15 g	广木香 15 g	蒲公英 30 g

茵陈 30 g　　　　　炒枳壳 10 g　　金钱草 30 g

水煎服，每日 2 次。

经用上方 3 剂，大便日泻 3 次，体温正常，疼痛减轻，又服本方加炙鸡内金 15 g，生大黄剂量减为 6 g，续服五剂，诸症消失。

［胡明兴．郁惠兴名老中医治疗慢性胆囊炎经验总结 [J]．中华中医药学刊，2011，29（11）：2395-2396．］

【按语】　本病西医诊断为慢性胆囊炎，从中医辨证来看，寒热往来，口苦咽干似属半表半里证，但从舌脉来看，黄苔主里，脉弦数有力归热症、实证，更兼有肝胆区疼痛拒按和巩膜轻度黄染，则属于"瘀热在里"，因此本病的实热在于肝胆，肝胆实热也可出现寒热往来的症状。对慢性胆囊炎的治疗，郁惠兴认为热郁是本病的"因""本"，气滞"果""标"，正所谓"凡诸胁痛，肝火盛，木气实也"，必须把"清热利胆"作为治疗原则，治疗上要着眼于"通"，兼顾到"和"，胆为腑，以通为用，胆囊炎必有胆汁瘀滞，故"通腑利胆"为正治之法，但瘀有不同，因热而瘀者，要清而通之，因湿而瘀者，要利而通之，因滞而瘀者，要行气开结而通之，若湿热夹杂，气滞血瘀相兼，则数法合用。

19. 肝胆湿热兼脾气虚弱（王正宇）

王某，女，42 岁，2017 年 7 月 15 日初诊。

病史：患者自诉胆囊炎 10 年，一周前饮食油腻后，出现右胁胀痛，恶心纳差，口苦黏腻，便溏。自服消炎利胆片、金胆片 3 天，症状缓解不明显，后在当地诊所输液 3 天，症状仍未缓解，遂来就诊，刻下症见：乏力，面色黯黄，舌红苔黄微腻，脉濡缓。

诊断：胁痛（胆囊炎）。

辨证：肝胆湿热兼有脾气虚弱。

治法：疏肝利胆，清利湿热兼补益脾气。

处方：

柴胡 12 g　　　　　金钱草 18 g　　元胡 10 g　　生牡蛎（先煎）24 g

鸡内金 9 g	川楝子 9 g	郁金 9 g	海金沙（包煎）9 g
炙黄芪 20 g	潞党参 15 g	清半夏 10 g	茯苓 10 g
甘草 5 g	大枣 10 g		

7 剂，水煎服，每日 1 剂，早晚分服。

7 月 24 日二诊：服上药 7 剂后，右胁胀痛明显缓解，乏力好转，口苦减轻，仍觉饮食不良，便溏。查体：舌淡红，苔薄，脉细。药已中的，守方治疗，加强健脾，上方去海金沙、清半夏，加炒白术 10 g，炒薏苡仁 20 g，炒白扁豆 15 g，7 剂，水煎服，每日 1 剂，早晚分服。随访至今未犯，嘱饮食清淡，舒畅情志。

［郑晨．柴牡五金汤加减治疗慢性胆囊炎经验浅谈 [J]．中西医结合心血管病电子杂志，2018，6（23）：46.］

【按语】 慢性胆囊炎属胁痛，其发生多因饮食不节，情志不遂导致的湿热壅阻，气滞血瘀，日久脾气虚弱。柴牡五金汤中柴胡疏肝理气，牡蛎软坚散结，海金沙、鸡内金、金钱草清热利湿排石，金铃子、郁金理气止痛，半夏、茯苓、党参健脾益气祛湿。现代药理学研究显示柴胡具有抗炎、保肝作用，海金沙、郁金、金铃子、金钱草有利胆、抗炎、促进胆汁分泌和排泄的功效。此外，考虑患者病情日久，肝阴亏虚的特点，酌情加柔肝之品。由于本病基本病机是气滞肝虚，后期以疏肝柔肝为主，前期疏肝尽量选用轻灵平和之药，如佛手、梅花。后期柔肝选用白芍、当归不碍脾胃运化之药。慢性胆囊炎的发生和肝的疏泄功能失常有关，因此嘱咐患者调畅情志，保持精神愉快，情绪稳定。忌饮酒、油腻肥甘食物，注意劳逸结合，多食水果蔬菜等清淡营养食物，防止复发。

20. 肝郁化火（张磊）

患者，女，44 岁，2013 年 5 月 10 日初诊。

主诉：反复右胁部胀痛 2 年余。患者 2 年前无明显诱因出现右胁胀痛，曾自行服用西药、中成药及中药汤剂（具体不详），病情时好时差。刻下症见：右胁部胀痛，睡眠差，早醒，情绪不佳，易焦虑，头晕，左侧耳鸣，乏力，易感疲劳，纳可，小便正常，大便干，月经后期，舌质黯红，苔黄、稍厚腻，脉沉。辅助检查：胆结石；幽门螺杆菌（＋）；乳腺增生；总胆红素及间接胆红素增高。

西医诊断：慢性胆囊炎；胆结石。

中医诊断：胁痛；胆石症。

中医辨证：肝郁化火。

治法：疏肝解郁，清泻郁热。

处方：丹栀逍遥散加减。

柴胡 10 g	当归 10 g	茯苓 10 g	制香附 10 g
浙贝母 10 g	牡丹皮 10 g	栀子 10 g	生白芍 15 g
蒲公英 15 g	山楂炭 15 g	红花 6 g	甘草 6 g
薄荷（后下）3 g			

7 剂，每日 1 剂，水煎服。

2013 年 8 月 23 日二诊：症状有改善，仍易抑郁，月经基本正常，但经前胁胀痛明显，经期小腹胀痛、双下肢痛、右胁连及后背胀痛，头晕、耳鸣减轻，偶有胃脘痛，纳可，睡眠如前，无口干苦，心悸，面部黄斑、色黯，二便正常，舌质黯，苔黄、厚腻，脉细。

处方 1：

柴胡 10 g	当归 10 g	茯苓 10 g	制香附 10 g
桑叶 10 g	竹茹 10 g	丝瓜络 10 g	知母 10 g
牡丹皮 10 g	栀子 10 g	黄柏 6 g	香橼 6 g
甘草 6 g	生白芍 15 g	蒲公英 15 g	薄荷（后下）3 g

20 剂，非经期服用。

处方 2：

醋延胡索 15 g	山楂炭 15 g	炙甘草 15 g	当归 10 g
制香附 10 g	生白芍 30 g		

5 剂，经期服用。

2014 年 3 月 5 日三诊：右胁疼痛基本消失，仍有抑郁、焦虑感，偶感乏力疲倦，时有反酸，纳可，睡眠较前好转，二便调，舌质淡红，苔白、稍厚，脉细。

辅助检查示：幽门螺杆菌阴性，肝功能正常。

处方：

柴胡 10 g	当归 10 g	茯苓 10 g	制香附 10 g
牡丹皮 10 g	栀子 10 g	生白芍 15 g	百合 30 g
甘草 6 g	薄荷（后下）3 g		

继服 20 剂。

2018 年 5 月 11 日四诊：诸症基本消失，稍有抑郁、焦虑感，偶有乏力、多梦，余无不适。三诊方再服 10 剂。随访 3 个月，病情稳定。

［张勤生，吴明阳．国医大师张磊运用丹栀逍遥散治疗慢性胆囊炎经验 [J]．中医研究，2022，35（3）：84-88．］

【按语】 患者以右胁部胀痛为主症，平素因琐事而易导致情绪不稳，长期情志不舒导致肝失疏泄，气机不畅，肝气郁结，形成气郁。气滞则易致胸胁部胀痛，滞于右胁部，发为右胁胀痛，滞于胸部，发为乳房胀痛，滞于少腹，则少腹胀痛、经行不畅、痛经。气郁日久而化火，热扰动心神，可见心烦、失眠、多梦；热易伤津，可见大便干、舌苔黄。肝木郁而犯脾土，脾失健运，气血生化不足，可见头晕、乏力、耳鸣、易感疲劳、脉沉等。丹栀逍遥散是解郁之良方，张磊遵"木郁则达之，遂其曲直之性"之宗旨，以丹栀逍遥散条达肝木，调养营血，培补中土，兼清郁热，以遂肝木条达之性。该方具有疏肝健脾、清散郁热的功效，实属"和"法之用。肝木疏通条达，气机通畅，郁滞渐消，肝木既达，脾土得以复健，气血有生化之源，气血可复，则诸症悉除，疗效显著。

21. 寒湿蕴结（岳仁宗）

黄某，男，76 岁。

病史：因"发现血糖升高十余年，黄疸伴体重下降 1 周"于 2012 年 4 月 11 日入院。患者 10 年前发现糖尿病，先后以降糖药及胰岛素治疗，血糖波动大。1 周前，无明显诱因全身发黄，消瘦明显（体重下降约 5 kg），伴上腹胀痛，呕吐，自行服药病情未缓解。入院症见：巩膜及全身皮肤发黄，黄色晦黯，上腹胀痛，恶心，口干口苦，不思饮食，小便黄，大便干，舌质淡黯，苔白腻，脉沉紧。既往有高血压病史 20 年，入院压血 160/80 mmHg（1 mmHg=0.133 kPa），2 年前因化脓性胆管炎、胆石症行手术治疗。查体：全身皮肤、巩膜黄染；右上腹压痛、反跳痛，墨菲征（＋），肝脾肋下未扪及，移动性浊音（－）。尿常规：深黄色，胆红素（＋＋），葡萄糖（＋＋＋），尿胆原 13.4 μmol/L；生化：葡萄糖 19.37 mmol/L，丙氨酸转氨酶（ALT）75 U/L，门冬氨酸转氨酶（AST）43 U/L，碱性磷酸酶（ALP）333 U/L，谷氨酰转肽酶（GGT）769 U/L，总胆红素 125.8 μmol/L，直接胆红素 102.7 μmol/L，间接胆红素 23.1 μmol/L。腹部 CT：肝右后叶病灶考虑血管瘤，左右肝管及肝内胆管未见扩张。

西医诊断： 黄疸原因待查；2 型糖尿病；高血压病 2 级。

中医诊断： 黄疸（阴黄）；消渴病。

辨证： 寒湿蕴结。

治法： 温化寒湿，健脾益气。

处方： 大黄附子汤合香砂六君子汤加减。

熟大黄 15 g	白术 15 g	薏苡仁 15 g	炙甘草 6 g
茯苓 15 g	黄连 15 g	紫苏梗 15 g	陈皮 15 g
党参 30 g	木香 10 g	炮姜 10 g	砂仁（后下）10 g
熟附片（先煎 1 小时）15 g			

3 剂，水煎服，每日 1 剂。

予以胰岛素控制血糖，贝那普利控制血压。

二诊： 黄疸减轻，小便颜色转清，复查总胆红素 89.6 μmol/L，直接胆红素 64.2 μmol/L，间接胆红素 25.4 μmol/L。患者恶心明显，腹痛减轻，上方加吴茱萸、公丁香各 5 g 以温胃止呕，如茵陈、荷叶、羌活鱼、隔山撬各 15 g 利湿退黄、和胃止痛。

三诊： 3 剂后呕吐、上腹胀痛、口干口苦明显好转，纳食增加，复查总胆红素 40.6 μmol/L，直接胆红素 34.5 μmol/L，间接胆红素 6.1 μmol/L。此时患者全身发黄明显减轻，神疲少力，舌红稍黯，苔薄白腻。改为补中益气汤合茵陈术附汤以温中健脾，和胃化湿。处方：黄芪、党参各 30 g，升麻、醋柴胡各 10 g，当归、白术、陈皮、茵陈、熟大黄、熟附片（先煎 1 小时）、隔山撬、羌活鱼各 15 g，吴茱萸、公丁香各 5 g，炙甘草 6 g。3 剂，水煎服，每日 1 剂。

四诊： 黄疸消退大半，精神好转，小便清亮，复查总胆红素 21.1 μmol/L，直接胆红素 12.3 μmol/L，间接胆红素 8.8 μmol/L。继以原方服用 6 剂后黄疸完全消退，体重增长 3 kg，复查胆红素正常，血糖、血压稳定出院。

［杨彩虹，曹立虎，李娟，等 . 岳仁宗教授治疗糖尿病合并急性胆管炎验案 [J]. 中国中医急症，2012，21（12）：1935.］

【按语】 患者入院后排除了胆道器质性梗阻、肝脏肿瘤的可能，结合其化脓性胆管炎病史、临床表现及外科会诊，考虑诊断为急性胆管炎。拟行经内镜逆行胆胰管成像（ERCP）以明确诊断，外科会诊表示患者年事已高且伴有糖尿病、高血压不能耐受，建议保守治疗。整个治疗都是在岳仁宗教授指导下完成的，岳教授认为，本例患者之黄疸当属中医学"阴黄"的范畴。《证治指南》云："阴黄之作，湿从寒水，脾阳不能化湿，胆液为湿所阻，渍于脾，浸淫肌肉，滋于肌肤，色如熏黄。"即阴黄多因寒湿阻遏，脾阳不振所致，为虚实夹杂之证。《金匮要略·腹满寒疝宿食病脉证并治》云："胁下偏痛，发热，其脉紧弦，此寒也，以温药下之，宜大黄附子汤。"本案初起以邪实为主，首当祛邪，兼以扶正。方选大黄附子汤合香砂六君子汤加减以温化寒湿、健脾益气。方中大黄附子汤温里散寒，和胃止痛，香砂六君子汤益气健脾。6 剂后黄疸明显减轻，胆红素降至入院时的 1/3，此时邪气大势已去，正虚为主，方选补中益气汤合茵陈术附汤加减以温中健脾、和胃化湿。补中益气汤补益脾气，助脾气健旺，水湿运行正常，茵陈术附汤温里散寒，祛湿退黄。步步为营，切中病情发展的每个阶段，故收良效。

第二十二章
胆石症

一、概述

（一）概念

胆石症可发生于胆囊、肝内胆管、胆总管。在胆囊内形成的结石，称作胆囊结石。存在于肝外胆管的结石，如同时伴有胆囊结石，其胆管结石多系胆囊结石进入胆管所致，称作继发性胆管结石；如不伴胆囊结石，则称作原发性胆管结石。存在于肝内胆管的结石，不论是否伴有胆囊结石，均称作原发性胆管结石。

胆石症是我国的常见疾病，由于结石常造成胆道系统梗阻与感染，故本病又是外科最常见的急腹症之一。

（二）分类及成因

胆结石的成分主要有胆固醇、胆红素、糖蛋白、脂肪酸、胆汁酸、磷脂等有机物质和磷酸盐、碳酸盐等阴离子。此外，结石中还含有钙、镁、铁、铜等多种金属元素。胆固醇与胆红素在胆石中所占比例较高，故临床上一般根据这两种成分的含量差异来区分结石类型。以胆固醇为主要成分的结石，称作胆固醇类结石；以胆红素为主要成分的结石，称作胆色素类结石；上述两种成分含量相近的结石，称作混合结石。这3种结石是临床最常见的，占95％以上。其他尚有碳酸钙、脂肪酸钙石等一些罕见结石。

胆汁成分和理化性状的改变是结石形成中主要的基本因素。造成胆汁发生变化的原因包括全身性与局部性两方面，前者涉及代谢紊乱，包括膳食组成、遗传缺陷、年龄与疾病（如溶血性贫血、肝硬化、克朗病等）等，均可造成代谢的紊乱而致胆石；后者主要包括寄生虫或细菌所引起的胆道感染、胆汁淤滞、胆道动力学障碍及胆道内异物等。

胆石症的形成原因是胆道感染、寄生虫栖居、肠道疾患等多种因素导致胆盐的生成障碍或丢失过多，胆汁中非结合胆红素增多，使胆固醇、胆红素、碳酸与钙相结合而沉淀所致。

无论胆固醇类结石还是胆色素类结石的形成，体内的代谢紊乱是形成致石性病理胆汁的重要因素。尤其是胆汁酸、胆固醇、胆红素的代谢紊乱，是形成胆固醇类与胆色素类结石的致石胆汁的重要基础。造成代谢紊乱的原因，既可有先天性方面的代谢缺陷（如某些限速酶环节缺陷），也有后天体内某些脏器疾病所累及而致的因素。此外，饮食习惯、食物结构、使用药物、手术治疗等，均可通过影响和改变体内代谢致使胆汁代谢紊乱、胆汁丧失稳定性而致胆石。

（三）诊断与鉴别诊断

胆石症的临床表现，与胆石的部位、大小、有无胆管梗阻、胆管梗阻程度及有无并发症等因素有关，常见发作性胆绞痛、消化不良，易合并黄疸与感染。一般根据反复发作病史、发作期症状和体征，结合必要的辅助检查，多能做出胆石症的诊断。但对部分缺乏明显发作病史和典型症状的病例，尤其对于老年患者，须采用B超、X线、内镜逆行胰胆管造影（ERCP）、经皮穿刺肝胆道成像（PTC）、术中胆管造影术、CT等多项辅助检查措施才能确诊。此外，对已确诊的病例，为了选择合理的治疗方案，也必须采用多种检查来了解结石的部位、数目、大小、胆管形态与功能及合并症情况。

由于不少疾病与胆石症很相似，因此，鉴别诊断十分重要。一般认为，在胆石症发作期，须注意与先天性胆总管囊性扩张、胆道蛔虫病、溃疡病穿孔、胰腺炎、肠梗阻、右肾结石、右侧胸膜炎和右下肺炎等疾病鉴别。而在胆石症发作间歇期，更须做好与肝炎、肝硬化、肝癌、胆系恶性肿瘤、壶腹周围癌、慢性胰腺炎等疾病的鉴别。因此，除了选择前述的辅助检查外，往往还须结合胃肠钡餐造影、上消化道内镜检查、胸部 X 线检查、有关生化与免疫检验及仔细分析病史来做出区别。

二、中医学对本病的认识

胆石症属中医"胁痛""黄疸"范畴。中医学认为，情志不畅、饮食不节、虫积可引起肝胆疏泄失常，脾胃运化失司，肝胆气郁，郁久化热，湿浊内生，湿热熏蒸，煎熬而生成胆石。气机壅阻，瘀血内停，胆腑郁闭，湿热壅盛，可变生诸症。其病理基础以中焦虚弱为本，痰湿内盛为标，病情多由气及血，痰瘀互结难化而缠绵难愈。

中医辨证要点，首先要区分结石处于静止期还是发作期。静止期，主要是抓住肝胆气郁或肝阴不足的临床特点。二型在临床上均有胁肋隐痛，但兼有肝肾阴亏之证为肝阴不足型胆石症。发作期，主要根据病邪热化程度来区分肝胆蕴热、肝胆湿热、肝胆热毒（脓毒）三个不同阶段（辨证类型）。

胆石症被公认为难治性疾病，西医以鹅去氧胆酸（UDCA）为代表的溶石药，仅对部分胆固醇类结石有效。

我国从 20 世纪 50 年代末起，对胆石症的治疗已由单一外科治疗转入多科治疗或综合治疗，其中非手术治疗已逐步形成具有我国特色的中西医结合疗法，已基本形成"碎、排、溶、取"四大类综合治疗体系。根据结石的类型、部位、有无并发症等，选择适应证并有机组合利用不同的方法，可望进一步提高胆石症的治疗效果。实践表明，中医药能促进肝细胞分泌胆汁，并改变胆汁的成分，无论对胆固醇还是胆色素性结石，都有较好的疗效。

因胆结石与胆道炎症常同时存在，互为因果，临床表现相似，故其中医基本法则和常用方法，可按静止期与发作期胆道炎症的辨证论治进行。

如何进一步提高治愈率，是目前亟待解决的问题，临床必须注意以下几点。①在病证结合的基础上加强辨证论治规律的研究。胆石症形成的病因病机复杂，病情变化多端，结石的部位、大小、性质、结构形态、肝胆功能状态、胆道的形态学改变等，都直接影响疗效。有研究表明，中药利胆剂可加速部分胆道梗阻患者的黄疸消退及肝功能恢复，而对完全性胆道梗阻者却加重肝功能损害，因此，临证辨证必须在个体化的基础上，探讨其论治规律。②中医治疗胆石症方法很多，作用机制不同，各具特点。但是单一方法的运用效果往往不理想，因此各种方法的配合使用是提高治疗效果的重要途径。特别是与体外震波碎石及纤维胆道镜联合运用更加行之有效。但是，目前综合疗法应进一步研究协同治疗后的效应。③加强中医治疗胆石症机制的研究。目前研究认为中药能降低胆汁中游离胆红素和胆固醇的含量，以及细胞内胆固醇合成后的一系列代谢产物，对预防胆石症的形成有一定的意义。结合临床治疗来看，溶石的确切机制尚不清楚，是药物的直接溶石作用，还是在调整肝胆功能的基础上，使"致石性胆汁"转化为"非致石性胆汁"，而结石长期处于"非致石性胆汁中复加胆汁，胆道动力学的作用自然崩解"，有待阐明。

三、医案选粹

1. 先为肝胆郁热，继则湿阻中焦（李斯炽）

刘某，女，25岁，1961年10月13日初诊。

病史： 从1953年起即患胸痛，发作时间不定，痛时即感头昏、口苦。经西医检查，诊断为胆结石。诊得脉象微弦，此为肝胆郁热之故，宜疏肝利胆清热为治。

处方：

刺蒺藜16 g	牡丹皮6 g	金铃炭9 g	黄连（吴茱萸水炒）4.6 g
郁金6 g	青皮9 g	栀子9 g	木通6 g

20剂。

1962年10月5日二诊： 服上方20剂后，约一年时间未发胸痛，只最近发作一次，但不甚严重，脉象弦滑，舌上有粉白苔，此肝胆郁滞未解，再本前法。

处方：

延胡索 8 g	刺蒺藜 9 g	栀子 9 g	黄连（吴茱萸水炒）4.5 g
青皮 9 g	牡丹皮 8 g	白芍 9 g	牡蛎（先煎）12 g
郁金 8 g	木香 6 g	金铃炭 3 枚	甘草 3 g

10 剂。

1962 年 10 月 11 日三诊： 服上方 5 剂后，胸痛即止，但感消化不良，每饭后必解溏便，微觉精神不好，弦滑之脉已解，指下转为濡弱，舌上微有白苔，是前方苦降稍过，湿阻中焦之故，改用疏肝行气，健脾除湿法。

处方：

制香附 9 g	茯苓 9 g	白术 9 g	厚朴 6 g
陈皮 6 g	炒白芍 9 g	苍术 9 g	砂仁（后下）6 g
木香 6 g	法半夏 9 g	甘草 3 g	

6 剂。

1962 年 11 月 19 日四诊： 服上方后，情况良好，胸痛未发，脉象平和，舌质淡红，有白苔，大便正常，食欲欠佳，仍本前方立意，并嘱其常服。

处方：

沙参 9 g	白术 9 g	山药 15 g	鸡内金 6 g
茯苓 9 g	厚朴 6 g	制香附 9 g	砂仁（后下）6 g
木香 6 g	炙甘草 3 g		

服上方后，观察至 1964 年 8 月 3 日，胸痛一直未发。

［成都中医药大学．李斯炽医案 [M]．成都：四川人民出版社，1978.］

【按语】 本例初诊、二诊，脉弦、口苦是肝胆郁热，肝经上出额与督脉交于巅，胆经上抵头角，故有头昏之病。肝经上贯膈，胆经下胸中贯膈，肝胆郁热，故发为胸痛。治法用刺蒺藜、牡丹皮、金铃炭、郁金、青皮、木通、延胡索、白芍、木香等疏肝利胆，用黄连、栀子以清热，加牡蛎以育阴潜阳。三诊时，热邪已解，但又出现食少便溏，乏力，苔白等脾虚脾湿现症，故三诊、四诊在疏肝的同时，加用补脾和胃，燥湿行气之品。用香附、白芍以疏肝，用沙参、白术、茯

369

苓、法半夏、山药、鸡内金、甘草补脾和胃，用苍术、厚朴、陈皮、木香、砂仁以燥湿行气。由于病机有改变，故用药也应随之改变，才能收到良好效果。

2. 肝胆湿热（梁乃津）

赵某，女，67 岁。1994 年 5 月 23 日初诊。

主诉：右胁持续性疼痛伴发热恶寒 1 周。刻下症见：身黄、目黄、尿黄，口干苦，胃纳差，大便秘结，舌红，苔黄厚，脉弦数。查体：体温 39.4 ℃，右上腹压痛，墨菲征阳性。实验室检查：WBC 11×10^9/L，杆状细胞 5%，分叶核细胞 70%；DBIL 36 μmol/L，TBIL 54.8 μmol/L。B 超与 CT 示：胆囊增大，胆囊壁增厚，左叶胆管结石。

西医诊断：胆石症并发急性胆囊炎。

中医诊断：胁痛、黄疸。

辨证：肝胆湿热蕴结熏蒸。

治法：清热祛湿，行气通腑。

处方：

柴胡 12 g	龙胆草 12 g	黄芩 15 g	大黄（后下）10 g
栀子 15 g	川楝子 15 g	枳壳 15 g	芒硝（冲服）3 g
茵陈蒿 30 g	金钱草 30 g	车前草 30 g	甘草 6 g

水煎服，每日 1 剂。

5 月 26 日二诊：胁痛明显减轻，发热恶寒消退。守上法上方。

5 月 29 日三诊：胁痛缓解，黄疸消失。复查血常规及血清胆红素均在正常范围。

［黄穗平．梁乃津用清热通腑法治疗胆石症并发症的经验 [J]. 新中医，1996（1）：12–13.］

【按语】 胆石症最常并发急性胆道感染，如胆囊炎、胆管炎。中医认为其发病机制乃胆石影响胆之通降，胆道郁滞，湿热内生，蕴结不通，不通则痛；湿热交蒸，胆汁外溢，故作胁痛、黄疸（阳黄）。正如《灵枢·胀论》曰："胆胀者，胁下痛胀，口干苦，善太息。"《临证指南医案·疸》也曰："阳黄之作，湿从火化。"其病机特点在于郁（胆郁）、滞（气滞）、热（湿热），故梁乃津主张治以开胆郁，通气滞，清湿热。方用承气汤类合龙胆泻肝汤、茵陈蒿汤加减。本案辨证准确，用药精当，故获效迅速。

3. 瘀血阻滞（张羹梅）

王某，女，43 岁，1972 年 4 月 10 日初诊。

主诉：右肋下块物已 5 个月。病史：1971 年 11 月，因右胁部疼痛，赴上海某医院门诊检查，发现右肋下一块物，约 5 cm×8 cm 大小，做超声检查，右肋下块物为囊性，有液平。经西医治疗后，右肋下块物仍存在，转来中医治疗。有慢性胆囊炎及胆石症病史。右肋疼痛，时时泛恶，痛处拒按，有鸡蛋大块形。脉弦、苔腻。

诊断：梗阻性胆囊炎，胆石症，胆囊积液。

中医辨证：病起情志抑郁，而致气机不畅，血行瘀阻，日积月累，而成癥块。

治法：活血祛瘀以消癥，疏肝利胆以消石。

处方：

荆三棱 9 g	蓬莪术 9 g	金钱草 60 g	硝矾丸（分吞）4.5 g
青陈皮各 4.5 g	赤白芍各 9 g	生甘草 8 g	生大黄（后下）3 g
车前子（包煎） 30 g			

上方加减服用 1 个月半，胆囊逐渐缩小，以致不能触及，应用参苓白术散加金钱草。硝矾丸作善后。

［张天，唐荣华．临证偶拾 [M]．上海：上海科学技术出版社，1979．］

【按语】 本病例属癥积范畴，应用消癥积汤治疗。消癥积汤是张羹梅经验方，主要应用于胆囊肿大积液者。胁肋属肝，右肋下块物则属于肝经积血；荆三棱有"通肝经积血"（《汤液本草》）的作用，与蓬莪术同用，则破血祛瘀，消积止痛的作用更好。大黄亦是"下瘀血，破癥瘕积聚"（《神农本草经》）的要药，同时有利胆作用。车前子配合赤白芍，则养肝柔肝的功效更佳。其他如青皮、陈皮、金钱草、硝矾丸等，有疏肝、利胆、消石的作用。

4. 肝脾不和，湿热内蕴（祝谌予）

高某，女，71 岁，1993 年 9 月 17 日初诊。

病史：患者 1986 年初因患胆囊结石在外院行胆囊切除手术，术后恢复良好。1992 年秋自觉右上腹隐痛，窜及胁背，两个月后 B 超检查发现肝内胆管有多个小结石，最大直径为 0.3 cm。口服消炎利胆片、去氧胆酸治疗半年，再次 B 超复查肝内胆管结石仍在，最大直径为 0.8 cm，后方伴有声影。刻下症见：右上腹隐痛，窜及胁痛，口干口苦，尿黄，纳差神疲。舌边红，苔薄白，脉弦滑。

辨证：肝脾不和，湿热内蕴。

治法：清利肝胆湿热，健脾养血通络。

处方：逍遥散加味。

柴胡 10 g	当归 10 g	白芍 10 g	薄荷（后下）10 g
茯苓 15 g	白术 10 g	炙甘草 6 g	茵陈蒿 15 g
金钱草 30 g	菖蒲 10 g	郁金 10 g	海金沙（包煎）10 g
川楝子 10 g	泽兰 10 g		

每日 1 剂，水煎服。

连服上方三十余剂，诸症消失。1994 年 3 月 24 日复查 B 超，肝内胆管未见结石影，患者非常高兴。刻下症见：口干思饮，舌边红，脉弦滑。守方去海金沙、菖蒲、郁金，加天花粉 20 g，五味子 10 g。再服 15 剂，以资巩固。

［董振华，季元，范爱平，等 . 祝谌予临证验案精选 [M]. 北京：学苑出版社，1996.］

【按语】 胆囊结石行胆囊手术切除后胆总管或肝内胆管再发结石者临床并非鲜见，因不宜再行手术，故多数采取保守治疗。祝谌予凡遇此病，常借助西医影像学检查方法，辨证与辨病相结合，以冀取效。本案病位在肝胆脾胃，病因为湿热内生，病机是肝胆郁滞，疏泄不利，而 B 超证实为肝内胆管结石所致。用逍遥散疏肝解郁、健脾养血是辨证选方，加茵陈蒿、金钱草、海金沙、菖蒲、郁金清利湿热、利胆排石是辨病用药，而川楝子配泽兰一寒一温，一气一血以疏通气机、通络止痛，更著其功。药后不仅诸症告愈，且肝内胆管结石消于无形，疗效令人信服。

5. 病久体虚，脾失健运，肝胆失于疏泄（顾伯华）

徐某，女，43 岁，1973 年 5 月初诊。

病史：患者有胆道残余结石，先后手术 3 次，第 1 次于 1952 年做胆囊切除术，1964 年复发；1967 年做第二次手术（胆总管取石），1968 年复发；延至 1973 年 4 月又做手术（手术时查到右侧肝管尚有结石，T 管引流有不少泥沙样结石）。以前发作时，常出现黄疸、发热、右上腹、剑突下作痛。目前体质虚弱，神疲肢软、脘腹时有闷胀感，大便每日 2 ~ 3 次，带溏泄。苔薄腻，脉濡缓。

辨证：病久体虚，脾气健运失司，肝胆不和，失于疏泄。

治法：健脾益气，疏肝利胆。

处方：

党参 12 g	白术 9 g	云苓 9 g	枳壳 9 g
木香 9 g	制大黄 9 g	虎杖 15 g	芒硝（分冲）4.5 g
生山楂 12 g	金钱草 30 g		

1975 年 4 月，经服前方加减治疗达 2 年，未见发作过。与两年前相比，症状改善如下：①体重增加，气色好转，食欲增加，每日进食 1 斤以上，大便每日 1 次、成形；②右上腹闷胀不舒感消失；③以前遇冷或疲劳时容易发病，现在即使受凉或工作疲劳亦未发病，而且去冬未穿棉袄，说明体质增强。再守原方巩固。

处方：

党参 12 g	白术 9 g	怀山药 9 g	枳壳 9 g
陈皮 9 g	虎杖 12 g	生山楂 12 g	芒硝（分冲）4.5 g
制大黄 9 g	延胡索 12 g		

［余瀛鳌，高益民. 现代名中医类案选 [M]. 北京：人民卫生出版社，1983.］

【按语】 患者既有胆结石，复有胆囊炎，顾伯华辨证为肝胆不和，失于疏泄，虚实夹杂，正虚邪实。治以健脾益气，疏肝利胆取效。本案治疗过程较长，其用药特点可以归纳为：①党参、云苓、白术、山药益气健脾；②枳壳、木香、陈皮以疏肝理气，芒硝、虎杖、生山楂以消瘀化石，其共同作用，不但可以加强排石力度，而且大大减轻排石时的疼痛；③金钱草以通淋排石；④制大黄以荡涤下行，导石从大便而出，以达石去病除的目的。

6. 气滞血瘀（邓铁涛）

简某，30岁，1973年11月4日初诊。

病史： 患者1972年因胆石症手术治疗，至1973年5月胆绞痛又再发作，巩膜黄染，肝功能改变。从5月至9月发作7次（牵拉痛）。医院建议再一次手术治疗，未做。刻下症见：胆区钝痛，每天早上10时、下午5时左右其痛必增，舌黯苔白，舌边有齿痕，脉稍滑。

辨证： 气滞血瘀。

治法： 疏肝利胆活血。

处方：

| 太子参12 g | 白芍12 g | 柴胡9 g | 蒲黄（包煎）6 g |
| 金钱草24 g | 郁金9 g | 甘草5 g | 五灵脂（包煎）6 g |

12剂。

11月再诊病减，未见大发作，舌稍红活，齿痕明显，脉缓滑。治守前法。

处方：

| 金钱草30 g | 太子参15 g | 柴胡9 g | 蒲黄（包煎）6 g |
| 白芍12 g | 郁金9 g | 甘草5 g | 五灵脂（包煎）6 g |

服上药10剂后已无痛，稍见口干，加白芍18 g，以后每周服2～3剂，至1974年3月已能上班工作。服之日久，曾出现贫血，乃减去蒲黄、五灵脂，加何首乌，金钱草亦减量，或予四君子汤加味以健脾间服。

［邓铁涛.邓铁涛临床经验辑要［M］.北京：中国医药科技出版社，1998.］

【按语】　胆石症治从肝胆，乃常理也。处方中加太子参，防其传脾也。

7. 胆失通降，瘀浊湿热，久酿成石（王梧川）

周某，女，51 岁。

病史： 患者 1990 年行胆囊切除，日前 B 超检查：肝管结石，胆总管结石，胆管扩张。1994 年 4 月 18 日初诊，右胁、胃脘胀痛不舒，时时呕吐，纳差，二便可。舌淡稍黯，苔白微腻，脉弦细。

辨证： 胆腑气机通降失常，瘀浊湿热，久酿成石。

治法： 疏肝散瘀，化石除痞。

处方：

柴胡 30 g	金钱草 30 g	枳壳 10 g	川厚朴 10 g
姜牛夏 10 g	陈皮 10 g	青皮 10 g	砂仁（后下）10 g
川楝子 10 g	白术 10 g	郁金 20 g	白豆蔻（后下）10 g
延胡索 20 g	生姜 3 片	大枣 3 枚	海金沙（包煎）20 g

服 20 剂。

二诊： 右胁痛基本消失，唯感胸胁堵闷。上方去延胡索、青皮、姜半夏，加芒硝 6 g、金钱草 40 g，增强清热利石之功，1 剂。

三诊： 右胁仍觉堵塞，动则汗出，上方加三棱、莪术各 10 g，白术、香附、金钱草各 30 g，另用大枣 4 枚，服近 2 个月。

四诊： 右胁轻微堵塞感，复查 B 超示：结石较前变小。前方加冬葵子 30 g，甘草 6 g，再服二十余剂，1994 年 8 月 5 日在市某医院 B 超示：结石消失。继以上方加减服 20 剂，右胁堵塞已消失，纳可，二便调。

[王大宪 . 王梧川先生肝病验案 4 则 [J]. 中西医结合肝病杂志,2002（3）：160–161.]

【按语】　此证在中医学属 "胆胀" 范畴。西医诊断为肝管结石。究其病机或为忧患气恼，肝气久郁；或为湿热内蕴，胆腑不通；或为虚损劳倦，继而感寒；或因气滞及瘀血阻络，诸郁化火，变生痰浊湿热，久酿成石。胆腑气机通降失常，故治以疏肝利胆，和降通腑之法。柴胡疏肝，枳壳、川厚朴宽中理气；郁金、延胡索、川楝子行气止痛；砂仁、白豆蔻和中化浊；炒三仙、白术健运脾胃；重用海金沙、金钱草利胆排石；姜枣和中。服用月余加三棱、莪术增强活血之功，加冬葵子亦取其通利之功。综观此方，有和有降，有疏有利，既直达病所又顾护他脏，使肝胆之气升降有序，相依则和，诸症可除。

8. 肝胆湿热，弥漫三焦（关幼波）

郝某，女，68 岁，1965 年 7 月 5 日初诊。

主诉： 右上腹剧痛，伴有恶心、呕吐、发热 2 天。病史：2 天前突然发生右上腹部剧痛，伴有发热、恶心、呕吐，当日下午去某医院急诊，检查发现患者巩膜及皮肤轻度黄染，右上腹压痛明显，体温 39.4 ℃，白细胞计数 17.2×10⁹/L，诊为慢性胆囊炎急性发作、胆石症。静脉滴注抗生素，观察两天，体温 38 ℃，黄疸逐渐加重，建议手术治疗，因其年迈未遂，请中医会诊，服中药 1 剂，腹痛已缓解，今日上午来我院门诊，收入病房。刻下症见：高热持续不退，口渴思饮，大汗出，小便短赤，大便 5 天未解。既往史：1964 年 11 月曾有类似发作史，曾诊为胆石症，经中西医结合治疗后缓解。检查：体温 39.2℃，脉搏 128 次 / 分，血压 130/80 mmHg，急性病容，嗜睡，勉强答话，全身皮肤及巩膜轻度黄染，汗多，上腹部有轻压痛，拒按，墨菲征（＋），肝在右肋下可触及 1.5 cm，有触痛及叩击痛，脾未触及。检查：白细胞计数 16.9×10⁹/L，中性粒细胞比例 86％，淋巴细胞比例 12％，单核细胞比例 2％，血胆红素 11 μg，黄疸指数 8 U，凡登白试验：直接立即反应阳性，丙氨酸转氨酶 300 U，麝香草酚浊度试验 4 U，胆固醇 216 mg/dL，右侧上腹部 X 线片示有结石阴影。舌脉：舌苔干黄，舌质红。脉弦滑数。

西医诊断： 胆道系统感染，胆石症。

中医辨证： 肝胆湿热，弥漫三焦，兼感暑邪。

治法： 清热利湿，活血退黄，稍佐祛暑。

处方：

| 茵陈 90 g | 金银花 30 g | 川黄连 3 g | 鲜藿香 15 g |

赤白芍各 10 g	金钱草 60 g	杏仁 10 g	生石膏（先煎）25 g
鲜牡丹皮 10 g	当归 10 g	冬葵子 12 g	天花粉 25 g
连翘 12 g	鲜石斛 30 g	延胡索 10 g	六一散（包煎）12 g
紫雪丹 3 g			

7月6日复诊： 同时静脉滴注 5% 葡萄糖注射液 1500 mL，加维生素 C 10 g。服上方 1 剂后，排便 4 次，体温下降（最高达 37.8 ℃），睡眠尚好。今日晨神志清醒，体温 37.5 ℃，自觉口干思饮，舌苔黄干，脉弦滑，黄疸未退尽，腹痛已解，复查白细胞计数 $8×10^9$/L，上方去生石膏，加鲜佩兰 15 g，鲜白茅根 30 g。已能进流食，未输液。

7月7日复诊： 体温正常，昨日排便 3 次，精神转佳，上方去连翘、紫雪丹，茵陈改为 60 g。

7月8日复诊： 体温正常，腹痛未作，能起床活动，进食后胃部稍感不适。舌苔薄黄，质淡红，脉弦滑。白细胞计数 $7.1×10^9$/L，中性粒细胞比例 75%，嗜酸性粒细胞比例 2%，淋巴细胞比例 20%，单核细胞比例 1%。

处方：

茵陈 30 g	金银花 30 g	川黄连 3 g	六一散（包煎）12 g
鲜藿香 15 g	金钱草 60 g	杏仁 10 g	赤白芍各 10 g
冬葵子 12 g	天花粉 25 g	鲜石斛 30 g	鲜白茅根 30 g
紫雪丹 30 g	加味保和丸（同煎）10 g		

7月12日： 服上方 4 剂后，精神体力恢复，二便正常，黄疸完全消退，复查血胆红素 0.4 μg/dL，黄疸指数 4 U，丙氨酸转氨酶 400 U，麝香草酚浊度试验 35 U，继续治疗。

［北京中医医院. 关幼波临床经验选 [M]. 北京：人民卫生出版社，1979.］

【按语】 原按：患者半年前曾有过发作病史，两天来高热，黄疸，上腹剧痛拒按，便结，神识昏蒙，时值炎夏，证属：肝胆湿热，兼感暑邪，内外合邪，弥漫三焦，湿热上蒙清窍，以致昏昏欲睡，湿热阻滞中焦，腑气不通，以致大便秘结五日未解，湿热瘀阻血络则发黄疸，故以大剂茵陈、金钱草、金银花、连翘、生石膏、川黄连、六一散等清热解毒利湿之剂，佐以藿香等芳香祛暑之品，瘀热入血阻络发黄，故用牡丹皮、赤芍、白芍、当归、延胡索凉血活血，又因高热灼阴，故用天花粉、石斛养阴生津，配合甘寒的冬葵子，利窍通便，杏仁润肺通便，紫雪丹泄热开窍，用于里热炽盛，三焦闭结尤为适宜。全方配伍严谨，量大力峻，故收效迅速。

病见发黄而证有高热不退，大汗淋漓，口渴思饮，溲赤便结，舌红苔黄燥，脉弦滑数，显系阳明经府热盛，灼伤气阴，波及营血之证。仲景虽然有"诸病黄家，从湿得之"之论，然若是湿热俱盛，则热多不高，汗必不畅，口渴而不欲饮，舌红而苔多黏腻。上述之证，属热者十居八九，湿者十之一二而已。医辨为"肝胆湿热，弥漫三焦"，盖取辨病与辨证相结合之意。其立法处方，悉遵于此，其效亦著。可见善为医者，辨证虽至为重要，辨病亦可并参，若能中西互参，抑或可提高疗效。

9. 肝胆湿热壅结（张镜人）

陆某，女，56 岁，1985 年 7 月 29 日初诊。

主诉：右上腹胀满疼痛。病史：近来右上腹胀满疼痛，牵掣不舒，口苦，曾在外院检查，诊断为胆囊炎、胆石症。舌脉：舌苔根部薄黄腻，脉细。

辨证：肝胆湿热壅结。

诊断：胆囊炎，胆石症，胁痛。

治法：疏泄肝胆，清化湿热。

处方：

软柴胡 6 g	炒黄芩 9 g	广郁金 9 g	炙延胡索 9 g
川楝子 9 g	八月札 15 g	炒枳壳 6 g	青陈皮各 6 g
水炙甘草 3 g	制香附 9 g	连翘 9 g	赤白芍各 9 g
炙鸡内金 6 g	金钱草 30 g	谷芽 12 g	海金沙（包煎）9 g

14 剂。

随访：服药 2 周症状消失自行停药。1986 年 7 月再次胁痛发作，仍予上方，药后症状又较快缓解。1987 年 5 月又一次症状加重，再服上方，症状消失后，嘱服用成药金胆片、保和片巩固治疗。

［张镜人．中国百年百名中医临床家丛书·张镜人 [M]．北京：中国中医药出版社，2001.］

【按语】　胆囊炎、胆石症之治疗目前大同小异。大同者病机认识一致，治疗原则类同，小异者用药习惯各有所长。实践体会除常用的三金（金钱草、郁金、鸡内金）外，海金沙也是利胆排石良药。方中配合应用常能取得更好疗效。

10. 肝经湿热蕴结，久滞不散而成石，肝管结石（焦树德）

患者，男，60 岁，1985 年 10 月 10 日初诊。

主诉：右胁下隐痛 15 年。病史：15 年来经常右胁下隐痛不适，失眠有噩梦，无恶心呕吐，饮食及二便正常。4 年前曾在法国 B 超检查诊为肝内结石，40 年前曾患黄疸性肝炎，已治愈。皮肤黏膜及白睛未见黄染，舌苔白，根部微黄，舌质正常。腹部平软，未扪及积块，右脉沉弦滑有力，左脉沉滑。B 超提示：肝左叶 4.8 cm×6.5 cm，右叶厚 12.3 cm，肝右叶内可见 1 个 0.5 cm 的强光团，后部有声影。胆囊前后径 2.7 cm，胆管 0.6 cm，B 超诊断为肝内小结石，余未见明显异常。

辨证：肝经湿热蕴结，久滞不散而成石。

治法：疏肝散结，清利湿热，佐以化石。

处方：燮枢汤加减。

柴胡 12 g	黄芩 10 g	茯苓 30 g	炒川楝子 12 g
猪苓 20 g	泽泻 20 g	土茯苓 30 g	海金沙（包煎）15 g
鸡内金 12 g	金钱草 30 g	郁金 10 g	珍珠母（先煎）30 g
皂角刺 6 g	生明矾 2 g	车前子（包煎）12 g	

7 剂，水煎服。

1985 年 10 月 17 日二诊：右胁隐痛减轻，舌苔尚白，根部已不黄，脉象沉滑略弦。前方内去生明矾，加王不留行 10 g，泽泻改为 25 g。14 剂。

1985 年 10 月 31 日至 1986 年 4 月 17 日三至八诊：服上药 20 剂后，胁部隐痛即消失。饮食、大便均正常，睡眠好，小便有时浑浊。即主要以上方去珍珠母，加焦四仙、红花、白蒺藜，改金钱草为 40 g，海金沙为 25 g 进行治疗。下肢酸痛时曾加过威灵仙、牛膝。

1986 年 4 月 24 日九诊：自觉良好，舌苔薄白，脉象和缓。1986 年 4 月 18 日 B 超复查：肝内回声均匀，未见明显强回声。肝胆未见异常，肝内结石已消失。为巩固疗效，处方如下，隔日服 1 剂，服完即停药。

处方：

柴胡 12 g	黄芩 10 g	茯苓 30 g	炒川楝子 12 g
炒鸡内金 12 g	泽泻 20 g	半夏 10 g	厚朴 9 g
远志 10 g	枳实 10 g	金钱草 30 g	藿香 10 g
红花 10 g	焦四仙各 10 g	土茯苓 30 g	

14 剂。

1986 年 12 月又在法国做 B 超检查，肝内结石已不见。

［焦树德. 医学实践录 [M]. 北京：华夏出版社，1999.］

【按语】 《灵枢·经脉》说肝之脉"布胁肋"，胆之脉"循胁里""过季胁"。患者右胁肋隐痛达 15 年之久，知病在肝胆，但因病久而以肝为主。肝久郁而病入络，血络不通，而致右胁隐痛，固定不移。肝郁化热，肝火燎心故睡眠不好而且多梦。左脉见滑象，弦象见于右手，知兼有湿邪不化。湿热蕴结，久滞不散，灼湿成痰，渐结为石。湿热、结石滞留脏内是为实邪，故脉象按之滑而有力。所以治法是在疏利肝胆的同时，又加清热利湿、消痰化石之品。药方选用燮枢汤的一大部分药物（柴胡、黄芩、炒川楝子、片姜黄、泽泻、皂角刺，后来又加上了原方中的白蒺藜、红花、焦四仙）疏调肝气、活瘀散结，又加白金丸（郁金、白矾）消痰燥湿、除积滞，以茯苓、猪苓、车前子配柴、芩而清利肝胆湿热，更以鸡内金、海金沙、金钱草利湿涤石。其中尤其是鸡内金能化铁、铜、瓷、石等异物，善于消石化积，又能增强中焦消化功能。我常用此药加入应证汤药中使用以治疗肝胆结石，每收良效，堪称治肝胆结石的良药。再藉皂角刺、片姜黄消瘀消癥之力，金钱草、海金沙利湿化石使湿热之邪下利之势，结石自可随之消化下行而被消除。加珍珠母则使之育心潜神以安眠，顾其兼症。至于土茯苓则是从解毒利湿能治梅毒角度考虑的，如无梅毒可疑者，则可不用。从整个治疗方药来看，虽然以治肝为主，但也同时治心、治胃、治脾、治胆，甚至还与肾、膀胱有一定联系，总之，并不是专治肝，更不是专化结石，而是运用辨证论治的指导思想，组方选药，取得了理想的效果。

11. 肝胆气郁，脾胃失和（高辉远）

陈某　女，55 岁，1989 年 5 月 10 日初诊。

病史：素有右胁部隐痛，近 3 个月来加重，时有阵痛如针刺。伴有反酸、恶心、纳呆、腹胀，大便不畅，时干时稀。舌苔黄，脉弦细。B 超示：胆囊增大，胆囊、胆管均积有泥沙样结石。

辨证：肝胆气郁，脾胃失和。

治法：疏肝利胆，健脾和胃。

处方：

柴胡 8 g	白芍 10 g	郁金 10 g	延胡索 10 g
川楝子 10 g	枳壳 8 g	陈皮 8 g	海金沙（包煎）15 g
金钱草 15 g	党参 10 g	茯苓 10 g	白术 10 丸
竹茹 10 g	当归 10 g	炙甘草 5 g	肉桂（后下）6 g

服用 7 剂后，自觉症状减轻。续服 1 个月，疼痛情况大为好转，B 超示：胆管结石消失，胆囊结石少量。于上方中去延胡索、川楝子、当归，加焦三仙各 10 g，守方服用 2 个月，症状消失，B 超检查结石已除。

［王发谓，于有山，薛长连. 高辉远临证验案精选 [M]. 北京：学苑出版社，1995.］

【按语】　胆结石属于中医"胁痛"等范畴，其病机寒热错杂虚实并见，故其治疗亦颇为棘手。根据本病的病理特征，着重固护中州，健脾和胃为基础，配以疏肝理气，通利胆腑。中焦运化得力，气机调畅，湿浊得化，则胆腑自得通利，有利于结石排出。本着这个治疗原则，临证常选用异功散、逍遥散加减治疗，随症加用茵陈、金钱草，海金沙、香附、延胡索、枳实、竹茹、川厚朴、焦三仙等以疏肝利胆，消石止痛，肉桂妙在能助气化，散寒凝，鼓舞推动药力直达病所，故亦为常用之品。本例治验显然针对性强，选方用药，化裁适当，故使顽症尽除。

12. 肝胆气郁（朱培庭）

高某，女，39岁，2012年5月10日初诊。

主诉：右胁反复疼痛半年。偶有牵涉至肩背，大便两日一行，欠畅，纳食欠馨，进食油腻之品则恶心欲呕，口苦。口服熊去氧胆酸，效果不佳。右胁胀满疼痛，口苦，舌胖、苔白腻，脉弦滑。B超检查提示：胆囊泥沙样结石，胆囊收缩功能欠佳。

辨证：肝胆气郁。

治法：益气健脾，疏肝利胆。

处方：胆宁汤合四君子汤加减。

太子参 12 g	茯苓 12 g	白术 12 g	生地黄 12 g
枸杞子 12 g	茵陈 12 g	虎杖 12 g	黄芩 12 g
白芍 12 g	生山楂 12 g	黄芪 15 g	青皮 9 g
陈皮 9 g	佛手 9 g	郁金 9 g	生大黄（后下）6 g
白茅根 9 g	甘草 6 g		

7剂，每日1剂，水煎服。

嘱忌辛辣香燥油腻之品，多食新鲜蔬菜瓜果。

二诊：右胁疼痛明显缓解，偶有口苦，大便日行一次，治以益气健脾，疏肝利胆。上方去白茅根、黄芩、佛手，加川楝子、香附各9 g，生大黄改为3 g，服用14剂。治疗3月余，胁痛未曾发作，复查B超，胆囊内泥沙样结石消失，胆囊收缩功能正常。

［蒋海涛，章学林.朱培庭治疗胆石症的经验[J].山西中医，2013，29（10）：3-4，37.］

【按语】 中医认为，胆石病的病因有外感六淫，内伤情志、饮食、劳倦等。但主要是由于外感或内生湿热、情志不遂、饮食劳逸失节等，致使肝胆气郁，脾失健运，湿热内蕴中焦，湿郁热蒸，影响肝胆疏泄功能，胆汁久瘀不畅，久则凝为沙石。肝与胆在生理功能上密切相关，胆病要从肝论治。"见肝之病，知肝传脾""务必先安未受邪之地"，故临床常用四君子汤加黄芪、白术补气健脾。茵陈、虎杖、大黄、黄芩等清利湿热之品，茵陈味苦微寒，入肝、脾、膀胱经，为清热利湿要药；虎杖有清热活血、利胆退黄之功，青皮、陈皮以疏肝理气，但考虑两味药辛温苦燥，易耗气伤阴，所以用量较小，以达到疏肝理气而不伤阴的目的。

13. 肝胆湿热伴气滞（冀爱英）

患者，女，42 岁，2012 年 4 月 1 日初诊。

刻下症见： 时有右胁隐痛不适，有时可放射至右肩背部，晨起口苦，口黏，纳食欠佳，厌食油腻食物，胁痛症状偶尔可因情志波动加重，心烦，大便黏腻，小便可。舌质淡红，苔黄腻，脉弦滑。查肝功能未见明显异常。查彩超示：胆囊壁毛糙；胆囊内泥沙样结石。

治法： 清利肝胆湿热，疏肝解郁。

处方： 自拟清胆汤加减。

柴胡 12 g	黄芩 10 g	金钱草 30 g	鸡内金 12 g
丹参 15 g	郁金 12 g	川牛膝 20 g	连翘 15 g
牡丹皮 12 g	当归 15 g	赤芍 15 g	白芍 15 g
炒麦芽 15 g	莱菔子 15 g	焦栀子 10 g	甘草 6 g

7 剂，每日 1 剂，水煎服。

嘱患者清淡饮食，调畅情志，适当运动。

二诊： 诸症均有所减轻，纳食可，心烦、口黏症状消失。去焦栀子、炒麦芽、莱菔子。继服上方 15 剂，巩固疗效。

三诊： 大部分症状消失，偶有右胁隐痛不适、口苦症状。继服上方 20 剂。临床症状基本消失，复查彩超，胆囊内泥沙样结石消失。

[王同单，冀爱英. 冀爱英教授治疗胆石症经验 [J]. 中医临床研究，2015，7（17）：41-42.]

【按语】　中医认为胆汁是借肝之余气，瘀积于胆，积聚而成，所以胆石症的产生受肝脏影响最大，肝胆互为表里，相互影响，并与中焦脾胃关系密切。主要病机为肝胆疏泄失常。

肝失疏泄，气机郁滞导致肝气郁滞，故临床用柴胡、郁金疏肝解郁。肝气郁滞，影响胆汁的正常分泌和排泄，最终导致肝胆湿热的病理变化，胆汁郁滞日久则易生结石。故清理肝胆湿热为首要，临床常用黄芩、车前子、金钱草等。肝气郁滞不通，不能推动血行，从而继发瘀血内生的病理改变，故疏肝的同时佐以活血化瘀，故临床常用川芎、当归、桃仁等。

14. 肝胃不和，食滞内停（胡兰贵）

张某，男，37岁，2013年3月20日就诊。

主诉：右胁疼痛2个月，加重1周。2个月来右胁部位不间断疼痛，疼痛每因情绪变化而增减，胸闷腹胀，胃脘痞满，嗳气频作，乏力，口苦，舌苔白腻，脉弦滑。患者平素喜肥甘厚腻辛辣食物，喜饮酒，饮食及作息不规律，爱生闷气。1个月前单位组织体检，查出泥沙样胆囊结石，最大者0.1 cm×0.3 cm。曾口服消炎利胆片、排石冲剂等药，疗效欠佳。

辨证：肝胃不和，食滞内停。

治法：疏肝和胃，消食导滞。

处方：越鞠保和汤。

川芎 10 g	苍术 15 g	香附 12 g	栀子 10 g
神曲 10 g	焦山楂 30 g	茯苓 10 g	半夏 10 g
陈皮 10 g	连翘 6 g	莱菔子 10 g	麦芽 15 g

15剂，水煎服，每日1剂，早晚饭后分服。

4月5日复诊：患者自觉精神好转，食欲增加，嗳气减少，胁痛减轻。守方15剂，服法不变。

4月20日复诊：嗳气消失，口苦好转，B超结果示泥沙样结石减少且变小，最大者为0.06 cm×0.03 cm。遵效不更方的原则，继服15剂，服法如前。

5月6日复诊： 症状基本消失，但因一次聚会饮酒、暴饮暴食导致胃脘痞满、嗳气又作。上方 15 剂继服，与柴平汤加紫苏叶、神曲（柴胡 10 g，半夏 10 g，党参 10 g，甘草 6 g，黄芩 10 g，生姜 3 片，大枣 5 枚，苍术 10 g，厚朴 10 g，陈皮 10 g，紫苏叶 10 g，神曲 10 g）15 剂交替服用，服法同前。

6月7日复诊： 症状消失，B 超结果显示无结石。嘱其继服越鞠保和汤 10 剂，平时多喝水，多运动，少吃辛辣肥甘厚腻食物，少饮酒，多注意保持心情舒畅。随访半年未发。

[杨清槐，胡兰贵. 胡兰贵运用越鞠保和汤治疗泥沙样胆囊结石经验 [J]. 中医文献杂志，2014，32（4）：47-48.]

【按语】 结石形成的根本原因就是情绪不畅和饮食不节。情绪不畅，就会影响肝的疏泄功能，而肝经循胸布胁，故而导致胸胁部位的气机不畅，从而形成"不通则痛"。根据五行相克规律，肝郁日久就会克脾，脾与胃相为表里，故而导致肝胃不和，引起胃脘痞满、胸闷腹胀、嗳气、乏力等症状。饮食不节、过食肥甘厚味、饮酒等就会导致饮食积滞，积滞日久就会化热，从而引起胆汁上逆、口苦。积滞为有形之邪，会阻滞气血津液的运行，从而导致结石的形成。白腻苔多主积滞。弦者肝脉，滑主积滞，故而弦滑脉则主肝胃不和，饮食积滞。病机为肝胃不和，食滞内停，故方选越鞠保和汤疏肝和胃，消食导滞，也遵循了《黄帝内经》中的"结者散之"与"坚者消之"的原则。

15. 肝阴不足（朱培庭）

冯某，女，37 岁。

病史： 反复右中上腹隐痛 6 年，伴腰膝软，神疲乏力，咽干口苦，夜寐欠安，大便干结，舌淡红、少苔，脉细。B 超：胆囊内充满结石。胆囊造影示胆囊不显影，肝功能正常，因惧怕手术而求治。

辨证： 肝阴不足。

治法： 养肝柔肝，佐以疏肝利胆。

处方：

生地黄 15 g	何首乌 15 g	黄芪 15 g	太子参 15 g
枸杞子 15 g	白术 9 g	山茱萸 9 g	郁金 9 g
茵陈 9 g	玫瑰花 9 g	绿萼梅 9 g	生大黄 6 g

每日 1 剂，水煎服。

服 14 剂后上腹隐痛减轻，精神好转，大便正常，继以原方加减治疗 3 个月后，经胆囊造影示胆囊已显影，B 超示结石较前减少，持续治疗 1 年后，诸症全消，胆囊功能恢复正常，胆囊内未见结石。随访 1 年未见复发。

［章学林，张静哲．朱培庭教授治疗慢性胆道感染、胆石症的经验 [J]．新中医，1999（3）：9-10．］

【按语】 朱教授主张胆病从肝论治，倡养肝柔肝之法，而不囿于疏肝利胆之陈规。用药以养阴益气为基础，兼顾脾肾，忌劫肝阴。常用生地黄、枸杞子、何首乌滋养肝阴，以黄芪、太子参益气养阴，盖取"善补阴者必于阳中求阴，则阴得阳升而泉源不竭"之意；常用熟地黄、山茱萸、山药益肾阴，是为六味地黄丸之意；另以茯苓、白术、炙甘草益气健脾，使气血生化有源。共为养肝柔肝的基本方属于肝胆气郁型者，朱教授也喜用绿萼梅、玫瑰花、白残花等甘酸性平力缓之品，而柴胡、木香、枳实等辛燥升阳破气之品，因有"劫肝阴"之嫌。青皮、陈皮虽常同用，但用量较小，亦为顾及肝阴。胆为六腑之一，当以通为用，主张保持大便每日 2～3 次为宜，每于方中加生大黄一味，即为此意。

16. 湿热内蕴（赵文霞）

患者，女，27 岁，2018 年 2 月 2 日初诊。

主诉： 反复发作性右上腹胀痛不适半月余，加重 2 天。患者平素嗜食油腻，半个月前进食晚餐后出现上腹部胀痛不适，无恶心、呕吐，未见明显腰背部放射痛，无寒战发热，自服护胃药物（具体不详）后稍缓解，未正规就医治疗，后多次进食油腻；2 天前右上腹胀痛加重，无恶心、呕吐、发热、寒战，于某医院行腹部彩超检查提示胆囊底部多发结石（最大者 7 mm×6 mm）及胆囊肿大，胆囊功能试验提示胆囊收缩功能尚可，患者拒绝手术治疗，遂前来就诊。刻下症见：右上腹胀痛甚，向右肩放射，伴脐周胀满，嗳气频，口干，口苦，纳可，眠差，小便黄，大便可，舌质黯淡，苔黄腻，舌下络脉稍显露，脉弦滑。

西医诊断：胆囊多发结石。

中医诊断：胆石症。

辨证：湿热内蕴。

治法：疏肝利胆，清热利湿。

处方：加味柴胡四金汤。

醋北柴胡 6 g	炒白芍 15 g	枳壳 10 g	黄芩 10 g
党参 15 g	清半夏 15 g	焦麦芽 30 g	焦神曲 30 g
焦山楂 30 g	金钱草 15 g	郁金 15 g	海金沙（包煎）15 g
鸡内金 10 g	茯苓 15 g	丹参 15 g	檀香（后下）10 g
厚朴 10 g	海螵蛸 30 g	砂仁（后下）6 g	

14 剂，*每日 1 剂，水煎服*。

同时嘱患者于每日 3 餐后适度按压耳穴 15 次；饮食清淡，忌食辛辣。

2018 年 2 月 16 日二诊：右上腹偶有胀满疼痛，脐周胀满消失，纳可，夜眠改善，大便稍溏，小便调，舌质黯淡，苔薄白，舌下络脉稍显露。复查腹部彩超示：胆囊内少量结石（最大者 4 mm×2 mm）。在上方基础上改鸡内金为 15 g，加炒白术 15 g，继服 21 剂。

2018 年 3 月 1 日三诊：无明显不适。复查 B 超示：胆囊内少量结石（1.1 mm×1.2 mm）。给予胆宁片每次 3 片，每日 3 次，餐后口服，连服半个月以巩固疗效；同时嘱患者平素适量运动，合理饮食。随访 2 年，未再发作。

［栗梦晓.赵文霞教授临证辨治胆石症经验 [J]. 中医研究，2019，32（12）：36-39. ］

【按语】 恣食膏粱肥甘厚味，醇酒炙煿，影响脾胃正常运化，湿热蕴生，内结于胆，导致肝失疏泄，胆失中清，胆汁疏泄失常，胆液凝结，煎熬日久，炼津结石。患者因嗜食油腻，湿热内生，发为结石。结石为有形之邪，易阻滞气机，胆腑气机不利，不通则痛，故右上腹胀满疼痛；木气郁则土气郁，脾胃失于和降，则脐周胀满、嗳气。加味柴胡四金汤方中柴胡性平，禀少阳生发之气，故为少阳之主药；白芍味酸，性凉多液，能柔肝泻胆，与黄芩同用，清利肝胆湿热，枳壳行气散痞，有较强的利胆作用；党参和茯苓、半夏和焦三仙为健脾和胃；半夏、厚朴性温，力能下达，为和胃除满之要药；四金汤为临床常用验方，疏肝利胆效果显著；因患者舌下络脉稍显，考虑气病及血，故合用丹参饮以气血同治；加用海螵蛸制酸止痛。患者因饮食发病，故治病求本，嘱其调节饮食习惯。二诊时，患者诉大便稍溏，故加用炒白术以加强健脾益气之效；鸡内金用量较前增加，以加强化积消石之力。三诊时，胆结石基本消失，嘱患者继服中成药以巩固疗效，并合理饮食。

17. 肝胆气郁，中焦湿热（邱健行）

陈某，男，46 岁，2018 年 2 月 24 日初诊。

病史：患者体形肥胖，平素喜食肥甘厚味，2014 年曾因胆囊多发结石行保胆取石术。近日工作应酬多，每天饮白酒 2 两，2 周前出现右上腹胀痛，今到我院就诊。查 B 超示胆囊壁毛糙，胆囊内多发强回声光团，最大者直径约 7 mm，并提示中度脂肪肝。刻下症见：右上腹疼痛，伴腹胀，并向右肩放射，胃脘胀满，白睛轻度黄染，口干口苦，恶心厌油腻，纳眠一般，小便黄，大便干结，2 天一行，舌边红、苔黄腻，舌下络脉无明显迂曲，"张口伸丝"，咽后壁充血，脉弦滑。肝功能：ALT 25 U/L，AST 30 U/L，GGT 128 U/L，总胆红素 35 μmol/L，直接胆红素 15 μmol/L，胆固醇 8.7 mmol/L，三酰甘油 3.4 mmol/L。

西医诊断：胆囊多发结石。

中医诊断：胆胀。

辨证：肝胆气郁，中焦湿热。

治法：疏肝利胆，清热祛湿，通腑下石。

处方：四逆通腑排石方。

柴胡 12 g	郁金 18 g	赤芍 18 g	枳实 12 g

金钱草 45 g	鸡内金 10 g	虎杖 30 g	火麻仁 30 g
肉苁蓉 20 g	怀牛膝 10 g	延胡索 20 g	甘草 6 g
山楂 20 g	茵陈 20 g	栀子 18 g	大黄 10 g
大腹皮 20 g			

14 剂，每日 1 剂，水煎服。

2018 年 3 月 12 日二诊： 患者无右上腹疼痛，右上腹胀较前明显缓解，胃脘胀满好转，纳转佳，白睛无黄染，口干无口苦，小便偏黄，大便质软，每日 1～2 次，自诉大便可见结石，舌质淡红，苔仍偏黄腻，脉滑。续守上方，去大黄，栀子用量减为 12 g，共 14 剂。

2018 年 4 月 5 日三诊： 患者已无上腹不适，自觉全身疲乏感，纳眠尚可，舌淡红质嫩、苔薄白腻，咽不红，脉濡，复查 B 超提示胆囊壁光滑，未见结石，脂肪肝转轻度，肝功能正常，遂予以四逆散合四君子汤加减调和肝脾，加强健脾益气。

处方：

柴胡 12 g	郁金 18 g	赤芍 18 g	枳壳 12 g
鸡内金 10 g	怀牛膝 10 g	党参 20 g	茯苓 20 g
白术 15 g	甘草 6 g		

共 21 剂，第 1 周每日 1 剂，第 2 周起隔日 1 剂，并嘱咐患者戒酒，饮食清淡，保持心态平和。2018 年 12 月、2019 年 12 月 2 次复查 B 超均未发现胆结石，仍有轻度脂肪肝，无腹部不适。

[郑芷莹，戈焰，陈志杰，等. 邱健行四逆通腑排石汤治疗胆石症经验 [J]. 吉林中医药，2021，41（11）：1446-1449.]

【按语】 邱教授认为胆石症主要成因有二：一为肝胆气郁。胆汁由肝之余气所化生，胆汁的分泌、排泄有赖肝之疏泄功能。现代都市人生活节奏快，工作生活压力大，情绪紧张焦虑，易致肝郁气滞之弊。若肝气郁结，则疏泄不及，使胆汁排泄失常而郁滞，久而成石。二为中焦湿热。湿邪外袭伤脾，脾失健运生湿，内外湿相合，郁而化热，困阻中焦，煎熬成石；此患者平素嗜食肥甘厚味，酒肉损伤脾胃且助生湿热；久居岭南之地，外受湿热之邪；加之工作压力大，使得肝气郁结，气机不通，胆汁排泄失常而瘀积体内，故见胁痛、黄疸、胆石形成。参其舌脉，诊断为肝胆气郁、中焦湿热证，遂以四逆通腑排石方。方中柴胡、郁金疏肝利胆，金钱草量大力专清热利湿，携鸡内金化石，赤芍、枳实活血理气，虎杖、肉苁蓉、火麻仁泻下与润下同施，怀牛膝引石下行，延胡索止痛。因患者胃脘胀满，加山楂以解肉食滋腻，助脾运化，大腹皮行气消胀；又因其发黄明显，口干口苦，舌苔黄腻，湿热象重，故合茵陈蒿汤加强清热利湿退黄之意。二诊可知湿热较前减轻，腑气通，去力峻之大黄减苦寒之栀子，以防败胃。三诊可见热已除，结石已下，而脾虚象明显，可知已是扶正之机，以枳壳易枳实亦是此意；遂以四逆散调达肝气，四君子汤健脾益气，逐渐停药以巩固疗效，配合合理的饮食及维持稳定平和的情绪。

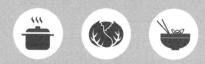

第二十三章
胆道蛔虫病

一、概述

胆道蛔虫病是肠道蛔虫的常见并发症之一，是广大农村和气候温热地带的常见病症。寄生在小肠中、下段的肠蛔虫，因人体饥饿、发热、胃酸度降低、驱虫不当、妊娠、胃肠功能紊乱而窜动，上行到十二指肠，经奥迪括约肌钻入胆总管，甚至肝内胆管而产生的一系列症状与体征，以间歇性上腹部钻顶样疼痛，恶心呕吐，甚至吐蛔、发热为主要临床表现，超声检查为主要的确诊依据。这个疾病好发于 6～8 岁的学龄儿童，以及农村，还有卫生条件比较差的地方，此病随着肠蛔虫病的减少，发生率已大大下降，比较少见。

二、中医学对本病的认识

本病属中医"虫证""蛔厥"的范畴，其病因病机概括为蛔虫内扰胆腑，梗阻胆道，郁闭肝胆气机，湿热内盛，甚至化火而变生诸症。故本病的病理基础为蛔虫钻入胆道或死虫滞留胆道，郁闭胆腑，故杀虫、驱虫为本病的治疗关键。

中医药治疗胆道蛔虫病，较之传统的西医杀虫治疗，更能避免死蛔残留胆道等并发症，具有疗效确切、迅速、不良反应少的优势。相对而言，本病的中医辨证治疗比较单纯，但临证仍须注意以下两个因素：①蛔虫在胆道的位置，是位于胆总管，还是肝内胆管；②是否合并胆系感染。把此因素与中医辨证结合起来，就能进一步提高疗效。另外，中西医结合疗法不仅能发挥中西医各自的优势，而且相互作用，使疗效更为确切。中医药疗法是临床上非手术治疗胆道蛔虫病的主要疗法，只要辨证准确，治疗及时，就能提高临床有效治愈率，使多数患者免受手术之苦，值得临床推广应用。

三、医案选粹

1. 少阳证悉具，蛔虫内扰（张伯臾）

魏某，女，55 岁，1976 年 6 月 30 日初诊。

刻下症见：发热恶寒，朝轻暮重，体温 39 ℃，头痛，有汗不解，中脘偏右时时发作剧痛，烦闷，呕吐痰涎，便溏，脉弦小数，苔薄黄，大便找到蛔虫卵。少阳证悉具，蛔虫内扰，拟小柴胡汤合化虫丸，复方图治。

处方：

柴胡 9 g	炒黄芩 9 g	制半夏 9 g	使君子 12 g
芜荑 9 g	当归 12 g	雷丸 12 g	陈鹤虱 9 g
苦楝皮 30 g	炒川椒 4.6 g	槟榔 16 g	乌梅 9 g

3 剂。

1976 年 7 月 3 日二诊：进和解驱虫之剂，体温退清，泻下蛔虫 6 条，中脘及右胁痛得止，头晕胸闷，纳食稍增，脉小滑，苔白，肝胆气郁未舒，脾胃运化未复，再拟调理脾胃，理气化湿。

处方：

鲜藿香 9 g	紫苏梗 9 g	川厚朴 4.5 g	茯苓 9 g
白蒺藜 9 g	青皮 6 g	佛手 6 g	砂仁（后下）2.4 g
炒谷麦芽各 12 g			

7 剂。

［严世芸，郑平东，何立人．张伯臾医案 [M]．上海：上海科学技术出版社，1979.］

【按语】 胆道蛔虫病，为蛔虫窜入胆道所致。主要症状为阵发性上腹部钻顶状剧痛，辗转不安，全身出汗，并可有恶心、呕吐，有时吐出蛔虫。本病属中医"蛔虫腹痛"范畴。《金匮要略》曰："蛔虫之为病，令人吐涎，心痛发作有时。"与本例痛状颇合，同时又见寒热往来，心烦喜呕等少阳病症，故法用和解少阳，驱虫安蛔，得下蛔虫6条而疼痛顿失，寒热退清，再经调理肝脾、理气化湿而收功，辨证施治颇中肯綮。

2.肝经气滞，肝气犯胃，胃失和降，且胃寒虫动，胃脘痛、蛔厥（焦树德）

🍅 案1

刘某，女，31岁。

主诉：突然上腹剧痛1天半，昏厥6次。病史：上腹阵发性绞痛1天半，恶心呕吐，呕吐物为胃内容物。剧痛发作后随即昏倒，手足发凉，不省人事，经按压人中穴后可醒，已如此反复发作6次。先后在北京两个医院就诊，诊为胆道蛔虫病，经注射杜冷丁、654—2及口服普鲁本辛等药症状不缓解。于1984年11月29日来我院急诊，收住观察室。患者于1969年在下乡知青点劳动时曾有腹痛发作，并有排蛔史。1984年初又有类似发作。入院后检查：白细胞总数12.4×10⁹/L。分类：中性粒细胞比例73%，淋巴细胞比例26%，单核细胞比例1%。B超（12月1日）：肝胆总管内可见双条状强回声，胆总管0.8 cm，胆囊前后径2.6 cm。诊断为胆道蛔虫病。经反复肌内注射杜冷丁、强痛定、安定、阿托品、异丙嗪、维生素K，静脉滴注红霉素、庆大霉素等抗生素，并行针灸治疗，症状不见缓解，疼痛剧烈难忍。因多次用杜冷丁、异丙嗪、安定等镇痛、镇静药，患者昏昏欲睡，但因疼痛又睡不着，痛苦不已。于1984年12月1日请中医会诊。刻下症见：上腹疼痛有上撞之感，呕吐物为绿色稀水，口干不欲多饮，便意频频而大便不利，喜热饮食。观其舌苔白，切其脉象：右手沉细弦，左手正在输液，趺阳脉弦细，太溪脉滑，太冲脉弱。据其痛多发生于夜间，痛时波及两肩，气上撞心，太冲脉弱，寸口脉弦，知为肝经气滞，肝气犯胃，胃失和降；再据B超检查发现胆道蛔虫，知为胃寒虫动，随胃气上逆，发为胃脘疼痛。

治法：调肝和胃，温中安蛔，佐以驱虫。

处方：

柴胡 10 g	高良姜 10 g	香附 10 g	白芍 18 g
乌梅 6 g	干姜 6 g	川椒 5 g	使君子 12 g
鹤虱 10 g	细辛 3 g	黄连 9 g	代赭石（先煎）30 g
川楝子 10 g	生大黄 6 g	焦槟榔 12 g	芒硝（分 2 次冲服）10 g

2 剂。

12 月 4 日二诊： 药后腹痛小发作 1 次，未大发作。腹痛部位已往下移至脐周，今日有饥饿感，食欲增加，大便隔日 1 次。舌苔微黄（刚刚吃过橘子），脉象沉滑，已现缓和之意。症情渐稳，再拟调胃降逆、杀虫通导之剂。

处方：

乌梅 9 g	干姜 6 g	川椒 6 g	细辛 3 g
使君子 12 g	黄连 9 g	川楝子 12 g	高良姜 10 g
香附 10 g	白芍 15 g	当归 10 g	生大黄（后下）9 g
吴茱萸 9 g	焦槟榔 12 g	芒硝（分冲）12 g	

服上药 2 剂后，疼痛未再发作，患者无明显不适。B 超胆总管蛔虫已无，直径为 0.5 cm。后服驱虫药，排出蛔虫 1 条，痊愈出院。

【按语】 本例右上腹剧痛，并波及胁部，时发时止，恶心呕吐，疼痛发作重时昏厥不省人事，四肢发凉，以往有蛔虫病史，知为胃脘痛兼蛔厥之证。再观其喜热饮食，舌苔白，脉沉弦，知属胃寒。肝经循两胁，再结合太冲脉弱知为肝经气滞，肝郁克脾，胃失和降，胃气上逆，而发疼痛。故治法也从调肝和胃、温中安蛔入手。

本例的处方，并无专门止痛之品，而是取大柴胡汤的一部分调肝和胃而降逆，良附丸温胃理气以安中，乌梅丸的一部分辛酸入肝、苦降顺逆而安蛔，加使君子、鹤虱等加强杀虫，发挥了中医"治病必求于本"的特长。辨证为胃寒虫动，法当温中安蛔，故方中高良姜、干姜、川椒同用。患者有气上撞心之感，知中焦气逆，故以川楝子、黄连、代赭石、焦槟榔等苦降中气之上逆。既治此病之本，又结合蛔虫见寒则动、得温则安、见酸则软、见辛则伏、见苦则下的特性，药方中辛酸苦温俱全，使蛔虫随药力的温酸辛苦而下，胃脘自然不痛。二诊又在治未病的学术思想指导下，结合化虫丸的精神，安和中焦，增强运化，使虫不得化生，以减少生虫之机，而防止其病再发。

案2

苑某，男，26岁，1981年9月8日初诊。

主诉：上腹部剧痛2天。病史：1981年9月7日早饭后即感胃中不适，午饭后感到中上腹部持续性剧烈钝痛，阵发性加重，不向他处放射，伴发热、恶心呕吐，呕吐物为胃内容物及黄水，味苦。曾在本单位卫生室服颠茄片不效。9月9日来我院急诊室查白细胞总数为$15.5 \times 10^9/L$，中性粒细胞比例74%，淋巴细胞比例7%；胸腹透视未见异常。经静脉滴注庆大霉素、肌内注射阿托品、针灸治疗等，腹痛仍不止。西医诊为胆道蛔虫病，于1981年9月15日请我会诊。询问患者近来情绪不佳，食后腹痛加重，喜温喜按。检查腹部软而微胀，舌质淡，舌苔薄白，脉弦。

辨证：肝郁脾虚，胃中有积。

治法：降气调肝，温中和胃。

处方：旋覆代赭石汤合良附丸加减。

半夏12 g	党参10 g	高良姜10 g	代赭石（先煎）40 g
香附12 g	焦槟榔12 g	生大黄3 g	旋覆花（包煎）10 g
生甘草3 g	紫苏子10 g	紫苏梗10 g	炒白芍15 g
桂枝8 g	芒硝（分冲）5 g		

2剂。

服上药后，疼痛缓解，每日进食2～3两，大便每日2～3次，稀便，继服3剂，诸症全消而痊愈。

[焦树德.医学实践录[M].北京：华夏出版社，1999.]

【按语】 此为素有中焦虚寒，而见腹部喜温喜按之症。近日情志不舒，肝气郁滞，枢机不畅，横逆犯胃，胃失和降，上逆发为呕吐，正如《圣济总录·呕吐》说："呕吐者，胃气上而不下也。"气滞不畅，不通则痛，发为腹痛。方中以代赭石重镇降逆平肝，旋覆花降气止血，共为主药；半夏降逆消痞散结，党参补气益胃以治其虚，高良姜、香附合用，名为良附丸，温中行气和胃治胃痛，以上四药均为辅药；紫苏子、紫苏梗温中降气，生大黄配生甘草有止吐之功，白芍柔肝缓急止痛，焦槟榔降气消积杀虫，芒硝通下排虫，共为佐药；桂枝辛温散寒为使药。本方既注意了"急则治其标"又注意了调肝、温胃以治其本而使腹痛缓解，症状消失，未再复发。

3. 肝郁气滞，郁久化热（张志雄）

陈某，女，42岁。

病史： 患者因慢性胆囊炎胆石症急性发作，于1983年9月2日急诊入院。当日于硬膜外麻醉下行胆囊切除＋胆总管探查"T"型管引流。术后患者持续发热，体温波动于38～38.8℃，腹痛如绞，呕吐。"T"型管胆道造影提示，肝总管及胆总管各有1条蛔虫影，胆总管下端通畅。中医会诊：患者术后3周，发热不退，精神软弱，不思纳谷，泛泛欲恶，脉弦数，舌质红，苔薄腻。肝郁气滞，郁久化热，用二金茵枳黄汤加炙乌梅9 g，川椒目3 g，贯众9 g，1周后疼痛减轻，体温降至正常。巩固服药1周后，病情稳定，于10月10日出院。

1个月后，病情又有类似发作，门诊用同样方剂治疗获效随访3年，病情稳定。

［单书健，陈子华. 古今名医临证金鉴·黄疸胁痛鼓胀卷（下）[M]. 北京：中国中医药出版社，1999.］

【按语】 胆道蛔虫症患者，以右上腹阵发性绞痛为主要特征，同时可伴恶心呕吐，个别病例出现黄疸。一旦明确诊断，辄在二金茵枳黄汤（金钱草15 g，郁金15 g，茵陈15 g，枳壳15 g，生大黄9 g）中加用乌梅、川椒目、贯众，每每奏效。

4. 寒、湿、热、虫诸邪结聚肠道，阻滞气机，阳气不能外达（乔保钧）

乔某，男，56岁，1953年6月3日初诊。

病史：患者 3 个月来常形寒肢冷，时值 6 月仍棉不离身，前医按"厥证"投以当归四逆汤不效，又按"中阳不足"投以附子理中汤亦罔效，特转诊于余。刻下症见：四肢厥冷如冰，喜暖恶寒，身着棉衣，乏力身疲，心烦欲死，得食则安，多食易饥，呕恶频作，口干不欲饮水，大便黏而不爽，间有蛔虫混杂，小便量少色黄。查见形体虚浮，面色晦黯，间见点状白斑；舌质淡，苔黄厚腻；脉沉滞。

辨证：蛔厥，乃寒湿内郁，郁久化热，复加虫积，诸邪合聚，中阳被遏，四肢失于温煦所致。

治法：寒热并用，清热燥湿，益气养血，温脏安蛔。

处方：乌梅丸化裁。

乌梅 30 g	党参 15 g	当归 15 g	细辛 5 g
干姜 10 g	川椒 9 g	桂枝 15 g	附子 10 g
黄连 9 g	黄柏 10 g		

食醋适量为引，3 剂，水煎空腹温服。

二诊：药后心烦、呕吐均减，唯肢冷、恶寒如故，大便 3 日未行，腹部胀满，疼痛拒按，脉沉实，舌质红，苔黄腻。此乃寒、湿、热、虫诸邪结聚，形成积滞，中阳受阻，不能布达所致。治宜通腑导下，荡涤有形积滞。拟大承气汤化裁。

处方：

大黄 30 g	芒硝 10 g	枳实 15 g	川厚朴 10 g
乌梅 15 g	槟榔 13 g	川椒 9 g	干姜 5 g

2 剂，水煎服。

三诊：服后便泻两次，其色如酱，质黏、腥臭，混杂蛔虫数十条之多，泻后腹内顿觉舒适，食量减半，四肢渐温，但肢端仍有冷感，厥未全回，内在虫积未净，仍宗一诊方药，续服 2 剂。

四诊：四肢转温，脱棉换单，食量趋于正常，唯腹胀且痛，大便不爽，舌苔稍黄，脉沉滞。邪去未尽，复又作祟。当追其穷寇，除恶务尽，仍拟大承气汤，药量较二诊减半，再进 1 剂。

五诊：日泻四次黏液稀便，间见蛔虫数条，随而四肢温和，身力渐增，但食欲减退，腹部微胀；舌淡红，苔白略腻。虫积虽除，中土受损。治宜益气健脾和胃，方宗香砂六君子汤调理旬日而愈。

［乔振纲．乔保钧医案 [M]．北京：北京科学技术出版社，1998.］

【按语】　本案脉证合参，当属蛔厥，以乌梅丸汤治之，可谓药证相符，然服后不效，厥逆如故。细究其理，乃寒、湿、热、虫诸邪结聚肠道，阻滞气机，阳气不能外达所致。诸邪既已结聚成实，非泻下不能荡除，有形积滞不除，气机终难畅利，气机不通，阳气不布，厥亦难回。忆及诸驱虫剂中，常用槟榔、黑丑、使君子、大黄，其意皆在泻下以荡虫积。遂断然投予大承气汤，且重用大黄达 30 g、枳实 15 g，续服于乌梅丸之后。仅服药 1 剂，即泻下蛔虫数十条，又服 2 剂，诸邪已尽，厥逆随之而瘥。

5. 湿热寒积滞夹杂，蛔扰闭厥（周柳娟）

潘某，女，4 岁 6 个月，1988 年 8 月 18 日入院。

主诉: 腹痛 6 日，发热 2 日。患儿于 1988 年 8 月 12 日出现腹部隐痛，腹痛绕脐，时轻时重，时痛时止，绵绵不休。痛时剧烈难忍，弯腰曲背。疼痛持续时间每次约 10 分钟而缓解，痛止又饮食如常，痛时无反射痛。在当地医院就诊予驱虫净 1.5 片口服，服后当日下午感腹痛加剧，高热达 39 ℃，伴头痛、呕吐 1 次，17 日排出蛔虫 7 条，但体温未降，腹痛如故而转我院诊治。检查：体温 39.5 ℃，呼吸 24 次 / 分，脉搏 110 次 / 分，体重 11 公斤。发育不良，营养欠佳，急性痛苦病容，精神萎靡，神色不悦，面容憔悴，双目无神，四肢冰冷，屈膝抱腹。皮肤黏膜苍白，巩膜无黄染，但巩膜可见形状不规则的蓝色斑点，大小不等，颜色深浅不一，口唇色淡，舌质红绛，舌苔黄腻，脉弦滑数。浅表淋巴结未见病理肿大，心肺未见异常，腹平软，未触及包块及条索状物，肝于右肋下 3.0 cm，剑突下 3.5 cm，脾未触及。剑突下压痛，无反跳痛，墨菲征阴性，肠鸣音减弱。血常规检查：红细胞 3.45×10^{12}/L，白细胞 14.5×10^9/L，中性粒细胞比例 70%，淋巴细胞比例 30%。小便常规：尿胆原（＋），尿胆素（＋），尿胆红素阴性。大便常规：蛔虫卵（＋＋）。肝功能检查：总蛋白 6.4 g/dL，白蛋白 3.7 g/dL，球蛋白 2.7 g/dL。麝香草酚浊度试验及硫酸锌浊度试验均正常。丙氨酸转氨酶 35 U。乙肝表面抗原 1 : 16(++)。
X 线胸片无特殊。B 超：肝上界第 5 肋，下界肋下 10 mm，剑突下 35 mm，
斜径 108 mm，肝区回声光点欠均匀，内见多个实质光团，光团内是多个平行
管，沿肝内外胆管上段走行分布，最大为 59 mm × 28 mm，门静脉 6 mm，胆囊
43 mm × 9 mm，壁欠光滑，囊内无强光团。超声：肝内外胆管蛔虫合并感染。

中医诊断：蛔厥证。

辨证：湿、热、寒、积、滞夹杂之蛔扰闭厥。偏重于寒热错杂。

治法：安蛔止痛，温脏祛湿，利胆驱蛔。

处方：

乌梅 15 g	川椒 8 g	川楝子 8 g	槟榔 8 g
白芍 15 g	枳实 8 g	细辛 3 g	使君子 8 g
黄连 6 g	黄柏 6 g	南瓜子 10 g	大黄（后下）5 g
甘草 5 g			

每日 1 剂，水煎，分 3 ～ 4 次服。

连服 10 剂，腹痛减轻，肢冷转温，体温渐退，精神好转。共驱出蛔虫 34 条，
此时患儿口苦咽干，默默不欲食，尿黄，便结，舌苔黄腻，脉弦滑数。此乃蛔虫残存，
阻塞肝胆，气机郁滞，湿热未清之证。治宜疏肝利胆，祛湿清热，行气驱蛔。

处方：

柴胡 10 g	火麻仁 8 g	黄芩 8 g	白芍 15 g
枳实 8 g	延胡索 15 g	川椒 8 g	金钱草 20 g
槟榔 8 g			

每日 1 剂，水煎，分 3 ～ 4 次服。

连服 7 剂，口苦咽干消失，尿清便通，纳食渐增，舌苔转薄白，脉象和缓。
排出蛔虫 11 条，住院期间辅以氨苄西林、庆大霉素抗感染，654—2 和中成药消
炎利胆片等治疗措施，住院 21 天，共驱出蛔虫 45 条。患儿腹痛消失，体温正常，
容貌和悦，能自由嬉戏。肝脏明显缩小到肋下 1.0cm，8 月 31 日复查 B 超：肝脏
回声光团带缩小为 46 mm × 25 mm。家长要求出院，嘱出院后注意饮食卫生，定

期复查，以固疗效。

[周柳娟，黎汉忠. 小儿肝胆管蛔虫一例治验 [J]. 广西中医药，1989（2）：8-9.]

【按语】 胆道蛔虫病是常见的急腹症之一，由蛔虫进入胆道引起奥迪括约肌痉挛，以患者突然感到剧烈的上腹部绞痛为临床特征。本案蛔虫入胆管已诱发胆管炎，中医诊断为蛔厥证，治疗重在温脏安蛔，缓急止痛，方以乌梅汤为主，服后腹痛明显缓解，四肢转温，但患儿感口苦咽干，肝胆湿热未除，故改用大柴胡汤加减，以清热祛湿，利胆驱蛔。本案在治疗中还采用了西药抗感染、解痉止痛等措施，这也是得以较快痊愈的因素。

6. 脏虚寒滞，蛔虫扰动（黄龙家）

王某，男，8 岁，1979 年 9 月 3 日初诊。

病史： 患者因上腹部阵发性绞痛，每次持续数分钟至十几分钟，痛时辗转不安，大汗淋漓。经西药镇静、解痉止痛治疗，疼痛时止时作，效果不佳而入院求治。查询患者平素有排蛔史，诊断为胆道蛔虫病，给服"三味汤"加减 3 剂，病愈出院。

三味汤组成：

乌梅 20 g　　　　黄连 12 g　　　川椒 12 g

[黄龙家. "三味汤"加减治疗胆道蛔虫病 [J]. 福建中医药，1989（4）：35.]

【按语】 本案用"三味汤"治疗胆道蛔虫病，是根据《伤寒论》乌梅丸约简而成。虽然药味组成只有三味，但用量较重，即所谓药简力宏，方简效专。方中乌梅为主药，现代研究证明，乌梅有收缩胆囊作用，能促进胆汁排泄，安蛔止痛，配伍黄连清热解毒，川椒温脏驱蛔，共奏温脏、补虚、安蛔之功。

7. 死蛔残留胆道，胆腑疏泄失常（瞿学文）

吴某，女，53 岁，1992 年 10 月 14 日初诊。

病史：患者因"胆蛔"住本院好转出院半个月，半个月来常感到剑突下连及右上腹胀闷隐痛，纳差体倦。舌黯红、苔厚腻，脉细弦。查剑突下及右上腹均有压痛，无肌紧张及反跳痛，血白细胞不升高，肝胆B超：胆总管内径6 mm，内见双光带，提示胆总管死蛔残留。

辨证：死蛔残留胆道，胆腑受阻，疏泄失常，气血运行不畅，中州气机升降失司。

治法：排虫，通滞利胆。

处方："排蛔利胆汤"3剂。

皂角刺 30 g	蓬莪术 10 g	炒枳壳 40 g	生白芍 30 g
生大黄 5 g	生当归 10 g	乌梅 10 g	使君子 10 g
榧子 10 g	槟榔 10 g	细辛 2 g	川椒壳 2 g
川黄连 4 g	金钱草 30 g	生甘草 6 g	

水煎，早晚分服。

服药后胀痛得减，苔腻渐化，原方续服3剂，上腹疼痛消失，仅感轻度痞胀，舌转淡红、苔薄腻，原方又服6剂，上腹痞胀全消，纳增神复，苔腻尽化。肝胆B超复查：胆总管内径5 mm未见双光带，提示胆囊胆总管未见异常，嘱停服中药。随访至今，右上腹痛未再复发。

［瞿学文. 自拟排蛔利胆汤治疗胆道死蛔残留症 [J]. 江苏中医，1995（2）：10.］

【按语】 胆为中清之腑，输胆汁以传化水谷而行糟粕，以通降下行为顺。今早栖胆内，虫积扰动，胆腑受阻，疏泄失常，气血不畅，则应疏肝利胆，通腑排虫。瞿氏积数年临症之心得，在传统苦辛酸治虫方的基础上，配合大剂量利胆排虫通滞之品，制成"排蛔利胆汤"一方，主治胆道死蛔残留症，疗效颇佳。

柯韵伯说："蛔得酸则静，得辛则伏，得苦则下。"方中乌梅酸能制蛔；川椒、细辛能驱蛔；黄连苦能下蛔；更有使君子、榧子、槟榔驱蛔止痛。尤以大剂量皂角刺的应用，是受《本草纲目》记载本品能治"胞衣不下"的启发，经临床验证，确有消散化结，促使排蛔的作用。合莪术理气化瘀，更增强其消散化止痛之功，配合芍、甘、枳壳、金钱草、大黄，取其疏泄通利胆腑的作用。同时，芍甘汤可缓解胆道括约肌和肠道平滑肌的痉挛；大剂量枳壳和小剂量大黄同用具有促进胃肠道蠕动的功能，与芍甘汤同用于一方，取其一紧一松，相辅相成，相得益彰的作用，从而达到有利于促使死残体随胆汁尽快排出胆道的作用。

8. 蛔虫上扰，肝胆气滞，湿热内蕴（王秀珍）

黄某，男，16 岁，1998 年 7 月 4 日初诊。

病史： 蛔虫病史 4 年余，曾多次排出蛔虫，未经彻底治疗。2 天来，右上腹及剑突下出现阵发性钻顶样绞痛，并向右肩及背部放射，呕吐间作，吐出绿色苦水，虽经注射阿托品针剂，只获暂时效果。查患者面色萎黄，面布虫斑，两目微黄，绞痛时作，腹部胀满。舌红，苔黄腻，脉弦数。

辨证： 蛔虫上扰，肝胆气滞，湿热内蕴。

治法： 利胆安蛔，理气止痛。

处方：

木香 9 g	枳壳 9 g	乌药 6 g	槟榔 12 g
大黄 6 g	乌梅 30 g	黄连 9 g	

每日 1 剂，水煎服，连服 2 剂腹痛即止。

加使君子 12 g，苦楝皮 9 g，连服 3 剂，排出蛔虫 4 条。

［王秀珍. 六磨汤临床新用 [J]. 安徽中医临床杂志，2001（4）：302.］

【按语】 蛔虫，《黄帝内经》中称为"长虫"或"蛟"。《伤寒杂病论》中称为"蛔厥"，如《伤寒论·辨厥阴病脉证并治》云："厥者，乌梅丸主之。"厥相当于现代医学的胆道蛔虫病，由肠内蛔虫钻入胆管引起。蛔虫性喜钻窜，得酸则止，遇辛则伏，见苦则下。故方中以乌梅之酸，木香、枳壳、乌药、槟榔之辛，大黄、黄连之苦以安蛔，故而有效。

9. 伤津损液，阴血暗耗（邓银飞）

吴某，女，15 岁，1994 年 7 月 15 日入院。

病史： 患者胃脘部阵发性疼痛反复发作二十余天，近 1 周来发作频繁，曾在院外按胃肠痉挛治疗数天而无效，其父疑有蛔虫，自购驱虫药（药名不详），服后腹泻日达 5 次，次日晨便出蛔虫 8 条，但腹痛不减反增，近日胃脘部阵发性绞痛加剧，捧腹弯腰，坐卧不安，大汗淋漓，十分痛苦，但腹痛可突然停止，止时如常人安静。诊断为胆道蛔虫病。采用各种解痉止痛剂、抗生素、纠正水电解质紊乱、穴位封闭、中药乌梅丸等治疗 3 天，仍不见效，且发作更频，7 月 18 日邀余会诊。患者几天来睡眠较差，1～3 小时疼痛一次，痛时烦躁不安，声音嘶哑，口苦而渴，喜冷饮，唇干咽燥尤以夜甚，不欲食，小便黄，大便干，舌红无苔少津，脉细数。

辨证： 蛔厥证——阴伤型。

治法： 酸甘化阴以生津，柔肝缓急以和胃，解痉镇痛以利胆。

处方： 养阴安蛔汤加味。

乌梅 18 g	沙参 15 g	苦楝皮 15 g	丹参 12 g
麦冬 12 g	白芍 12 g	枸杞子 12 g	百合 12 g
生地黄 12 g	生麦芽 12 g	甘草 6 g	芦荟 3 g

每日 1 剂，少许频频服用。

1 剂服完后，疼痛大减，翌日便出蛔虫 2 条，精神渐佳。原方去芦荟，再进 2 剂，胃脘处疼痛消失。观察 2 日未再复发，病愈出院。随访 1 年，身体健康。

［邓银飞. 养阴安蛔汤治疗阴伤型胆道蛔虫病 15 例 [J]. 四川中医，2002（5）：45-46.］

【按语】 胆道蛔虫病属中医的蛔厥证范畴。蛔虫多因误食含有蛔虫卵的食物及不洁之品后，寄生于小肠内，扰乱脾胃生机，吸收水谷精微，耗伤人体气血津液。蛔虫喜温，恶寒，怕热，好动喜窜，善钻孔。当机体出现脏寒，胃热，寒热错杂，饮食不节，中气虚损引起脾胃功能失调，或有全身发热性疾患时，即易使蛔虫不安其位，由下向上窜而进入胆道，造成肝气闭郁，胆气不行，脘腹剧痛而引起蛔厥证。若上窜入胃，胃失和降引起恶心呕吐，吐蛔。痛时阳气不达四末，故四肢逆冷。蛔厥证治疗，多宗《伤寒论》中的乌梅丸治之。此患者的蛔厥与乌梅丸证不同，乃病久、失治、误治，耗伤人体之阴气，损其津液，若继用辛温燥热之品，恐更伤阴津而致病势加重，唯以酸甘化阴、和胃柔肝、解痉镇痛、通利胆道为妙法，故以养阴安蛔汤主之。方中乌梅极酸，具有安蛔止痛、和胃止呕、生津止渴之功，属治蛔厥之常用药，现代药理学研究表明，能促进胆汁分泌和对蛔虫有抑制作用；白芍甘酸，养血敛阴，缓急止痛，为肝家之要药、阴血亏虚之良品，现代药理学研究表明，有解痉镇痛、抗炎抗菌、解热等作用，与丹参、甘草合用，增强缓急止痛、酸甘化阴之功；沙参、麦冬、百合、生地黄、枸杞子滋养肺胃肝肾之阴，为养阴之常用药，且有止胃脘痛之功；苦楝皮、芦荟苦寒清热杀虫，为杀虫之良药，特别是对蛔虫作用更好；生麦芽消食健胃，防养阴之品滋腻而伤胃气。诸药同用，体现了蛔得酸则静，得甘则动，得苦则下。

第二十四章
胆道术后综合征

一、概述

胆道术后综合征是指实施胆道手术后，由于胆道的损伤、结石的残留及并发症的影响，患者重新出现消化不良、上腹饱胀、疼痛伴黄疸、发热等一系列症候群。

胆道术后综合征以胆囊切除后综合征（PCS）多见，发生率为 25％～40％，为胆道外科的常见疾病。

二、中医学对本病的认识

本病属中医"胁痛""黄疸""胃肝痛"的范畴，总的病因病机主要从"虚"（正气耗损）"实"（湿热羁留）两大方面考虑，概括为术后肝肾阴虚、脾胃亏损、湿热久羁不化，以成虚实夹杂致病情缠绵难愈。

胆道术后，常发生胆管、十二指肠乳头肌狭窄，残留或再生结石，治疗颇为棘手，西医仅能以抗感染、口服利胆剂、再次手术为主要手段，但疗效欠佳。中医药不仅能使术后继发的功能性改变迅速治愈，还可在一定程度上溶解、排除残余结石并预防结石的再生，最大限度地解除术中损伤所致器质性病变带来的危害，明显降低再次手术率，改善患者的最终预后。但是中医药治疗胆道术后综合征的临床报道中，将辨证与辨病系统性相结合的资料严重缺乏；对远期疗效观察不够；辨证分型混乱，较少有严格科学的对照观察，这无疑会影响对本病治疗经验的总结。

术后并发症是多样的、复杂的，有功能性也有器质性的改变。前者治疗时间短，见效快，后者则相反，显然二者的辨证治疗也不尽相同。通常病情顽固不愈，应考虑如下因素的影响：①肝门胆管、胆总管因损伤而狭窄或有结石残留；②十二指肠乳头有损伤或病变；③胆道感染未获控制；④合并有门静脉炎或肝功能不全。明确了这些就能在个体化的基础上，探讨证治规律，取得良效。可见，中医宏观辨证与辨病基础上的病理微观辨证相结合是十分必要的。

三、医案选粹

1. 术后中虚痰结，气逆瘀滞，郁热随逆气外越（韦能定）

陈某，女，32 岁，1989 年 4 月 10 日初诊。

病史： 2 个月前因胆囊炎胆石症急发，行胆囊摘除术，伤口一期愈合，出院后第 3 日出现发热（41 ℃）、呕吐，右上腹疼痛复发，再次入院。以多种中西药治疗 5 天后发热、呕吐开始缓解，右上腹疼痛渐止，12 天出院。出院后 4 天，上述症状又复发入院，现已类似发作住院 4 次，病情反复加重，甚为苦恼。本次于 8 天前复发，以抗感染、纠酸、补充能量及维生素类，解痉止痛，补液等配合小柴胡汤、蒿芩清胆汤、半夏泻心汤、藿香正气散等加减治疗均不效。刻下症见：形体消瘦，颜面晦黯，呕吐频作，呕出苦水痰涎，汤水不能下咽，呃逆嗳气，发热阵作，夜间为甚（高达 41 ℃），伴有寒战，热尽之后体温恢复正常。右上腹疼痛，揉按稍舒，精神疲惫，大便干结，小便淡黄。舌淡胖边尖紫黯、苔薄白而润，脉细涩而沉。血白细胞 6.8×10^9/L，中性粒细胞 0.7，淋巴细胞 0.28，嗜酸性粒细胞 0.02。乳胶试验阴性。

辨证： 中虚痰结，气逆不降，夹有瘀滞，气机不利，郁遏生热，郁热随逆气外越。

治法： 和中化痰，行气降逆，化瘀理气，解郁除热。

处方： 旋覆代赭汤加味。

法半夏 12 g	生姜 12 g	大枣 12 g	旋覆花（包煎）12 g
炒白芍 12 g	枳实 12 g	厚朴 12 g	代赭石（先煎）24 g
丹参 15 g	甘草 6 g	竹茹 18 g	柴胡 10 g

柿蒂 10 g   陈皮 10 g

2 剂，每日 1 剂，浓煎取汁，少量频饮。

4 月 12 日二诊：呕止，发热次数减少，热势也较前为轻，已能喝米汤和药水，右上腹轻微隐痛，呃逆嗳气基本消除，精神稍好，大便转畅，小便仍淡黄。舌紫黯、苔薄白，脉细弦。以上方去柿蒂，加炒谷芽、炒麦芽各 12 g。4 剂。

4 月 16 日三诊：呕吐、发热已除，右上腹隐痛已止，食纳稍增，仍感疲乏身软。舌淡红、苔薄白，脉缓滑无力。痰结、瘀滞、郁热均解，中虚未复。继拟健脾益胃。

处方：

沙参 15 g	白扁豆 15 g	怀山药 15 g	薏苡仁 15 g
茯苓 12 g	焦白术 12 g	莲子 12 g	炒谷芽 12 g
炒麦芽 12 g	陈皮 10 g	鸡内金 10 g	砂仁（后下）6 g
炙甘草 6 g			

隔日 1 剂，7 剂。

随访 2 年，呕吐、发热未复发。

［韦能定 . 胆囊摘除术后发热、呕吐治验 [J]. 新中医，1993（1）：23-24.］

【按语】 胆道术后，易致脾胃受损，运纳失常，诸症丛生。本例术后中气受戕，气机壅滞，和降失职，痰气乘虚搏结，加之术中损伤血络，瘀血留着，瘀热内生，导致肝气不舒，横逆犯胃，迫胃中虚气夹痰浊上逆发为呕吐，郁热随胃气散越而出现发热。病证虚中夹实，病势逆而不降。故治以旋覆代赭汤加味，而收和中化痰，行气降逆，化瘀理气，解郁除热之效。

2. 术后加之长期引流，气阴两虚（马朝群）

徐某，女，66 岁。

病史：1991 年 6 月 3 日胆道术后，胆总管残余结石，"T" 管引流已有 100 天，自觉神疲乏力，头晕目眩，胁肋灼痛，大便干结。舌红苔少，脉细无力。

辨证：气阴两虚。

407

治法：益气养阴，佐以疏肝。

处方：

沙参 10 g	生地黄 10 g	麦冬 10 g	玄参 10 g
知母 10 g	玉竹 10 g	白芍 10 g	天花粉 10 g

煎汁早晚分服。

服药 5 天，症情缓解，原方继进 2 周，诸症消失，再进 2 周以善其后。

［马朝群，许芝银，汤忠华．胆道术后常见并发症的中医辨证治疗 [J]. 江苏中医，1993（5）：16-17.］

【按语】 本案患者年老体虚，复因手术重创，气虚益甚，加之长期引流，精汁久耗，阴分不足，虚热内生。故按气阴两虚议治，以沙参麦冬汤加减滋阴益气，养阴柔肝。服药后取得较好效果。本案提示，只要辨证明确，守法守方，终能见效。

3. 术后阴虚夹瘀（郭玉刚）

阎某，女，76 岁，1994 年 6 月 6 日就诊。

病史：胆囊切除术后 3 个月，因上腹痛时作，不欲饮食，住某院治疗 2 个月罔效而来诊。刻下症见：神倦乏力，脘痛隐作，不思饮食，食入即吐，口干不欲饮，日渐消瘦。舌质黯红欠津、明显瘀斑，脉细弱而涩，经胃镜及 B 超等检查，除外消化道占位性病变。

西医诊断：胆囊切除术后综合征。

中医诊断：胃脘痛（阴虚夹瘀型）。

治法：养阴化瘀，和胃降浊。

处方：益胃汤合丹参饮加减。

玉竹 10 g	沙参 10 g	麦冬 10 g	谷芽 20 g
太子参 12 g	丹参 20 g	枳壳 9 g	檀香（后下）6 g
川芎 10 g	紫苏梗 12 g	竹茹 10 g	灶心土（包煎）30 g

每日 2 剂，频频饮之。

6月9日二诊： 精神较前明显好转，上腹痛显减，已思饮食，但纳食后仍有呕恶，便干。药已中病，守上方继服。

9月6日三诊： 上腹痛已除，摄食如常，舌质红、瘀点减少，脉沉。上方 3 倍剂量，去枇杷叶、竹茹、紫苏梗，加木瓜 20 g、乌梅 30 g、玫瑰花 30 g，作丸剂，调理月余，嘱慎饮食，畅情志。随访 1 年，病未复发而告愈。

［郭玉刚，刘海林，郝卯生，等 . 辨证分型治疗胆囊切除后综合征例 [J]. 江苏中医，1997（6）：8-9.］

【按语】 胆囊切除术后综合征是指胆石症及胆囊炎等行胆囊切除术后出现右胁疼痛、黄疸、发热等胆道症状或消化不良，上腹胀痛等消化道症状。近年来，此病发病率有逐渐增高趋势。

本例患者不欲饮食，呕吐频作，伤及胃阴，加之术前清利肝胆太过，耗伤胃阴。胃阴耗伤，胃失濡养，故见脘痛隐隐。胃阴不足，津液不得上承，故口干不欲饮。胃失濡养，气失和降，所以不思饮食，食入即吐。神疲乏力，日渐消瘦，舌红少津，脉细弱，为气阴两伤之象；舌质瘀斑，脉象涩滞，是久病入络，又用丹参饮养血凉血而祛瘀滞，用药看似简单，然切中病本，故临床效果显著。

本案提示，胆囊切除术后对胆管残存结石或炎症应积极治疗，有效预防，并定期复查，防止病情变化。同时保持心情舒畅，避免情志刺激，起居有常，生活规律，注意休息，节制饮食。这些都是预防胆道术后综合征的有效措施。

4. 术后气血两伤，脾运失司，胆失疏泄，胆热液泄，溢于肌肤（张志雄）

刘某，男，60 岁。

主诉： 右上腹阵发性绞痛伴发热黄疸。住院检查诊断：蛔虫性胆总管梗阻伴感染、肝右叶囊肿。于 1983 年 3 月 25 日行胆总管切开取石引流术。手术后 10 天，发热，体温 38.8 ℃，黄疸不退，黄疸指数 81 U，总胆红素 150.5 μmol/L，血浆白蛋白 27 g/L，球蛋白 38 g/L，白蛋白 / 球蛋白比值明显倒置，丙氨酸转氨酶 118 U，甲胎蛋白试验 1/10 阳性。中医会诊：患者右胁胀痛，肝热，目黄，溲黄，一身尽黄，纳谷不馨，神疲懒言，脉来弦数，舌质红，舌苔黄腻。

辨证： 引流术后气血两伤，脾运失司，胆失疏泄，胆热液泄，溢于肌肤发为黄疸。

治法： 清热利胆退黄。

处方：

茵陈 15 g	金钱草 15 g	生大黄 9 g	焦谷麦芽各 15 g
郁金 15 g	全当归 9 g	大枣 7 枚	车前子（包煎）30 g
茯苓 15 g	焦山楂 9 g	炒枳壳 15 g	赤白芍各 9 g

服药 1 周后疼痛消失，体温 37.6 ℃，食欲始增。2 周后复查肝功能，黄疸指数 35 U，总胆红素 66.7 μmol/L，血浆白蛋白 32.5 g/L，球蛋白 22.5 g/L，丙氨酸转氨酶 40 U。再行调理脾胃，以扶后天之本，治疗 3 周，症状全部消失，肝功能恢复正常，痊愈出院。

［单书健，陈子华．古今名医临证金鉴·黄疸胁痛鼓胀卷（下）[M]. 北京：中国中医药出版社，1999.］

【按语】 本病多因手术后气血未复，脾运失司而致湿热交阻，气机不畅，用自拟二金茵枳黄汤，一则清利湿热，二则疏肝利胆，三则调畅气机。胆为中清之腑，喜疏泄，恶壅滞，故凡治胆道疾病必不离疏泄清利之品。栀子虽能清热利胆，但其性苦寒，易伤胃引起呕吐，而胆道疾病已有胃中空虚，客气动膈之象，故多不用。

二金茵枳黄汤：金钱草 15 g，郁金 15 g，茵陈 15 g，枳壳 15 g，生大黄 9 g。随症加减：疼痛剧烈者加制香附 6 g，炙延胡索 9 g；发热重者加牡丹皮 6 g，土茯苓 15 g；呕吐者加姜半夏 9 g，紫苏梗 9 g；湿重者加苍术 9 g，白术 9 g，厚朴 6 g；丙氨酸转氨酶升高者加白花蛇舌草 15 g。

本案辨证准确，选方得当，故能收良效。

5. 肝胆疏泄失调，木不疏土，中焦不运（刁本恕）

罗某，女，68 岁，2009 年 11 月 27 日初诊。

病史： 胃脘胀满不适数日，伴有头痛，胃脘部按压后缓解，遇冷则较重，患者于 5 年前做胆囊切除术后一直伴有上述症状，形体中等，精神欠佳，舌质淡黯苔白薄，脉象弦细。现经过几次诊疗后其症状大为缓解。

诊断： 胆道术后综合征。

辨证： 肝胆疏泄失调，木不疏土，中焦不运。

处方：

南沙参 30 g	茯苓 30 g	广木香 3 g	砂仁（后下）9 g
郁金 10 g	山楂曲 15 g	鸡内金 30 g	白豆蔻（后下）15 g
柴胡 10 g	白芍 30 g	枳壳 10 g	谷麦芽各 20 g
川楝子 10 g	延胡素 15 g	佛手 10 g	檀香（后下）6 g
香橼 10 g	金钱草 30 g	沉香（后下）6 g	

中医外治法： 穴贴：神阙（健脾），中脘（行气）。

灯火灸： 章门、期门、日月、肝俞、胆俞、脾俞、胃俞。

耳穴： 肝、胆、脾、胃、心、肾。

［刘伟，刁本恕. 刁本恕内外合治治疗胆道术后综合征临床经验探讨 [C]// 中华中医药学会. 第七届中华中医医药学会中医外治学术年会论文汇编，2011：356-359.］

【按语】 胆道术后综合征随着年龄的不同而出现虚实各异，所谓年过四十阴气自半，五脏功能也随之减低，加之术后气血损伤，气机不调，血脉阻滞便形成了虚实夹杂之证。患者乃术后脾胃虚弱中焦不运，肝气不舒，所谓己所不胜者克之，又如"见肝之病，知肝传脾，当先实脾"，故以香砂六君子汤健脾运脾，肝气不舒，木不疏土，又因其中土不运，易成饮食积聚之证，反而又加重其气机阻滞，故以山楂曲、谷芽、麦芽、鸡内金、白豆蔻等物消食化积，肝胆术后气机失调是其关键，所谓百病皆生于气，故以柴胡疏肝散加减以达疏木而培土之效，肝胆结石之成总由其湿热熏蒸肝胆熬津而成，故以少量的金钱草清理余邪防其再生，再结合外治疗法共奏疏肝行气、健脾消食、清解余邪的功效。

6. 肝郁脾虚（黄雅慧）

陈某，女，55 岁，2013 年 2 月 20 日初诊。

病史： 患者于 2009 年因胆结石、胆囊炎行胆囊切除术。术后 2 周出现右上腹隐痛，曾辗转于多家医院治疗，效果不佳，症状时轻时重。刻下症见：右上腹隐痛，伴口干口苦，嗳气频，偶有反酸，情志欠佳，纳差，眠差，大便每日 3 ~ 4 次，呈稀糊状，夹杂未消化食物，便后腹痛稍缓解，小便尚可。舌淡，苔白，脉沉弦细。

辨证： 胆囊术后综合征之肝郁脾虚证。

处方：

柴胡 10 g	黄芩 10 g	制半夏 12 g	厚朴 9 g
枳壳 15 g	炒白芍 20 g	郁金 10 g	竹茹 12 g
陈皮 12 g	鸡内金 15 g	延胡索 15 g	茯苓 20 g
秦皮 10 g	木香 9 g	防风 10 g	麸炒白术 15 g
甘草 6 g	干姜 9 g	首乌藤 20 g	砂仁（后下）6 g

每日 1 剂，水煎 400 mL，分早晚 2 次温服。

连服 7 剂后，患者腹痛减轻，口苦改善较明显，纳增，睡眠改善不明显，大便从原来每日 3 ~ 4 次，转为每日 2 次，且便质呈稠糊状。上方效可，在此基础上再加入补气健脾之太子参 15 g，再连进 14 剂后，上述症状均有明显改善，继服 1 个月，并配合中药穴位贴敷疗法，症状基本消失，随访一年未再复发。

［王东亮，黄雅慧. 黄雅慧教授治疗胆囊术后综合征的临床经验 [J]. 光明中医，2015，30（4）：719-721.］

【按语】 胆囊术后患者，多因正气虚弱，邪实阻滞而表现出上述证型的病理表现，治疗时鉴于患者正气本虚，祛邪时要顾护正气，一方面，理气通腑时不宜太过太久；另一方面，在处方用药时，对于老年患者慎防再伤气阴，应注意加入健脾助运之品，增强机体抵抗力，巩固疗效，防止复发。方中柴胡具有条达肝气、疏肝解郁的作用，还长于升举脾胃清阳之气，现代药理学研究表明柴胡具有保肝利胆的作用；黄芩苦寒，可清胸腹蕴热，两药合用可解半表半里之邪，现代研究表明黄芩具有解热利胆、解痉的作用；制半夏燥湿化痰，降逆止呕，和胃安神。枳壳理气除胀，能有效缓解腹胀。白芍养血调经、平肝止痛；郁金活血止痛，行气解郁，疏肝利胆；竹茹清胃止呕；陈皮燥湿理气健脾；鸡内金健胃消食，化积排石；延胡索活血行气止痛。白术补气健脾、燥湿利水，茯苓健脾渗湿。秦皮和木香，性味相反，功用相近，相辅相成，一寒一温，善行大肠之滞气，秦皮兼有收涩作用，两者合用既可行大肠滞气又可收涩止泻，可有效缓解术后腹胀、腹泻的症状。

第二十五章
胆囊息肉

一、概述

胆囊息肉是指来源于胆囊壁并向胆囊腔内突出或隆起的病变，又称胆囊息肉样病变。病理学可分为两大类：非肿瘤性病变分为胆固醇性息肉、增生性息肉及炎性息肉；肿瘤性病变分为腺瘤、囊腺瘤和胆囊癌，临床以胆固醇性息肉最为多见。

二、中医学对本病的认识

中医学对胆囊息肉没有病名记载，《灵枢·水胀》记载："夫肠覃者，寒气客于肠外，与卫气相搏，气不得荣，因有所系，瘀而内著，恶气乃起，瘜肉乃生。""瘜肉"即息肉，此言因寒邪内侵，与卫气相搏于外，阻滞气机，致血行不畅，邪气与血搏结而致有形之息肉形成，最早提出息肉病名及成因。结合临床表现可将其归属于中医学"胆胀""胁痛""积证"等范畴，治疗多以清肝利胆、化瘀散结为主。病位在胆，与肝脾关系密切。其病因多与情志不畅、饮食不节或不规律、肝胆宿疾、劳逸失常等有关。肝胆因经脉络属，互为表里，功能互相影响。肝为将军之官，肝气升发，喜条达，司疏泄，调畅气机，有助于胆腑疏利、通降，不致郁滞；胆为中清之腑，以通降下行为顺，胆气和降，有助于肝气升发、条达，不致郁遏。若肝失疏泄，气机不畅，胆腑失于通降，中清之腑浊而不清，胆汁疏泄不畅，郁积胆腑，日久壅滞脉络，胆汁、痰浊瘀积胆腑而发本病。饮食不节、暴饮暴食、嗜食肥甘、烟酒无度是息肉、癌瘤形成的主要原因。长此以往，脾胃俱伤，胃强脾弱，纳运失司，能食不能消，积热火毒内郁，痰湿浊瘀等病理产物堆积，内环境改变，热毒壅盛，正气虚弱，黏膜损伤，形成息肉。胬肉者，瘀肉也，气滞血瘀所致，息肉患者属于癌前高危人群，应及早干预，防患于未然。

三、医案选粹

1. 肝郁气滞（党中勤）

患者，男，39 岁，2018 年 3 月 19 日初诊。

主诉：右胁肋疼痛 1 年余。病史：胁痛伴饱胀嗳气，吞酸嘈杂，口苦口臭，心烦易怒，身困乏力，五心烦热，自汗盗汗，面赤烘热，口唇发绀，脉弦滑数，舌红苔黄，舌体胖大，边有齿痕，舌脉瘀阻，重舌赤肿。彩超检查示：胆囊息肉样变。

西医诊断：胆囊息肉。

中医诊断：胆胀。

辨证：肝胆湿热。

治法：消积导滞，化瘀解毒。

处方：

炒山楂 30 g	槟榔 15 g	白头翁 30 g	马齿苋 30 g
连翘 20 g	蒲公英 30 g	败酱草 30 g	急性子 15 g
乌梅 15 g	厚朴 15 g	大黄 15 g	枳实 20 g
生白术 30 g			

7 剂，水煎，分早晚饭前服。

3 月 27 日二诊：症状减轻，继服上方。4 周后复查彩超示胆囊壁光滑，囊内未见异常回声。其后 2 个月随访未诉特殊不适。

[王露，党中勤. 和法在消化系疾病中的运用举隅 [J]. 中医研究，2020，33（5）：43-45.]

【按语】 　该患者饮食不节，嗜食肥甘，脾胃俱伤，胃肠积热，火毒内郁，久致气滞血瘀，息肉内生，方中枳实消积导滞、祛邪。炒山楂、槟榔助力枳实化积导滞力倍。胃肠积热火毒，以白头翁、马齿苋、连翘、败酱草、蒲公英清胃肠积热而解毒；急性子、乌梅、厚朴、大黄通腑泻热，酸敛化瘀；生白术消补兼备，以防复伤。全方共奏消积导滞、化瘀解毒之效。本案素有饮食不节，积热火毒内郁，以致血瘀入络，1 年不愈，可谓疑难。故消积导滞、化瘀解毒祛其邪，使邪去正安，同时强调改变生活方式和饮食结构，配合治疗。脾胃健，纳运复，气血充，元气足矣，正气存内，邪不可干。

2. 肝郁脾虚（王庆国）

聂某，女，26 岁，2017 年 7 月 9 日初诊。

病史： 患者自诉胆囊区疼痛 1 周，牵及后背痛，每次疼痛持续时间为 10 秒左右，压之痛甚，腹部 B 超示：胆囊息肉 0.6 cm × 0.8 cm，食后反酸，眠差，平素易疲乏，精神不佳，偶发偏头痛，大便溏，舌淡苔黄白腻，脉沉弱。

辨证： 肝郁脾虚。

处方： 四逆散加减。

柴胡 10 g	炒黄芩 10 g	白芍 15 g	炒枳实 10 g
郁金 30 g	茵陈 30 g	凤尾草 20 g	法半夏 15 g
黄连 10 g	鸡内金 10 g	干姜 15 g	灶心土（包煎）30 g
党参 10 g	炙甘草 10 g	大枣 10 g	钩藤（后下）10 g
延胡索 10 g	川芎 10 g	木香 10 g	炒牡蛎（先煎）15 g

14 剂，每日 1 剂，水煎 2 次取汁 300 mL，早晚分服。

2017 年 7 月 30 日二诊： 药后疼痛次数减少，且每次疼痛持续时间减少为 2 ～ 3 秒，手足心汗出、足冷、睡眠好转，但仍梦多，大便较前稍好转，但不成形，晨起口涩，自觉口中有异味，平素腰痛、痛经。上方加白僵蚕 10 g，乌梅 5 g，生白术 20 g，杜仲 15 g。14 剂，每日 1 剂，水煎 2 次取汁 300 mL，早晚分服。

2017 年 8 月 10 日三诊： 复查腹部 B 超示：胆囊息肉 0.1 cm × 0.2 cm，右

胁肋部胆囊区已不痛，食欲佳，但食多后仍易胃胀，月经前后头痛、腰痛，有过敏性鼻炎史，舌淡红，苔白腻。上方去延胡索、灶心土、钩藤、枳壳、鸡内金，加葛根 20 g，苍术 20 g，羌活 10 g，川续断 15 g，辛夷（包煎）10 g。14 剂，2日 1 剂，水煎 3 次取汁 300 mL，分 4 次服，早晚分服。后随访，右胁疼痛已不再发，胃胀明显好转，月经相关诸症均减轻。

[谭令，任北大，程发峰，等．王庆国辨治胆囊息肉样病变经验 [J]．中医学报，2019，34（11）：2349-2352．]

【按语】 胆囊息肉发病之因当分外感与内伤，外因多为感受寒邪所致，内因多根源于情志所伤或饮食失节，使肝胆疏泄失职，而致湿热痰浊内生，气机阻滞，脉络不通，日久则致瘀血形成，最终形成气滞、湿热、痰瘀互结的有形实邪。患者为年轻女性，素体阳气不足，加之饮食不慎，更伤脾阳，致痰湿内生，或因情志不畅，阳气内郁，郁久化火，而成中焦寒热错杂之势，故王庆国以四逆散为基础方，透邪解郁，疏肝理脾。加柴胡、黄芩、半夏，寓合用小柴胡汤之意，以透达少阳之郁。配以钩藤，可助黄芩清肝经之热。患者中焦寒热错杂之象显著，合用半夏泻心汤以平调寒热，消痞散结。气郁又易化生湿热，故常配伍茵陈、凤尾草清热利湿以截断病势。脾阳不足，中焦湿盛，配伍木香、鸡内金化湿和胃。《本草便读》云："伏龙肝即灶心土，须对釜脐下经火久炼成形者，具土之质，得火之性，化柔为刚，味兼辛苦。其功专入脾胃，有扶阳退阴散结除邪之意。"王教授认为灶心土治疗诸痞结症效佳，故灶心土一味，既可治其心下痞满，又可散其息肉之邪；加牡蛎以助灶心土软坚散结之功。诸药相合，使肝气得疏，胁痛可除，息肉自消。二诊时患者胁痛减轻，但仍发作，说明息肉之症未除，且大便仍不成形，故加白僵蚕、乌梅以消息肉，加生白术健脾祛湿，杜仲补肾强腰治其腰痛。三诊时息肉明显减小，且食欲转佳，故去理气消食之延胡索、枳壳、鸡内金、钩藤、灶心土等。加葛根解肌透达寒郁及羌活祛风胜湿止痛以治经前经后之头痛；配川续断加强杜仲补肾强腰膝之功以治经期腰痛。患者苔仍白腻，此乃痰湿之余邪未尽，故加苍术健脾燥湿。因其有过敏性鼻炎史，故加辛夷以通鼻窍。因机证治，故疗效颇佳。

3. 脾虚气滞，痰阻扰神（杨国红）

患者，女，40岁，2013年5月15日初诊。

主诉：间断右胁隐痛不适半年余。患者自诉半年来多因饮食不节及情绪刺激后出现右胁隐痛，伴胃脘胀满，乏力，纳食一般，失眠，夜间多梦易醒，精神欠佳，大便日1～2次，呈糊状，舌淡苔白稍腻，脉沉细。既往有慢性胃炎病史3年。B超检查示：胆囊壁毛糙，多发性胆囊息肉（胆囊内可见数个略强回声，较大者约3 mm×4 mm，无声影，不随体位移动）。

西医诊断：多发性胆囊息肉。

中医诊断：胁痛。

辨证：脾虚气滞，痰阻扰神。

治法：益气健脾，化痰行气，辅以安神通络。

处方：香砂六君子汤加减。

党参15 g	木香10 g	白术20 g	砂仁（后下）6 g
茯苓20 g	陈皮10 g	枳壳10 g	山药30 g
薏苡仁15 g	茯神30 g	首乌藤30 g	生龙骨（先煎）30 g
合欢皮30 g	醋柴胡10 g	香附30 g	牡蛎（先煎）30 g
炒当归15 g	牡丹皮20 g	延胡索15 g	炙甘草3 g

共14剂，水煎服，每日1剂，早晚分服。

二诊：服上药2周后，胁痛、乏力、胃脘胀满症状较前明显缓解，纳食增加，睡眠较前好转，仍觉四肢稍乏力伴腰膝酸软，大便每日2次，便质溏，苔薄白，脉沉细。守上方去牡丹皮，白术改为白术炭30 g，加熟地黄15 g。14剂，水煎服，每日1剂，早晚分服。

三诊：胁痛、胃脘胀满、乏力症状皆消，偶有心烦失眠，中药守上方去柴胡、党参，加百合30 g。服至六十余剂，患者自述已无自觉症状，复查B超示胆囊息肉消失。随访半年未见复发。

［朱沛文，杨国红. 杨国红用香砂六君子汤治疗多发性胆囊息肉验案一则［J］. 中国民间疗法，2015，23（2）：12-13.］

【按语】 《慎斋遗书》亦有言："脾胃一伤，四脏皆无生气。"说明脾胃居中土，与其他脏腑关系密切，脾胃有病很容易影响其他脏腑。脾虚气滞，水湿内停，土反侮木，或土壅木郁，肝气疏泄失职，阻滞胆络，而发为本病。患者素体脾胃虚弱，脾失健运，胃失通降，水湿运化不相顺接，聚湿生痰，土壅木郁，气机升降失调，痰浊聚于胆腑，胆络失畅，气运受阻，胆络瘀滞，日久而发为本病。脾虚水谷精微化生不足，营血亏虚，不能上奉于心，而致心神不安，神不守舍，则见失眠。方用香砂六君子汤加减，予以党参、砂仁、木香、白术、茯苓、山药、陈皮共奏益气健脾、行气消痰之功。辅以薏苡仁与山药助其健脾祛湿之功，以杜生痰之源；茯神、首乌藤、合欢皮以宁心安神；龙骨、牡蛎镇静以增安神之功；醋柴胡、香附以疏肝理气；牡丹皮、延胡索、当归以活血化瘀、通络止痛。二诊时患者诸证皆缓，伴有腰膝酸软，大便溏，故去其性凉之牡丹皮，加性甘温之熟地黄，加强其养血滋阴、填精益髓之功。三诊时患者偶有心烦失眠，余症皆消，去党参、柴胡，加百合以清心安神。方证相符，随症加减，疗效显著。

4. 肝胆湿热兼气滞血瘀（杨倩）

案1

张某，男，46 岁，2017 年 1 月 5 日初诊。

主诉：间断右胁肋疼痛 3 年，加重 2 天。患者 2 天前食辛辣油腻之品。刻下症见：间断右胁肋胀痛，口干口苦，平素急躁易怒，脘腹胀满，纳呆，夜寐差，小便黄，大便黏滞不爽，每日 1 次。舌质黯红，苔黄腻，脉弦滑。

西医诊断：胆囊息肉样病变，慢性胆囊炎。

中医诊断：胁痛。

辨证：气郁化火，肝胆湿热兼气滞血瘀。

治法：清利肝胆湿热，化瘀通利胆腑。

处方：自拟柴金化瘀方。

柴胡 12 g	黄芩 9 g	郁金 9 g	枳实 10 g
蒲公英 15 g	厚朴 12 g	青皮 12 g	佛手 9 g

茯苓 15 g	白芍 10 g	金钱草 15 g	海金沙（包煎）15 g
茵陈 10 g	鸡内金 12 g	酒大黄（后下）5 g	

每日 1 剂，水煎 2 次取汁 300 mL，分早、晚 2 次服。服 5 剂。

2017 年 1 月 11 日复诊：患者右胁肋胀痛好转，大便调，仍有舌质黯红，苔薄黄腻，初诊方去蒲公英、茵陈、枳实、青皮、酒大黄，加生山楂 10 g、八月札 15 g、香附 12 g、薏苡仁 15 g、陈皮 9 g。服 15 剂。3 周后随访临床症状消失。

［杜姚，赵润元，高雪亮，等. 杨倩教授治疗胆囊息肉样病变临床经验 [J]. 河北中医，2017，39（11）：1605-1608.］

【按语】 肝为将军之官，喜条达，司疏泄，调畅气机；胆为中清之腑，以通降下行为顺。若肝失疏泄，胆失通降，中清之腑浊而不清，胆汁排泄失畅，郁积胆腑，久而化瘀，痰瘀互结，脉络滞塞而发生本病。患者中年男性，饮食不节，过食辛辣肥甘之品，以致湿热痰浊内生，久病郁于肝胆，则肝胆失于疏泄，发为胁痛；情志不遂，肝失条达，疏泄不利则气阻血络，亦发为胁痛；气机不畅，痰浊中阻，胆腑失于通降，胆汁疏泄不畅，日久壅滞脉络，胆汁、痰浊瘀积胆腑，则成息肉；肝气郁久化火，熏蒸胆腑，上泛于口，则口干口苦。病位在肝、胆，与脾、胃相关，病机总属湿热痰瘀互结。方中柴胡辛行苦泻，条达肝气，系疏肝要药；郁金辛散苦泻，行气活血，清利肝胆湿热；枳实、厚朴、青皮、佛手宽中理气，疏肝解郁；鸡内金有化坚消食之功；金钱草、蒲公英、海金沙清利肝胆湿热，引邪外出；茯苓、白芍健脾柔肝，防辛苦之品耗伤肝阴；酒大黄攻积导滞，利胆通腑。全方清热兼顾补阴，活血兼顾理气。复诊时患者右胁胀痛减轻，大便通，湿热之邪祛，原方去蒲公英、大黄、茵陈、枳实、青皮，防苦寒药物伤阳、过用理气之品耗伤肝阴，患者仍有舌质黯红，薄黄腻苔，加山楂、八月札、香附活血行气，祛瘀生新，通络散结，加薏苡仁、陈皮健脾化湿，顾护脾胃。

案 2

刘某，女，59 岁，2017 年 2 月 15 日初诊。

主诉：患者反复右胁肋隐痛 5 年，加重 3 天。既往有慢性胆囊炎、胆囊息肉病史 5 年余，病情反复发作，食油腻饮食、情志不遂后尤甚，发作时右上腹隐隐作痛，右胁肋偶有灼热感伴口苦。B 超示：慢性胆囊炎，胆囊息肉样变（0.5 cm × 0.3 cm）。患者 3 天前因饮食油腻而胆囊炎复发，伴胸中满闷不适、纳呆、恶心干呕、口干口苦，小便调，大便偏干，舌淡红，苔薄，脉细数。

西医诊断：胆囊息肉样病变，慢性胆囊炎。

中医诊断：胁痛。

辨证：肝阴亏虚，气机郁结。

治法：滋阴疏肝，通腑利胆。

处方：滋水清肝饮合柴胡疏肝散加减。

柴胡 12 g	川芎 9 g	郁金 10 g	延胡索 9 g
北沙参 12 g	麦冬 10 g	酸枣仁 15 g	生地黄 10 g
白芍 10 g	川楝子 9 g	当归 10 g	陈皮 10 g
香附 10 g	牡丹皮 10 g	乌梅 6 g	栀子 9 g

酒大黄（后下）6 g

每日 1 剂，水煎 2 次取汁 300 mL，分早、晚 2 次服。服 7 剂。

2017 年 2 月 23 日二诊：患者右上腹疼痛胀满减轻，初诊方去酒大黄、泽泻、川楝子、川芎、延胡索，加瓜蒌 15 g、黄芪 15 g、茯苓 12 g、焦三仙各 10 g、海藻 10 g，昆布 10 g，服 14 剂。

2017 年 3 月 12 日三诊：患者疼痛胀满基本消失，食欲可，饱餐后偶有右胁肋胀满，嘱清淡饮食，保持心情舒畅。继服二诊方 14 剂，随症加减，后随访 1 个月，患者右胁肋疼痛无复发。

［杜姚，赵润元，高雪亮，等 . 杨倩教授治疗胆囊息肉样病变临床经验 [J]. 河北中医，2017，39（11）：1605-1608.］

【按语】 患者中老年女性，年近六旬，脏腑精气减衰，加之情志不遂，肝气郁结，日久气郁化火伤阴，肝阴亏虚则右胁隐隐作痛，饮食油腻，内生痰湿，火热与痰湿互结，困阻中焦则纳呆、呕恶。《症因脉治·腹胀》"胁肋作痛，口苦太息，胆胀也。胆胀者，柴胡清肝饮。"杨教授认为，肝为刚脏，非柔润不能调和也，患者久病伤阴，肝阴亏虚、气机郁结型胆胀在治疗中既要疏肝行气，通利胆腑，又要顾护肝阴，防辛香理气之品耗伤肝阴。肝胆互为表里，各司升降，处方予滋水清肝饮合柴胡疏肝散加减，佐以泻下通腑药大黄以通利胆腑。柴胡、郁金、川楝子、川芎、陈皮行气疏肝利胆；北沙参、麦冬、生地黄、白芍、乌梅、酸枣仁滋阴柔肝，安神助眠；当归、牡丹皮、香附活血散结通络；栀子、大黄清热解毒，通腑泻浊；海藻、昆布软坚散结；黄芪、茯苓益气健脾化湿，扶正祛邪；焦三仙、瓜蒌健脾和胃，化痰散结。全方滋阴疏肝与通腑利胆相结合，临床应用通腑泄浊、疏肝行气药物应做到"中病即止"，避免苦寒伤阳，辛香伤阴，同时久治不愈、耗伤阴阳兼有脾虚痰湿时，切勿一味用补，以防邪恋日久耗伤正气。

5. 痰瘀内蕴（尹常健）

信某，女，27 岁，2019 年 9 月 21 日初诊。

主诉：右胁肋下胀满加重 1 周余。患者于 2018 年 8 月常规体检时行腹部彩超发现胆囊炎、胆囊息（2 mm×4 mm），今年 2019 年 9 月查体腹部彩超示胆囊炎、胆囊息肉（4 mm×5 mm）。刻下症见：右胁肋下胀满，口黏腻，纳一般，厌油腻，眠差，多梦，小便可，大便黏，每日 2 次。舌色淡、舌体胖大、苔白，脉沉细。辅助检查示：BMI：25.9 kg/m^2。腹部彩超：①胆囊炎；②胆囊息肉（4 mm×5 mm）。肝功能：ALT 8 U/L，AST 10.1 U/L，TBIL 12.8 μmol/L，DBIL 5.0 μmol/L，CHOL 5.57 mmol/L，TG 1.7 mmol/L。

处方：

炒王不留行 320 g	麸炒白术 30 g	黄芪 30 g	海蛤壳（先煎）30 g
败酱草 20 g	麸炒苍术 20 g	浙贝母 20 g	三棱 12 g
莪术 12 g	醋香附 12 g	皂角刺 12 g	郁金 15 g
当归 15 g	炒酸枣仁 15 g	柏子仁 15 g	醋鳖甲（先煎）15 g

7 剂，每日 1 剂，水煎服。

二诊：右胁肋下胀满较前稍减轻，仍口黏腻，纳可，眠一般，小便可，大便质黏，每日1次。舌淡红、体胖大、苔薄白，脉沉细。初诊方继服3个月，坚持锻炼，忌食海鲜、油腻，3个月后复诊时行腹部彩超检查。

三诊：患者现已无明显不适，纳眠可，小便可，大便调，每日1次，舌淡红、苔薄白，脉细。辅助检查示：腹部彩超：肝胆胰脾肾未见明显异常。BMI 23.6 kg/m²。肝功能：ALT 23 U/L，AST 32 U/L，TBIL 16.4 μmol/L，DBIL 4.5 μmol/L，CHOL 3.26 mmol/L，TG 0.8 mmol/L。初诊方去酸枣仁、柏子仁，继服14剂。嘱至少每3个月复查1次腹部彩超。随诊1年，控制良好。

[*胡杨麟，张永. 尹常健应用胆囊息肉方经验介绍 [J]. 山西中医，2020，36（8）：4-5，7.*]

【按语】 尹常健教授认为，饮食不节、痰瘀内蕴是胆囊息肉发病的主要因素。胆囊息肉患者多因平素饮食不节，过量饮食肥甘厚腻，而致身形肥胖，损伤脾胃。《脾胃论》载有："油腻厚味，滋生痰涎。"说明过食油腻会造成湿浊厚腻在体内酝酿成痰，又因"百病皆由痰作祟"，因此痰浊气血相搏结，影响肝胆疏泄，导致气机郁滞。《血证论·吐血》中谓："气结则血凝"，故气滞致血瘀，肝胆疏泄失司，胆汁排泄不畅，则痰浊瘀血塞阻于胆腑，有形实邪阻滞气机，络脉不通，痰浊凝血蕴里不散而成积，从而形成胆囊息肉。该患者平素喜食油腻，爱食海鲜等含胆固醇、油脂较高食物，形成了痰浊瘀血凝聚于胆囊，形成胆囊息肉，证属痰瘀内蕴，尹常健教授采用胆囊息肉方以化痰散结、祛瘀消积治疗已形成的病灶。该方着重强调海蛤壳的使用，海蛤壳其性咸、平，咸能软坚，《本草纲目》中说海蛤壳可"清热利湿、化痰饮、消积聚"，为化痰圣药且颇具软坚散结之功，善治瘿、瘤、积、聚、痔疮等症。方中重用王不留行，因其具有活血通经消肿的功效，且炒后利于有效成分的煎出，增强走散力，故本方中选用炒王不留行。佐以浙贝母，能清化痰涎、散结消痈。黄芪，可健脾补中。当归、黄芪二者合用能增强补气生血功效。而败酱草具有很好的消痈排脓、祛瘀止痛的功效。应用麸炒白术、麸炒苍术燥湿健脾以化痰。三棱、莪术二者均入肝、脾经，两者相伍，可共奏破血逐瘀消癥、行气消积止痛之功，在临床常可用于治疗癥瘕积聚和痞块。香附归肝、脾经及三焦经，具有疏肝解郁、理气止痛的功效，醋制后能使其疏肝止痛的作用增强，并能消食化滞。皂角刺具有软坚透络的功效，与活血软坚的炒王不留行配伍使用可以涤痰散结，能去痰瘀以消肿痛。郁金有活血止痛、行气解郁的功效。因醋制鳖甲具有增强药物入肝消积、软坚散结的作用，故方中的鳖甲采用醋鳖甲，以增强软坚散结消积的作用。诸药合用，软坚消积，攻补兼施，化痰与祛瘀并重，兼以补气活血以祛瘀、健脾燥湿以化痰，共奏化痰散结、祛瘀消积之功。且因患者近来睡眠质量差，故在原方中加用调理睡眠之品改善患者睡眠质量。

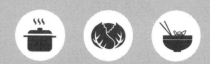

第二十六章
胆囊癌

一、概述

胆囊癌为起源于胆囊黏膜细胞的恶性肿瘤，临床表现以上腹疼痛、黄疸、消化不良等为主，其起病隐匿，恶性程度高。胆囊癌极易发生肝脏转移、淋巴神经转移、胆管侵犯转移、邻近脏器的侵犯和腹腔播散转移、远处转移，发现时多已侵犯邻近器官，往往失去最佳手术时机，加之其对放化疗均不敏感，预后极差。胆囊癌的首选治疗仍以手术为主。

二、中医学对本病的认识

中医文献中虽无"胆囊癌"的名称，但依据其临床表现可归属于"胆胀""积聚""胁痛""黄疸"及"腹痛"等范畴。《灵枢·经脉》："胆，足少阳之脉，是动则病口苦，善太息，心胁痛，不能转侧"，《灵枢·胀论》："胆胀者，胁下胀痛"，《伤寒论·太阳病脉证并治下》描述的结胸证："膈内疼痛、拒按、气短、心下部坚硬胀满、身发黄"等，与胆囊癌颇为相似。

本病病位在胆，涉及肝、脾、胃等脏腑。病因多与情志不畅、饮食不洁或不规律、肝胆宿疾、劳逸失常有关。病机为初病多实，久则多虚实夹杂，后期则正虚邪实。初以肝气郁结、胆失通降、疏泄不利为主；逐步发展为湿浊内生，郁而化热；最终使脾气虚弱，水湿不化，致痰湿互结，湿热交蒸，瘀毒内阻，逐渐化为癥块。

三、医案选粹

1. 肝郁气滞（李秀荣）

患者，男，63岁，2013年10月14日初诊。

病史：患者2013年6月初因"腹部胀满不适伴小便黄"就诊于山东某医院，诊为胆囊癌，7月2日行胆囊癌根治术，术后病理示：（胆总管）中—低分化腺癌，肿瘤切面积为5.0 cm×3.2 cm，浸润胆囊周围脂肪组织及部分肝组织，术后联合化疗两周期，化疗可耐受，10月13日复查CT示：①肝门区结构显乱，肝内胆管扩张、积气；②肝内显示多个圆形小密度灶，转移可能。刻下症见：患者面色萎黄，乏力明显，胸胁胀痛，大便陶土色，日行1次，纳眠可，小便调，舌红、苔黄微腻，脉弦滑数。

辨证：肝郁气滞。

治法：疏肝利胆，理气和中。

处方：

柴胡15 g	金钱草20 g	郁金15 g	白花蛇舌草20 g
土茯苓20 g	蒲公英20 g	太子参30 g	白芍15 g
茯苓15 g	炒白术15 g	鸡内金15 g	砂仁（后下）10 g
焦三仙各15 g	陈皮12 g	半夏9 g	制鳖甲（先煎）20 g
甘草6 g			

14剂。

并嘱配合胆俞、日月、期门、阳陵泉穴位按摩，适当刮痧。

2013年11月4日二诊：服药平妥，乏力改善，胸胁胀痛缓解，面色萎黄好转，大便陶土样次数明显减少，舌红胖大、边有齿痕。前方显效，续加祛邪之品，同时固护脾胃，故前方改白花蛇舌草30 g，加薏苡仁20 g、蛇莓15 g。继服14剂。

2013年11月18日三诊：一般情况可，纳眠可，二便调，体力改善佳，舌红苔黄，脉弦数。患者湿象已除，舌脉仍见热象，故以初诊方去土茯苓，酌加清热解毒、化瘀散结之品，上方加蒲公英 15 g、绞股蓝 15 g、莪术 12 g、鸡血藤 30 g。继服 14 剂。

2013 年 12 月 2 日四诊：一般情况好，未诉明显不适，纳眠可，二便调，近期体重略有增加，舌红苔白，脉弦数。前三方祛邪衰其大半，现当固护元气，故取初诊方加补肾益精之肉苁蓉 15 g。继服 14 剂。

［王雪，李慧杰，曲倩倩，等 . 李秀荣治疗胆囊癌的经验 [J]. 江苏中医药，2014，46（7）：20-21.］

【按语】 胆附于肝叶之间，胆汁来源于肝，为肝血化生，或由肝之余气凝聚而成，足厥阴肝经与足少阳胆经表里相合，肝胆同司疏泄，胆汁生成后，在肝气的疏泄作用下注入肠中，以助脾胃消化。肝气疏泄正常，则胆汁排泄无阻，若肝气郁滞，则胆失和降，进而气血瘀滞抑或蕴热成毒，均易致癌变。李教授崇尚脾胃论，治疗肿瘤患者一向重视补中益气，多用太子参、白术、茯苓、甘草之品，对于胆囊癌患者，在疏肝利胆的同时，极其重视胆囊癌患者脾胃的养护，在太子参、白术、甘草基础上酌加鸡内金、陈皮、焦三仙、砂仁、茯苓等多种健脾益气和中之品，脾胃强则胆囊亦不逊。方中，取柴胡、金钱草、郁金、土茯苓、白花蛇舌草、蒲公英以疏肝利胆、除湿退黄；取太子参、白芍、茯苓、白术、鸡内金、砂仁、焦三仙、甘草益气健脾；陈皮、半夏理气和中、燥湿健脾；制鳖甲滋阴潜阳兼以散结消癥。

2. 肝胆湿热（裴正学）

🍅 案 1

患者，女，60 岁，2017 年 7 月 10 日初诊。

主诉：右胁肋疼痛 3 个多月。病史：患者 3 个多月前进食油腻食物后出现右胁部疼痛，在某医院就诊，B 超、CT 检查示：①胆囊占位性病变，侵犯肝脏；②肝内外胆管轻度扩张。实验室检查结果显示：糖类抗原 199（CA199）＞1000 U/mL、癌胚抗原（CEA）210 μg/L；空腹血糖（FBG）10 mmol /L，总胆红素（TBIL）150 μmol /L，丙氨酸转氨酶（ALT）84 U/L，天冬氨酸转氨酶（AST）

78 U/L。考虑病情已属癌症晚期，无手术指征，遂就诊于裴正学门诊。刻下症见：患者神志清，精神可，右胁肋疼痛，尤以进食油腻食物后疼痛加重，食欲差，睡眠尚可，大便秘结，小便量少、色黄，舌质红，苔黄腻，脉滑数。患者有 2 型糖尿病（T2DM）病史。

西医诊断：①胆囊癌，肝继发恶性肿瘤；② T2DM。

中医诊断：胆癌。

辨证：肝胆湿热。

治法：疏肝解郁，清热化湿。

处方：

柴胡 12 g	枳实 10 g	白芍 15 g	大黄（后下）6 g
甘草 6 g	黄连 6 g	黄芩 10 g	木香 10 g
丹参 10 g	草豆蔻 10 g	延胡索 10 g	川楝子 20 g
制乳香 6 g	制没药 6 g	三棱 10 g	莪术 10 g
海藻 10 g	昆布 10 g	茵陈 15 g	栀子 12 g
白花蛇舌草 15 g	半枝莲 15 g	龙葵 15 g	

20 剂，每日 1 剂，水煎 400 mL，分早晚 2 次温服。

2017 年 8 月 5 日二诊：自述服药 20 剂后诸症明显减轻，ALT、AST 正常。效不更方，续进 15 剂，此后 1 年多次就诊于裴正学门诊，均以胆胰合症方加减治疗，病情相对平稳、生活如常。

［黄邦荣，杨斌锋，乔玉洁 . 裴正学教授运用胆胰合症方加减治疗胆囊癌经验［J］. 中医研究，2021，34（2）：60-62.］

【按语】 方中柴胡、枳实、白芍、甘草疏肝解郁；大黄、黄连、黄芩清热燥湿；丹参、木香、草豆蔻和胃降逆。患者多有胁痛之症状，是为久治不愈，多有血分瘀滞。《临证指南医案》云："凡气既久阻，血亦应病，循行之脉络自痹。"故方中用乳香、没药、三棱、莪术活血化瘀；延胡索、川楝子行气止痛；干姜温中散寒，健脾止泻，治其病久中虚，肠鸣腹泻；同时配伍蒲公英、败酱草以加强大黄、黄连、黄芩的清热利湿作用。茵陈、栀子利胆退黄，海藻、昆布软坚散结，白花蛇舌草、半枝莲、龙葵加强清热减毒退黄之功。本患者胆囊癌晚期伴肝浸润，病情重笃，但正气尚存，裴正学在"围点打援"思想指导下，攻补兼施，逐个消灭伴随症状。裴正学认为，"围点打援"重心在打援，即逐一消除患者不适症状，以祛邪为主；辅助"围点"，即扶正。将邪气逐一祛除，最终使肿瘤消除或长期带瘤生存。此外，裴正学特别注重基础病的治疗，认为中医整体观是疾病治疗的关键。

🍅 案2

患者，男，72岁，2018年3月10日初诊。

主诉：间歇性右胁部疼痛6月余。病史：患者近半年每因食肉出现右胁部疼痛，伴胃脘不适，呈间歇性发作，纳呆，大便干，小便可。近日上述症状加重，就诊于某医院，B超检查示：胆囊内见4.0 cm×3.2 cm的占位性病变。生化检查示：ALT 30 U/L，AST 55 U/L，TBIL 65.3 μmol/L，直接胆红素（DBIL）7.2 μmol/L，间接胆红素（IBIL）38.1 μmol/L；CA199，352.21 U/mL，CEA 89 μg/L，糖类抗原724(CA724)58.04 μg/L。诊断：原发性胆囊癌。给予对症支持，治疗后，右胁下疼痛无缓解，自感疲乏。考虑高龄，遂于裴正学处就诊。刻下症见：患者神志清，精神欠佳，皮肤、巩膜黄染，消瘦，右胁部疼痛，胃脘不适，呈间歇性发作，纳呆，大便干，小便可，睡眠可，舌质淡红，脉弦而细数。

西医诊断：原发性胆囊癌。

中医诊断：胆癌。

辨证：肝郁脾虚，湿热内蕴。

治法：疏肝利胆，清热除湿。

处方：胆胰合症方加味。

枳实10 g	甘草6 g	柴胡10 g	大黄（后下）6 g
白芍10 g	黄连6 g	黄芩10 g	丹参20 g
木香10 g	草豆蔻10 g	川芎6 g	香附6 g
延胡索10 g	川楝子20 g	乳香6 g	没药6 g

| 干姜 6 g | 蒲公英 15 g | 败酱草 15 g | 三棱 10 g |
| 莪术 10 g | 茵陈 15 g | 栀子 12 g | |

15 剂，每日 1 剂，水煎 400 mL，分早晚两次温服，忌食肉、蛋、奶，宜清淡饮食。

2018 年 3 月 26 日二诊： 右胁下胀痛明显减轻，黄疸减轻，但仍胃部不适，食欲差，故改用胆胰合症方合香砂六君子汤加减。

处方：

枳实 10 g	甘草 6 g	柴胡 10 g	大黄（后下）6 g
白芍 10 g	黄连 6 g	黄芩 10 g	丹参 20 g
木香 10 g	草豆蔻 10 g	川芎 6 g	香附 6 g
延胡索 10 g	川楝子 20 g	乳香 6 g	没药 6 g
干姜 6 g	蒲公英 15 g	败酱草 15 g	半夏 6 g
陈皮 6 g	党参 15 g	白术 10 g	茯苓 12 g
焦三仙各 15 g	茵陈 15 g	栀子 12 g	

15 剂，用法同上。

2018 年 4 月 10 日三诊： 黄疸消失，胁下疼痛减轻，食欲增加，诸症好转。改用胆胰合症方合兰州方，续进 30 剂。经裴正学辨证论治近 2 年，患者病情基本平稳，未感任何不适，饮食活动如常人。

2020 年 3 月 20 日复诊： 复查 B 超，结果显示：胆囊有一 21 mm×17 mm 实性占位，考虑胆囊癌；余未见明显异常。肝功能检测结果显示：ALT 32 U/L，AST 47 U/L，TBIL 33.2 μmol /L，DBIL 9.1 μmol /L，IBIL 24.1 μmol /L。

［黄邦荣，杨斌锋，乔玉洁 . 裴正学教授运用胆胰合症方加减治疗胆囊癌经验 [J]. 中医研究，2021，34（2）：60-62.］

【按语】 裴正学教授认为，扶正固本是肿瘤治疗的基本法则。正气内存，邪不可干。《素问·评热病论》曰："邪之所凑，其气必虚。"说明正气是疾病发生发展的关键。《外科正宗》中提出了"积之成者，正气之虚也，正气虚而后积成"的论点，进一步论证了只有在正气不足的情况下，邪气才能乘虚而入，从而导致机体脏腑功能紊乱、气血阴阳失调，促使肿瘤形成。故用香砂六君子汤益气健脾，以兰州方（北沙参 15 g，太子参 15 g，潞党参 15 g，人参须 15 g，生地黄 12 g，山茱萸 30 g，山药 10 g，泽泻 10 g，茯苓 10 g，牡丹皮 6 g，麦冬 10 g，五味子 10 g，桂枝 10 g，白芍 10 g，生姜 3 片，大枣 3 枚，甘草 6 g）扶正固本为主。

3. 肝阴不足，气虚血瘀（朱培庭）

患者，女，42 岁，2010 年 8 月 12 日初诊。

病史： 3 个月前，因反复右上腹隐痛于当地医院确诊为胆囊癌（Nevin Ⅲ期），遂行胆囊癌根治性切除术。8 月 2 日复查 CT 示"肝脏手术楔形切缘侵犯 1 cm"。刻下症见：右中上腹隐痛，偶有作胀，痛剧时牵掣后背，低热，面色萎黄，纳差，口干口苦，郁怒忧思，夜寐不安，小便淡黄，大便 2 日一行，舌质红、边有齿痕，苔少、中有裂纹，脉弦细。

辨证： 肝阴不足，气虚血瘀。

治法： 养肝柔肝，益气化瘀。

处方：

太子参 12 g	黄芪 15 g	生地黄 12 g	枸杞子 12 g
何首乌 12 g	白术 12 g	白芍 12 g	茵陈 12 g
虎杖 12 g	山楂 12 g，	延胡索 9 g	玫瑰花 3 g
白残花 3 g	龙葵 12 g	白英 12 g	莱菔子 9 g
神曲 9 g	大枣 24 g		

14 剂，每日 1 剂，水煎，早晚分服。

2010 年 8 月 26 日二诊： 患者服药后腹痛缓解少许，仍时感牵掣后背，自觉时有发热，饮食较前增加，夜寐稍安，大便日行一次，舌质红、边有齿痕，苔薄黄、中有裂纹，脉弦细。守方加郁金 9 g、青蒿（后下）9 g、白花蛇舌草 30 g，继服 28 剂。

2010 年 9 月 28 日三诊： 患者腹痛已不甚明显，背部牵掣感消失，热平，仍时感口苦，体重较前略增，舌质红、边有齿痕，苔薄微黄、中有裂纹，脉弦细。在前方基础上改太子参 15 g、黄芪 30 g、茵陈 15 g，加桃仁 12 g、鳖甲（先煎）9 g，继服 28 剂。

2011 年 1 月 19 日：患者复查 CT 示：肝转移癌区域较前未见明显增大。守方调理，现仅偶感右胁隐痛，饮食量已增至平日一半，但体重并未增加，余无明显不适，治疗至今存活已逾 1 年。

［林天碧，王永奇，朱培庭 . 朱培庭治疗胆囊癌经验 [J]. 中国中医药信息杂志，2012，19（5）：91-92.]

【按语】 本患者发现时已属胆囊癌中晚期，癌毒日久，耗气伤阴；加之手术打击，肝阴更亏，终致本虚标实之证。朱培庭认为，本病虽在胆，但源在肝，"治病必求其本"，当以胆病"从肝论治"为君，重用养肝柔肝之品，如生地黄、白芍、枸杞子、何首乌等以滋养肝阴；又因肝主疏泄，喜条达而恶抑郁，胆腑以通为用，以降为顺，故臣以茵陈、虎杖、莱菔子等利胆通腑降逆之品。再者，朱培庭始终不忘"知肝传脾"，时时顾护脾胃，佐以太子参、黄芪、白术、山楂、神曲等甘缓辛补之品补中益气、醒脾运脾，以防养肝之药滋腻，同时又具"扶正以祛邪"之功。然癌症的发生，其本固然在于正虚，但标实之证亦当重视，仅靠扶正培本实难奏效，非攻不可中病，故方中酌情加入抗癌解毒之药，如龙葵、白英等。方中最后加入大枣，旨在调苦涩汤药之味以便患者能长期坚持服药。综观全方，攻补兼施，正本清源，方显其效。

二诊时，患者诸症略已缓解，腹痛仍有，苔薄微黄，乃久病伤阴，阴虚化热，稽热难消之象，故加郁金活血止痛、清热利胆；青蒿清透虚热；白花蛇舌草清热解毒、抗癌消肿。

三诊时，诸症基本已消，仍感口苦，苔薄微黄，故在前方基础上加重太子参、黄芪剂量，病后调补，扶正以祛邪；因癌病日久，久病入络，故取鳖甲煎丸之意，在方中加桃仁、鳖甲旨在活血化瘀、软坚散结。至今，患者虽饮食有所增加，但体质量并未增加，乃久病耗损，余邪未尽，正气尚虚，宜缓慢调理，以提高患者生存质量，带病延年。

4. 肝郁脾虚，痰瘀互结（尤建良）

患者，男，71 岁。

病史： 既往有胆囊炎病史。2017 年 10 月自觉右上腹部刺痛，家人发现其双侧巩膜黄染，于无锡市某医院行全腹 B 超、CT 检查，提示胆囊占位性病变伴肝转移，可探及胆囊部位混合性肿块，约 5.5 cm×5 cm。因病变已侵犯肝门部，且考虑患者高龄，遂家属要求暂不予手术治疗，后行经皮穿刺胆汁外引流术，并配合中药辅助治疗。患者于 2017 年 10 月 30 日首次于我院门诊就诊。查体：神志清，精神尚可，形体消瘦，身目俱黄，腹软，引流管在位通畅，腹部触诊可及 6 cm 肿块，质硬不移，CEA：161 ng/mL，CA125：78 U/mL，CA199：> 1200 U/mL。血清总胆红素 288.3 μmol/L，直接胆红素 200.6 μmol/L。患者情绪低落，自诉晨起偶有发热，口苦咽干，胃纳一般，夜寐差，大便干黄，目前口服乳果糖口服液中，小便尚可，舌红苔少边白腻，脉弦，Karnofsky 评分 40 分。

处方：

柴胡 6 g	茵陈 10 g	郁金 10 g	炒白术 10 g
炒白芍 10 g	陈皮 10 g	防风 10 g	姜半夏 10 g
枇杷叶 10 g	炒党参 10 g	茯苓 10 g	茯神 10 g
焦稻芽 10 g	焦麦芽 10 g	炒薏苡仁 10 g	炒山药 10 g
猪苓 10 g	八月札 10 g	徐长卿 10 g	炙甘草 6 g

水煎，14 剂口服。

后患者引流管脱落，未再行插管，于 11 月 14 日来我院复诊，血清总胆红素 340 μmol/L，较前升高，患者仍有黄疸，自诉近期无发热，纳可，眠差，夜尿每 2 小时 1 次，大便色黄，每日 1 ～ 2 次，成形，小便黄，舌红黯，苔白，脉弦。继于前方基础上利胆退黄，扶正消积，加虎杖 10 g，竹茹 5 g，片姜黄 6 g，纯中药治疗一月余，于 2017 年 12 月 24 日复诊，患者症情好转，无发热，黄疸退，血清总胆红素 140 μmol/L，后多次复查各项肿瘤放免检测指标，肝功能基本恢复正常，以上方结合微调三号方随症加减秦艽、徐长卿、藤梨根等，多次复查 B 超、

CT 显示胆囊占位性病变未见增大，Karnofsky 评分 90 分。生活正常，患者仍健在。

[陈慧，尤建良. 尤建良教授疏肝利胆消积方治疗晚期胆囊癌术后经验浅析[J]. 中医临床研究，2020，12（1）：58-61.]

【按语】　本患者既往有胆囊炎病史，肝功能较差，本次病程已在 B 超、CT 下明确诊断为胆囊癌伴肝转移，并发黄疸、发热、纳差等，二便色黄，舌红黯，苔白，脉弦，患者及其家属考虑病程进展及高龄等因素未行手术治疗，引流管脱落后纯中药治疗，结合患者病症、舌苔脉象，辨证属肝郁脾虚，痰瘀互结，方中柴胡、郁金、茵陈疏肝利湿，清热利胆，兼具退黄之功，为君药；白术苦甘而温，补脾燥湿以治土虚，白芍酸寒，柔肝缓急止痛，与白术相配，于土中泻木，为臣药；陈皮、姜半夏、枇杷叶理气燥湿，醒脾和胃，炒党参甘平补中，益气生津，八月札、徐长卿疏肝行气，化瘀止痛，茯苓、茯神、炒薏苡仁、炒山药、猪苓利水渗湿，健脾宁心，焦麦芽、焦稻芽健胃消食，益气和中，共为佐药；防风具升散之性，辛能散肝郁，香能舒脾气，且有胜湿以助止泻之功，又为脾经引经药，兼具佐使之用，加甘草调和诸药药性，可以疏肝理气而止痛，补脾利湿而退黄。加虎杖、竹茹等增清热退黄之势，一个月后复诊已热减黄退，肝功能较前好转。胆囊癌患者热毒积于胆腑，肝气日久郁结于内，气机不畅，气不行则血滞，滞而成瘀，加之肿瘤患者多有较为明显且持续的情绪波动，肝气郁结则脾胃运化受阻，清浊升降失利，水谷精微不能化生，气血乏源生化无力，再则行手术后机体受损，虚证更显，迁延日久则患者证候多表现为肝郁脾虚夹有痰瘀互结，故本病辨治需紧抓清利胆腑之重责，以疏肝柔肝、补脾泄脾为基。体现出传统医学的诊疗特点便在于立足整体观念及辨证论治，通过调和机体气血阴阳平衡，减轻西医治疗手段带来的损伤及不良反应，恢复内在御邪能力，以增强自身免疫为抗癌之基石，将扶正与逐邪兼收。

5. 脾虚湿阻，郁而化热（尤建良）

🍅 案 1

臧某，男，65 岁，2001 年 7 月 24 日初诊。

病史：胁胀腹痛，CT 示胆囊实性占位侵及十二指肠、胰头、后腹膜淋巴结（胆囊肿块 3.5 m× 4. 8 cm，后腹膜淋巴结成团，最大 2.5 cm×3.5 cm），无法手术，前来就诊。平素情志抑郁，首诊右胁胀痛牵及肩背，右上腹痛，拒按，口苦食少，大便秘结，舌质黯红有瘀点，舌下络脉迂曲，舌苔薄黄腻，脉弦。肿瘤放免检测：CEA 190 ng /mL，CA125 120 U /mL，CA199 > 1200 U /mL。

治法：疏肝利胆，理气活血。

处方：大柴胡汤加减。

柴胡 10 g	延胡索 40 g	黄芩 12 g	生大黄（后下）6 g
枳实 10 g	郁金 10 g	姜半夏 6 g	白芍 30 g
鸡内金 30 g	大腹皮 15 g	八月札 30 g	片姜黄 12 g
三棱 10 g	莪术 10 g	甘草 6 g	

每日 1 剂，水煎服。

1 周后大便通，去大黄，继服 1 个月，胁胀腹痛等均明显减轻，突出表现为：形体消瘦，面色少华，不思饮食，上腹部饱胀不舒服，舌质黯，舌苔薄而色黄带腻，脉细濡。证属脾虚湿阻，郁而化热。治宜健脾理气，兼利胆散结。以经验方"微调三号方"为基础加减。

处方：

党参 10 g	炒白术 10 g	茯苓 10 g	茯神 10 g
猪苓 30 g	姜半夏 10 g	陈皮 6 g	炒谷芽 15 g
炒麦芽 15 g	薏苡仁 10 g	怀山药 20 g	鸡内金 15 g
柴胡 6 g	黄芩 6 g	枳壳 10 g	炒山楂曲各 15 g
参三七 10 g	八月札 30 g	片姜黄 12 g	甘草 6 g

服药 3 个月后，腹胀纳差等症状消，后肿瘤放免指标均恢复正常。继以原方随症加减。2003 年 7 月 4 日复查胆囊肿块 1.5 mm×0.8 cm，胰腺肿块消，后腹膜淋巴结 1. 6 mm × 1. 5 cm。2007 年 3 月复诊随访，生活同正常人，Karnofsky 评分 100 分。

［尤建良 . 胆囊癌验案三则 [J]. 辽宁中医杂志，2007（12）：1797-1799.］

【按语】 尤教授治疗胆囊癌的经验：胆病以肝求之，先通过辨证论治控制痛、胀、疸、热，随即回归健脾和胃，坚持微调平衡，达到人癌和平共处，抑瘤消积。疏肝利胆，健脾和胃为基本大法，须配合清热化湿，化瘀散结，利胆降浊诸法。胁肋是肝胆所在部位，肝胆二经之脉皆循胁肋。本病乃肝郁脾虚气滞，瘀热互结胆经，郁滞成积，呈持续性胀痛。积久克土，必损及后天之本，使脾失健运，胃失和降，故出现食欲不振、腹胀、乏力。方中柴胡、延胡索疏肝，配枳实、生大黄以通腑下气，白芍缓急止痛，白术、麦芽、陈皮、半夏健脾和胃、降逆止呕。黄芩清化湿热，鸡内金、八月札消积，片姜黄、三棱、莪术、参三七散瘀行滞，合用使瘀血去新血生。党参益气固本、增强机体免疫力，猪苓育阴利湿、激发潜能，茯神宁养神明，薏苡仁、谷芽、麦芽养胃醒中，炒白术、茯苓健脾化湿，甘草调和众药。诸药合用微调平衡，激发潜能，调控岩邪。晚期癌症内在失衡的关键在于中焦，只有微微调控后天脾胃之枢纽，以后天促先天，调气以调瘀，力避滋腻伤中、攻伐伤正之弊。通过调动机体自身的免疫、康复功能，控制病情发展、延长生存期、提高生活质量，最终达到抗癌转移，甚至治愈肿瘤的目的。

案2

陈某，女，71岁。

病史： 以往有胆囊炎病史。2006年1月觉右上腹部刺痛。家人发现其双侧巩膜发黄，送市某院做CT、彩超检查提示：胆囊癌肝转移。因为发现病变已侵犯肝门部，无法手术，后做经皮穿刺胆汁外引流术，黄疸消退。2006年4月到本院就诊时，患者再次出现黄疸。再做CT、B超示胆囊占位性病变，可探及胆囊混合性肿块，约5 cm×6 cm，肿瘤放免检测：CEA 240 ng /mL，CA125 70.66 U /mL，CA199 >1200 U /mL。TBIL 76 mol /L，DBIL 42.5 mol /L，ALT 240 IU /L，AST 50 IU /L，患者来诊时腹部扪及6.5 cm肿块，质硬固定，腹部胀满，目赤身黄，发热，口苦，纳差，厌油腻，乏力，倦怠消瘦，大便呈陶土色，小便浓茶色，舌红苔黄腻，脉沉弦数，体重45 kg，Karnofsky评分40分。

辨证： 肝胆湿热。

治法： 疏肝利胆，除湿退黄，清热解毒抗癌。

处方：

柴胡 10 g	延胡索 10 g	白芍 15 g	郁金 10 g
猪苓 20 g	黄芩 10 g	栀子 15 g	车前子（包煎）30 g
清半夏 10 g	茵陈 30 g	虎杖 10 g	甘草 6 g
潞党参 10 g	炒白术 10 g	茯苓 10 g	茯神 10 g
怀山药 20 g	片姜黄 10 g	川楝子 6 g	炙鸡内金 10 g
赤芍 10 g	徐长卿 30 g	马鞭草 30 g	地骨皮 30 g
龙葵 20 g	藤梨根 15 g		

同时配服由青黛、野菊花、山慈菇、三七粉按 1：3：2：2 比例配制而成的散剂（装空心胶囊），每次 1 g，每日 2 次。服药 2 个月后病情逐渐好转。发热、黄疸消退，腹胀消失，食欲正常，4 个月后腹部触诊已摸不到肿块。多次复查各项肿瘤放免检测指标，基本恢复正常，以后以上方结合"微调三号方"随症加减，多次复查 B 超、CT 显示胆囊占位性病变未见增大。

2007 年 2 月随访： 肿块稳定，无任何痛苦。患者体重增加到 52 kg，生活如常人，能承担家务。患者 Karnofsky 评分 90 分，患者仍健在。

［尤建良．胆囊癌验案三则 [J]. 辽宁中医杂志，2007（12）：1797-1799.］

【按语】 胆囊癌是胆道系统最常见的肿瘤，由于缺乏早期诊断的有效手段，胆囊癌确诊时往往失去了手术机会，有报道称，在肝外胆管癌和壶腹周围癌中有 53% 能接受手术治疗，而在胆囊癌中只有 23% 的患者在发现时有手术机会，因此胆囊癌恶性程度高，临床上较难发现，治疗效果差。胆囊癌造成胆道梗阻必然出现黄疸，兼有上腹部疼痛，肿块胀满，发热，口苦，纳差，厌油腻，大便呈陶土色等症状，同时出现胆管炎引起的一系列症状。胆是中清之腑，储胆汁而传化水谷与糟粕，它的功能以通降下行为顺。凡素体脾虚，情志不畅，寒温不适，饮食不节，过食油腻等均可导致气血郁积胆腑和湿热瘀结中焦成积成瘤。积滞与湿热熏蒸肝胆，胆汁不循常道，浸淫及溢于肌肤发为黄疸，瘀结不散则郁而发热。胆囊癌湿热蕴结者治当清化湿热，利胆退黄。方以《伤寒论》茵陈蒿汤加化瘀软坚散结、解毒消肿药，方中柴胡、延胡索、白芍、郁金疏肝柔肝，行气止痛，黄芩、栀子泻火解毒，清热燥湿，茵陈、虎杖、车前子清利湿热，除湿退黄，发热加马鞭草、地骨皮退热，青黛、野菊花、山慈菇、三七粉具有活血化瘀、软坚散结、解毒消肿作用，恶心欲吐加姜半夏降逆止呕，纳食少者加山楂、神曲健胃消食。加抗癌作用中药，例如：片姜黄、龙葵、藤梨根、徐长卿等，同时加入大剂量猪苓等调节机体免疫功能，可抑制肿瘤复发转移。诸药合用乃有持续稳定的控癌效果。

第二十七章
胆管癌

一、概述

胆管癌是指源于肝外胆管包括肝门区至胆总管下端的胆管恶性肿瘤。胆管癌其发病机制尚不明确，发病原因可能与胆管内结石、原发性硬化性胆管炎、先天性胆管囊性扩张症、胆管—空肠吻合术后、长期胆道炎症等。临床表现以上腹部隐痛不适、腹胀为典型症状，后期由于病情进展，肝内胆管受压出现梗阻性黄疸，时常合并有皮肤瘙痒、周身黄染及消化系统症状。目前西医的主要治疗方式包括手术切除、胆道引流、放化疗、肝移植及靶向免疫治疗等，切缘干净的根治性切除术是唯一的治愈方法，但发现时多属中晚期，肿瘤累及周围血管与组织且胆管癌的治疗敏感性较差，故其预后仍相对较差。

二、中医学对本病的认识

中医典籍中虽没有明确提出胆管癌的病名，但类似本病的症状却有丰富的记载，散见于"黄疸""胆黄""癥瘕""胁痛""腹痛""结胸""积聚"等论述之中。《灵枢·经脉》有"肝脉挟胃属肝络胆"，将胆管视为肝胆之络。《灵枢·胀论》有"胆胀者，胁下胀痛，口中苦，喜太息""肝胀者，胁下满而痛引少腹"。《灵枢·经脉》云："胆，足少阳之脉，是动则病口苦，善太息，心胁痛，不能转侧。"上述经典篇目对肝胆病症状的描述皆与胆管癌症状类似。

本病病位在胆，与肝、脾有关，病因复杂，病机多变，由内、外致病因素作用机体导致，一般内因多归于内伤情志，大怒伤肝，或忧思脾郁，皆可使肝失条达，疏泄不利，气阻络痹，肝血瘀滞不散，日久可结成积聚，或脾胃虚弱，运化失常，浊瘀蕴结，日久蕴结成毒成积。外因则归于嗜肥酗酒，或外感湿热之邪。偏食肥腻之食，或经常过量饮酒，均会损伤脾胃，湿热内生，郁结于少阳，郁遏肝胆，致疏泄不畅，胆液不得下泄；外感湿热，内蕴中焦，湿郁热蒸，不得外泄，从而蕴结成毒，日久生成积聚。内外因相互作用，致使湿热毒结，肝胆疏泄失调，气机阻塞，瘀滞不通，日久形成癥瘕积聚。

三、医案选粹

1. 湿热蕴蒸（周晓园）

李某，男，66 岁。

病史：患者初因黄疸就诊于山东省某医院，行胰十二指肠切除术，术后病理显示为胆总管下段神经内分泌癌，后于山东省某医院行多周期依托泊苷＋奈达铂方案化疗。2017 年 4 月复查发现病情复发，遂继行原方案化疗 2 个周期。后因病情进展，于 2017 年 6 月 28 日至山东某医院门诊就诊。患者首诊面色晦黯，身黄目黄，呃逆欲呕，二便尚调，乏力消瘦，身体状况差，舌黯红苔黄腻，脉弦濡。左锁骨上可触及约 3 cm×3 cm 肿物，质硬，推之不动。

辨证：湿热蕴蒸。

治法：清热利湿并举，同时理气化瘀。

处方：

蒲公英 18 g	夏枯草 30 g	柴胡 12 g	白花蛇舌草 15 g
茵陈 15 g	虎杖 12 g	清半夏 15 g	重楼 12 g
麸炒枳壳 15 g	陈皮 12 g	麸炒白术 15 g	茯苓 18 g
麸炒薏苡仁 30 g	山药 30 g	川楝子 12 g	旋覆花（包煎）15 g
玫瑰花 15 g			

14 剂，水煎服，每日 1 剂，浓煎少量频服。

2017 年 7 月 16 日二诊：患者诸症较前减轻，身黄目黄改善，自觉颈部淋巴结压迫感减轻，舌红苔黄腻较一诊改善，但仍有呃逆恶心、食欲不振症状。周教授认为患者仍属湿热蕴蒸证，虽湿热血瘀已衰，但治疗仍应以清热利湿为主，并加强顾护脾胃。微调一诊处方，加入神曲 18 g、浮小麦 30 g 以化积消滞、改善食欲。

2017 年 10 月 13 日复查 CT，患者肿瘤原发灶及转移灶均见缩小，病情稳定。

［邢园园，王志鹏，曹芳．周晓园治疗胆管癌经验 [J]．山东中医杂志，2020，39（2）：157–160．］

【按语】 患者术后复发，邪盛且体虚，病机关键在于湿热蕴蒸消耗正气，胃气衰弱不足以抗邪，周教授以茵陈蒿汤合平胃散为底方加减，加入蒲公英、白花蛇舌草、虎杖，加大清热退黄、消肿散结之功效，并引湿热之邪从小便而走，清热解毒与利湿退黄并举，量大力宏，旨在短时间缓解患者症状；同时加用山药、麸炒枳壳宽中除满，调理中焦脾胃之气，补虚弱，除寒热邪气，体现寒热并用顾护脾胃的学术思想；川楝子行气消积、通调气机，旋覆花通阳散结、行气导滞、引气下行、散水气、化瘀结，玫瑰花取其疏肝解郁之功效，开郁结化瘀血，三药合用，理气化瘀，疏利消导。周教授在后期复诊中，调节清热利湿药物用量，加大补脾和胃药物用量，把握治疗时机，遵循"衰其大半而止"的治疗原则，整个治疗过程体现了辨证论治与个体化精准治疗的理念。

2. 瘀毒内结兼气虚（赵远红）

患者，女，65 岁，2017 年 4 月 15 日初诊。

主诉： 持续性右上腹胀痛、纳差 3 个月，伴腹泻 3 天。患者 2017 年 1 月无明显诱因出现饥不欲食、食不下咽，查 B 超示胆总管扩张、胆道占位，未行手术及放化疗。同年 3 月出现巩膜黄染。腹部 MRI 示：胆总管远段管腔狭窄，近端肝内外胆管显著扩张，胆囊增大；腹腔内及腹膜后多发淋巴结增大，不除外转移性病变；腹水；胃脾周围静脉曲张，行经皮经肝胆道穿刺置管引流术、胆道支架植入术与对症治疗，黄疸症状缓解。刻下症见：右上腹胀痛，动则短气，纳差，食后腹胀，腹泻，矢气臭秽，小便频，寐尚可，身目黄染，舌黯红苔白厚，脉弦滑。肝功能指标：ALT 8.10 U/L，AST 15.90 U/L，GGT 215.60 U/L，TBIL 31.90 μmol/L，DBIL 24.40 μmol/L，IBIL 7.50 μmol/L。

西医诊断：胆管恶性肿瘤，腹腔转移。

中医诊断：黄疸（瘀毒内结兼气虚证）。

处方：

太子参 20 g	党参 10 g	麦冬 10 g	生牡蛎（先煎）30 g
桂枝 6 g	炙甘草 12 g	丹参 10 g	阿胶珠（烊化）8 g
白花蛇舌草 12 g	降香 6 g	黄连 6 g	砂仁（后下）6 g
生姜 2 片	大枣 3 枚		

5 剂，每日 1 剂，水煎服。

2017 年 4 月 19 日二诊：腹部胀痛明显减轻，腹泻减少，身目黄染减轻，仍动则短气，苔白略厚，脉弦滑。复查肝功能指标：ALT 8.70 U/L，AST 14.60 U/L，GGT 126.50 U/L，TBIL 24.80 μmol/L，DBIL 18.70 μmol/L，IBIL 6.10 μmol/L。上方减太子参、麦冬、丹参，加肉桂（后下）6 g，泽泻 12 g，茯苓 10 g，防风 10 g，荆芥 10 g，7 剂，每日 1 剂，水煎服。

2017 年 4 月 26 日三诊：诉气短明显减轻，食欲增进，寐可，二便可。考虑诸症大减，效不更方，继服前方 14 剂。后电话随访，患者虽仍体质羸弱，但诸症向愈，坚持口服中药汤剂。

[王洁，赵远红. 赵远红活用升清降浊解郁法辨治胆管癌经验 [J]. 中医药导报，2019，25（5）：116-119.]

【按语】 胆管细胞癌病位在胆，实为肝气所主，脾胃首当其冲。脾胃健运失司，土壅木郁，浊瘀蕴结，阻于胆络则痛则胀，胆汁不循常道外溢则黄，肝气逆伐升降失司则痛则满，日久蕴结成毒成积，因此"虚、浊、瘀"为本病的启变要素。治法以升清、降浊、化瘀为总纲，兼顾辨病分期论治。此患者系胆管癌晚期，多发转移，处于胆汁引流中，气阴已伤，阴损及阳，血瘀、浊毒互结，治以升清通阳、降浊化瘀，兼解郁散结。初诊太子参、党参之类可培补正气、扶正达邪，桂枝、降香一升一降，通阳气以升清，降香、丹参可化瘀散结；麦冬、阿胶珠养阴补血使化瘀而不伤阴；砂仁化湿止泻，配合炙甘草以顾护脾胃；黄连、白花蛇舌草以散结抗癌。二诊原方减太子参、麦冬、丹参，加肉桂引火归元以平喘；茯苓、泽泻、防风以渗湿止泻；荆芥理血止血。辨证论治与辨病分期相结合，谨守病机，守方连服 1 个月，疗效满意。